中等职业教育数字化创新教材

供助产专业使用

产科学及护理

（第二版）

主　编　李　俭　颜丽青
副主编　杨　静　王彩霞　马星丽
编　者　（按姓氏汉语拼音排序）
　　　　陈亚萍（桐乡市卫生学校）
　　　　高宝珍（太原市卫生学校）
　　　　李　俭（玉林市卫生学校）
　　　　陆　雯（梧州职业学院）
　　　　吕　霞（吕梁市卫生学校）
　　　　马星丽（晋中市卫生学校）
　　　　申丽蓉（长治卫生学校）
　　　　王彩霞（天水市卫生学校）
　　　　吴　芳（南昌市卫生学校）
　　　　颜丽青（长治卫生学校）
　　　　杨　静（毕节医学高等专科学校）
　　　　杨林娜（菏泽家政职业学院）
　　　　张虹芸（吕梁市卫生学校）
　　　　张秀梅（桂林市卫生学校）
　　　　钟　欢（玉林市卫生学校）

科学出版社

北　京

· 版权所有　侵权必究 ·

举报电话：010-64030229；010-64034315（打假办）

内 容 简 介

本教材是中等职业教育数字化创新教材。全书共分理论和实训两大部分，理论内容15章，主要包括产科学基础知识（女性生殖系统解剖、生理）、生理产科知识（妊娠生理、妊娠诊断、产前检查与孕期保健、正常分娩及护理、正常产褥护理）、病理产科知识（妊娠期并发症及护理、妊娠合并症及护理、异常分娩及护理、分娩期并发症及护理、异常产褥期护理、围产儿缺氧性疾病及护理和常用产科手术。实践操作技能项目紧接理论知识之后。全书每章节设计有典型案例和分析，正文内容中穿插有考点和护考链接及知识链接，每章后附有自测题。本书内容充分体现理实一体化的教学理念，与护理、助产职业资格考试同步。

本书可供中等卫生职业学校助产专业使用。

图书在版编目(CIP)数据

产科学及护理/李俭，颜丽青主编．—2版．—北京：科学出版社，2017.1
中等职业教育数字化创新教材
ISBN 978-7-03-050909-3

Ⅰ．产⋯　Ⅱ．①李⋯②颜⋯　Ⅲ．①产科学-中等专业学校-教材
②产科学-护理学-中等专业学校-教材　Ⅳ．①R714②R473.71

中国版本图书馆CIP数据核字（2016）第287163号

责任编辑：张映桥／责任校对：李　影
责任印制：徐晓晨／封面设计：张佩战

版权所有，违者必究。未经本社许可，数字图书馆不得使用

科 学 出 版 社 出版
北京东黄城根北街16号
邮政编码：100717
http://www.sciencep.com

北京中科印刷有限公司 印刷
科学出版社发行　各地新华书店经销

*

2012年6月第 一 版　开本：787×1092　1/16
2017年1月第 二 版　印张：20
2021年7月第八次印刷　字数：474 000

定价：49.80元
（如有印装质量问题，我社负责调换）

中等职业教育数字化课程建设项目教材出版说明

为贯彻《国家中长期教育改革和发展规划纲要（2010—2020）》、《教育信息化十年发展规划（2011—2020）》等文件精神，落实教育部最新《中等职业学校专业教学标准（试行）》要求；为调动广大教师参与数字化课程建设，提高其数字化内容创作和运用能力，结合最新数字化技术促进职业教育发展，科学出版社于2015年9月正式启动了中等职业教育护理、助产专业数字化课程建设项目。

科学出版社前身是1930年成立于上海的龙门联合书局。1954年，龙门联合书局与中国科学院编译局合并组建成立科学出版社，现隶属中国科学院，员工达1200余名，其中硕士研究生及以上学历者627人（截至2016年7月1日），是我国最大的综合性科技出版机构。依托中国科学院的强大技术支持，我社于2015年推出最新研发成果："爱医课"互动教学平台（见封底）。该平台可将教学中的重点内容以视频、语音及三维模型等方式呈现，学生用手机扫描常规书页即可免费浏览书中配套3D模型、动画、视频、护考模拟试题等教学资源。

本项目分数字化教材建设与资源建设两部分。数字化课程建设项目与"爱医课"互动教学平台进行的首次有益结合而成的教材，是我国中等职业层次首套数字化创新教材。2015年10月开展了建设团队的全国遴选工作，共收到全国62所院校575位老师的申请资料，于2016年1月在湖北武汉召开了项目启动会及教材编写会。

（一）数字化教材的编写指导思想

本次编写充分体现了职业教育特色，紧紧围绕"以就业为导向，以能力为本位，以发展技能为核心"的职业教育培养理念，遵循"理论联系实际"的原则，强调"必需、够用"的编写标准，以数字化课程建设为方向，以创新教材为呈现形式。

（二）本套数字化教材的特点

1. 按照专业教学标准安排课程结构　本套数字化教材严格按照专业教学标准的要求设计科目、安排课程。全套教材分公共基础课、专业技能课、专业选修课及综合实训四类，共计39种，体系完整。

2. 紧扣最新护考大纲调整内容　本套系列教材参考了"国家护士执业资格考试大纲"的相关标准，围绕考试内容调整学习范围，突出考点与难点，方便学生的在校日常学习与护考接轨，适应护理职业岗位需求。

3. 呈现形式新颖　"数字化"是未来教育的发展方向，本项目39种教材均将传统纸质教材与"爱医课"教学平台无缝对接，形式新颖。它能充分吸引职业院校学生的学习兴趣，提高课堂教学效果。使学生用"碎片化时间"学习，寓教于乐、乐中识记、乐中理解、乐中运用，为翻转课堂提供了有效的实现手段。

（三）本项目出版教材目录

本项目经中国科学院、科学出版社领导的大力支持，获年度重大项目立项。39种教材具体情况如下：

产科学及护理

中等职业教育数字化课程配套创新教材目录

序号	教材名	主编	书号	定价（元）
1	《语文》	孙 琳 王 斌	978-7-03-048363-8	39.80
2	《数学》	赵 明	978-7-03-048206-8	29.80
3	《公共英语基础教程（上册）》（双色）	秦博文	978-7-03-048366-9	29.80
4	《公共英语基础教程（下册）》（双色）	秦博文	978-7-03-048367-6	29.80
5	《体育与健康》	张洪建	978-7-03-048361-4	35.00
6	《计算机应用基础》（全彩）	施宏伟	978-7-03-048208-2	49.80
7	《计算机应用基础实训指导》	施宏伟	978-7-03-048365-2	27.80
8	《职业生涯规划》	范永丽 汪 冰	978-7-03-048362-1	19.80
9	《职业道德与法律》	许练光	978-7-03-050751-8	29.80
10	《人际沟通》（第四版，全彩）	钟 海 莫丽平	978-7-03-049938-7	29.80
11	《医护礼仪与形体训练》（全彩）	王 颖	978-7-03-048207-5	29.80
12	《医用化学基础》（双色）	李湘苏 姚光军	978-7-03-048553-3	24.80
13	《生理学基础》（双色）	陈桃荣 宁 华	978-7-03-048552-6	29.80
14	《生物化学基础》（双色）	赵勋蘩 王 懿 莫小卫	978-7-03-050956-7	32.00
15	《医学遗传学基础》（第四版，双色）	赵 斌 王 宇	978-7-03-048364-5	28.00
16	《病原生物与免疫学基础》（第四版，全彩）	刘建红 王 玲	978-7-03-050887-4	49.80
17	《解剖学基础》（第二版，全彩）	刘东方 黄嫦斌	978-7-03-050971-0	59.80
18	《病理学基础》（第四版，全彩）	贺平泽	978-7-03-050028-1	49.80
19	《药物学基础》（第四版）	赵彩珍 郭淑芳	978-7-03-050993-2	35.00
20	《正常人体学基础》（第四版，全彩）	王之一 覃庆河	978-7-03-050908-6	79.80
21	《营养与膳食》（第三版，双色）	魏玉秋 戚 林	978-7-03-050886-7	28.00
22	《健康评估》（第四版，全彩）	罗卫群 崔 燕	978-7-03-050825-6	49.80
23	《内科护理》（第二版）	崔效忠	978-7-03-050885-0	49.80
24	《外科护理》（第二版）	闵晓松 阴 俊	978-7-03-050894-2	49.80
25	《妇产科护理》（第二版）	周 清 刘丽萍	978-7-03-048798-8	38.00
26	《儿科护理》（第二版）	段慧琴 田 洁	978-7-03-050959-8	35.00
27	《护理学基础》（第四版，全彩）	付能荣 吴姣鱼	978-7-03-050973-4	79.80
28	《护理技术综合实训》（第三版）	马树平 唐淑珍	978-7-03-050890-4	39.80
29	《社区护理》（第四版）	王永军 刘 蔚	978-7-03-050972-7	39.00
30	《老年护理》（第二版）	史俊萍	978-7-03-050892-8	34.00
31	《五官科护理》（第二版）	郭金兰	978-7-03-050893-5	39.00
32	《心理与精神护理》（双色）	张小燕	978-7-03-048720-9	36.00
33	《中医护理基础》（第四版，双色）	马秋平	978-7-03-050891-1	31.80
34	《急救护理技术》（第三版）	贾丽萍 王海平	978-7-03-048716-2	29.80
35	《中医学基础》（第四版，双色）	伍利民 郝志红	978-7-03-050884-3	29.80
36	《母婴保健》（助产，第二版）	王瑞珍	978-7-03-050783-9	32.00
37	《产科学及护理》（助产，第二版）	李 俭 颜丽青	978-7-03-050909-3	49.80
38	《妇科护理》（助产，第二版）	张庆桂	978-7-03-050895-9	39.80
39	《遗传与优生》（助产，第二版，双色）	潘凯元 张晓玲	978-7-03-050814-0	32.00

注：以上教材均配套教学PPT课件，在"爱医课"平台上提供免费试题、微视频等多种资源，欢迎扫描封底二维码下载

科学出版社

2016年12月

前　言

　　本书编写旨在积极贯彻国家对中等职业教育发展规划及教育信息化发展规划等精神，满足卫生职业院校优势教学资源共建、共享和对教育教学化转型的改革需求，同时顺应国家和社会对助产专业人才培养和助产专业教材建设提出新要求的背景下编写的。编写中突出显示培养实用型人才的特点，充分体现"以服务为宗旨，以就业为导向，以能力为本位，以发展技能为核心，以岗位需求为标准"的卫生职业教育办学方针和理念，落实新教学计划、教学大纲的精神。教材内容力求反映本专业的基本知识，包括已确定的新进展，既要保持教材的系统性和完整性，也要注意初中毕业生的接受能力，本着"实用、够用"原则对教材内容进行编写。本教材在上版教材的基础上进行继承和创新，特别注重与护理、助产专业执业资格考试内容接轨。全书理论内容共分15章，每章有案例和分析、有考点和知识链接、有自测题；理论内容后附实践技能操作项目，实践操作步骤流程化，便于学生操作；是一本理论与实践相结合，具备科学性、针对性和实践性的助产专业全新的数字化专业教科书。

　　本教材编写过程中得到科学出版社、玉林市卫生学校、长治卫生学校、毕节医学高等专科学校、天水市卫生学校、晋中市卫生学校、桐乡市卫生学校、太原市卫生学校、梧州职业学院、南昌市卫生学校、菏泽家政职业学院、桂林市卫生学校、吕梁市卫生学校等单位的大力支持和帮助，在此谨表诚挚和谢意。

　　由于临床产科及护理发展较快，编者的临床实践和学术水平有限，本书难免会有不足之处，殷切希望使用本教材的师生和同仁批评指正，以求改进！

编　者

2016年12月

目 录

第1章　绪论 …………………………… 1	第4节　分娩的临床经过、处理及
第2章　女性生殖系统解剖 ……………… 3	护理 ……………………………75
第1节　骨盆 ……………………………… 3	第5节　产时服务 ………………………87
第2节　外生殖器 ………………………… 8	第8章　正常产褥护理 …………………93
第3节　内生殖器 ………………………… 9	第1节　产褥期母体的生理变化 ………93
第4节　生殖器官的邻近器官 …………… 13	第2节　产褥期临床表现 ………………96
第5节　生殖器官的血管、淋巴和	第3节　产褥期处理及护理 ……………97
神经 ……………………………… 14	第9章　妊娠期并发症及护理 ……… 105
第3章　女性生殖系统生理 ……………… 18	第1节　自然流产 …………………… 105
第1节　女性一生各阶段的生理特点 … 18	第2节　异位妊娠 …………………… 110
第2节　卵巢的功能及周期性变化 …… 20	第3节　早产 ………………………… 116
第3节　生殖器官的周期性变化和	第4节　过期妊娠 …………………… 118
月经 ……………………………… 23	第5节　妊娠剧吐 …………………… 121
第4节　月经周期的调节 ……………… 26	第6节　妊娠期高血压疾病 ………… 123
第4章　妊娠生理 ………………………… 29	第7节　前置胎盘 …………………… 129
第1节　受精、受精卵的植入和发育 … 29	第8节　胎盘早剥 …………………… 133
第2节　胚胎、胎儿发育特征及生理	第9节　多胎妊娠 …………………… 138
特点 ……………………………… 31	第10节　羊水量异常 ………………… 142
第3节　胎儿附属物的形成与功能 …… 33	第11节　死胎 ………………………… 147
第4节　妊娠期母体的变化 …………… 37	第12节　高危妊娠 …………………… 149
第5章　妊娠诊断 ………………………… 42	第10章　妊娠合并症及护理 ………… 156
第1节　早期妊娠的诊断 ……………… 42	第1节　妊娠合并心脏病 …………… 156
第2节　中、晚期妊娠的诊断 ………… 43	第2节　妊娠合并病毒性肝炎 ……… 160
第3节　胎姿势、胎产式、胎先露、	第3节　妊娠合并糖尿病 …………… 162
胎方位 ……………………………45	第4节　妊娠合并贫血 ……………… 166
第6章　产前检查与孕期保健 …………… 49	第11章　异常分娩及护理 …………… 170
第1节　产前检查与管理 ……………… 49	第1节　产力异常 …………………… 170
第2节　胎儿健康状况的评估 ………… 57	第2节　产道异常 …………………… 176
第3节　产科合理用药 ………………… 62	第3节　胎儿异常 …………………… 183
第4节　孕期常见症状及处理 ………… 64	第12章　分娩期并发症及护理 ……… 198
第7章　正常分娩及护理 ………………… 68	第1节　产后出血 …………………… 198
第1节　影响分娩的因素 ……………… 68	第2节　子宫破裂 …………………… 205
第2节　枕先露的分娩机制 …………… 72	第3节　胎膜早破 …………………… 208
第3节　先兆临产、临产诊断与产程	第4节　羊水栓塞 …………………… 211
分期 ……………………………… 74	第5节　脐带脱垂 …………………… 215

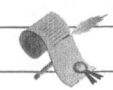

第13章 异常产褥期护理 219
  第1节 产褥感染 219
  第2节 晚期产后出血 223
  第3节 产后抑郁症 226
  第4节 产褥中暑 228

第14章 围产儿缺氧性疾病及护理 234
  第1节 胎儿窘迫 234
  第2节 新生儿窒息 236

第15章 常用产科手术 243
  第1节 会阴切开缝合术 243
  第2节 胎头吸引术 246
  第3节 产钳术 249
  第4节 人工剥离胎盘术 252
  第5节 剖宫产术 253

实训指导 258
  实训1 骨盆结构 258
  实训2 绘制月经周期调节示意图 259
  实训3 胎儿及胎儿发育、胎儿附属物 260
  实训4 胎产式、胎先露、胎方位 262
  实训5 腹部四步触诊 264
  实训6 骨盆测量 265
  实训7 产前检查 266
  实训8 产程观察及护理 268
  实训9 正常接生及护理 269
  实训10 填写入院和分娩记录单、绘制产程图 270
  实训11 产褥期观察及护理 271
  实训12 妊娠期并发症的护理 275
  实训13 妊娠合并症的护理 281
  实训14 异常分娩的护理 283
  实训15 产后出血的止血方法 285
  实训16 分娩期并发症的护理 288
  实训17 异常产褥期护理 290
  实训18 新生儿窒息复苏及护理 295
  实训19 会阴切开缝合术 297
  实训20 胎头吸引术 298
  实训21 人工剥离胎盘术 299

参考文献 301
教学大纲 302
自测题参考答案 311

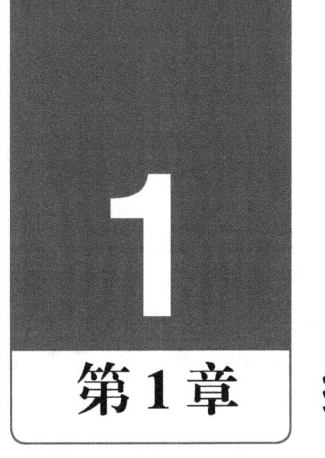

第1章 绪 论

一、产科学及护理的范畴与特点

产科学及护理是专门研究女性在妊娠期、分娩期、产褥期过程中孕产妇、胚胎及胎儿所发生的生理特点及疾病的发生发展规律、临床表现、治疗和护理以及防治各种并发症、合并症，开展围产期保健的一门学科。产科学及护理是中职助产专业的主干课程，本课程的主要内容包括产科学基础、生理产科及护理、病理产科及护理、常用产科手术等。产科学及护理是一门兼生理、病理和预防保健为一体的学科，既是临床医学也是预防医学；产科学是一门独立学科，但又与其他学科联系紧密，生殖系统与机体其他系统相互影响，生殖系统发生变化也可使其他器官或系统发生变化，产科疾病与内科、外科、内分泌科、精神病科有关联，要充分认识机体的整体性；产科学及护理也是一门实践性很强的学科，必须要求有扎实的理论基础，要以理论指导实践，积极参加临床实践；同时产科还具有"急"和"快"的临床特点，产科急症的病情发展快，变化多，因此要求在学习中培养锻炼反应敏捷、处事干练的工作作风。

二、工作要点

1. 为孕妇提供孕期保健及保健指导。
2. 为住院的孕产妇提供护理和保健，负责正常产妇接产工作，协助医生处理难产。
3. 为产后母婴提供生活护理、母乳保健指导和家庭健康育儿指导。
4. 提供新生儿沐浴、游泳和抚触等服务。
5. 协助医生完成对产科急症的处理。
6. 进行产科知识宣教，在基层或社区开展妇女保健工作。

三、学习目的与方法

（一）学习目的

通过本课程的学习，要求学生掌握本专业的基础理论、基本知识和基本技能，熟悉产科常见病、多发病的诊断和处理原则，根据妇女的生理、心理、社会特点，运用护理程序，对孕产妇、新生儿进行整体护理，熟练进行孕期检查、正常接生、会阴切开缝合、新生儿处理、指导产妇进行母乳喂养、新生儿保健等操作，并能对孕产妇的异常情况做出及时诊断和处理，最大限度地降低孕产妇及胎儿的死亡率，让学生初步具备产房、新生儿等管理能力，具备在各基层或社区开展妇女保健工作的能力，培养学生严谨认真的学习、工作态度和良好的职业素质。

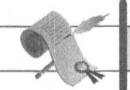

（二）学习方法

本课程学习分为在校系统学习阶段和临床实习两个阶段。理论是基础，学生要认真学习、扎实掌握产科学及护理的理论知识。产科学及护理是一门实践性很强的学科，在学习中要坚持理论联系实际，通过临床实习阶段培养正确的临床护理思维方法，并初步掌握产科的各种基本技能。此外，还应认识到，必须要有高尚的道德情操和精湛的医疗技能，热爱本职工作和服务病人的职业道德，牢固树立"以病人为中心"的服务理念，才能充分发挥已掌握的护理技能，更好地为病人服务。

四、发展趋势

（一）历史悠久

产科学及护理历史悠久，自有人类以来就有专人参与照顾妇女的生育过程，这是产科护理的雏形。公元前 1500 年古埃及的 Ebers 书中就有关于民间对分娩、流产、产科阵痛处理、胎儿性别判断及妊娠诊断的方法记载。公元 98—138 年古罗马的 Souanus 撰写的《论妇女病》对月经、避孕、分娩、婴儿护理等作了详细论述，被誉为妇产科学的创始人。中世纪（5—15 世纪）期间欧洲出现了专职助产士。1609 年法国助产士 Bourgeois 出版了最早的助产术专著。1774 年英国产科医师 Hunter 出版的《图解人体妊娠子宫解剖》中描述了胎儿发育的各个阶段，独立的产科学在此时已基本形成。我国在公元前 1200—1300 年间，也出现用甲骨文记载的王妃分娩时染疾；周朝有药酒催产及简单的助产方法；汉代有华佗针刺成功为死胎引产；公元 582 年唐代咎殷著的《经效产保》为我国最早的产科专著。宋元时期出现了独立的产科医生和产科专著，公元 1098 年杨子建所著的《十产论》详细叙述各种难产及助产方法，书中记载的转胎位术要早于西方近半个世纪，是中国古代产科专著的杰出代表。

（二）以家庭和优质护理为中心的产科护理趋势

以家庭和优质护理为中心的产科护理特点突出三个整体，即孕产妇、新生儿及家庭成员为一个整体；孕前、孕期、产时、产后为一个整体；社区-医院-社区产褥康复过程为一个整体。向他们提供优质护理服务的同时，提供类似家庭环境的待产和分娩机构，促进整体化产科护理的发展。

（三）产前诊断技术不断创新

随着现代医学和生物技术的进步，胎儿医学的发展和功能基因组学的应用可使许多遗传性疾病的发病风险进以准确评估，羊水穿刺、羊水细胞培养、染色体核型分析、四维超声诊断、荧光原位杂交、光谱核型分析、定量荧光 PCR、胎儿心血管畸形宫内治疗、胎儿脑积水宫内手术等产前诊断及各种胎儿干预技术把出生缺陷降低到最低程度。

（四）生殖医学迅速发展

这几十年来，辅助生育技术发展迅猛，从最早的人工授精、体外受精与胚胎移植技术到后来的卵细胞质内单精子注射技术，使很多其他常规治疗无法妊娠者怀孕，而胚胎植入前遗传学诊断技术则解决了有严重遗传性疾病风险和染色体异常夫妇的生育问题。随着新技术的蓬勃发展，在卵浆置换、核移植、治疗性克隆和胚胎干细胞体外分化等胚胎工程技术进步在带来人类生育福音的同时，也面临着有关伦理和法律问题的新挑战。

（李 俭）

第2章 女性生殖系统解剖

女性生殖系统包括内、外生殖器及其相关组织。骨盆与分娩关系密切,故一并叙述。

第1节 骨 盆

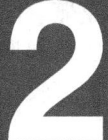

案例 2-1

小兰身材矮小,现怀孕9个月,产前检查胎儿大小正常。离预产期越来越近了,小兰非常担心自己能否顺产。

问题:1. 女性骨盆是如何组成的?
2. 女性骨盆是如何分界的?

女性骨盆是躯干和下肢之间的骨性连接,是支持躯干和保护盆腔脏器的重要器官,同时又是胎儿娩出时必经的骨性产道。其大小、形状直接影响分娩过程。通常女性骨盆较男性骨盆宽而浅,有利于胎儿娩出。

一、骨盆的组成与分界

(一)骨盆的组成

1. 骨盆的骨骼 骨盆由骶骨、尾骨及左右两块髋骨组成。每块髋骨又由髂骨、坐骨及耻骨融合而成;骶骨由5~6块骶椎融合而成;尾骨由4~5块尾椎合成。

2. 骨盆的关节 有耻骨联合、骶髂关节和骶尾关节。在骨盆的前方两耻骨之间由纤维软骨连接,称为耻骨联合。在骨盆后方,两髂骨与骶骨相接,形成骶髂关节。骶尾关节为骶骨与尾骨的联合处,有一定的活动度(图 2-1)。

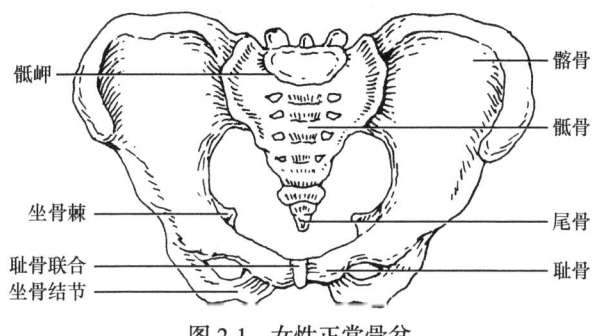

图 2-1 女性正常骨盆

3. 骨盆的韧带 连接骨盆各部之间的韧带中有两对重要的韧带。一对是骶、尾骨与坐骨结节之间的骶结节韧带，另一对是骶、尾骨与坐骨棘之间的骶棘韧带。骶棘韧带宽度即坐骨切迹宽度，是判断中骨盆是否狭窄的重要指标。妊娠期受激素影响，韧带较松弛，各关节的活动性亦稍有增加，有利于分娩。

链接

骨盆的骨性标志

骨盆的重要标志包括体表标志和体内标志。

1. 耻骨联合　位于骨盆的前方，它是产科的常用标志。
2. 髂前上棘　髂骨前端上缘的突出部分，是骨盆外测量的重要标志。
3. 髂嵴　髂骨翼上缘肥厚形成的弓形突出，也是外测量的重要标志。
4. 耻骨弓　耻骨两降支的前部相连构成耻骨弓，它们之间的夹角约为90°，此角度反映骨盆出口横径的宽度。
5. 坐骨结节　坐骨上、下支移行下后部，骨质粗糙肥厚，是髋骨最低点，两结节之间的距离能反映出口横径的大小。
6. 骶骨岬　第1骶椎向前突出的部分，是骨盆内测量的重要标志。
7. 坐骨棘　坐骨后缘中点突出的部分，阴道检查或肛门检查可触及，是分娩过程中衡量胎儿先露部下降程度的重要标志。

(二) 骨盆的分界

以耻骨联合上缘、髂耻缘及骶岬上缘的连线为界，将骨盆分为假骨盆和真骨盆两部分。假骨盆又称大骨盆，位于骨盆分界线之上，为腹腔的一部分，其前为腹壁下部，两侧为髂骨翼，其后为第5腰椎。假骨盆与产道无直接关系，但假骨盆某些径线的长短可作为了解真骨盆的参考。真骨盆又称小骨盆，位于骨盆分界线之下，又称骨产道，是胎儿娩出的通道。真骨盆有上、下两口，上为骨盆入口，下为骨盆出口，两口之间为骨盆腔。骨盆腔的后壁是骶骨与尾骨，两侧为坐骨、坐骨棘、骶棘韧带，前壁为耻骨联合和耻骨支。

(三) 骨盆的类型

女性骨盆根据形状分为4种类型（图2-2）。

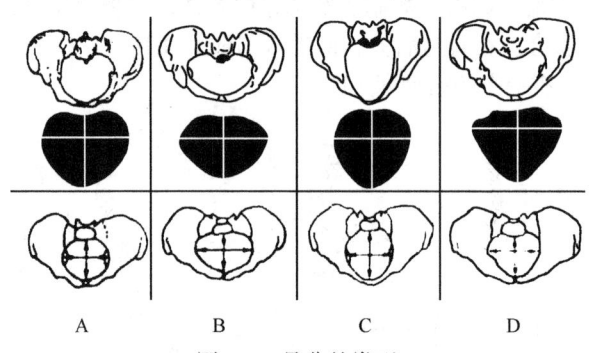

图2-2　骨盆的类型
A. 女型；B. 扁平型；C. 类人猿型；D. 男型

1. 女型　骨盆入口呈横椭圆形，入口横径较前后径稍长，骨盆侧壁直，坐骨棘不突出，坐骨棘间径≥10cm，耻骨弓较宽。是最常见的类型，为女性正常骨盆，在我国妇女骨盆类型中占 52% ～ 58.9%。

2. 扁平型　骨盆入口呈扁椭圆形，入口横径大于前后径。耻骨弓宽，骶骨失去正常弯度，变直向后翘或深弧型，故骨盆浅。在我国妇女中较常见，占 23.2% ～ 29%。

3. 类人猿型　骨盆入口呈长椭圆形，入口前后径大于横径。两侧壁稍内聚，坐骨棘较突出，坐骨切迹较宽，耻骨弓较窄，骶骨向后倾斜，故骨盆前部较窄而后部较宽。骶骨往往有 6 节且较直，较其他型深。在我国妇女中占 14.2% ～ 18%。

4. 男型　骨盆入口略呈三角形，两侧壁内聚，坐骨棘突出，耻骨弓较窄，坐骨切迹窄呈高弓形，骶骨较直而前倾，致出口后矢状径较短。骨盆腔呈漏斗形，往往造成难产。少见，在我国妇女中仅占 1% ～ 3.7%。

二、骨盆的平面及径线

骨产道指真骨盆，在分娩过程中几乎无变化，其大小、形状与分娩顺利与否关系密切，分为 3 个平面，每个平面有多条径线。

（一）骨盆入口平面

指真假骨盆的分界线所在的平面，为骨盆腔上口，呈横椭圆形。其前方为耻骨联合上缘，两侧为髂耻缘，后方为骶岬前缘。此平面共有 4 条径线（图 2-3）。

1. 入口前后径　又称真结合径，耻骨联合上缘中点至骶岬前缘正中间的距离，正常值平均 11cm，其长短与胎先露衔接关系密切。

2. 入口横径　左右髂耻缘间的最大距离，正常值平均 13 cm。

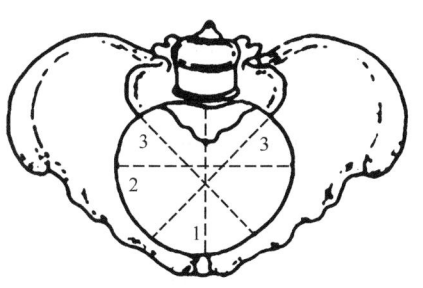

图 2-3　骨盆入口平面各径线
1.入口前后径；2.入口横径；3.入口斜径

3. 入口斜径　左右各一，左骶髂关节至右髂耻隆突间的距离为左斜径；右骶髂关节至左髂耻隆突间的距离为右斜径，正常值平均 12.75 cm。

考点：骨盆入口平面径线的正常值

（二）中骨盆平面

为骨盆最小平面，是骨盆腔最狭窄部分，呈前后径长的纵椭圆形。前方为耻骨联合下缘，两侧为坐骨棘，后方为骶骨下端。有 2 条径线（图 2-4）。

1. 中骨盆前后径　耻骨联合下缘中点通过两侧坐骨棘连线中点至骶骨下端间的距离，正常值平均 11.5 cm。

2. 中骨盆横径　又称坐骨棘间径，指两坐骨棘间的距离，正常值平均 10 cm，是胎先露部通过中骨盆平面的重要径线，其长短与胎先露内旋转关系密切。

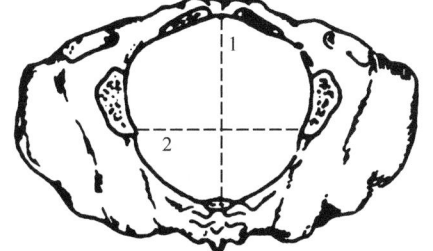

图 2-4　中骨盆平面各径线
1.中骨盆前后径；2.中骨盆横径

（三）骨盆出口平面

为骨盆腔的下口，由两个不在同一平面的三角形组成，其共同的底边为坐骨结节间径。前三角平面顶端为耻骨联合下缘，两侧为耻骨降支；后三角平面顶端为骶尾关节，两侧为左右骶结节韧带。有 4 条径线（图 2-5）。

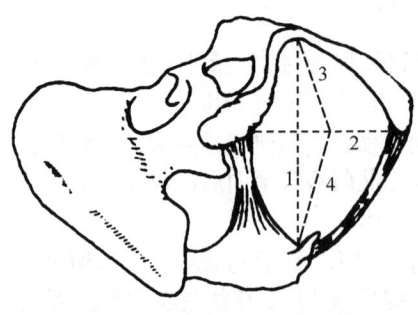

图 2-5 骨盆出口平面各径线
1. 出口前后径；2. 出口横径；3. 出口前矢状径；
4. 出口后矢状径

1. 出口前后径 耻骨联合下缘至骶尾关节间的距离，正常值平均 11.5cm。

2. 出口横径 又称坐骨结节间径，两坐骨结节前端内缘之间的距离，正常值平均 9cm，此径线与分娩关系密切。

3. 出口前矢状径 耻骨联合下缘中点至坐骨结节间径中点间的距离，正常值平均 6cm。

4. 出口后矢状径 骶尾关节至坐骨结节间径中点间的距离，正常值平均 8.5cm。若出口横径稍短，但与出口后矢状径之和 >15 cm 时，正常大小的胎头可通过后三角区经阴道娩出。

（四）骨盆轴

连接骨盆各平面中点的假想曲线，称为骨盆轴。此轴上段向下向后，中段向下，下段向下向前。分娩时，胎儿沿此轴完成一系列分娩动作，助产时应按骨盆轴方向协助胎儿娩出（图 2-6）。

（五）骨盆倾斜度

指妇女直立时，骨盆入口平面与地平面所形成的角度，一般为 60°。若骨盆倾斜度过大，势必影响胎头衔接和娩出（图 2-7）。

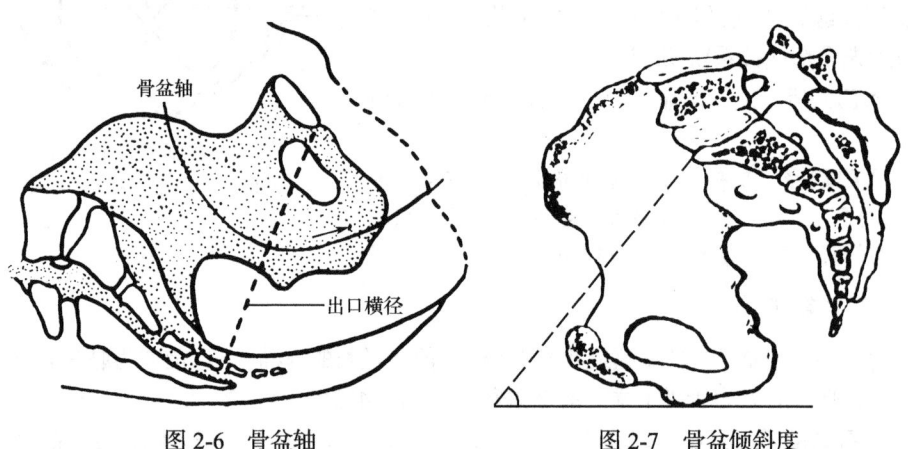

图 2-6 骨盆轴　　　　　图 2-7 骨盆倾斜度

三、骨盆底

骨盆底由多层肌肉和筋膜所构成，封闭骨盆出口，承托并保持盆腔脏器于正常位置。若骨盆底结构和功能出现异常，可导致盆腔脏器膨出、脱垂或引起功能障碍。分娩可不同程度的损伤盆底组织或影响其功能。

骨盆底的前方为耻骨联合和耻骨弓，后方为尾骨尖，两侧为耻骨降支、坐骨升支及坐骨结节。两侧坐骨结节前缘的连线将骨盆底分为前、后两个三角区：前三角区为尿生殖三角，有尿道和阴道通过。后三角区为肛门三角，有肛管通过。骨盆底由内向外分为 3 层（图 2-8）。

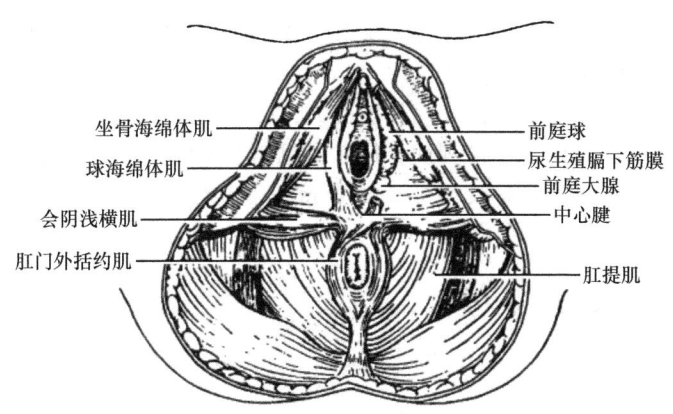

图 2-8 女性盆底肌层

（一）外层

外层位于外生殖器、会阴皮肤及皮下组织的下面，由会阴浅筋膜其及深面的3对肌肉及一括约肌组成。此层肌肉的肌腱汇合于阴道外口与肛门之间，形成中心腱。

1. 球海绵体肌 覆盖前庭球及前庭大腺，向前经阴道两侧附于阴蒂海绵体根部，向后与肛门外括约肌交叉混合。此肌收缩时能紧缩阴道，故又称阴道括约肌。

2. 坐骨海绵体肌 始于坐骨结节内侧，沿坐骨升支及耻骨降支前行，向上止于阴蒂海绵体（阴蒂脚处）。

3. 会阴浅横肌 从两侧坐骨结节内侧面中线向中心腱汇合。

4. 肛门外括约肌 为围绕肛门的环形肌束，前端汇合于中心腱。

（二）中层

中层为泌尿生殖膈。由上、下两层坚韧的筋膜及其间的一层薄肌肉组成。覆盖于由耻骨弓与两坐骨结节所形成的骨盆出口前部三角形平面上，又称三角韧带，其中有尿道与阴道穿过。

1. 会阴深横肌 自坐骨结节的内侧面伸展至中心腱处。

2. 尿道括约肌 环绕尿道，控制排尿。

（三）内层

内层为盆膈，是骨盆底最坚韧的一层，由肛提肌及其内、外面各覆一层筋膜组成，自前向后依次有尿道、阴道及直肠穿过。

肛提肌是位于骨盆底的成对扁阔肌，向下向内合成漏斗形。肛提肌构成骨盆底的大部分。每侧肛提肌自前内向后外由3部分组成：①耻尾肌：为肛提肌主要部分，位于最内侧，肌纤维起自耻骨降支内侧，绕过阴道、直肠，向后止于尾骨，其中有小部分肌纤维止于阴道和直肠周围，经产妇耻尾肌容易受损伤而导致膀胱、直肠脱垂。②髂尾肌：为居中部分，起自腱弓（即闭孔内肌表浅面筋膜的增厚部分）后部，向中间及向后走行，与耻尾肌汇合，绕肛门两侧，止于尾骨。③坐尾肌：为靠外后方的肌束，起自两侧坐骨棘，止于尾骨与骶骨。在骨盆底肌肉中，肛提肌起最重要的支持作用。又因肌纤维在阴道和直肠周围交织，还有加强肛门与阴道括约肌的作用。

（四）会阴

会阴有广义和狭义之分。广义的会阴是指封闭骨盆出口的所有软组织，前起自耻骨联合下缘，后至尾骨尖，两侧为耻骨降支、坐骨升支、坐骨结节和骶结节韧带。狭义的会阴是指阴道口与肛门之间的楔形软组织，厚3～4cm，又称会阴体，由表及里为皮肤、皮下脂肪、筋膜、部分肛提肌和会阴中心腱。会阴伸展性大，妊娠后期会阴组织变软，有利于分娩。分娩时由于胎头经过阴道时压迫肛提肌，使肛提肌向下及两侧扩散，肌束分开，肌纤维拉长变薄，使厚3～4cm的会阴体变薄至2～4mm，会阴体的承受力下降而易发生裂伤。故分娩时需保护会阴，以免造成会阴裂伤。

案例 2-1 分析
1. 女性骨盆是由骶骨、尾骨及左右两块髋骨组成。
2. 以耻骨联合上缘、髂耻缘及骶岬上缘的连线为界，将骨盆分为假骨盆和真骨盆两部分。

第2节 外生殖器

案例 2-2

女学生放学骑自行车回家，迎面与一电动三轮车相撞，自觉外阴部疼痛难忍，行走困难，此情况伤及哪个部位？

问题：1. 女性外生殖包括哪几个器官？
　　　2. 各器官有哪些解剖学特点？

女性外生殖器是指生殖器官的外露部分，位于两股内侧间，前为耻骨联合，后为会阴，包括阴阜、大阴唇、小阴唇、阴蒂和阴道前庭，统称为外阴（图2-9）。

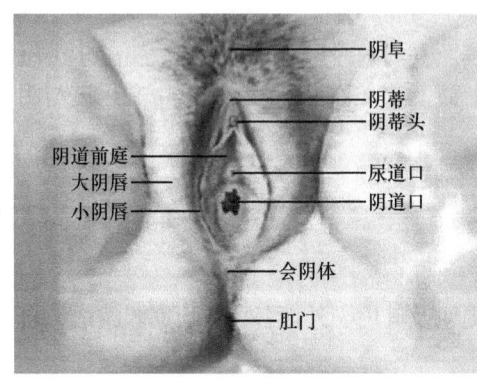

图2-9　女性外生殖器

（一）阴阜

为耻骨联合前方的皮肤隆起，皮下脂肪组织丰富。青春期该部皮肤开始生长阴毛，分布呈倒三角形，阴毛的疏密和色泽存在种族和个体差异。

（二）大阴唇

为两股内侧一对纵行隆起的皮肤皱襞，自阴阜向后延伸至会阴。大阴唇外侧面为皮肤，有色素沉着和阴毛，内含皮脂腺和汗腺；大阴唇内侧面湿润似黏膜。皮下为疏松结缔组织和脂肪组织，含丰富血管、淋巴管和神经。外伤后易形成血肿。未产妇女的两侧大阴唇自然合拢，产后向两侧分开，绝经后可萎缩。

（三）小阴唇

系位于大阴唇内侧的一对薄皮肤皱襞。表面湿润、色褐、无毛，富含神经末梢。两侧小阴唇前端融合，并分为前后两叶，前叶形成阴蒂包皮，后叶形成阴蒂系带。大、小阴唇后端会合，在正中线形成阴唇系带。

（四）阴蒂

位于两小阴唇顶端的联合处，部分被阴蒂包皮包绕，与男性阴茎同源，由海绵体构成，在性兴奋时勃起。它分为三部分，前为阴蒂头，暴露于外阴，富含神经末梢，对性刺激敏感；中为阴蒂体；后为两阴蒂脚，附着于各侧的耻骨支上。

(五) 阴道前庭

为一菱形区域，前为阴蒂，后为阴唇系带，两侧为小阴唇。阴道口与阴唇系带之间有一浅窝，称舟状窝（又称阴道前庭窝）。经产妇受分娩影响此窝消失。在此区域内有以下结构：

1. 尿道口 为尿道的开口，位于前庭前部，阴蒂头的后下方，圆形。其后壁上有一对并列腺体，称尿道旁腺。尿道旁腺开口小，容易有细菌潜伏。

2. 阴道口及处女膜 阴道口为阴道的开口，位于尿道口后方的前庭后部。其周缘覆有一层较薄的黏膜皱襞，称处女膜。处女膜多在中央有一孔，孔的形状、大小及膜的厚薄因人而异。处女膜因性交撕裂或因剧烈运动破裂，并受分娩影响，产后仅留有处女膜痕。

3. 前庭大腺 又称巴多林腺，位于大阴唇后部，如黄豆大，左右各一。腺管细长，向内侧开口于前庭后方小阴唇与处女膜之间的沟内。性兴奋时，分泌黏液起润滑作用。正常情况下不能触及此腺，若腺管口闭塞，可形成前庭大腺囊肿或前庭大腺脓肿。

> **案例2-2 分析**
> 1. 女性外生殖包括阴阜、大阴唇、小阴唇、阴蒂、阴道前庭。
> 2. 大阴唇外伤后易形成血肿，阴蒂在性兴奋时勃起。阴道前庭内处女膜因性交撕裂或因剧烈运动破裂，并受分娩影响，产后仅留有处女膜痕；大阴唇后部的前庭大腺性兴奋时，分泌黏液起润滑作用；正常情况下不能触及前庭大腺，若腺管口闭塞，可形成前庭大腺囊肿或脓肿。

第3节 内生殖器

案例2-3

小兰，28岁，恋爱2年，现准备结婚，到医院进行婚前检查，她想知道自己生殖器官的情况。

问题：子宫大体形态及组织结构有哪些？

女性内生殖器位于真骨盆内，包括阴道、子宫、输卵管及卵巢。输卵管及卵巢称为子宫附件（图2-10）。

(一) 阴道

阴道为性交器官，也是月经血排出及胎儿娩出的通道。

1. 位置和形态 位于真骨盆下部中央，为一上宽下窄的管道，前壁长7～9cm，与膀胱和尿道相邻；后壁长10～12cm，与直肠贴近。上端包围子宫颈阴道部，下端开口于阴道前庭后部。子宫颈与阴道间的圆周状隐窝，称阴道穹窿，按其位置分为前、后、左、右4部分，其中后穹窿最深，与盆腔最低的直肠子宫陷凹紧密相邻，临床上可经此处穿刺或引流。

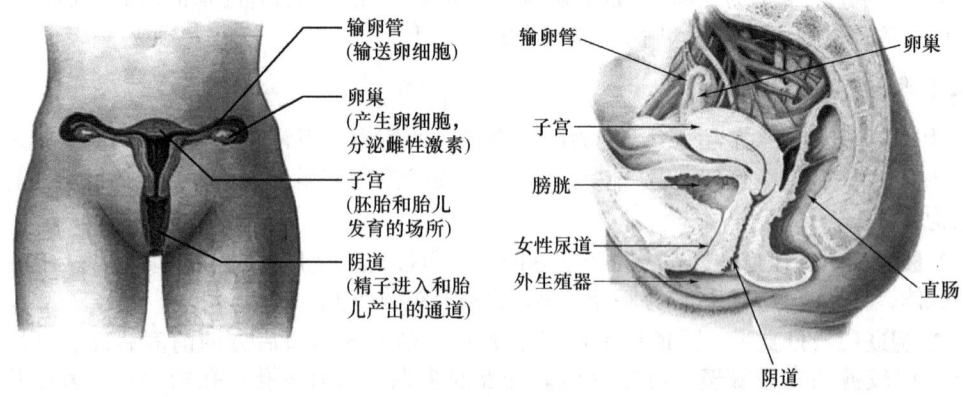

图 2-10 女性内生殖器

2. 组织结构 阴道壁自内向外由黏膜、肌层和纤维组织膜构成。黏膜层由非角化复层鳞状上皮细胞覆盖，无腺体，淡红色，有许多横纹皱襞，有较大伸展性，受性激素影响有周期性变化。肌层由内环和外纵两层平滑肌构成，在肌层的外面有一层纤维组织膜，含多量弹力纤维及少量平滑肌纤维。阴道壁富有静脉丛，损伤后易出血或形成血肿。

（二）子宫

子宫是孕育胚胎、胎儿和产生月经的器官。

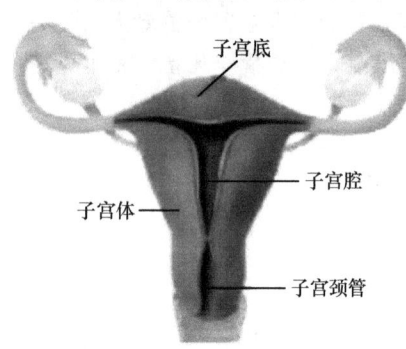

图 2-11 子宫各部

1. 形态 子宫是有腔壁厚的肌性器官，呈前后略扁的倒置梨形，重 50～70g，长 7～8cm，宽 4～5cm，厚 2～3cm，宫腔容量约 5ml。子宫上部较宽称宫体，子宫体顶部称为宫底。宫底两侧为宫角。子宫下部较窄呈圆柱状称宫颈。宫体与宫颈的比例因年龄和卵巢功能而异，青春期前为 1∶2，育龄期妇女为 2∶1，绝经后为 1∶1（图 2-11）。

子宫腔为上宽下窄的三角形，两侧通输卵管，前端朝下接子宫颈管。子宫体与子宫颈之间形成最狭窄的部分称子宫峡部，在非孕期长约 1cm，其上端因解剖上狭窄，称解剖学内口；其下端因在此处子宫内膜转变为宫颈黏膜，称组织学内口。妊娠期子宫峡部逐渐伸展变长，妊娠末期可达 7～10cm，形成子宫下段，成为软产道的一部分。子宫颈内腔呈梭形，称为宫颈管，成年妇女长 2.5～3cm，其下端称为宫颈外口，通向阴道。子宫颈以阴道为界分为上下两部，上部占宫颈的 2/3，在阴道以上，称为子宫颈阴道上部；下部占 1/3，伸入阴道内，称子宫颈阴道部；未产妇的宫颈外口呈圆形；经产妇受分娩影响形成横裂，将子宫颈分为前唇和后唇（图 2-12）。

考点： 子宫的大体形态及子宫峡部的解剖

护考链接

子宫峡部非孕时长约（ ）
A. 4cm B. 9cm C. 1cm
D. 2cm E. 5cm

分析： 非孕时子宫峡部长约 1cm，妊娠末期可达 7～10cm。故答案为 C。

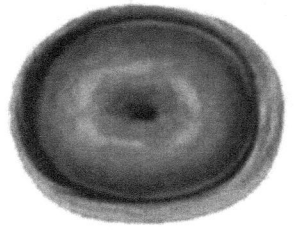 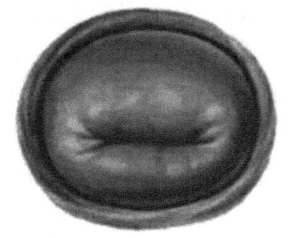

　　未产妇　　　　　　　经产妇

图 2-12　未产妇与经产妇的宫口形态

2. 组织结构　子宫体和子宫颈的组织结构不同。

（1）子宫体：宫体壁由 3 层组织构成，由内向外分为子宫内膜层、肌层和浆膜层。①子宫内膜层：衬于宫腔表面，内膜表面 2/3 为功能层，受卵巢性激素影响，发生周期性变化。靠近子宫肌层的 1/3 为基底层，不受卵巢性激素影响，不发生周期性变化。②子宫肌层：子宫肌层较厚，非孕时厚约 0.8cm，由大量平滑肌组织、少量弹力纤维与胶原纤维组成，分为 3 层：外层多纵行，内层环行，中层交叉排列，子宫收缩时可压迫肌层中的血管，能有效制止子宫出血。③子宫浆膜层：为覆盖宫体底部及前后面的脏层腹膜。在子宫前面近子宫峡部处的腹膜向前反折覆盖膀胱，形成膀胱子宫陷凹。在子宫后面，腹膜沿子宫壁向下，至子宫颈后方及阴道后穹窿再折向直肠，形成直肠子宫陷凹，也称道格拉斯陷凹。

考点：子宫的宫体壁分层

（2）子宫颈：主要由结缔组织构成，含少量平滑肌纤维、血管及弹力纤维。子宫颈管黏膜为单层高柱状上皮，黏膜内腺体分泌碱性黏液，形成黏液栓堵塞子宫颈管。黏液栓成分及性状受性激素影响，发生周期性变化。子宫颈阴道由复层鳞状上皮覆盖，表面光滑。子宫颈外口柱状上皮与鳞状上皮交接处是子宫颈癌的好发部位。

> **护考链接**
>
> 正常子宫颈阴道部上皮为（　　）
> A. 单层立方上皮　　　B. 单层柱状上皮　　　C. 复层柱状上皮
> D. 复层鳞状上皮　　　E. 单层鳞状上皮
> 分析：子宫颈阴道部由复层鳞状上皮覆盖，故答案为 D。

3. 位置　子宫位于盆腔中央，前为膀胱，后为直肠，下端接阴道，两侧有输卵管和卵巢。子宫底位于骨盆入口平面以下，子宫颈外口位于坐骨棘水平稍上方。成人子宫的正常位置呈轻度前倾前屈位。子宫的正常位置依靠子宫韧带及骨盆底肌和筋膜的支托作用维持。

4. 子宫韧带　共有 4 对（图 2-13）。

（1）子宫圆韧带：呈圆索状得名，由平滑肌和结缔组织构成，长 10 ～ 12cm。起自子宫角的前面、输卵管近端的稍下方，在阔韧带前叶的覆盖下向前外侧走行，到达两边侧骨盆壁后，经腹股沟管止于大阴唇前端。有维持子宫前倾位置的作用。

（2）子宫阔韧带：是子宫两侧呈翼状的双层腹膜皱襞，由覆盖在子宫前后壁的腹膜自子宫侧缘向两侧延伸达到骨盆壁而成，能够限制子宫向两侧倾

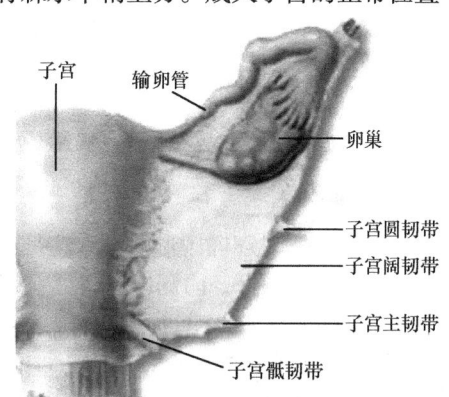

图 2-13　子宫韧带

斜。阔韧带有前后两叶,其上缘游离,内 2/3 部包绕输卵管,外 1/3 部包绕卵巢动静脉,形成骨盆漏斗韧带,又称卵巢悬韧带,内含卵巢动静脉。卵巢内侧与宫角之间的阔韧带稍增厚,称卵巢固有韧带或卵巢韧带。卵巢与阔韧带后叶相接处称卵巢系膜。输卵管以下、卵巢附着处以上的阔韧带称为输卵管系膜。在宫体两侧的阔韧带中有丰富的血管、神经、淋巴管及大量疏松结缔组织称宫旁组织。子宫动静脉和输尿管均从阔韧带基底部穿过。

(3) 子宫主韧带:又称宫颈横韧带。在阔韧带的下部,横行于宫颈两侧和骨盆侧壁之间。为一对坚韧的平滑肌和结缔组织纤维束,是固定宫颈位置、防止子宫下垂的主要结构。

考点:子宫的四对韧带

(4) 子宫骶韧带:起自子宫体和子宫颈交界处后面的上侧方,向两侧绕过直肠到达第 2、3 骶椎前面的筋膜。将宫颈向后向上牵引,间接维持子宫处于前倾位置。

护考链接

维持子宫前倾位置的韧带是( )
A.子宫圆韧带　　　　B.子宫主韧带　　　　C.子宫阔韧带
D.子宫骶韧带　　　　E.卵巢固有韧带

分析:子宫的 4 对韧带对维持子宫的正常位置起重要作用。子宫圆韧带向前牵拉子宫,直接维持子宫前倾位置。子宫骶韧带将宫颈向后向上牵引,间接维持子宫处于前倾位置。故答案为 A。

(三) 输卵管

输卵管为一对细长而弯曲的肌性管道,为卵子与精子结合场所及运送受精卵的通道。位于子宫阔韧带上缘内,内侧与子宫角相连通,外端游离呈伞状,全长 8～14cm。根据输卵管的形态由内向外可分为 4 部分(图 2-14):①间质部:潜行于子宫壁内的部分,长约 1cm,管腔最窄。②峡部:在间质部外侧,细而较直,管腔较窄,长 2～3cm。③壶腹部:在峡部外侧,壁薄,管腔宽大且弯曲,长 5～8cm,受精常发生于此。④伞部:在输卵管最外侧,长 1～1.5cm,开口于腹腔,管口处有许多指状突起,有"拾卵"作用。

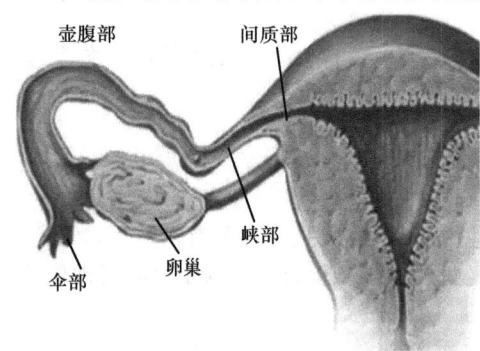

图 2-14 输卵管

输卵管壁由 3 层构成:外层为浆膜层,为腹膜的一部分;中层为平滑肌层,该层肌肉的收缩,有协助拾卵、运送受精卵及一定程度地阻止经血逆流和宫腔内感染向腹腔内扩散的作用;内层为黏膜层,由单层高柱状上皮覆盖。部分上皮细胞有纤毛,纤毛摆动,能协助运送受精卵。输卵管肌肉的收缩和黏膜上皮细胞的形态、分泌及纤毛摆动,均受性激素影响而有周期性变化。

(四) 卵巢

卵巢为一对扁椭圆形的性腺,是产生和排出卵子,并分泌甾体激素的性器官。卵巢位于输卵管的后下方,内侧以卵巢固有韧带与子宫相连,外侧以骨盆漏斗韧带连于骨盆壁。卵巢前缘中部有卵巢门,神经血管通过骨盆漏斗韧带经卵巢系膜在此出入卵巢。卵巢的大小、性状随年龄而有差异。青春期前,卵巢表面光滑;青春期开始排卵后,表面逐渐凹凸不平。育龄期妇女的卵巢大小约 4cm×3 cm×1 cm,重 5～6g,灰白色;绝经后卵巢萎缩变小变硬。

卵巢表面无腹膜，由单层立方上皮覆盖，称为生发上皮。上皮的深面有一层致密纤维组织，称为卵巢白膜。再往内为卵巢实质，又分外层的皮质和内层的髓质。皮质由大小不等的各级发育卵泡、黄体和它们退化形成的残余结构及间质组成；髓质由疏松结缔组织及丰富的血管、神经、淋巴管及少量与卵巢韧带相延续的平滑肌纤维构成（图2-15）。

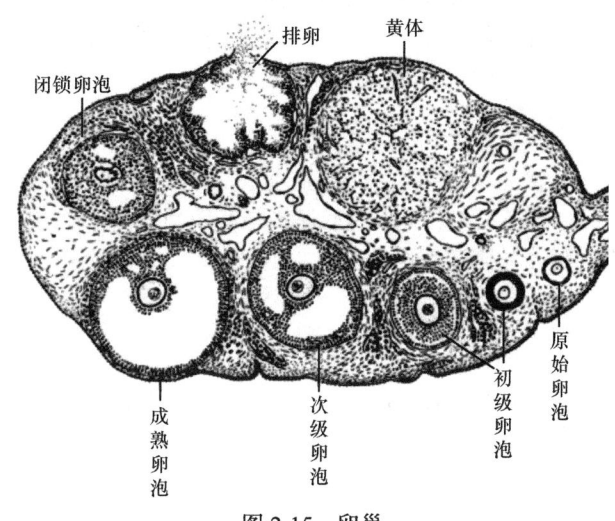

图2-15 卵巢

案例2-3分析

子宫是呈前后略扁的倒置梨形，重50～70g，长7～8cm，宽4～5cm，厚2～3cm，宫腔容量约5ml。子宫上部较宽称宫体，子宫体顶部称为宫底。宫底两侧为宫角，通输卵管。子宫下部较窄为宫颈，通往阴道。子宫体与子宫颈间最狭窄的部分称子宫峡部，上端为解剖学内口，下端为组织学内口，非孕时长约1cm，妊娠末期可达7～10cm。

第4节 生殖器官的邻近器官

案例2-4

小兰，怀孕2个月，老想小便，遂到医院就诊，经检查一切正常。小兰很纳闷，为什么会有这种症状呢？

问题：女性生殖器官有哪些邻近器官？

女性生殖器官与尿道、膀胱、输尿管、直肠及阑尾相邻。它们不仅在位置上互相邻接，而且血管、淋巴及神经也有密切联系。当某一器官有病变时，如创伤、感染、肿瘤等，易累及邻近器官。

（一）尿道

为一肌性管道，始于膀胱三角尖端，穿过尿生殖膈，终于阴道前庭部的尿道外口，长4～5cm，直径约0.6cm。由于女性尿道短而直，与阴道邻近，容易引起泌尿系统感染。

（二）膀胱

为一囊状肌性器官。排空的膀胱为锥体形，位于耻骨联合和子宫之间，膀胱充盈时可凸向腹腔。由于膀胱充盈可影响子宫的位置，故妇科检查及手术前应排空膀胱。

（三）输尿管

输尿管为一对圆索状肌性管道，全长约 30 cm，粗细不一。起自肾盂，在腹膜后延腰大肌前面下行，在骶髂关节处经髂外动脉起点的前方进入骨盆腔继续下行，到阔韧带基底部向前内方行，在子宫颈外侧约 2cm 处，于子宫动脉的下方穿过，然后向前向内进入膀胱。在施行子宫切除结扎子宫动脉时，应避免损伤输尿管。

（四）直肠

位于盆腔后部，上接乙状结肠，下接肛管，前为子宫及阴道，后为骶骨，全长 15～20 cm。直肠前面与阴道后壁相连，盆底肌肉与筋膜受损伤，常与阴道后壁一并脱出。肛管长 2～3cm，借会阴体与阴道下段分开，阴道分娩时应保护会阴，避免损伤肛管。

（五）阑尾

阑尾为连于盲肠内侧壁的盲端细管，形似蚯蚓，其位置、长短、粗细变异很大，常位于右髂窝内，下端有时可达右侧输卵管及卵巢位置，因此，妇女患阑尾炎时有可能累及右侧附件及子宫，应注意鉴别诊断，而妊娠期阑尾位置又可随妊娠月份增加而逐渐向上外方移位。

案例 2-4 分析
女性生殖器官与尿道、膀胱、输尿管、直肠及阑尾相邻。

第 5 节　生殖器官的血管、淋巴和神经

（一）血管

女性内外生殖器官的血液供应主要来自卵巢动脉、子宫动脉、阴道动脉及阴部内动脉。卵巢动脉自腹主动脉分出。盆腔静脉均与同名动脉伴行，并在相应器官及其周围形成静脉丛，互相吻合，使盆腔静脉感染容易蔓延（图 2-16）。

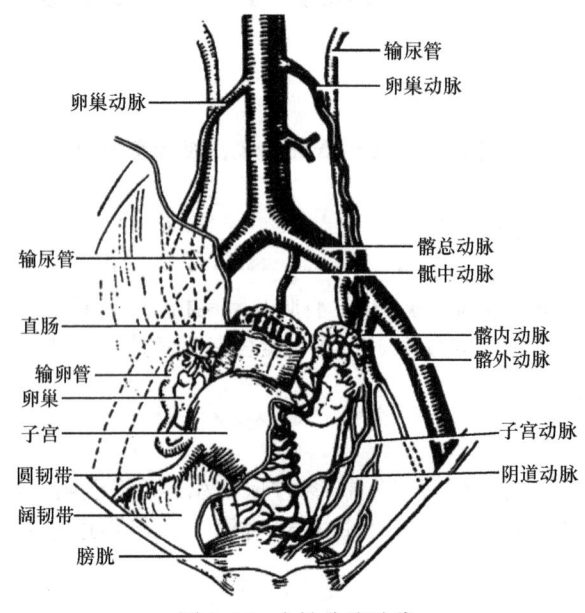

图 2-16　女性盆腔动脉

（二）淋巴

女性生殖器官和盆腔具有丰富的淋巴系统，淋巴结通常沿相应的血管排列，成群或成串分布，其数目及确切位置变异很大，分为外生殖器淋巴与盆腔淋巴两组。当内、外生殖器官发生感染或癌瘤时，往往沿各部回流的淋巴管扩散或转移（图2-17）。

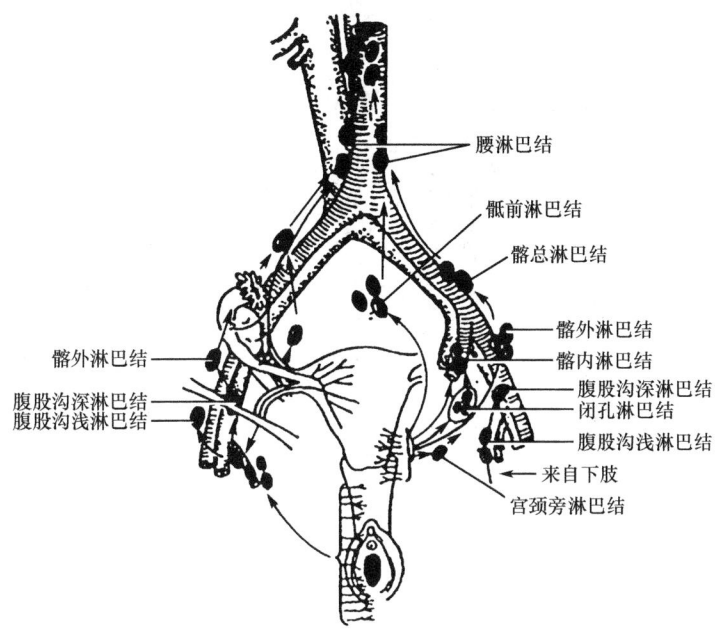

图2-17 女性生殖器淋巴

（三）神经

女性内、外生殖器官由躯体神经和自主神经共同支配。外生殖器主要由阴部神经支配。由第Ⅱ、Ⅲ、Ⅳ骶神经分支组成，含感觉和运动神经纤维，走行与阴部内动脉途径相同。在坐骨结节内侧下方分成会阴神经、阴蒂背神经及肛门神经，分布于会阴、阴唇及肛门周围。内生殖器主要由交感神经和副交感神经支配。交感神经纤维由腹主动脉前神经丛分出，进入骨盆腔分为两部分：①卵巢神经丛：分布于卵巢和输卵管。②骶前神经丛：大部分在宫颈旁形成骨盆神经丛，分布于宫体、宫颈、膀胱上部等。子宫平滑肌有自主节律活动，完全切除其神经后仍能有节律收缩，还能完成分娩活动。临床上可见低位截瘫产妇仍能自然分娩（图2-18）。

附：乳房

成年未产妇女乳房呈球形，紧张而富有弹性。乳房由皮肤、乳腺、脂肪组织和纤维组织构成。脂肪组织主要位于皮下，纤维组织包绕乳腺组织。乳腺组织被纤维隔分割成15～20个乳腺小叶，每一乳腺小叶有一输乳管，其末端开口于乳头。妇女分娩后，脑垂体分泌催乳素作用于乳腺细胞，使其产生乳汁并排出腺泡腔内，再通过输乳管从乳头排出（图2-19）。

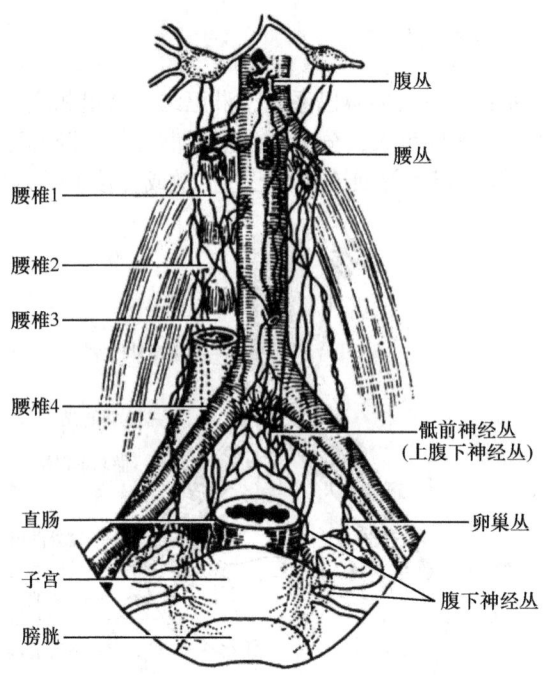

图 2-18 女性内生殖器神经

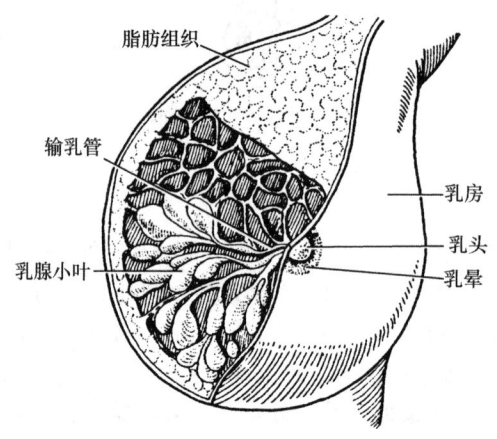

图 2-19 女性乳房

小结

女性生殖系统包括内、外生殖器及其相关组织。内生殖器包括阴道、子宫、输卵管及卵巢。输卵管及卵巢称为子宫附件。阴道为性交器官,也是月经血排出及胎儿娩出的通道。子宫是孕育胚胎、胎儿和产生月经的器官。子宫有4对韧带,对维持子宫正常位置起重要作用。输卵管为卵子与精子结合场所及运送受精卵的通道,可分为间质部、峡部、壶腹部及伞部4部分。卵巢为女性的性腺。外生殖器包括阴阜、大阴唇、小阴唇、阴蒂和阴道前庭,统称为外阴。骨盆是胎儿娩出时必经的骨性产道,其大小、形状直接影响分娩过程。

第2章 女性生殖系统解剖

自测题

选择题

A_1 型题

1. 外阴局部受伤易形成血肿的部位是（ ）
   A. 阴阜　　　　　　B. 大阴唇
   C. 小阴唇　　　　　D. 阴蒂
   E. 阴道前庭

2. 产生卵子和性激素的器官是（ ）
   A. 外阴　　　　　　B. 阴道
   C. 子宫　　　　　　D. 输卵管
   E. 卵巢

3. 有关内生殖器下述错误的是（ ）
   A. 阴道黏膜表面由复层鳞状上皮覆盖
   B. 卵巢为性腺器官
   C. 子宫内膜受卵巢激素影响发生周期性变化
   D. 子宫腔容积约 5ml
   E. 阴道黏膜表面有较多腺体

4. 受卵巢激素影响而发生周期性脱落的子宫组织结构是（ ）
   A. 浆膜层　　　　　B. 肌层
   C. 黏膜层　　　　　D. 功能层
   E. 基底层

5. 下列不是生殖器邻近器官的是（ ）
   A. 膀胱　　　　　　B. 直肠
   C. 尿道　　　　　　D. 结肠
   E. 输尿管

6. 有关正常成人子宫错误的是（ ）
   A. 子宫位于盆腔中央，坐骨棘水平以下
   B. 子宫重约 50g
   C. 子宫长为 7～8cm
   D. 子宫腔容积约 5ml
   E. 子宫腔呈上宽下窄的三角形

7. 女性尿路感染发病率高于男性，是因为女性尿道较男性尿道（ ）
   A. 短而宽　　　　　B. 长而窄
   C. 扁而平　　　　　D. 宽而长
   E. 短而窄

8. 以下关于女性生殖系统解剖的说法，错误的是（ ）
   A. 阴道口位于尿道口的下方，前庭的后部
   B. 前庭大腺又称巴氏腺，开口于阴道前庭部
   C. 子宫肌层外层纵形，内层环形，中层交织
   D. 腹膜在膀胱与子宫峡部形成返折
   E. 卵巢表面覆盖有卵巢白膜

9. 关于子宫峡部的描述，正确的是（ ）
   A. 子宫体的一部分
   B. 临产后形成子宫下段平脐
   C. 妊娠期变软不明显
   D. 非孕时长度为 1cm
   E. 下端为解剖学内口

10. 维持子宫颈位置的重要韧带是（ ）
    A. 圆韧带　　　　　B. 主韧带
    C. 阔韧带　　　　　D. 子宫骶韧带
    E. 卵巢固有韧带

A_2 型题

11. 16 岁女学生。骑自行车与三轮车相撞，自觉外阴疼痛难忍并肿胀而就诊。根据女性外阴解剖学特点可能发生的是（ ）
    A. 小阴唇裂伤　　　B. 大阴唇血肿
    C. 阴道前庭损伤　　D. 前庭大腺囊肿
    E. 前庭大腺脓肿

12. 已婚女性，32 岁。5 年前曾自然分娩一女婴，体检进行妇科检查，宫颈的形状应为（ ）
    A. 圆形　　　　　　B. 横裂形
    C. 三角形　　　　　D. 横椭圆形
    E. 纵椭圆形

（颜丽青　申丽蓉）

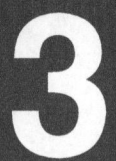

第3章　女性生殖系统生理

女性独有的孕、产功能取决于女性独特的生殖系统生理特性，那么是哪些生理特性赋予了女性的特殊功能呢？让我们一起来探索一下女性生殖系统的生理奥秘吧。

第1节　女性一生各阶段的生理特点

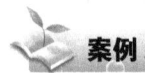

小芳今年13岁。一天上午突然感到小腹隐隐坠痛，以为吃坏了肚子，下午发现内裤有血迹，心里十分害怕。

问题：小芳现在进入了什么时期？这个时期的特征性表现是什么？

女性一生是从胎儿形成到衰老的渐进的生理过程，根据年龄和生殖内分泌的变化，分为胎儿期、新生儿期、儿童期、青春期、性成熟期、绝经过渡期和绝经后期7个阶段。

一、胎　儿　期

是受精卵开始形成到从母体娩出的时期。性染色体XX合子发育为女性，胚胎6周后原始性腺开始分化，8～10周性腺组织开始出现卵巢的结构，之后中肾管退化，两条副中肾管发育成为女性生殖道。

二、新生儿期

出生后4周内称新生儿期。女性胎儿在母体受到胎盘及母体卵巢所产生的女性激素的影响，出生时新生儿外阴较丰满，乳房略隆起或少许泌乳。胎儿出生后离开母体，血中女性激素水平迅速下降，可出现少量阴道流血，称为"假月经"。这些均属于生理变化，可在短时间内自然消退，无需特殊处理。

三、儿　童　期

出生4周到12岁左右称儿童期。8岁之前为儿童早期，生殖器为幼稚型，阴道狭长，子宫小，卵巢长而窄，卵泡是非促性腺激素依赖性发育，发育到窦前期即萎缩、退化。8岁之后为儿童后期，卵巢变为扁卵圆形，受垂体激素影响，卵泡发育并开始分泌性激素，但仍不成熟。在一定的雌激素作用下，乳房及内外生殖器开始发育，出现女性特征。

四、青春期

世界卫生组织（WHO）规定青春期为 10～19 岁，是儿童到成人的转变期。在促性腺激素的作用下，卵巢增大，卵泡发育并分泌雌激素，生殖器由幼稚型变为成人型，乳房发育、阴毛和腋毛生长等第二性征显著呈现，此期有月经来潮，月经初潮是青春期的重要标志，同时已初步具有生育能力，但整个生殖系统的功能尚未完善。

考点： 青春期的重要标志

五、性成熟期

一般自 18 岁开始，历时约 30 年，是卵巢生殖功能与内分泌功能最旺盛的时期，又称生育期。卵巢功能成熟并分泌性激素，已建立规律的周期性排卵，生殖器官各部及乳房在性激素作用下发生周期性变化。

六、绝经过渡期

指从开始出现绝经趋势直至最后一次月经的时期。可始于 40 岁，历时短至 1～2 年，长至 10～20 年。此期卵巢功能逐渐衰退，月经不规则，常为无排卵性月经。最终卵巢功能衰竭，月经永久性停止，称绝经。我国妇女的平均绝经年龄为 49.5 岁。1994 年 WHO 将卵巢功能开始衰退直至绝经后 1 年内的时期定义为"围绝经期"，因为雌激素水平降低，可出现血管舒缩障碍和神经精神症状，如潮热、出汗、情绪不稳定、易激惹、焦虑、抑郁、失眠及性功能障碍等，称为绝经综合征。

考点： 围绝经期的概念及临床表现

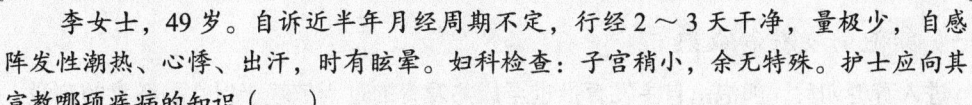

护考链接

李女士，49 岁。自诉近半年月经周期不定，行经 2～3 天干净，量极少，自感阵发性潮热、心悸、出汗，时有眩晕。妇科检查：子宫稍小，余无特殊。护士应向其宣教哪项疾病的知识（　　）

A. 无排卵性功血　　B. 黄体发育不全　　C. 绝经综合征
D. 黄体萎缩延迟　　E. 神经衰弱

分析： 围绝经期卵巢功能衰竭，子宫失去激素支持导致子宫体积变小，符合妇科检查"子宫稍小"的体征和月经周期不定的症状。因为雌激素水平降低，可出现血管舒缩障碍和神经精神症状，如潮热、出汗、情绪不稳定、易激惹、焦虑、抑郁、失眠及性功能障碍等绝经综合征的症状。李女士的症状正是如此，故答案为 C。

七、绝经后期

指绝经后的生命时期。一般 60 岁以后妇女机体逐渐老化进入老年期。此期卵巢功能渐渐衰退直至完全衰竭，雌激素水平低落，生殖器官萎缩、退化，骨代谢异常引起骨质疏松，易发生骨折。

案例 3-1 分析

小芳进入了青春期，此期的重要标志是月经初潮。月经是女性进入青春期和生育期的重要生理现象，嘱小芳不必紧张和害怕，注意保暖、经期卫生及心理调适。

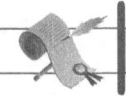
产科学及护理

第2节　卵巢的功能及周期性变化

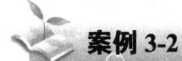

小王今年41岁，平时月经规律，丈夫大她2岁。新婚3个月，停经近7周，妊娠试验阳性，夫妇俩高兴地等待着宝宝的降临。一天上午小王感到小腹隐隐坠痛，下午发现内裤有血迹，B超显示胚胎停育。

问题： 请问小王出现胚胎停育的原因是什么？

在女性一生的不同阶段，卵巢的功能和形态有较大变化。

一、卵巢的功能

卵巢为女性的性腺，其主要功能：①生殖功能：产生卵子并排卵。②内分泌功能：分泌性激素。

二、卵巢的周期性变化

卵泡自胚胎形成后即进入自主发育和闭锁的轨道，这是一个不依赖于促性腺激素的过程。新生儿出生时卵巢内约有200万个始基卵泡。近青春期只剩下约30万个，绝大多数都闭锁了，但闭锁机制不清。

从青春期开始到绝经前，卵巢在形态和功能上发生周期性变化称为卵巢周期。分期如下。

（一）卵泡的发育和成熟

进入青春期后，卵泡由自主发育推进至成熟发育的过程依赖于促性腺激素的刺激。生育期每个月发育一批卵泡（3～11个），只有一个优势卵泡发育成熟并排出卵子，其余卵泡自行退化闭锁。女性一生中一般只有400～500个卵泡发育成熟并排卵。

始基卵泡含有一个卵细胞，周围有一层梭形或扁平细胞围绕（图3-1）。接近青春期，卵泡在促性腺激素作用下开始发育，周围的梭形细胞增生为方形、复层，因其细胞质内含有颗粒，称为颗粒细胞。颗粒细胞继续分裂并分泌液体，称为卵泡液，内含雌激素。环绕卵泡周围的间质细胞分化为内、外两层卵泡膜，内层血管丰富。此时的卵泡称为生长卵泡。颗粒细胞和内膜细胞具备合成分泌性激素的能力。随着卵泡液的增多，卵母细胞被推向一侧，与覆盖在其表面的颗粒细胞一起突向卵泡腔形成卵丘。卵细胞外围形成一层薄的透明膜，称为透明带。透明带周围的颗粒细胞呈放射状排列，称为放射冠。此时卵泡发育成熟，并移向卵泡表面，称成熟卵泡，直径可达18～23mm（图3-2）。卵泡发育全过程如图3-3所示。

（二）排卵

考点： 排卵的时间

发育成熟的卵泡逐渐向卵巢表面突出，在蛋白溶酶、激素等因素协同作用下，卵细胞、透明带、放射冠和小部分卵丘颗粒细胞一起被排出的过程称排卵。排卵多发生在下次月经来潮前14日左右。卵子可由两侧卵巢轮流排出，也可由一侧卵巢连续排出。

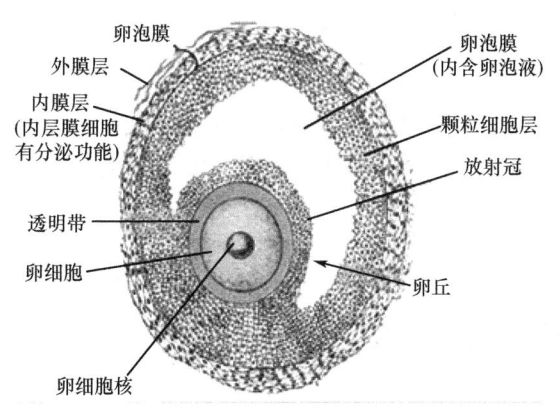

图 3-1　始基卵泡　　　　　图 3-2　成熟卵泡

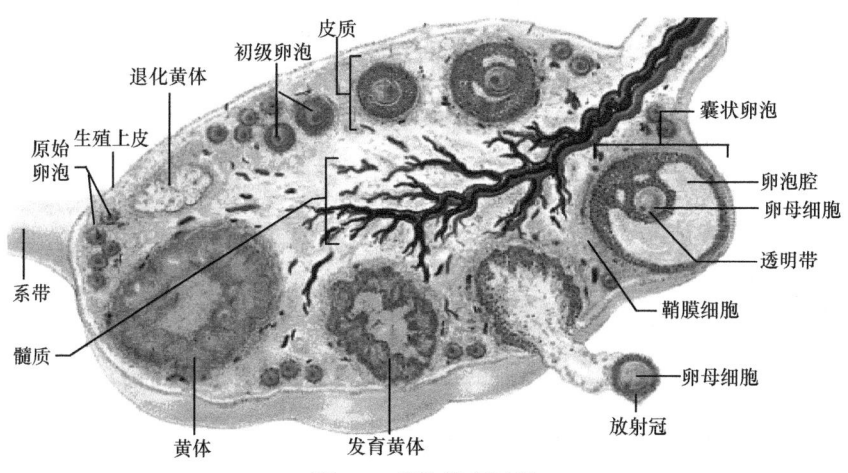

图 3-3　卵泡发育过程

（三）黄体形成和退化

排卵后卵泡腔内压下降，卵泡壁塌陷，卵泡颗粒细胞和卵泡内膜细胞向内侵入，周围有结缔组织的卵泡外膜包围，共同形成黄体，包括颗粒黄体细胞和卵泡膜黄体细胞，可分泌雌激素和孕激素。排卵后 7～8 日，黄体体积和功能达到高峰。排卵后如果卵子受精，黄体转变为妊娠黄体，功能持续 3 个月左右退化。若卵子未受精，黄体在排卵后 9～10 日开始退化，组织纤维化，形成白体，黄体寿命平均 14 日。黄体衰退后月经来潮，卵巢中又有新的卵泡发育，开始新的周期。

三、卵巢性激素的分泌及功能

卵巢分泌的激素主要有雌激素（estrogen，E）、孕激素（progesterone，P）及少量雄激素，均为甾体激素。

（一）雌激素

卵泡开始发育时，雌激素分泌量很少，至月经第 7 日卵泡分泌的雌激素量迅速增加，于排卵前达到高峰，后稍减。排卵后 1～2 日，黄体开始分泌雌激素，7～8 日黄体成熟时再次达到高峰。此后黄体萎缩，雌激素水平急剧下降，在月经期达最低水平。

雌激素主要包括雌二醇（E_2）、雌酮和雌三醇（E_3），E_2 活性最强，在肝脏中易被氧化成雌酮，又可以转化为作用最弱的 E_3，E_3 从尿中排出。

（二）孕激素

卵泡期卵泡不分泌孕激素，排卵前成熟卵泡的颗粒细胞黄素化开始分泌少量孕激素，排卵后黄体分泌的孕激素逐渐增加，在排卵后 7～8 日黄体成熟时分泌量达最高峰，后逐渐下降，月经来潮时降到卵泡期水平。孕激素主要是孕酮。

（三）雌激素与孕激素的作用（表 3-1）

表 3-1 雌、孕激素的生理作用

	雌激素	孕激素
阴道	促使阴道上皮细胞增生和角化，糖原增加	使阴道上皮细胞脱落加快
宫颈	使宫颈口松弛、扩张，宫颈黏液分泌增加，质稀薄易拉成丝状	使宫颈口闭合，宫颈黏液变得黏稠、量少，精子不易通过
子宫内膜	呈增生期改变	使增生的子宫内膜转化为分泌期
子宫肌	促使子宫发育，肌层增厚，收缩力增强，提高对缩宫素的敏感性	使肌纤维松弛，抑制子宫收缩，降低对缩宫素的敏感性
输卵管	促进输卵管的发育，加强节律性蠕动	抑制输卵管的节律性蠕动
乳腺	促使乳腺腺管增生	促使乳腺腺泡发育
丘脑垂体	有正、负两种反馈	只有负反馈
代谢作用	促使体内钠和水的潴留；降低胆固醇；促进钙盐沉积	促使体内钠和水的排出
其他	促使女性第二性征发育	使基础体温升高 0.3～0.5℃

雌激素和孕激素既有协同作用又有拮抗作用。在促使女性生殖器和乳房发育方面有协同作用，在子宫内膜的发育、子宫颈、子宫肌层、输卵管蠕动、阴道上皮细胞角化和脱落以及水、钠代谢方面又是相互拮抗的。

（四）雄激素

女性雄激素主要来自肾上腺，少量来自卵巢。雄激素是合成雌激素的前体，在青春期促进阴毛、腋毛的生长，促进蛋白质合成，促进肌肉和骨骼的发育。长期使用雄激素可对雌激素产生拮抗作用，使女性男性化。

案例 3-2 分析

小王和丈夫的年龄偏大属于高危因素，可能是男方精子质量不好，也可能是孕妇本身黄体功能不足，或者其他原因引起。嘱小王不必紧张和害怕，注意和丈夫一起调养身体，在条件适宜情况下再考虑怀孕。

考点： 卵巢周期性变化；雌、孕激素的生理作用

护考链接

1. 不属孕激素生理作用的是（　　）
A. 使子宫肌肉松弛　　B. 抑制输卵管蠕动
C. 使乳腺腺泡增生　　D. 对下丘脑和腺垂体有负反馈作用
E. 使排卵后体温下降 0.3～0.5℃

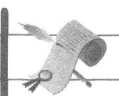

第3章 女性生殖系统生理

> **护考链接**
>
> 2.王女士，27岁。宫颈黏液分泌减少而且变得稠厚，此种变化受哪种激素影响（　）
>
> A. HCG　　　　B. 泌乳素　　　　C. 雌激素
> D. 孕激素　　　E. 雄激素
>
> 分析：卵巢卵泡期发育期主要分泌雌激素，黄体期主要分泌孕激素和雌激素。雌激素和孕激素既有协同作用又有拮抗作用，属于孕激素特有生理作用的就是使排卵后体温上升0.3～0.5℃，故题1答案为E；雌激素使宫颈黏液分泌增加，质稀薄易拉成丝状，孕激素使宫颈黏液变得黏稠、量少。题2符合孕激素的生理特点，答案选D。

第3节　生殖器官的周期性变化和月经

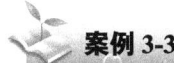

案例3-3

小雨，16岁。13岁月经初潮，周期长短不等，最短20天，最长达半年，每次持续10日以上，最长1月余。这次因月经持续不净近1个月晕倒在课堂上来院就诊。

问题：小雨的月经周期是否正常？请同学们查阅学习小雨的月经属于哪种异常？

随着卵巢周期性变化，女性生殖器官也发生了一系列周期性变化（图3-4），其中子宫内膜的周期性变化最为显著。

一、子宫内膜的周期性变化

（一）增生期

月经周期的第5～14日，对应于卵巢周期的卵泡期。在雌激素作用下，子宫内膜基底层细胞开始增生，在修复剥脱创面基础上增生、变厚，腺体增多、伸长、弯曲，间质致密。小动脉也增生、延长，管腔增大，呈螺旋状。

（二）分泌期

月经周期第15～28日，对应于卵巢周期中的黄体期。排卵结束，黄体分泌的雌激素使子宫内膜继续增厚，腺体更长、更弯曲；而黄体分泌的孕激素使内膜出现分泌现象，腺上皮细胞分泌糖原，间质变得疏松、水肿，螺旋小动脉进一步增生并卷曲，为受精卵着床做准备。

（三）月经

月经周期的第1～4日，伴随黄体的萎缩，雌、孕激素水平迅速降低。经前24小时，螺旋小动脉痉挛性收缩，子宫内膜海绵状功能层从基底层崩解脱落，导致远端血管壁及组织缺血性坏死、剥脱，脱落的内膜碎片及血液一起从阴道流出，即月经来潮。子宫内膜的基底层开始增生，形成新的内膜，进入下一个月经周期（图3-4）。

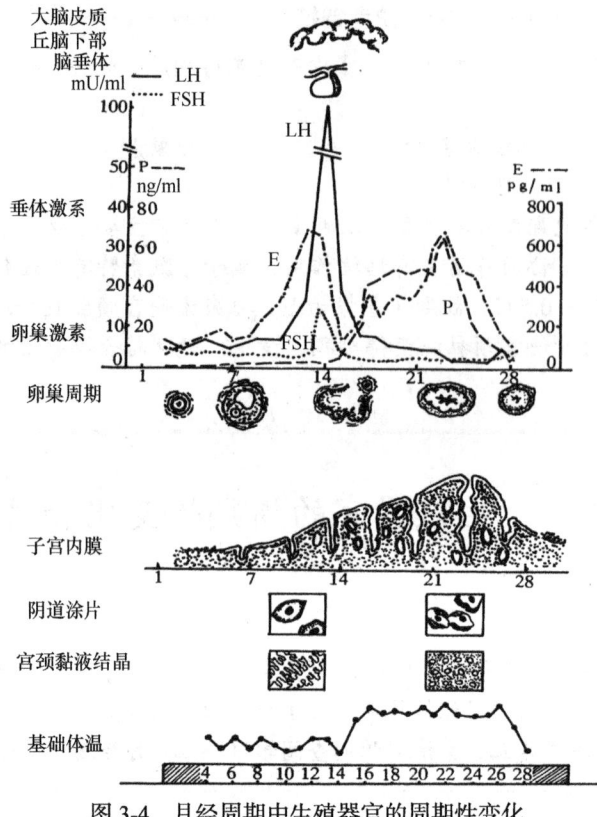

图 3-4 月经周期中生殖器官的周期性变化

二、生殖器其他部位的周期性变化

（一）阴道黏膜的周期性变化

阴道上皮为复层鳞状上皮，排卵前，在雌激素作用下阴道上皮增厚，表层细胞出现角化，其程度在排卵期最明显。细胞内的糖原分解为乳酸可防止致病菌的入侵。排卵后在孕激素的作用下，表层细胞脱落，临床上通过检查阴道脱落细胞的变化了解激素水平及排卵情况。

（二）宫颈黏液的周期性变化

在卵巢性激素的影响下，宫颈腺细胞分泌黏液，其物理、化学性质及其分泌量均有明显的周期性改变（表3-2）。临床上根据宫颈黏液检查，可了解卵巢功能。

表 3-2 宫颈黏液的周期性变化

宫颈黏液	排卵前期（E）	排卵期	排卵后期（E、P）
量	少→多	多、稀薄透明	少、浑浊黏稠
拉丝	短→长	长、10cm	短、1~2cm
结晶	不典型羊齿植物状结晶	典型羊齿植物状结晶	椭圆体
宫颈口	闭	瞳孔状	闭

（三）输卵管的周期性变化

在雌激素作用下，输卵管黏膜上皮纤毛细胞生长，体积增大；非纤毛细胞分泌增加，为卵子提供运输和种植前的营养物质，雌激素还促进输卵管发育及输卵管肌层的节律性收缩振幅。孕激素能抑制输卵管的节律性收缩振幅，可抑制输卵管黏膜上皮纤毛细胞的生长，减低分泌细胞分泌黏液的功能。雌、孕激素的共同作用，保证了受精卵在输卵管内的正常运行。

> **链接**
>
> **乳房的周期性变化**
>
> 卵巢的周期性变化对乳房也产生一定的影响：雌激素促进乳腺腺管增生，孕激素促进乳腺小叶及腺泡生长。某些女性在经前期有乳房胀痛感，可能是由于乳腺管的扩张、充血以及乳房间质水肿所致。月经来潮后，这些症状会伴随雌、孕激素的撤退而消失。

三、月经及其临床表现

月经指伴随卵巢周期性变化而出现的子宫内膜周期性脱落及出血，是生育期妇女重要的生理现象。

（一）月经血的特征

月经血呈暗红色，除血液外，还有子宫内膜碎片、宫颈黏液及脱落的阴道上皮细胞。因含有大量的纤维蛋白溶酶，可以溶解纤维蛋白，故月经血不凝，呈液体状态，只有在出血多的情况下出现血凝块。

（二）正常月经的临床表现

正常月经具有周期性，规律月经是生殖功能成熟的重要标志。月经第一次来潮称为月经初潮。月经初潮年龄多在13～14岁，可早至11岁，晚至15岁，15岁以后月经尚未来潮应当引起临床重视。月经初潮早晚受遗传、营养、环境等因素的影响，多数妇女在月经初潮2～3年后逐渐规律，近年来月经初潮年龄有提前的趋势。

两次月经第1日的间隔时间称为月经周期，一般为21～35日，平均28日。每次月经持续时间称经期，一般为2～8日，多为4～6日。一次月经的总失血量为经量，正常经量为20～60ml，超过80ml为月经过多。

月经期通常无特殊症状，但由于盆腔充血和前列腺素的作用，有些女性出现下腹及腰骶部下坠不适或子宫收缩痛、胃肠功能紊乱、轻度神经系统不稳定等症状，一般并不严重，不会影响妇女的正常工作和学习。

考点：子宫内膜的周期性变化；月经的概念、特征和临床表现

> **案例 3-3 分析**
>
> 小雨处于青春期，下丘脑-垂体-卵巢轴调节功能尚未成熟，属于生殖内分泌功能紊乱引起的异常子宫出血。

> **护考链接**
>
> 1.关于子宫内膜,下述哪项是错误的（　　）
> A.月经来潮子宫内膜自致密层剥脱　　　B.子宫内膜分功能层与基底层
> C.内膜基底层无周期性变化　　　　　　D.子宫内膜功能层发生周期性变化
> E.子宫内膜有腺体、间质与血管
> 2.下列不属于月经临床表现的是（　　）
> A.月经周期一般为28～30天,提前或延后3天属于正常情况
> B.正常月经一般持续4～6天
> C.每次月经量一般为20～60ml
> D.多数妇女月经期无特殊症状。少数妇女可有下腹及腰骶部下坠感,一般不影响工作和学习
> E.月经血呈暗红色,血凝块状
> 分析：伴随卵泡的周期性变化,子宫内膜主要是功能层,也发生相应的周期性变化,故1题答案为A；月经血因含有大量的纤维蛋白溶酶,可以溶解纤维蛋白,故月经血不凝,2题答案选E。

第4节　月经周期的调节

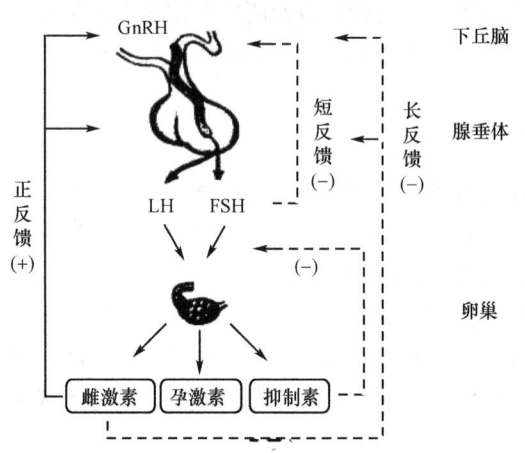

图3-5　下丘脑-垂体-卵巢轴之间的相互关系

月经周期的调节是一个极其复杂的过程,主要涉及下丘脑、垂体和卵巢。下丘脑分泌促性腺激素释放激素（GnRH）,通过调节垂体促性腺激素的分泌,调控卵巢功能,卵巢分泌的性激素对下丘脑-垂体又有反馈调节作用。下丘脑、垂体与卵巢之间相互调节、相互影响,形成一个完整而又协调的神经内分泌系统,称为下丘脑-垂体-卵巢轴（HPOA）（图3-5）。此轴的活动受到大脑高级中枢的影响,而其他内分泌腺与月经亦有关系。大脑皮质、下丘脑、垂体与卵巢任何一个环节发生障碍,都会引起卵巢功能紊乱,导致月经失调。

（一）下丘脑促性腺激素释放激素

下丘脑神经细胞分泌的GnRH是一种十肽激素,直接通过垂体门脉系统输送到垂体,主要调节垂体促性腺激素的合成和分泌,并受垂体促性腺激素和卵巢性腺激素的反馈调节。

（二）垂体生殖激素

腺垂体接受GnRH的刺激,分泌下列促性腺激素。

1.卵泡刺激素（FSH）　是卵泡发育必需的激素,生理作用直接促进卵泡细胞的增殖与分化,促进雌二醇的合成与分泌；在卵泡晚期与雌激素协同,诱导颗粒细胞生成促黄

体生成素受体,为排卵及黄素化作准备。

2. 黄体生成素(LH) 生理作用:①卵泡期刺激卵泡膜细胞合成雄激素,为雌二醇的合成提供底物;②排卵前促使卵母细胞最终成熟并排卵;③黄体期维持黄体功能,促进雌、孕激素的合成与分泌。

(三)卵巢性激素的反馈作用

卵巢分泌的雌、孕激素可以逆向影响下丘脑和垂体促性腺激素的分泌功能,称为反馈调节作用。产生的促进作用称为正反馈,抑制作用称为负反馈。雌激素对下丘脑和垂体既有正反馈作用,也能产生负反馈作用;而孕激素只有负反馈作用。雌、孕激素同时作用时,负反馈影响更显著。

(四)月经周期的调节机制

1. 卵泡期 在一次月经周期的黄体萎缩后,雌、孕激素水平降至最低,对下丘脑和垂体的抑制解除,下丘脑又开始分泌 GnRH,使垂体 FSH 分泌增加,促进卵泡发育,分泌雌激素,子宫内膜增生。随着雌激素逐渐增加,其对下丘脑的负反馈增强,抑制下丘脑 GnRH 的分泌,使垂体 FSH 分泌减少,但促进 LH 的分泌。随着卵泡逐渐发育,接近成熟时卵泡分泌的雌激素达到 200pg/ml 以上,并持续 48 小时,即对下丘脑和垂体产生正反馈作用,形成 LH 和 FSH 峰,两者协同作用,促使成熟卵泡排卵。

2. 黄体期 排卵后循环中 LH 和 FSH 均急剧下降,在少量 LH 和 FSH 作用下,黄体形成并逐渐发育成熟。黄体主要分泌孕激素,也分泌雌二醇,孕激素使子宫内膜发生分泌期变化。排卵后 7~8 日孕激素达到高峰,雌激素亦达到又一高峰。大量雌、孕激素的共同负反馈作用,使垂体 LH 和 FSH 分泌减少,黄体开始萎缩,雌、孕激素的分泌随之逐渐减少,子宫内膜失去性激素的支持发生剥脱致月经来潮。之后雌、孕激素的减少解除了下丘脑和垂体的负反馈抑制,FSH 分泌增加,卵泡又开始发育,下一个月经周期重新开始,如此周而复始。

小结

女性一生根据其年龄和生殖内分泌的变化,分为胎儿期、新生儿期、儿童期、青春期、性成熟期、绝经过渡期和绝经后期 7 个阶段。月经初潮是青春期的重要标志。

卵巢的主要功能是产生卵子并排卵以及分泌性激素。卵泡周期分为卵泡发育期、排卵期和黄体期。卵泡发育期主要分泌雌激素;排卵多发生在下次月经来潮前 14 日左右;排卵后黄体形成,主要分泌孕激素和雌激素,排卵后 7~8 日达高峰,若卵子未受精,于排卵后 9~10 日开始衰退,黄体平均寿命 14 日。

伴随卵巢分泌的雌、孕激素的周期性变化,以子宫为首的生殖器官也发生周期性变化。卵泡发育期分泌的雌激素促使子宫内膜在月经周期的 5~14 日发生增生期变化;排卵后黄体分泌的孕激素和雌激素使子宫内膜在月经周期的 15~28 日转化为分泌反应;同样因为黄体退缩,雌、孕激素水平降低使子宫内膜进入月经周期的 1~4 日。

月经周期的调节是一个极其复杂的过程,主要涉及下丘脑、垂体和卵巢。下丘脑分泌促性腺激素释放激素,通过调节垂体促性腺激素的分泌,调控卵巢功能,卵巢分泌的性激素对下丘脑、垂体又有反馈调节作用。

自测题

选择题

A_1 型题

1. 标志女性青春期开始的是（　　）
   A. 音调度高　　　　B. 生殖器为成人型
   C. 阴毛、腋毛生成　D. 第二性征显现
   E. 月经初潮

2. 对月经描述正确的是（　　）
   A. 初潮时多是有排卵性月经
   B. 两次月经第1日的间隔时间为1个月经周期
   C. 在分泌期，子宫内膜主要受雌激素影响
   D. 月经失血量小于100ml为病理状态
   E. 月经血是凝固的，至少有小血块

3. 有关成人子宫的叙述正确的是（　　）
   A. 长 8～14cm
   B. 子宫底两侧与输卵管相通
   C. 容积 50ml
   D. 峡部位于宫颈部
   E. 宫腔呈下宽上窄的三角形

4. 属于雌激素的生理作用是（　　）
   A. 降低妊娠子宫对缩宫素的敏感性
   B. 使子宫内膜增生
   C. 使宫颈黏液减少变稠，拉丝度减少
   D. 使阴道上皮细胞脱落加快
   E. 使子宫肌肉松弛

5. 卵子排出后未受精，黄体开始萎缩是在排卵后（　　）
   A. 5～6日　　　　B. 9～10日
   C. 11～12日　　　D. 13～14日
   E. 15～16日

6. 属于孕激素的生理作用是（　　）
   A. 使增生期子宫内膜转化为分泌期
   B. 促使子宫发育及肌层变厚
   C. 使乳腺管增生
   D. 使阴道上皮细胞增生角化
   E. 增加妊娠子宫对缩宫素的敏感性

7. 关于子宫内膜的周期性变化，下列何项正确（　　）
   A. 子宫内膜在性激素的作用下发生周期性变化
   B. 月经周期第5～14日子宫内膜呈分泌期变化
   C. 在雌、孕激素的作用下，子宫内膜呈增生期改变
   D. 月经周期第1～4日子宫内膜开始增生修复
   E. 在孕激素的作用下，子宫内膜呈增生期改变

8. 月经周期为32日的妇女，其排卵时间一般在（　　）
   A. 本次月经来潮后14日左右
   B. 本次月经干净后14日左右
   C. 下次月经来潮前14日左右
   D. 两次月经周期中间
   E. 下次月经来潮前18日左右

9. 有关卵巢周期性变化，错误的是（　　）
   A. 排卵发生在月经来潮前14天左右
   B. 排卵后7～8天黄体发育达到高峰
   C. 如卵子未受精，黄体于排卵后9～10天萎缩
   D. 黄体衰退，月经即来潮
   E. 黄体细胞分泌雌、孕激素

A_2 型题

10. 女性，30岁。月经周期规律，为35天，其排卵日大约为月经周期的（　　）
    A. 第14天　　　　B. 第16天
    C. 第18天　　　　D. 第19天
    E. 第21天

A_3/A_4 型题

11. 女性，50岁。月经紊乱1年。基础体温单相，宫颈黏液羊齿状结晶呈持续高度影响，此时子宫内膜改变为（　　）
    A. 增生期　　　　B. 分泌期
    C. 萎缩　　　　　D. 增生过长
    E. 过渡期

12. 女性，34岁。子宫内膜检查所见：腺体缩小，内膜水肿消失，螺旋小动脉痉挛性收缩，有坏死、内膜下血肿。护士根据检查结果判断该内膜为月经的（　　）
    A. 月经期　　　　B. 增生期
    C. 分泌早期　　　D. 分泌晚期
    E. 月经前期

（高宝珍）

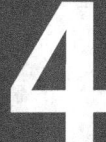

第4章 妊娠生理

妊娠是胚胎和胎儿在母体内发育成长的过程。成熟卵子受精是妊娠的开始，胎儿及附属物自母体排出是妊娠的终止，全程约需266天。由于受精的日期不易确定，临床上以末次月经第1天作为计算妊娠的开始，通常比排卵或受精时间提前2周，全过程共280天（即40周），每4周为1个孕月，孕妇经历十月怀胎，直到足月分娩结束妊娠，这中间究竟经历哪些过程呢？带着问题，让我们来共同学习胎儿在母体内的形成发育。

第1节 受精、受精卵的植入和发育

案例 4-1

我们的生命都来源于受精卵，是精子先生和卵子小姐神秘的约会造就，那么我们来了解一下受精的过程及受精卵的植入吧。

问题：1. 受精的部位在哪里？
　　　2. 正常植入的部位在哪里？

一、受 精

获能的精子与次级卵母细胞相遇于输卵管壶腹部，结合形成受精卵的过程称为受精。受精发生在排卵后12小时内，整个受精过程约需24小时（图4-1）。

精液射入阴道内，精子离开精液经宫颈管、宫腔进入输卵管腔，精子顶体表面的糖蛋白被生殖道分泌物中的α、β淀粉酶降解，使精子具有受精能力，此过程称精子获能，需7小时左右。获能的精子与卵子相遇，精子头部顶体外膜破裂释放出顶体酶，溶解卵子外围的放射冠和透明带，称为顶体反应。借助酶的作用，精子穿过放射冠和透明带。已获能的精子穿过次级卵母细胞透明带为受精的开始，卵原核与精原核融合为受精的完成，受精卵的形成标志着新生命的诞生。

二、受精卵的发育

受精卵开始进行有丝分裂的同时，借助输卵管蠕动和纤毛推动，向子宫腔方向移动，约在受精后第3日，分裂成由16个细胞组成的实心细胞团，称桑葚胚，也称早期囊胚。约在受精后第4日，早期囊胚进入子宫腔并继续分裂发育成晚期囊胚。

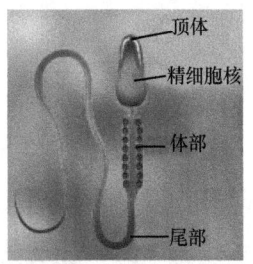
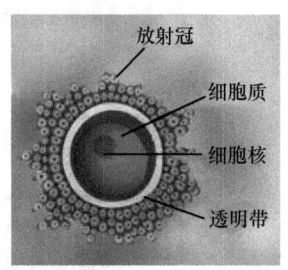
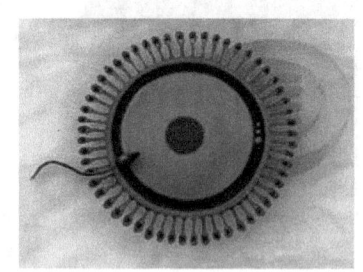

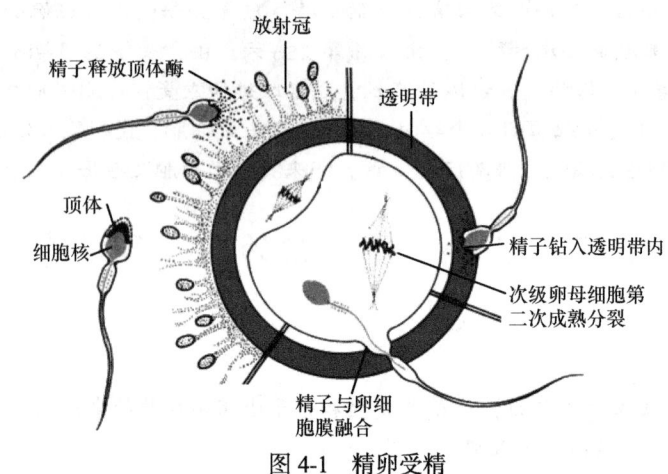

图 4-1　精卵受精

三、受精卵的植入

在受精后第 5～6 日，晚期囊胚透明带消失之后侵入子宫内膜的过程，称受精卵植入，也称着床（图 4-2）。

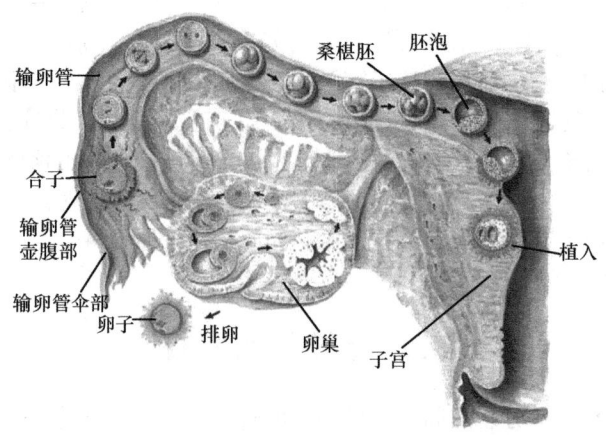

图 4-2　囊胚植入

植入的部位大多在子宫腔上部的前壁或后壁，最常见的是子宫后壁中部。植入开始于受精后 5～6 天，至 11～12 天完成。

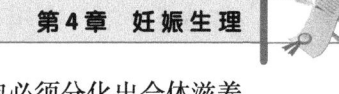

着床必须具备的条件：①透明带必须消失；②囊胚细胞滋养细胞必须分化出合体滋养细胞；③囊胚和子宫内膜必须同步发育且功能协调；④孕妇体内必须有足够数量的孕酮，子宫有一个极短的敏感期允许受精卵着床。

囊胚植入后，内细胞团发育成两层，近滋养层的为外胚层，近中央的为内胚层。两个胚层的细胞很快分裂成两个空腔，外胚层的腔形成羊膜腔，内胚层的形成卵黄囊，羊膜腔的底和卵黄囊的顶贴近，形成胚盘。以后，由胚盘的外胚层分化出中胚层，三个胚层进一步分化，最终形成胎儿身体的各个部位。

考点：着床的概念、部位、时间

护考链接

孕卵着床最适宜的部位（ ）
A.子宫下段　　B.子宫腔前后壁　　C.子宫侧壁
D.子宫角　　　E.子宫颈管
分析：植入的部位大多在宫腔上部的前后壁，故答案是B。

 链接

受精卵着床需经过定位、黏附和侵入3个阶段：①定位：透明带消失，晚期囊胚以及其内细胞团端接触子宫内膜。②黏附：晚期囊胚黏附在子宫内膜，囊胚表面滋养细胞分化为两层，外层为合体滋养细胞，内层为细胞滋养细胞。③侵入：滋养细胞穿透侵入子宫内膜、内1/3肌层及血管，囊胚完全埋入子宫内膜中且被子宫内膜覆盖。

案例4-1 分析

受精的部位在输卵管的壶腹部，但是植入的部位应该在子宫腔上部的前壁或后壁，最常见的是子宫后壁中部。试想：在壶腹部形成受精卵后未能借助输卵管蠕动和纤毛推动，向子宫腔方向移动，而是停滞在输卵管各部位；或者植入的部位靠近宫颈，将可能引发哪些问题呢？这两个问题我们将在第9章第2节和第7节学习。

第2节　胚胎、胎儿发育特征及生理特点

 案例4-2

张女士，孕30周。她特别想知道宝宝在母亲子宫里长大的过程，学习了解胎儿的发育特征及胎头的发育。

问题：1.胎儿分别在28周、36周、40周的发育特点有哪些？
　　　2.胎儿发育成熟时胎头双顶径的数值是多少？

一、胚胎、胎儿发育特征

受精后8周（妊娠10周）内的人胚称为胚胎，是器官分化、形成的时期，此阶段若受到毒害物质影响，易导致胎儿畸形。从受精后第9周（妊娠11周）起称为胎儿，是生长、成熟的时期。医学上以4周为一个孕龄单位，认知胚胎及胎儿的发育特点（表4-1）。

表 4-1　胎儿发育特征

胎龄	发育特征	身长（cm）	体重（g）
8周末	胚胎初具人形，头大，约占整个胎体一半，能够分辨出眼、耳、鼻、口，B超可见心脏搏动	/	/
12周末	外生殖器已发育，部分可辨性别，四肢可活动	9	20
16周末	从外生殖器可判断胎儿性别，头皮长出毛发，皮肤菲薄呈深红色，无皮下脂肪	16	110
20周末	孕妇产前检查时可听到胎心音，有自觉胎动，皮肤暗红色，出现胎脂，全身覆盖毳毛，开始出现呼吸、心跳，能吞咽、排尿	25	320
24周末	各脏器已发育，皮下脂肪开始沉积，皮肤呈皱缩状	30	630
28周末	皮下脂肪不多，皮肤粉红色，有呼吸运动。出生后可存活，但易患特发性呼吸窘迫综合征	35	1000
32周末	面部毳毛已脱落，皮肤深红皱缩，出生后注意护理能存活	40	1700
36周末	皮下脂肪较多，面部皱褶消失。指（趾）甲达指（趾）端。出生后能啼哭及吸吮，生活力良好，基本能存活	45	2500
40周末	胎儿发育成熟，体形丰满，皮肤粉红，女性大小阴唇发育良好，男性睾丸已降至阴囊内，足底皮肤有纹理，出生后哭声响亮，吸吮力强，能很好存活	50	3400

链接

可采用下列公式计算胎儿身长、体重：

妊娠20周前　身长＝妊娠月数的平方（cm）
　　　　　　体重＝妊娠月数的立方×2（g）
妊娠20周后　身长＝妊娠月数×5（cm）
　　　　　　体重＝妊娠月数的立方×3（g）

二、足月胎头的结构及径线

胎头是胎体的最大部分，占身长1/4。其大小、方位、硬度均能影响分娩的进展，故必须熟悉胎头的结构及径线（图4-3）。

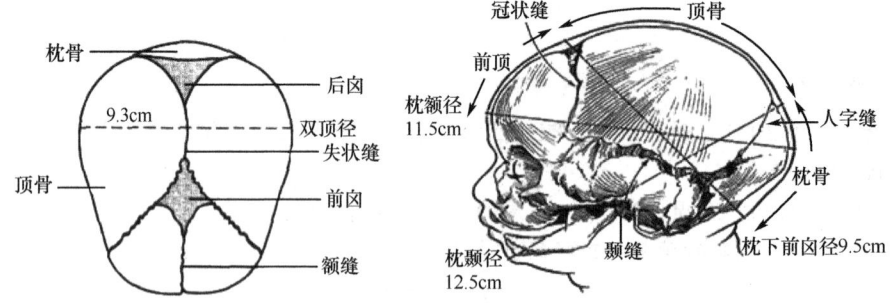

图4-3　胎头的结构及径足月胎头线

（一）胎头结构

1. 胎头组成　胎头颅骨由2块顶骨、2块额骨、2块颞骨及1块枕骨构成。

2. 颅缝与囟门　骨与骨之间的缝隙称颅缝，两顶骨间为矢状缝；两顶骨与额骨间为冠状缝；两顶骨与枕骨间为人字缝；两额骨间为额缝。颅缝间的较大空隙为囟门，矢状缝、额缝与冠状缝所构成的菱形空隙位于前方，称前囟（大囟门）；矢状缝与人字缝构成的三角形空隙位于后方，称后囟（小囟门）。临产后，可通过了解矢状缝和囟门的位置判断胎方位。颅缝和囟门均有软组织覆盖，使颅骨有一定的活动度，胎头有一定的可塑性。分娩时颅骨可轻度重叠使头颅变形缩小，有利于胎儿娩出。

（二）胎头径线

可通过胎头径线来判断胎头大小，足月胎头主要径线如下。

1. 枕下前囟径 由前囟门中央至枕骨隆突下方的距离，平均约 9.5cm。

2. 枕额径 由鼻根至枕骨隆突的距离，平均约 11.3cm。

3. 枕颏径 由颏骨下方至后囟门顶部的距离，平均约 13.3cm。

4. 双顶径 两顶骨隆突间的距离，平均约 9.3cm。

考点：胎头双顶径及枕下前囟径

三、胎儿生理特点

1. 循环系统 胎儿体内无纯动脉血，而是动静脉混合血。进入肝、心、头部及上肢的血液含氧量较高及营养比较丰富以适应需要，注入肺及身体下半部的血液含氧量及营养相对较少。

2. 血液系统 在胎儿体内，红细胞、白细胞的总数均较高。胎儿的血红蛋白随妊娠的进展，逐渐由原始血红蛋白过渡为胎儿血红蛋白和成人血红蛋白。

3. 呼吸系统 胎儿在母体内无呼吸，但可见呼吸样运动，母儿血液在胎盘进行气体交换，但胎儿在出生前呼吸系统已经发育成熟。出生时胎肺不成熟，可导致呼吸窘迫综合征，影响新生儿存活力。

4. 消化系统 妊娠 11 周小肠已有蠕动，妊娠 16 周胃肠功能基本建立，胎儿能吞咽羊水，吸收水分、氨基酸、葡萄糖以及其他可溶性营养物质。胎儿肝内缺乏许多酶，不能结合因红细胞破坏产生的大量游离胆红素。胆红素经胆道排入小肠氧化成胆绿素，胆绿素的降解物导致胎粪成黑绿色。

5. 泌尿系统 妊娠 11～14 周胎儿肾脏已有排尿功能，妊娠 14 周胎儿膀胱已有尿液。胎儿通过排尿参与羊水的循环。

> **案例 4-2 分析**
> 1. 胎龄 28 周发育特点：有呼吸运动，出生后可存活，但易患特发性呼吸窘迫综合征。胎龄 36 周发育特点：出生后能啼哭及吸吮，生活力良好，基本能存活。胎龄 40 周发育特点：胎儿发育成熟，体形丰满，皮肤粉红，女性大小阴唇发育良好，男性睾丸已降至阴囊内，足底皮肤有纹理，出生后哭声响亮，吸吮力强，存活率高。
> 2. 胎儿发育成熟时双顶径约 9.3cm。

第 3 节 胎儿附属物的形成与功能

案例 4-3

现在我们掌握了张女士的宝宝正常状态下在母体子宫腔内各阶段的生长发育特征。那么是什么维持着胎儿宫内的生长发育呢？

问题： 胎儿在宫腔内通过什么途径从母体内获取营养？

胎儿附属物是指妊娠过程中形成的胎儿以外的组织，包括胎盘、胎膜、脐带和羊水。它们对维持胎儿宫内生命及生长发育起着重要作用。

一、胎　　盘

（一）胎盘的构成

胎盘是母体与胎儿间进行物质交换的器官，是胚胎与母体组织的结合体。由底蜕膜、羊膜和叶状绒毛膜构成。

1. 蜕膜　受精卵着床后，子宫内膜迅速发生蜕膜变，致密层蜕膜样细胞增大变成蜕膜细胞。按蜕膜与囊胚的部位关系，将蜕膜分为3部分：①底蜕膜：是孕卵植入底部的蜕膜，位于孕卵与子宫肌层之间，以后发育成为胎盘的母体部分。②包蜕膜：覆盖在囊胚表面的蜕膜，随囊胚发育逐渐凸向宫腔，由于蜕膜高度伸展缺乏营养而逐渐退化，约在妊娠12周因羊膜腔明显增大，使包蜕膜和真蜕膜相贴近，子宫腔消失，包蜕膜与真蜕膜逐渐融合，于分娩时这两层已无法分开。③真蜕膜：底蜕膜及包蜕膜以外覆盖子宫腔的蜕膜。

2. 羊膜　构成胎盘的胎儿部分，是胎盘最内层。羊膜是附着在绒毛膜表面的半透明薄膜，光滑，无血管、神经及淋巴，具有一定的弹性。

3. 叶状绒毛膜　构成胎盘的胎儿部分，占妊娠足月胎盘主要部分。受精12天左右，可在滋养层看到许多毛状突起，称绒毛。与底蜕膜相接触的绒毛，因营养丰富发育良好，称叶状绒毛膜；与包蜕膜接触的绒毛，因血液供应不足，绒毛逐渐退化变光滑，称平滑绒毛膜，是构成胎膜的一部分。

（二）胎盘的结构

妊娠足月胎盘呈圆形或椭圆形，重450～650g（胎盘实质重量受胎血及母血影响较大），直径16～20cm，厚1～3cm，中间厚，边缘薄。胎盘分为胎儿面和母体面。胎儿面的表面被覆羊膜呈灰蓝色，光滑半透明，脐带动静脉从附着处分支向四周呈放射状分布直达胎盘边缘，其分支穿过绒毛膜板，进入绒毛干及其分支。胎盘母体面的表面呈暗红色，蜕膜隔形成若干浅沟分成20个左右母体叶（图4-4）。

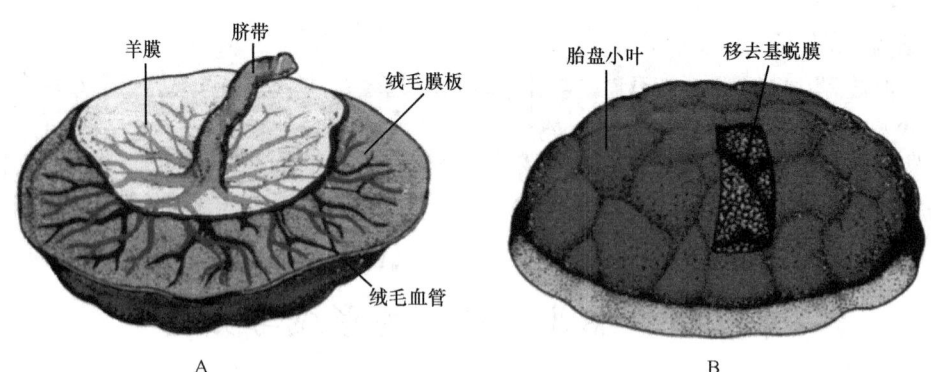

图4-4　胎盘形态结构
A.胎儿面；B.母体面

（三）胎盘的血液循环

胎盘内有母体和胎儿两套血液循环系统，母体和胎儿的血液在各自封闭的管道内循环，互不相混，但可进行物质交换。母体血从子宫的螺旋动脉流入绒毛间隙，与绒毛毛细血管内的胎儿血进行物质交换后，经子宫静脉流回母体。胎儿体内含氧量低、代谢废物浓度高的血液经脐动脉流至绒毛毛细血管，与绒毛间隙中的母血进行物质交换后，脐静脉将含氧高、营养物质丰富的血液带回胎儿体内，以保证胎儿宫内生长发育（图4-5）。

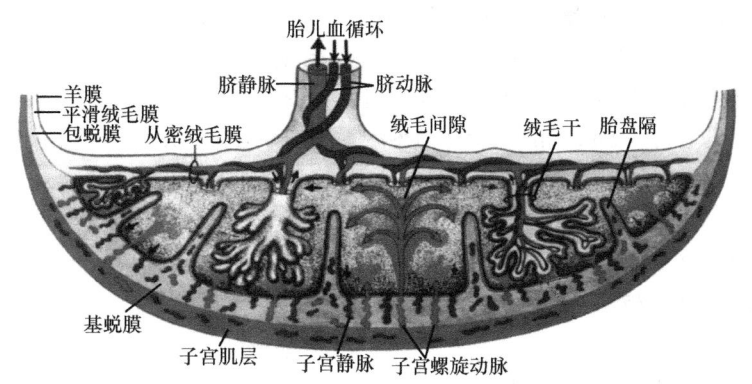

图 4-5 胎盘结构与血液循环

箭头表示血流方向；红色表示富含营养与 O_2 的血液；蓝色表示含代谢产物与 CO_2 的血液

（四）胎盘功能

胎盘功能包括气体交换、营养物质供应、排出胎儿代谢产物、防御功能以及合成功能等。

1. 气体交换　在母体与胎儿之间，氧气及二氧化碳在胎盘中以简单扩散方式进行交换，相当于胎儿呼吸系统的功能。受多种因素影响，如心功能不全、贫血、肺功能不良、妊娠高血压疾病等，母血氧分压均可明显降低而不利于胎儿，容易发生胎儿宫内生长受限或胎儿窘迫。

2. 供给营养　葡萄糖是胎儿代谢的主要能源，以易化扩散方式通过胎盘，胎儿体内的葡萄糖均来自母体。氨基酸、钙、磷、碘和铁以主动运输方式通过胎盘。脂肪酸、钾、钠、镁、维生素A、维生素D、维生素E、维生素K以简单扩散方式通过胎盘。胎盘中还含有多种酶（如氧化酶、还原酶、水解酶等），能将复杂化合物分解为简单物质，如将蛋白质分解为氨基酸、脂质分解为非酯化脂肪酸等，也能将简单物质合成后供给胎儿，如葡萄糖合成糖原、氨基酸合成蛋白质等。

3. 排泄废物　胎儿代谢产物如尿素、尿酸、肌酐、肌酸等，经胎盘送入母血，由母体排出体外。

4. 防御功能　胎盘的屏障作用极有限。各种病毒（如风疹病毒、巨细胞病毒等）、分子量小对胎儿有害的药物，均可通过胎盘影响胎儿。细菌、弓形虫、衣原体、支原体、螺旋体可在胎盘部位形成病灶，破坏绒毛结构进入胎体感染胎儿。母血中免疫抗体如IgG能通过胎盘，胎儿从母体得到抗体，使其在生后短时间内获得被动免疫力。

5. 合成功能　胎盘具有活跃的合成物质的能力，主要合成多种激素和酶。合成的激素有蛋白激素和甾体激素两大类。蛋白激素有人绒毛膜促性腺激素（hCG）、人胎盘生乳素（hPL）等。甾体激素有雌激素、孕激素等。合成的酶有缩宫素酶、耐热性碱性磷酸酶等。

（1）人绒毛膜促性腺激素：为合体滋养层细胞产生，在受精后第6天开始分泌，在受精后10天左右即可用免疫测定法自母体血清中测出，受精17天在孕妇尿中测出，成为诊断早孕最敏感的方法之一。着床后10周血清浓度达高峰，持续约10日迅速下降，持续至分娩，约于产后2周内消失。hCG的作用是使月经黄体变成妊娠黄体，维持妊娠。

（2）人胎盘生乳素：为合体滋养层细胞产生，妊娠5～6周用免疫测定法自母体血清中测出，随着妊娠进展和胎盘逐渐增大，其分泌量逐渐增加，至妊娠34～36周血清浓度达高峰并维持至分娩。主要功能是促进蛋白质的合成，促进胎儿及孕妇的乳腺发育，为产后泌乳做准备。

（3）雌激素：于妊娠10周后主要由胎儿-胎盘单位合成，含量随妊娠进展而增加，32周达高峰，维持到分娩。可增加妊娠末期子宫兴奋性，为发动分娩创造有利条件。临床上常以测定血、尿、羊水中的雌三醇水平来观察胎儿胎盘功能。

考点：胎盘功能

（4）孕激素：妊娠早期由卵巢妊娠黄体产生，妊娠8～10周由合体滋养层细胞产生。随着妊娠进展，母血中孕酮值逐渐增高，与雌激素共同参与妊娠期母体各系统的生理变化。

护考链接

关于胎盘功能描述正确的是（　　）
A. 能阻止一切细菌通过　　　　B. 病毒不能通过胎盘
C. 仅能合成雌激素　　　　　　D. 能防止胎儿受压
E. IgG可以通过胎盘传给胎儿

分析：胎盘的防御功能是有限的，可以合成多种激素和酶，IgG可以通过胎盘传给胎儿。故选E。

二、胎　膜

胎膜是由外层的平滑绒毛膜和内层的羊膜组成。胎膜的重要作用是维持羊膜腔的完整性，保护胎儿。胎膜含有甾体激素代谢所需的多种酶活性，故和甾体激素代谢有关。胎膜含多量花生四烯酸（前列腺素前身物质）的磷脂，且含有能催化磷脂生成游离花生四烯酸的溶酶体，在分娩发动上有一定作用。

三、脐　带

脐带是连接胎儿与胎盘的条索状组织，脐带一端连于胎儿腹壁脐轮，另一端附着于胎盘胎儿面，胎儿借助脐带悬浮于羊水中。妊娠足月胎儿的脐带长30～100cm，平均约55cm，直径0.8～2.0cm，表面被羊膜覆盖呈灰白色。脐带内有一条脐静脉，两条脐动脉。血管周围为含水量丰富来自胚外中胚层的胶样胚胎结缔组织称华通胶，有保护脐血管的作用。脐带是母体及胎儿气体交换、营养物质供应和代谢产物排出的重要通道。若脐带受压致使血流受阻时，可致胎儿缺氧，甚至危及胎儿生命。

考点：脐带的血管组成

四、羊　水

充满在羊膜腔内的液体称羊水。

（一）羊水的来源

妊娠早期的羊水主要是母体血清经胎膜进入羊膜腔的透析液。妊娠中期以后，胎儿尿液是羊水的重要来源，妊娠晚期胎肺也参与羊水的生成。

（二）羊水的吸收

羊水的吸收约50%由胎膜完成。胎膜在羊水的产生和吸收方面起重要作用，尤其是与子宫蜕膜接近的部分，其吸收功能远超过覆盖胎盘的羊膜。妊娠足月胎儿每日吞咽羊水约500ml，经消化道进入胎儿血循环，形成尿液再排至羊膜腔中，故消化道也是吸收羊水的重要途径。此外，脐带每小时可吸收羊水40～50ml。胎儿角化前皮肤也有吸收羊水的功能，但量很少。

（三）母体、胎儿、羊水三者间的液体平衡

羊水在羊膜腔内并非静止不动，而是不断进行液体交换，以保持羊水量的相对恒定。母儿间的液体交换主要通过胎盘，每小时约3600ml。母体与羊水的交换主要通过胎膜，每小时约400ml。羊水与胎儿的交换主要通过胎儿消化管、呼吸道、泌尿道以及角化前皮肤等，交换量较少。

（四）羊水量、性状及成分

1. 羊水量　妊娠8周时5～10ml，妊娠10周时约30ml，妊娠20周时约400ml，妊娠38周时约1000ml，此后羊水量逐渐减少，妊娠足月时羊水量约800ml。过期妊娠时，羊水量明显减少，可少至300ml以下。

2. 羊水性状及成分　羊水呈中性或弱碱性，pH约为7.20，内含水分98%～99%，1%～2%为无机盐及有机物质。妊娠早期羊水为无色澄清液体。妊娠足月羊水略浑浊、不透明，羊水内常悬浮有小片状物，包括胎脂、胎儿脱落上皮细胞、毳毛、毛发、少量白细胞、白蛋白、尿酸盐等。羊水中含大量激素（包括雌三醇、孕酮、皮质醇、前列腺素、人胎盘生乳素、人绒毛膜促性腺激素、雄烯二酮、睾酮等）和酶（如溶菌酶、乳酸脱氢酶等数十种）。羊水中酶含量较母血清中明显增加。

（五）羊水的功能

1. 保护胎儿　胎儿在羊水中自由活动，不致受到挤压，防止胎体畸形及胎肢粘连；保持羊膜腔内恒温；适量羊水避免子宫肌壁或胎儿对脐带直接压迫所致的胎儿窘迫；临产宫缩时，尤在第一产程初期，羊水直接受宫缩压力能使压力均匀分布，避免胎儿局部受压。

2. 保护母体　妊娠期减少因胎动所致的不适感；临产后，前羊水囊扩张子宫颈口及阴道；破膜后羊水冲洗阴道减少感染机会。

3. 宫内诊断　孕期进行羊水检查，可以监测胎儿成熟度、性别以及某些先天性和遗传性疾病。

> 考点：羊水的来源以及足月正常羊水量

> **案例4-3分析**
> 在母体宫腔内，胎儿生活在由胎膜及羊水所包绕的相对封闭的环境中，胎儿生长发育所需要的营养物质及氧气由附着在母体子宫壁的胎盘与母体血液进行物质交换，再由脐带输送到胎儿来获取。胎儿新陈代谢产生的废物及二氧化碳也是经脐带输送至胎盘再与母体进行物质交换而排出体外。

第4节　妊娠期母体的变化

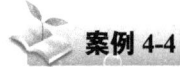

案例4-4

孕妇25岁，妊娠34周。因上楼时感心悸、气促而就诊。查体：体温36.7℃，心率92次/分，血压120/70mmHg，在心尖区可闻及收缩期Ⅱ级、柔和、吹风样杂音，肺底可闻及湿啰音，咳嗽后消失。水肿+，血、尿常规未见明显异常，心电图检查以及心脏超声心动图心室结构未见异常。

问题:该孕妇是否患上了心脏病?

由于胚胎、胎儿生长发育的需要,在胎盘产生的激素与神经内分泌的影响下,孕妇体内各系统发生一系列适应性的变化。了解妊娠期母体变化,有助于做好孕期保健工作,对患有器质性疾病的孕妇,应根据妊娠期间所发生的变化,考虑能否承担妊娠,为防止病情恶化尽早采取积极措施。

一、生殖系统的变化

(一)子宫

1. 子宫体 随着妊娠进展,胎儿、胎盘及羊水的形成与发育,子宫体逐渐增大变软。子宫增大主要是子宫肌细胞肥大,至妊娠足月时子宫体积达 35cm×25cm×22cm。宫腔容量非孕时约 5ml,至妊娠足月约 5000ml,约增加 1000 倍。子宫重量非孕时约 50g,至妊娠足月约 1000g,增加近 20 倍。妊娠早期子宫呈球形或椭圆形且不对称,受精卵着床部位的子宫壁明显突出。妊娠 12 周以后,增大的子宫渐呈均匀对称并超出盆腔,可在耻骨联合上方触及。妊娠晚期的子宫呈不同程度右旋,与乙状结肠在盆腔左侧占据有关。

自妊娠 12~14 周起,子宫出现不规律无痛性收缩,特点为稀发、不规律和不对称,其强度及频率随妊娠进展而逐渐增加,但宫缩时压力通常为 5~25mmHg,持续时间不足 30 秒,不伴宫颈的扩张,这种生理性无痛性宫缩称为 Braxton Hicks 收缩。

2. 子宫峡部 非孕时长约 1cm,妊娠后变软,逐渐伸展拉长变薄,扩展成为宫腔的一部分,临产后可伸展至 7~10cm,形成子宫下段,成为软产道的一部分。

3. 宫颈 于妊娠早期,黏膜充血及组织水肿,致使外观肥大、紫蓝色及变软。宫颈管内腺体肥大,宫颈黏液增多,形成黏稠的黏液栓,有保护宫腔免受外来感染侵袭的作用。

(二)卵巢

妊娠期略增大,停止排卵。一侧卵巢可见妊娠黄体。妊娠黄体于妊娠 10 周前产生雌激素及孕激素,以维持妊娠的继续。黄体功能于妊娠 10 周后由胎盘取代,黄体开始萎缩。

(三)输卵管

妊娠期输卵管伸长,但肌层并不增厚。黏膜上皮细胞变扁平,在基质中可见蜕膜细胞。有时黏膜呈蜕膜样改变。

(四)阴道

妊娠期黏膜变软,充血水肿呈紫蓝色。皱襞增多,伸展性增加。阴道脱落细胞增加,分泌物增多常呈白色糊状。阴道上皮细胞含糖原增加,乳酸含量增多,使阴道分泌物 pH 降低,不利于一般致病菌生长,有利于防止感染。

(五)外阴

妊娠期外阴部充血,皮肤增厚,大小阴唇色素沉着,大阴唇内血管增多及结缔组织变松软,故伸展性增加,有利于胎儿娩出。

二、乳房的变化

乳房于妊娠早期开始增大,充血明显。孕妇自觉乳房发胀或偶有刺痛,浅静脉明显可见。

腺泡增生使乳房较硬韧，乳头增大变黑，易勃起。乳晕变黑，乳晕外围的皮脂腺肥大形成散在的结节状小隆起，称蒙氏结节。妊娠期虽有大量的多种激素参与乳腺发育，做好泌乳准备，但妊娠期间并无乳汁分泌，与大量雌、孕激素抑制乳汁生成有关。妊娠末期，尤其在接近分娩期挤压乳房时，可有数滴稀薄黄色液体溢出称初乳。正式分泌乳汁需在分娩后。

三、循环系统的变化

（一）心脏

妊娠后期因膈肌升高，心脏向左、向上、向前移位，更贴近胸壁，心尖搏动左移约 1cm，心浊音界稍扩大。心脏移位使大血管轻度扭曲，加之血流量增加及血流速度加快，在多数孕妇的心尖区可听及 I～Ⅱ 级柔和吹风样收缩期杂音，产后逐渐消失。心脏容量至妊娠末期约增加 10%，心率于妊娠晚期休息时每分钟增加 10～15 次。心电图因心脏左移出现电轴左偏。心音图多有第一心音分裂。

（二）心排出量

心排出量增加对维持胎儿生长发育极为重要。心排出量约自妊娠 10 周开始增加，至妊娠 32～34 周达高峰，左侧卧位测量心排出量较未孕时约增加 30%。

（三）血压

在妊娠早期及中期血压偏低，在妊娠晚期血压轻度升高。一般收缩压无变化，舒张压因外周血管扩张、血液稀释及胎盘形成动静脉短路而轻度降低，使脉压稍增大。孕妇体位影响血压，坐位高于仰卧位。妊娠期增大的子宫压迫下腔静脉使血液回流受阻，导致下肢、外阴及直肠静脉压增高，加之妊娠期静脉壁扩张，孕妇容易发生下肢、外阴静脉曲张和痔。妊娠晚期孕妇若长时间处于仰卧位，回心血量减少，心排出量随之减少使血压下降，称仰卧位低血压综合征。侧卧位时能解除子宫的压迫，改善静脉回流，故妊娠中晚期鼓励孕妇休息时以左侧卧位为主。

四、血液的改变

血容量于妊娠 6～8 周开始增加，至妊娠 32～34 周达高峰，增加 40%～45%，平均约增加 1500ml，维持此水平直至分娩。血浆增加多于红细胞增加，血浆约增加 1000ml，红细胞约增加 500ml，出现血液稀释，稀释性贫血。白细胞从妊娠 7～8 周开始轻度增加，至妊娠 30 周达高峰。妊娠期血液处于高凝状态，凝血因子 Ⅱ、Ⅴ、Ⅶ、Ⅷ、Ⅸ、Ⅹ 增加，胎盘剥离面血管内迅速形成血栓，有效防止产后出血。

考点：妊娠期血容量高峰期

护考链接

有关妊娠期的生理性改变，错误的陈述是（　　）

A. 阴道黏膜呈紫蓝色　　B. 乳头及乳晕变大并着色
C. 血液稀释，出现稀释性贫血　　D. 呼吸道黏膜充血和水肿，孕妇感呼吸困难
E. 血容量增加，孕 32～34 周达高峰

分析：答案 D，在妊娠期受雌激素的影响，上呼吸道黏膜增厚，轻度充血水肿，使局部抵抗力降低，可使呼吸稍快，但不至于孕妇感到呼吸困难，呼吸困难应寻找致病原因。其余选项描述正确。

五、泌尿系统的变化

妊娠期肾脏略增大，肾血浆流量及肾小球滤过率于妊娠早期均增加，以后在整个妊娠期间维持高水平，两者均受体位影响，孕妇仰卧位尿量增加，故夜尿量多于日尿量。代谢产物尿素、尿酸、肌酸、肌酐等排泄增多，其血中浓度则低于非孕妇女。

由于肾小球滤过率增加，肾小管对葡萄糖再吸收能力不能相应增加，15%孕妇饭后可出现生理性糖尿，应注意与糖尿病相鉴别。

受孕激素影响，泌尿系统平滑肌张力降低。自妊娠中期肾盂及输尿管轻度扩张，输尿管增粗及蠕动减弱，尿流缓慢，且右侧输尿管受右旋妊娠子宫压迫，加之输尿管有尿液逆流现象，孕妇易患急性肾盂肾炎，以右侧多见。

六、呼吸系统的变化

妊娠期气体交换量增加，呼吸稍快，上呼吸道黏膜增厚，轻度充血水肿，使局部抵抗力减低，容易发生感染。

七、消化系统的变化

受大量雌激素影响，齿龈肥厚，易患齿龈炎致齿龈出血、牙齿易松动及出现龋齿。

受孕激素影响，妊娠期胃肠平滑肌张力降低，贲门括约肌松弛，胃内酸性内容物可反流至食管下部产生"烧心"感。胃排空时间延长，容易出现上腹部饱满感，故孕妇应防止饱餐。肠蠕动减弱，粪便在大肠停留时间延长出现便秘，常引起痔疮或使原有痔疮加重。

肝脏不增大，肝功能无明显改变。胆囊排空时间延长，胆道平滑肌松弛，胆汁稍黏稠使胆汁淤积，容易诱发胆石症。

八、皮肤的变化

妊娠期受激素的影响，使黑色素增加，导致孕妇乳头、乳晕、腹白线、外阴等处出现色素沉着。色素沉着于面颊部并累及眶周、前额、上唇和鼻部，边缘较明显，呈蝶状褐色斑，习称妊娠黄褐斑，于产后逐渐消退。

随妊娠子宫的逐渐增大，加之肾上腺皮质于妊娠期间分泌糖皮质激素增多，该激素分解弹力纤维蛋白，使弹力纤维变性，加之孕妇腹壁皮肤张力加大，使皮肤的弹力纤维断裂，呈多量紫色或淡红色不规则平行的条纹，称妊娠纹，见于初产妇。旧妊娠纹呈银白色，见于经产妇。

九、内分泌系统及新陈代谢的变化

妊娠期垂体、甲状腺、肾上腺等内分泌都是增加的，但无亢进的表现。妊娠中期后，基础代谢率加快，蛋白质和脂肪合成增加，血糖偏低，钙、铁需求量增加，如不足可发生肌肉痉挛、缺铁性贫血。故孕中期开始应补充维生素D、钙及铁剂。

十、骨骼、关节及韧带的变化

骨质在妊娠期间一般无改变，仅在妊娠次数过多、过密又不注意补充维生素D及钙时，

第4章 妊娠生理

能引起骨质疏松症。部分孕妇自觉腰骶部及肢体疼痛不适，可能与松弛素使骨盆韧带及椎骨间的关节、韧带松弛有关。妊娠晚期孕妇重心向前移，为保持身体平衡，孕妇头部与肩部应向后仰，腰部向前挺，形成典型孕妇姿势。

案例 4-4 分析

该孕妇孕34周，出现上楼后心悸、气促，正是孕期血容量增加的高峰期；查体生命体征正常，听诊心脏杂音则因孕期增大的子宫使膈肌上抬，心脏移位使大血管轻度扭曲，加之血流量增加及血流速度加快导致，心电图以及超声心动图都未见异常，故考虑该孕妇活动后心悸、气促为妊娠生理性改变。

小结

妊娠是指胚胎及胎儿在母体内生长发育的过程，成熟卵子与具有受精能力的精子相结合的过程称受精。晚期囊胚侵入子宫内膜的过程称植入或者床。胎儿生长发育离不开胎儿附属物，附属物包括：胎盘、胎膜、脐带、羊水。胎盘介于胎儿与母体之间，是维持胎儿宫内生长发育的重要器官，具有气体交换、供给营养、排泄废物、防御、合成激素等功能。充满羊膜腔内的液体为羊水，它有保护胎儿、保护母体、宫内诊断的功能。妊娠期母体全身各系统发生一系列生理性变化，以子宫变化最明显，主要是子宫体积增大、血流量增加和子宫下段形成，以利于容受妊娠物并为分娩做准备。血容量及心排出量均明显增加，有基础心脏病者易在妊娠、分娩期发生心力衰竭。

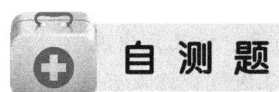

选择题

A_1 型题

1. 关于精卵受精与植入，正确的是（　　）
   A. 受精后卵子称胚胎
   B. 一般受精部位在输卵管壶腹部
   C. 受精后的第10天形成桑葚胚
   D. 桑葚胚侵入子宫内膜的过程称着床
   E. 由三个胚层进一步发育成囊胚

2. 孕卵着床的时间约为受精后的（　　）
   A. 2～3天　　　　　B. 3～4天
   C. 5～6天　　　　　D. 8～9天
   E. 9～10天

3. 关于胎儿发育，下列正确的是（　　）
   A. 孕8周末，胎儿已初具人形
   B. 妊娠12周以后称为胎儿
   C. 妊娠10周内称为胚胎
   D. 孕9周末，胎儿外生殖器已发育
   E. 孕24周末，胎儿各器官均已发育

4. 孕妇，已40周，其胎儿成熟的特征哪项不符（　　）
   A. 胎儿已成熟，身长约50cm
   B. 体重约3400g
   C. 皮下脂肪丰满，皮肤粉红色
   D. 指（趾）甲超过指（趾）床
   E. 四肢活动好，吸吮力较弱

5. 某女性，不小心摔倒在地后早产一女胎，身长35cm，体重1025g，各脏器发育完全，该患者妊娠（　　）
   A. 20周末　　　　　B. 22周末
   C. 24周末　　　　　D. 26周末
   E. 28周末

6. 妊娠期血容量达高峰是在（　　）
   A. 24～26周　　　　B. 27～28周
   C. 29～30周　　　　D. 32～34周
   E. 36～40周

（张虹芸）

第5章 妊娠诊断

爱情的结晶给每个家庭带来幸福和喜悦，作为准妈妈都在期待着腹中宝宝的健康成长。那如何确定妊娠，如何判断胎儿生长发育情况和宫内状况呢？带着问题让我们一起走进这神秘的世界，共同探讨妊娠诊断的有关内容。

临床上将末次月经第1天作为妊娠开始，妊娠全过程分为3个时期：13周末之前称为早期妊娠，第14～27周末称为中期妊娠，第28周及其以后称为晚期妊娠。妊娠全程280天，即40周。

第1节 早期妊娠的诊断

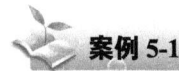

案例 5-1

林女士，26岁，已婚。停经46天，近几天出现恶心、呕吐、乏力不适，平素月经规律。自用早孕试纸检测尿液呈阳性，故来医院就诊及咨询相关问题。

问题：林女士出现了什么问题？该做哪些检查？

一、症状与体征

1. 停经 有正常性生活史的健康育龄妇女，平素月经周期规律，一旦月经过期10天以上首先考虑妊娠。若月经过期2个月以上，妊娠的可能性更大。停经是妊娠最早、最重要的症状，但不是妊娠特有症状。

2. 早孕反应 部分孕妇在停经6周左右出现头晕、畏寒、嗜睡、乏力、食欲减退、晨起恶心、呕吐、喜食酸物或择食等症状，称早孕反应。其与体内HCG增多、胃酸减少及胃排空时间延长有关。多于妊娠12周左右自行消失。

3. 尿频 妊娠早期因增大的子宫压迫膀胱而引起，妊娠12周以后，增大的子宫上升入腹腔，尿频症状自然消失。

4. 乳房的变化 自妊娠8周起，在雌、孕激素作用下，乳房逐渐增大，孕妇自觉乳房轻度胀痛、乳头刺痛，乳头及乳晕着色，乳晕周围皮脂腺增生呈深褐色结节，称蒙氏结节。

5. 妇科检查 妊娠6～8周行阴道窥器检查，阴道黏膜及子宫颈充血，呈紫蓝色。双合诊检查子宫增大变软，子宫峡部极软，感觉宫体与宫颈似不相连，称黑加征（Hegar sign），是早孕典型体征。妊娠6周时，子宫增大呈球形；妊娠8周时，子宫为非孕时2倍；妊娠12周时，在耻骨联合上方可触及子宫底。

考点：早孕的症状和体征

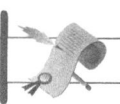

第5章 妊娠诊断

二、辅助检查

1. 妊娠试验 孕卵着床后滋养细胞分泌hCG，用免疫学方法测定发现受检者血中hCG升高，协助诊断早期妊娠。临床多用早早孕试纸检测受检者尿hCG，简单快速，结果阳性，结合临床表现即可诊断。

2. 超声检查 B超是诊断早期妊娠快速、可靠的方法。于妊娠5周时即可见到妊娠环，若在妊娠环内见到有节律的胎心搏动，可确诊为早期妊娠、活胎。在孕妇增大的子宫区内，用超声多普勒仪能听到单一高调、有节律的胎心音，胎心率在110～160次/分，可确诊为早期妊娠、活胎。

3. 宫颈黏液检查 宫颈黏液量少、黏稠，涂片干燥后镜下仅见排列成行的椭圆体而不见羊齿植物叶状结晶，则妊娠的可能性很大。

4. 基础体温（BBT）**测定** 具有双相型体温的妇女，高温相持续18日不见下降者，早孕的可能性大；若高温相持续3周以上，则早孕的可能性更大。

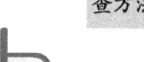考点：确诊早孕的辅助检查方法

 护考链接

文女士，25岁。平素月经规律，停经8周，晨起恶心呕吐，厌油腻。到医院就诊，妇科检查阴道和子宫颈充血，子宫增大如孕8周大小，宫体与宫颈似不相连。

1. 文女士的可能诊断是（　　）
A. 子宫内膜炎　　　B. 甲状腺功能减退　　　C. 子宫肌瘤
D. 病毒性肝炎　　　E. 早期妊娠

2. 为确诊需做哪项辅助检查（　　）
A. 诊断性刮宫　　　B. 阴道后穹窿穿刺　　　C. B超检查
D. 肝肾功能检查　　E. 阴道脱落细胞检查

分析：妇科检查"宫体与宫颈似不相连"又称为"黑加征"是妊娠特有的体征。故选E。文女士停经8周，选择B超是最可靠的辅助检查。故答案为C。

案例5-1 分析

根据林女士有停经及早孕反应症状，尿hCG阳性，可初步诊断早期妊娠。给予常规妇科检查，为进一步确诊宫内妊娠，排除宫外孕等疾病，首选B超检查。建议定期产前检查及给予孕期保健指导。

第2节　中、晚期妊娠的诊断

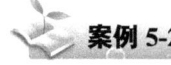 案例5-2

林女士经B超检查诊断为"早孕"，于妊娠13周到医院建卡，自觉腹部逐渐增大，现妊娠16周，未感到胎动。产科检查：宫底脐耻之间，腹壁未触及胎体，胎心音未闻及。

问题：林女士胎儿发育是否正常？她何时可以感觉到胎动？

一、症状与体征

有停经史及早孕反应症状，自觉腹部逐渐增大和胎动。

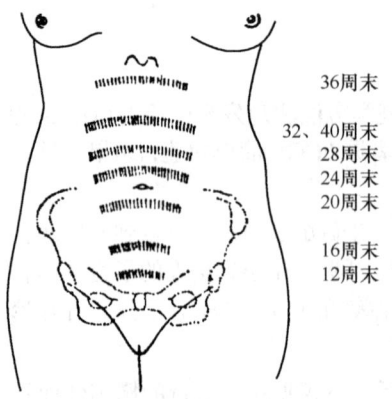

图 5-1 妊娠周数与子宫底高度

1. 子宫增大 随着妊娠的进展，子宫逐渐增大。检查腹部时，依据手测子宫底的高度或尺测耻上子宫高度，可判断子宫大小与孕周是否相符（图5-1，表5-1）。增长过速或过缓均可能为异常。宫底高度因孕妇的脐耻间距、胎儿发育情况、羊水量、胎儿数量等有差异。正常情况下，宫底高度在妊娠36周末时最高，至妊娠足月时约有下降。

表 5-1　不同妊娠周数的宫底高度

妊娠周数	手测宫底高度	尺测耻上宫底高度
12 周（3 个月末）	耻骨联合上 2～3 横指	
16 周（4 个月末）	脐耻之间	
20 周（5 个月末）	脐下 1 横指	18（15.3～21.4）cm
24 周（6 个月末）	脐上 1 横指	24（22.0～25.1）cm
28 周（7 个月末）	脐上 3 横指	26（22.4～29.0）cm
32 周（8 个月末）	脐与剑突之间	29（25.3～32.0）cm
36 周（9 个月末）	剑突下 2 横指	32（29.8～34.5）cm
40 周（10 个月末）	脐与剑突之间或略高	33（30.0～35.3）cm

考点：不同妊娠周数子宫的大小

2. 胎动 胎儿在子宫内的活动称胎动。孕妇于妊娠18～20周时开始自觉有胎动，正常值≥6次/2小时。妊娠周数越多，胎动越活跃，但至妊娠末期胎动逐渐减少。

考点：胎动出现时间和正常值

3. 胎心音 听到胎心音可确诊为妊娠且为活胎。妊娠12周用多普勒胎心听诊仪能够探测到胎心音；妊娠18～20周用听诊器经孕妇腹壁能听到胎心音。胎心音呈双音，第一音与第二音相接近，如钟表的"滴答"声，速度较快，每分钟110～160次。妊娠24周以前，胎心音多在脐下正中或稍偏左或右听到。妊娠24周以后，胎心音多在胎背侧听得清楚。头先露时胎心音在脐下，臀先露时在脐上，肩先露时在脐周围听得最清楚。胎心音应与子宫杂音、腹主动脉音、脐带杂音相鉴别。

考点：腹部用听诊器听到胎心音时间和正常值

4. 胎体 妊娠20周后，经腹壁可触及子宫内的胎体。妊娠24周以后触诊可以区分胎头、胎臀、胎背及胎儿肢体。胎头圆而硬，有浮球感；胎背宽而平坦；胎臀宽而软，形状不规则；胎儿肢体小且有不规则活动。随着妊娠进展，运用四步触诊法可以判断胎产式、胎先露和胎方位。

二、辅助检查

超声检查可显示胎儿数目、胎产式、胎先露、胎方位、有无胎心搏动、胎盘位置及分级、羊水量、胎儿有无畸形。测量胎头双顶径、股骨长度等径线，了解胎儿生长发育情况。

考点：B超是中晚期妊娠诊断的主要辅助检查方法

案例 5-2 分析

根据林女士的病史及产科情况，胎儿发育正常；妊娠16周末感觉胎动属正常。依据：宫底高度符合妊娠月份大小，妊娠20周以后可触及胎体；正常情况，妊娠18～20周自觉胎动，可经孕妇腹壁听到胎心音。

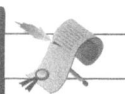

第 5 章 妊娠诊断

第 3 节 胎姿势、胎产式、胎先露、胎方位

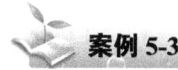

案例 5-3

林女士于妊娠 28 周时遵医嘱来医院做产检,产科检查:宫底脐上三横指,耻骨联合上触及圆而硬的浮球样物,胎心音在脐左下方听得最清晰,130 次 / 分。

问题:胎儿在宫内的姿势是什么样子的?怎么判断是否正常?

妊娠 28 周以前胎儿小,羊水相对较多,胎儿在子宫内活动范围较大,胎儿位置不固定。妊娠 32 周后,胎儿生长迅速,羊水相对减少,胎儿与子宫壁贴近,胎儿的姿势和位置相对恒定。

一、胎 姿 势

胎儿在子宫内的姿势称为胎姿势。正常胎姿势为胎头俯屈,颏部贴近胸壁,脊柱稍前弯,四肢屈曲交叉于胸腹前,其体积及体表面积均明显缩小,整个胎体为头端小、臀端大的椭圆形。

二、胎 产 式

胎儿身体纵轴与母体纵轴之间的关系称为胎产式(图 5-2)。胎体纵轴与母体纵轴平行者,称为纵产式,占足月妊娠的 99.75%;胎体纵轴与母体纵轴垂直者,称为横产式,仅占足月妊娠的 0.25%;胎体纵轴与母体纵轴交叉者,称为斜产式。斜产式是暂时的,在分娩过程中多转为纵产式,偶尔转为横产式。

考点:胎产式概念及类型

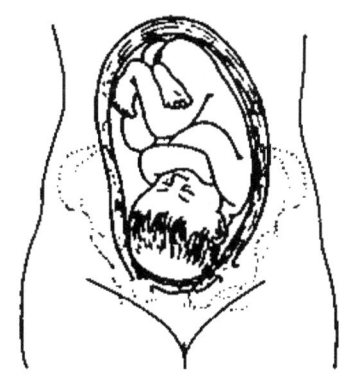
纵产式—头先露

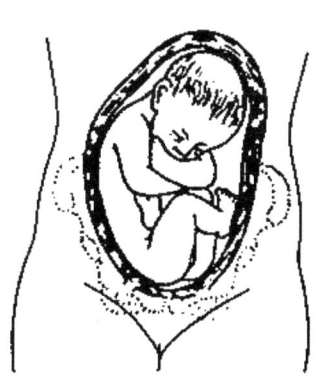
纵产式—臀先露

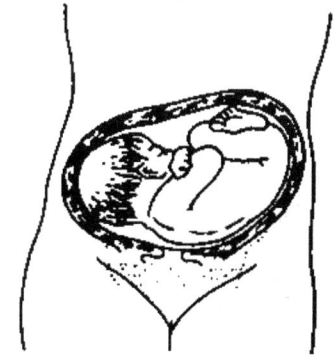
横产式—肩先露

图 5-2 胎产式

三、胎 先 露

最先进入骨盆入口的胎儿部分称为胎先露。纵产式有头先露和臀先露,横产式为肩先露。头先露根据胎头屈伸程度分为枕先露、前囟先露、额先露及面先露(图 5-3)。臀先露分为混合臀先露、单臀先露、单足先露、双足先露(图 5-4)。横产式时最先进入骨盆的是胎儿

考点:胎先露的概念及类型

肩部，为肩先露。偶见胎儿头先露或臀先露与胎手或胎足同时入盆，称为复合先露（图5-5）。

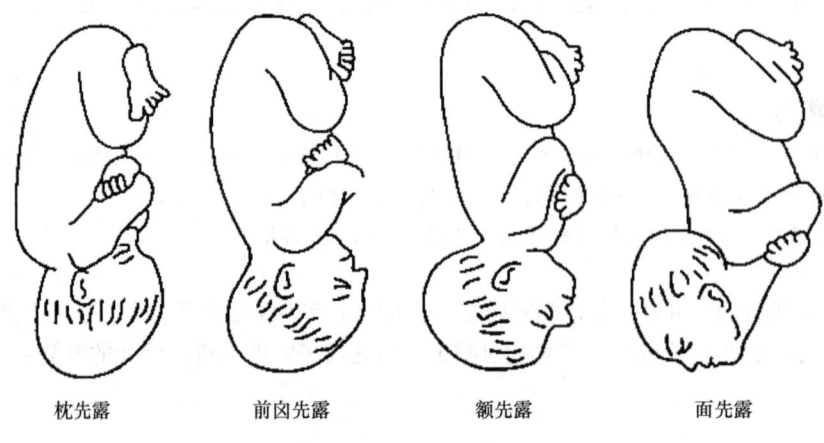

枕先露　　前囟先露　　额先露　　面先露

图5-3　头先露

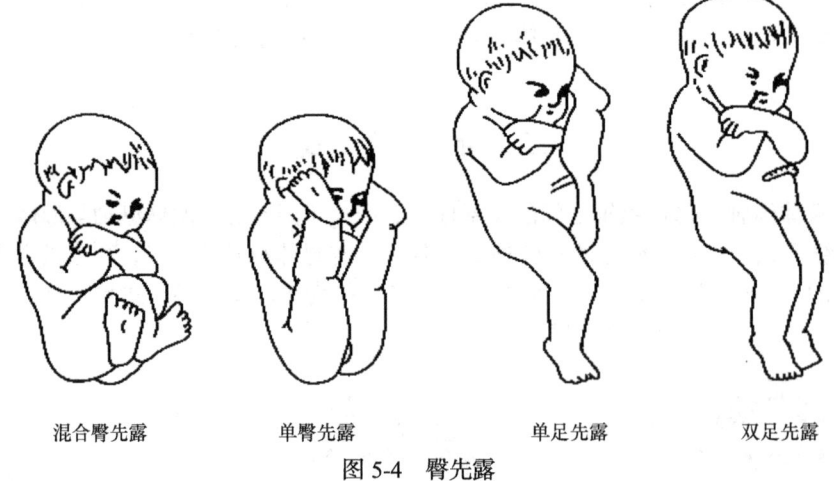

混合臀先露　　单臀先露　　单足先露　　双足先露

图5-4　臀先露

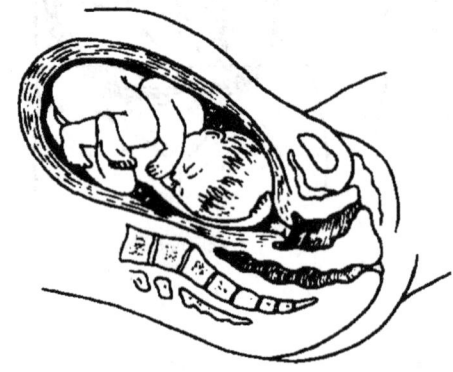

图5-5　复合先露

四、胎方位

胎儿先露部的指示点与母体骨盆的关系称为胎方位。枕先露以枕骨、面先露以颏骨、臀先露以骶骨、肩先露以肩胛骨为指示点。每个指示点与母体骨盆入口左、右、前、后、横而构成不同胎方位。头先露、臀先露各有6种胎方位，肩先露有4种胎方位。如枕先露时，胎儿枕骨位于母体骨盆的左前方，应为枕左前位，余类推。胎产式、胎先露和胎方位的关系及种类（表5-2）。

第5章 妊娠诊断

表5-2 胎产式、胎先露和胎方位的关系及种类

胎产式	胎先露		胎方位
纵产式 (99.75%)	头先露 (95.75%~7.75%)	枕先露 (95.55%~97.55%)	枕左前（LOA）、枕左横（LOT）、枕左后（LOP） 枕右前（ROA）、枕右横（ROT）、枕右后（ROP）
		面先露 (0.2%)	颏左前（LMA）、颏左横（LMT）、颏左后（LMP） 颏右前（RMA）、颏右横（RMT）、颏右后（RMP）
	臀先露（2%~4%）		骶左前（LSA）、骶左横（LST）、骶左后（LSP） 骶右前（RSA）、骶右横（RST）、骶右后（RSP）
横产式 (0.25%)	肩先露（0.25%）		肩左前（LScA）、肩左后（LScP） 肩右前（RScA）、肩右后（RScP）

考点：胎方位的概念及正常胎方位

案例5-3 分析

根据产科检查，宫底高度符合妊娠28周大小，判断为纵产式，头先露；考虑可能的胎方位是枕左前位，属正常胎方位。嘱自计胎动，4周以后复诊。

小结

停经是诊断早期妊娠的首要症状，黑加征是早孕典型体征，血hCG升高是最早能检测出妊娠的方法，B超检查是最可靠的物理诊断。子宫随妊娠月份逐渐增大，宫底高度在妊娠20~24周增长较快，妊娠36周末达高峰。妊娠18~20周母体可自感胎动、经母体的腹壁闻及胎心音。20周以后，可在母体的腹壁触及胎体。妊娠24周以后，运用四步触诊法可以区分胎头、胎背、胎臀和胎儿肢体，从而判断胎产式、胎先露和胎方位。

自测题

选择题

A_1 型题

1. 早期妊娠出现最早最重要的症状是（ ）
   A. 早孕反应　　　B. 尿频
   C. 停经　　　　　D. 乳房胀痛
   E. 腹痛

2. 诊断早期妊娠，正确的是（ ）
   A. B超有胎心搏动
   B. 腹部听到胎心音
   C. 扪诊有胎头浮动感
   D. 自觉有胎动
   E. 腹部可触及胎体

3. 正常胎动频率为每2小时（ ）
   A. 2~3次　　　　B. 3~4次
   C. 4~5次　　　　D. 5~6次
   E. 6次以上

4. 最常见的胎先露是（ ）
   A. 枕先露　　　　B. 肩先露
   C. 面先露　　　　D. 足先露
   E. 臀先露

5. 下述哪种方法不能用于诊断早孕（ ）
   A. 妇科检查　　　B. 妊娠试验
   C. B超检查　　　 D. X线检查
   E. 黄体酮试验

A_2 型题

6. 王女士，孕28周。胎方位为枕左前位，听取胎心音的部位应在（ ）
   A. 脐下左侧　　　B. 脐下右侧
   C. 脐上左侧　　　D. 脐上右侧
   E. 脐周围

7. 初孕妇末次月经日期不清，一个月前自觉有胎动，宫底平脐，胎心音140次/分，此时的妊娠时间最可能为（ ）
   A. 14~16周　　　B. 16~18周
   C. 18~20周　　　D. 22~24周
   E. 24~26周

8. 女性，已婚，27 岁。既往月经规律，停经 50 天，近 3 天晨起呕吐、厌油，伴轻度尿频，最可能的诊断是（ ）
   - A. 早期妊娠
   - B. 膀胱炎
   - C. 病毒性肝炎
   - D. 继发性闭经
   - E. 妊娠剧吐

9. 女性，26 岁，已婚。月经 4～5 天/28 天，停经 48 天，近几日出现晨起恶心、呕吐，来医院就诊，查尿妊娠试验阳性，是检测尿液中的（ ）
   - A. 黄体生成素
   - B. 孕激素
   - C. 人绒毛膜促性腺激素
   - D. 雌激素
   - E. 生乳素

A_3/A_4 型题

（10～12 题共用题干）

女性，25 岁。停经 9 个月，孕 1 产 0。产前检查：宫高剑突下 2 指，胎心在脐左下最清楚，胎头在耻骨联合上方。

10. 该孕妇应妊娠多少周（ ）
    - A. 36 周
    - B. 37 周
    - C. 38 周
    - D. 39 周
    - E. 35 周

11. 该孕妇的胎方位考虑为（ ）
    - A. 枕左前
    - B. 枕右前
    - C. 骶右前
    - D. 骶左前
    - E. 枕左横

12. 胎儿正常胎心应为（ ）
    - A. 100～120 次/分
    - B. 100～130 次/分
    - C. 100～150 次/分
    - D. 110～160 次/分
    - E. 160～180 次/分

（张秀梅）

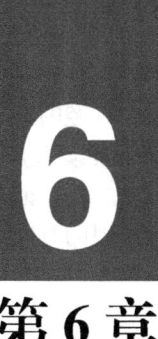

第6章 产前检查与孕期保健

通过产前检查与孕期保健，可以及时发现高危妊娠，并能及时处理，使孕产妇及围产儿安全度过孕期。

第1节 产前检查与管理

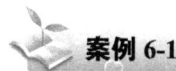

案例 6-1

小梅结婚1年，发现自己怀孕了，欣喜万分。来门诊咨询，询问自己需要做哪些检查？什么时候开始检查？骨盆大小是否正常？胎儿发育是否正常？

问题：1. 产前检查的内容有哪些？
2. 如何进行骨盆外测量？

一、产前检查

(一) 产前检查的时间

首次产前检查的时间应从确诊早孕开始，一般第1次产前检查时间以妊娠6～8周为宜；复诊检查应从妊娠20周开始进行系统的产科检查；妊娠20～36周每个月检查1次；从妊娠37周起每周检查1次。正常情况下，一般检查的次数约为10次。若出现异常情况，则酌情增加检查次数（表6-1）。

(二) 首次产前检查

首次产前检查除了确诊早孕外，还应详细询问病史，进行全面系统的全身检查、妇科检查及辅助检查。

1. 病史

(1) 一般项目：了解孕妇的妊娠经过、年龄、家庭状况、饮食习惯等。

1) 年龄：年龄＜18周岁或＞35周岁为高危妊娠，易发生难产，尤其是年龄＞35周岁的高龄初产妇，易并发妊娠期高血压疾病、产力异常等，应做好妊娠期监护，确保母儿平安。

2) 职业：在孕期应避免接触有毒有害物如放射性物质、化学毒物。从事与其相关职业的妇女孕前、孕期及哺乳期应暂时离开岗位，并做身体相关检查以保证胎儿安全。

3) 本次妊娠经过：了解本次妊娠早期有无感染病毒、细菌等病原体，有无发热、出血及用药史。

(2) 推算预产期（EDC）：平时月经规律的妇女预产期的推算：以末次月经的第 1 日算起，月份减 3 或者加 9，日数加 7（若孕妇只知农历日期，应先换算成公历再推算预产期）。如末次月经的第一日为 2015 年 9 月 14 日，则预产期为 2016 年 6 月 21 日。若忘记末次月经或者月经周期不规则、哺乳期月经未复潮而妊娠者，则根据早孕反应出现的时间、自觉胎动的时间、宫底高度及 B 超检查胎儿大小等来估算预产期。

考点：预产期的推算方法

表 6-1 产前检查的次数与健康指导

	常规检查及保健	健康指导
第 1 次检查 （6～13+6 周）	1. 建立孕期保健手册 2. 确认孕周、推算预产期 3. 评估妊娠期高危因素 4. 测量体温、心率、呼吸、血压 5. 检查血尿常规及血型、血糖、肝肾功能、梅毒螺旋体、HBsAg、HIV 筛查、心电图等	1. 营养指导、补充叶酸及复合维生素 2. 生活方式的指导 3. 避免接触有毒有害物质、慎用药物和疫苗
第 2 次检查 （14～19+6 周）	1. 分析首次产前检查的结果 2. 测量血压、体重、宫高、腹围、胎心率 3.（15～20+6 周）非整倍体母体血清学筛查	1. 开始补充钙剂，补铁 2. 妊娠中期胎儿非整倍体筛查的意义
第 3 次检查 （20～23+6 周）	1. 测量血压、体重、宫高、腹围、胎心率、血常规、尿常规，以后每次查 2. 胎儿系统 B 超筛查	1. B 超筛查的意义 2. 早产的认识和预防
第 4 次检查 （24～27+6 周）	1. 血压、体重、宫高、腹围、胎心率、胎位、血常规、尿常规 2. OGTT	妊娠期糖尿病筛查的意义
第 5 次检查 （28～31+6 周）	1. 血压、体重、宫高、腹围、胎心率、胎位、血常规、尿常规 2. B 超检查	1. 指导胎动计数 2. 乳房护理指导
第 6 次检查 （32～36+6 周）	血压、体重、宫高、腹围、胎心率、胎位、血常规、尿常规	1. 分娩相关知识 2. 新生儿疾病筛查
第 7～10 次检查 （37～41+6 周）	1. 血压、体重、宫高、腹围、胎心率、胎位、血常规、尿常规 2. 宫颈检查（Bishop 评分） 3. NST 检查（每周 1 次）	1. 胎儿宫内情况的监护 2. 新生儿护理指导 3. 产褥期孕妇指导

护考链接

小兰，28 岁。末次月经为 2015 年 2 月 8 日，小兰的预产期为（　　）
A. 2015 年 8 月 15 日　　B. 2015 年 11 月 15 日
C. 2015 年 11 月 18 日　　D. 2015 年 10 月 17 日
E. 2015 年 12 月 15 日
分析：平时月经规律的妇女预产期的推算：以末次月经的第 1 日算起，月份减 3 或者加 9，日数加 7。故选 B。

(3) 月经史：询问月经初潮的年龄、月经周期、月经期及月经量，有无痛经血凝块等，详细询问末次月经的时间，以便推算预产期。

(4) 生育史：了解孕次、产次，有无流产、早产、死胎、死产、新生儿死亡、产后出血、妊娠合并症及妊娠并发症等不良孕产史。

(5) 既往史：询问有无高血压、心脏病、糖尿病、贫血、肝肾疾病等，询问发病时间及治疗情况。询问有无手术及外伤史等。

(6) 家族史：询问家族中有无精神病史、遗传病史、传染病及双胎妊娠等。若有遗传病家族史，应及时进行遗传咨询并筛查。

(7) 配偶状况：询问其配偶健康状况、有无遗传性疾病，有无吸烟、酗酒等不良嗜好。

2. 全身检查

(1) 注意观察孕妇发育、营养及精神状态；注意身高、步态及体态，身材矮小者（身高＜145cm）常伴有骨盆狭窄。检查心、肺、肝、肾等功能有无异常；检查乳房发育情况及乳头有无凹陷；注意检查脊柱及下肢有无畸形；腹壁及下肢有无水肿。

(2) 测量血压：正常血压不应超过 140/90mmHg。

(3) 测量体重：每次检查均测孕妇体重，以便观察孕期体重变化，作为评估孕期发展是否正常的一个重要指标。

3. 妇科检查　了解生殖道及骨盆发育有无异常，注意手法轻柔避免诱发流产。

4. 辅助检查

(1) 首次产前检查还应做血、尿常规检查。

(2) 血型检查；肝、肾功能检查；HBsAg 及空腹血糖检查。

(3) 必要时行梅毒螺旋体、HIV 筛查。

(4) 早孕 B 超检查，对判定胚胎的位置及是否为活胎具有十分重要的临床意义。

（三）中、晚期产前检查

早期妊娠确诊后，一般于妊娠 20 周开始系统产前检查。包括病史询问、全身检查、产科检查及辅助检查。

1. 病史　每次检查都要询问上次产前检查之后有无异常情况出现，如头晕、头痛、眼花、心慌气短、水肿、阴道流血及胎动异常情况等。

2. 全身检查　全身检查主要是评估随妊娠时间的增加而发生变化的身体指标。①监测血压：及时发现可能出现的妊娠期高血压。②测量体重：评估孕妇体重增长；若妊娠中晚期每周体重增加小于 0.3kg 或者大于 0.55kg，则应适当调整其营养摄入，以维持每周体重增长在 0.5kg 左右。③检查有无水肿、贫血貌及其他异常情况等。

3. 产科检查　包括腹部检查、骨盆测量、阴道检查及肛门检查，并绘制妊娠图。

(1) 腹部检查：可了解胎儿大小、胎产式、胎先露和胎方位。检查者站在孕妇右侧。嘱孕妇排尿后仰卧于检查床上，头部稍抬高，充分暴露腹部，双腿屈曲略分开，放松腹肌。

1) 视诊：观察腹部形状及大小，有无妊娠纹、手术瘢痕及水肿等。如腹部过大者，应考虑巨大儿、双胎妊娠、羊水过多的可能，如腹部过小、宫底过低者，应考虑孕周推算错误或胎儿生长受限等；若孕妇腹部向两侧膨出、宫底位置较低者，则肩先露的可能性较大；若孕妇腹部向前突出（尖腹，多见于初产妇）或孕妇腹部向下悬垂（悬垂腹，多见于经产妇），则应考虑骨盆狭窄的可能。

2) 触诊：应先测宫高和腹围。子宫高度是从宫底到耻骨联合上缘的距离，腹围是平脐绕腹一周的数值。再用四步触诊法了解子宫大小、胎产式、胎先露、胎方位及胎先露是否衔接（图6-1）。检查时注意腹壁肌肉的紧张度，羊水量的多少及子宫肌的敏感度。注意在进行前3步检查时，检查者要面向孕妇头端，第4步时检查者应面向孕妇足端。

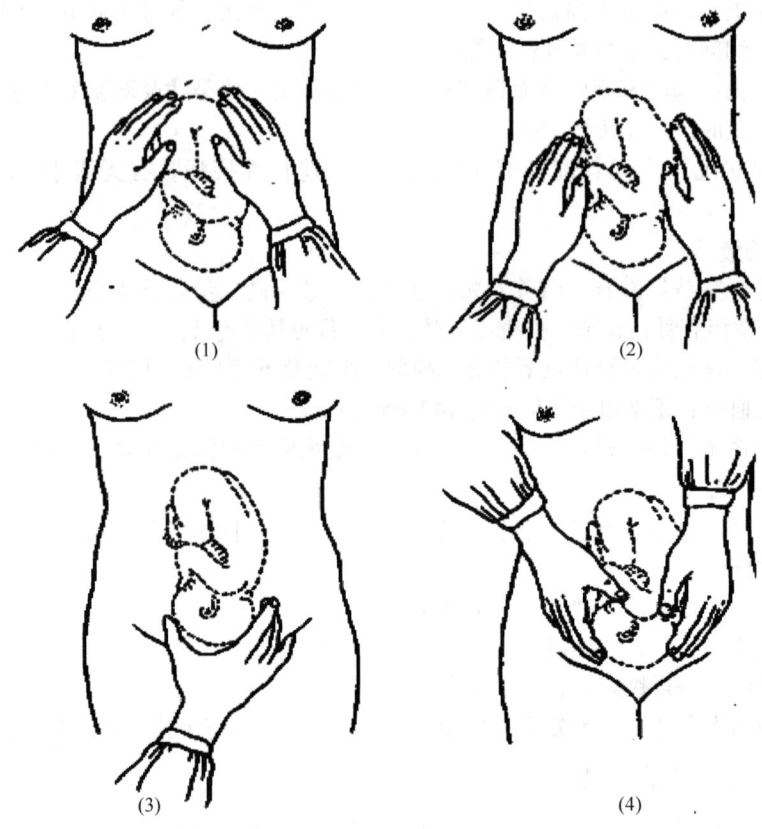

图6-1　四步触诊法

第一步：检查者双手置于子宫底部，了解子宫外形并测子宫底高度，估计胎儿的大小与妊娠月份是否相符。然后以双手指腹相对交替轻推，判断宫底的胎儿部分，若为胎头，则硬而圆有浮球感，若为胎臀，则软而宽且形状不规则。若感觉宫底部空虚，则可能为横产式。

第二步：检查者双手分别置于腹部左右两侧，一手固定，另一手轻轻深按检查，双手交替进行触诊，分辨胎背及胎儿四肢。如触诊平坦饱满的部分则为胎背，可变形的高低不平的部分是胎儿肢体。

第三步：检查者右手置于耻骨联合上方，拇指与其余4指分开，握住胎先露部，进一步查清是胎头或胎臀，并左右推动以确定是否衔接。胎先露浮动表示尚未衔接，若已衔接，则胎先露部不能推动。

第四步：检查者双手分别置于胎先露部的两侧，向骨盆入口方向向下深按，进一步确定胎先露部及胎先露入盆的程度。若胎先露部能活动，或手能陷入胎先露与耻骨联合之间称先露浮动；若胎先露部不能活动，手不能陷入胎先露与耻骨联合之间称固定。

考点：四步触诊法以及胎心音听诊部位

3）听诊：妊娠18～20周可在孕妇腹壁听到胎心音，胎心音在靠近胎背侧上方的孕妇腹壁上听得最清楚。枕先露胎心音在脐下方左或右侧听最清楚；臀先露胎心音在脐部上方左或右侧听最清楚；肩先露胎心音在脐部下方听得最清楚（图6-2）。

(2) 骨盆测量：主要是了解骨盆的大小、形状，进而判断胎儿能否经阴道分娩。骨盆测量一般检查一次，如若正常，不需要在以后重复测量。骨盆测量分为外测量和内测量两种。

1) 骨盆外测量：可以间接了解骨盆的大小、形状，此法常测量以下径线。

①髂棘间径（IS）：孕妇取伸腿仰卧位，测量两侧髂前上棘外缘间的距离，正常值为23～26cm（图6-3）。

②髂嵴间径（IC）：孕妇取伸腿仰卧位，测量两侧髂嵴外缘间最宽的距离，正常值为25～28cm（图6-4）。

以上两条径线可间接反映骨盆入口平面横径的长度。

③骶耻外径（EC）：是骨盆外测量中最重要的径线，可间接反映骨盆入口前后径长度。孕妇取左侧卧位，左腿屈曲、右腿伸直。测量耻骨联合上缘中点至第5腰椎棘突下（相当于米氏菱形窝的上角，或相当于髂嵴最高点与脊柱交点下1.5cm处）的距离，正常值18～20cm（图6-5）。

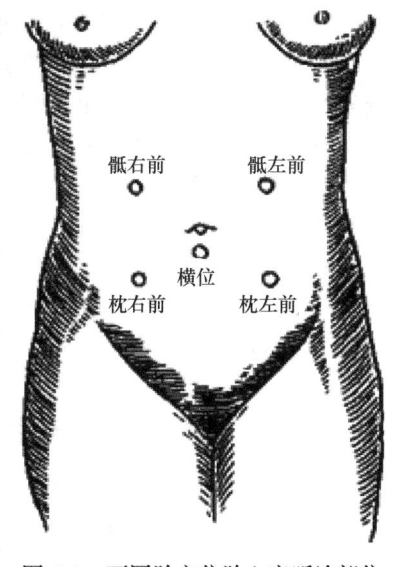

图6-2　不同胎方位胎心音听诊部位

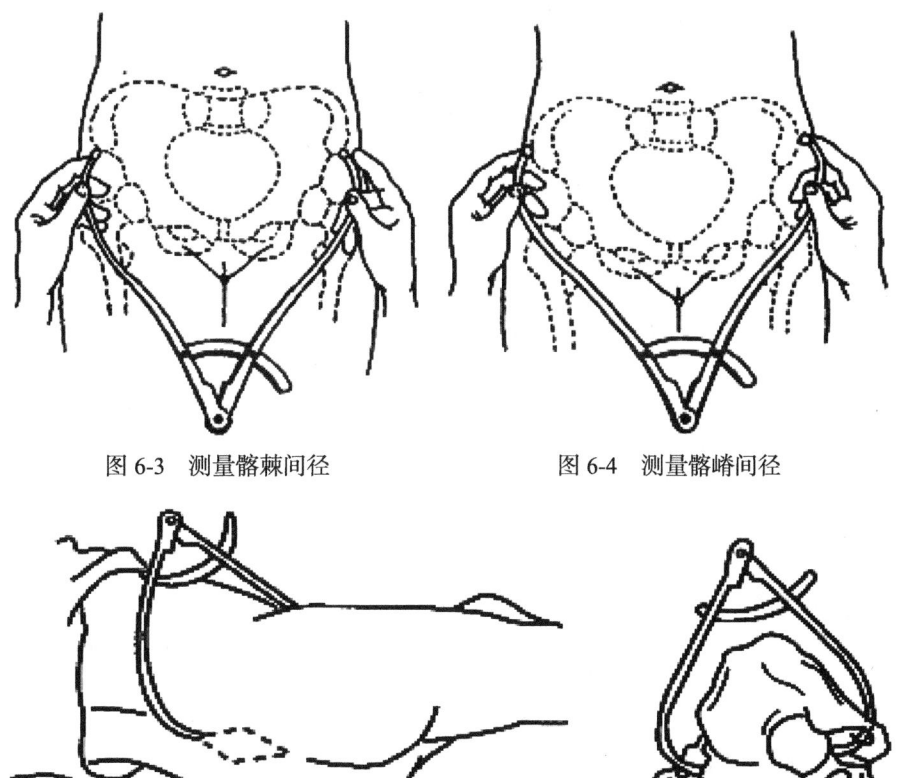

图6-3　测量髂棘间径　　　图6-4　测量髂嵴间径

图6-5　测量骶耻外径

④坐骨结节间径（IT）：又称出口横径（TO）。孕妇取仰卧位，两腿屈曲、双手抱双膝，使髋关节和膝关节屈曲外展。测量两坐骨结节内侧缘间的距离（图6-6），正常值为

8.5～9.5cm。若此径线值小于8cm时，应加测出口后矢状径。

⑤出口后矢状径：测量骶骨尖端至坐骨结节间径中点的长度，正常值为8～9cm。检查者右手食指戴指套深入孕妇肛门骶骨方向，拇指置于孕妇体外骶骨尾部，两指共同找到骶骨尖端，用尺放于坐骨结节径线上，用骨盆测量器的一端放于坐骨结节间径的中点，另一端放于骶骨尖端处，即可测得出口后矢状径值（图6-7）。出口后矢状径与坐骨结节间径之和大于15cm时，表明骨盆出口狭窄不明显，一般足月胎儿是可以娩出的。

⑥耻骨弓角度：用两手拇指指尖斜着对拢放置在耻骨联合下缘，两手拇指平放在耻骨降支上，测量两拇指间的角度即耻骨弓角度（图6-8），正常值为90°，小于80°为异常。此角度反映骨盆出口横径的宽度。

考点：骨盆外测量

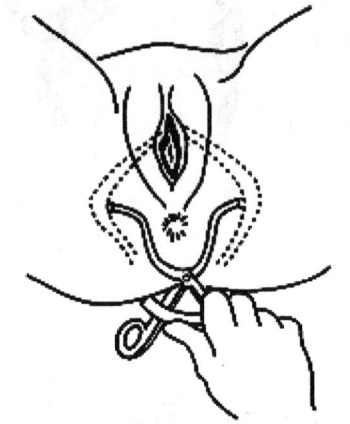

图6-6 测量坐骨结节间径

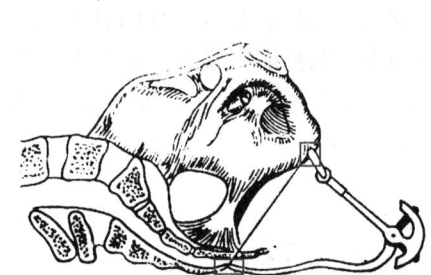

图6-7 测量出口后矢状径

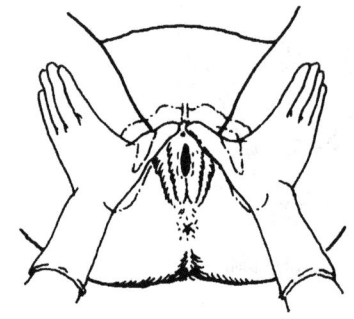
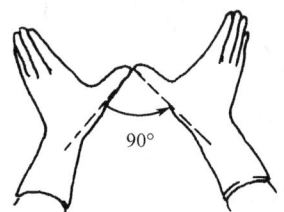
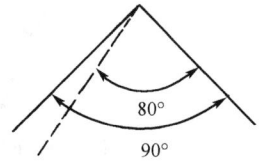

图6-8 测量耻骨弓角度

2）骨盆内测量：适用于骨盆外测量有狭窄者。测量以妊娠24～36周阴道比较松软时进行为宜。测量时，孕妇取膀胱截石位，严格消毒外阴部，检查者须戴消毒手套并涂以润滑油。食指、中指放入阴道进行测量，动作要轻柔。主要测量以下径线。

①骶耻内径：也称对角径（DC）。为耻骨联合下缘至骶岬上缘中点的距离，正常值为12.5～13cm，此值减去1.5～2cm，即为骨盆入口前后径的长度，又称真结合径值，其正常值约为11cm。测量方法是检查者一手食、中指伸入阴道，用中指指尖触到骶岬上缘中点，食指上缘紧贴耻骨联合下缘，用另一手食指标记此接触点，抽出阴道内的手指，测量中指尖至此接触点的距离，即为对角径（图6-9）。一般情况下，测量时的中指尖若触不到骶岬，说明骶耻内径大于12.5cm。

②坐骨棘间径：为两侧坐骨棘间的距离。检查者一手的食指、中指伸入阴道内，分别触及两侧坐骨棘，估计期间距离（图6-10），正常值约10cm。

③坐骨切迹宽度：为坐骨棘与骶骨下部间的距离，即骶棘韧带的宽度。检查者将食指伸入阴道内并置于韧带上移动（图6-11），若能容纳3横指（5.5～6cm）为正常，否则属中骨盆狭窄。

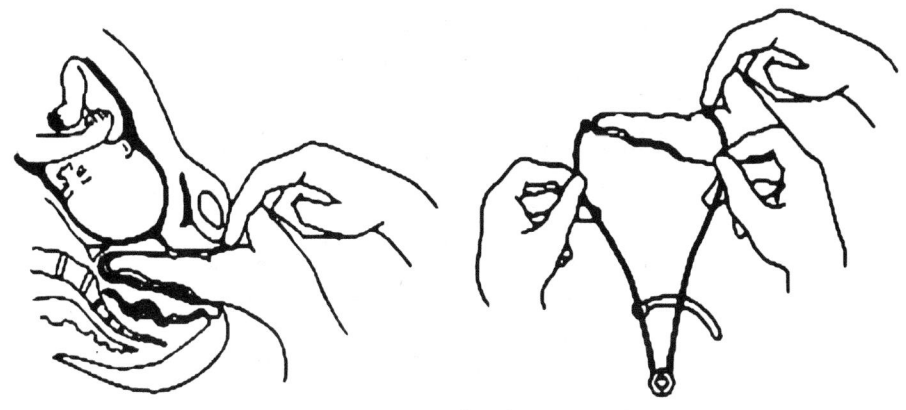

图6-9 测量骶耻内径

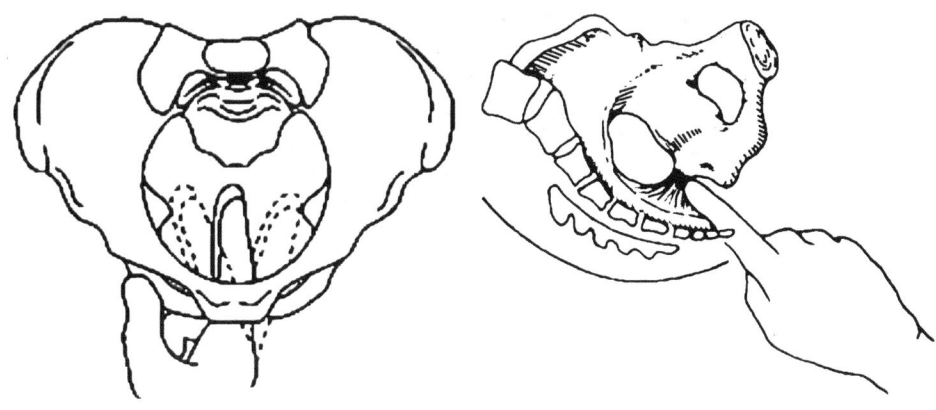

图6-10 测量坐骨棘间径　　　图6-11 测量坐骨切迹宽度

内测量除了测量以上径线外，还需了解骶骨的弯曲度和骶尾关节的活动度。

（3）阴道检查：阴道检查应在确定早孕时进行，若需测量对角径时则在孕24周左右严格消毒下进行。妊娠最后一个月以及临产后，应避免不必要的检查。若确实需要，则需外阴消毒及戴无菌手套，以防感染。

（4）肛门检查：可以通过肛门检查了解胎先露部、骶骨前面弯曲度、坐骨棘间径及坐骨切迹宽度以及骶尾关节活动度。

（5）绘制妊娠图：将每次产前检查的各项结果如体重、宫高、腹围、血压、胎位、胎心率等填于妊娠图中，绘成曲线图（图6-12），观察动态变化，及早发现及处理孕妇或胎儿的异常情况。

4. 辅助检查

（1）化验检查：妊娠期应做血常规、尿常规、血型、血糖、肝功能测定、乙型肝炎抗原抗体等检查。

(2) B超检查：妊娠中期可了解胎心、胎儿发育情况；妊娠晚期可确定胎儿大小、胎位、胎盘、羊水等情况。

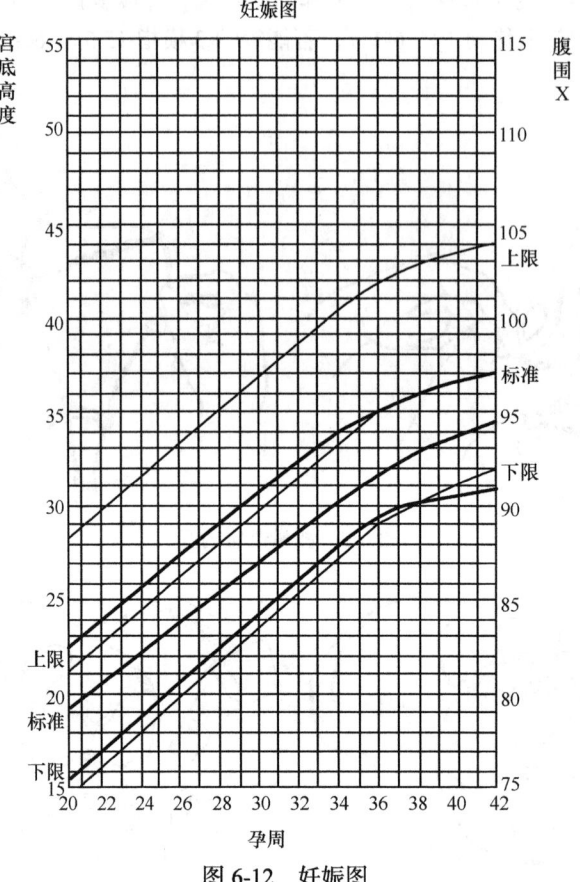

图 6-12　妊娠图

(3) 妊娠合并心脏病时做心电图或心动超声检查。

(4) 若孕妇患有遗传性疾病，或有死胎、死产、胎儿畸形等应检测血中甲胎蛋白，并行羊膜腔穿刺，抽取羊水行细胞培养做染色体核型分析。

护考链接

李女士，25岁，停经38周，行骨盆外测量，下列哪项不正确（　　）
A. 髂棘间径（IS）：25cm　　　B. 髂嵴间径（IC）：27cm
C. 骶耻外径（EC）：20cm　　　D. 坐骨棘间径：10cm
E. 坐骨结节间径：9cm
分析：坐骨棘间径为骨盆内测量。故选D。

（四）妊娠期卫生保健

妊娠期卫生保健宣传应贯穿于每次产前检查中。给予孕妇妊娠期生理知识宣教并提供心理支持。①合理营养，满足孕妇自身新陈代谢及胎儿生长发育营养的需要。②注意清洁，保持外阴卫生，以免发生生殖器感染；避免孕早期病毒感染致胎儿发育畸形。③注意休息，每日应保证中午 1 小时午休以及 8～9 小时的睡眠。④性生活指导：妊娠 12 周前及妊娠 32 周后避免性生活以免诱发流产、早产。⑤避免接触有毒有害物质，禁忌吸烟、吸毒、酗酒；慎重用药，必须用药时，应在医生指导下选择对胚胎、胎儿无害或危害最小的药物。保持心理健康以利胎儿的生长发育。

二、孕妇的管理

（一）围生医学

围生医学是一门新兴的医学学科，是专门研究在围生期内对胎儿、新生儿及孕产妇监护与保健的一门学科，对降低围生期内母儿死亡率和病残儿发生率具有重要意义。

围生期（perinatal period）是指产前、产时、产后的一段时期。国际上对围生期的规定有 4 种：①围生期Ⅰ：从妊娠满 28 周（即胎儿体重≥1000g 或者身长≥35cm）至产后 1 周。②围生期Ⅱ：从妊娠满 20 周（即胎儿体重≥500g 或者身长≥25cm）至产后 4 周。③围生期Ⅲ：从妊娠满 28 周至产后 4 周。④围生期Ⅳ：从胚胎形成至产后 1 周。目前我国采用围生期Ⅰ的规定。围生儿是指处于围生期的胎儿和新生儿。

（二）我国孕产妇系统管理工作的内容

1. 实行孕产妇系统保健的三级管理　目前我国全面实行孕产妇系统保健的三级管理。城市开展医院三级管理（市、区、街道）和妇幼保健机构三级管理（市、区、基层卫生院）；农村实行县、乡、村三级管理（县医院和县妇幼保健站、乡卫生院、村妇幼保健人员）。实行孕产妇划片分级管理，并健全相互间会诊、转诊制度，及早发现高危孕妇并转至上级医院会诊和监护处理。

2. 使用孕产妇系统保健手册　建立孕产妇系统保健手册制度，孕妇凭保健手册到医院进行孕期检查、住院分娩。每次检查均应将检查结果记录在保健手册上。保健手册从确诊早孕时开始建册，系统管理直至产褥期结束（产后 6 周），然后交至妇幼保健部门统计分析。目的是提高产科工作质量，降低"三率"（孕产妇死亡率、围生儿死亡率和病残儿出生率）。

3. 对高危妊娠进行筛查、监护和管理　尽早筛查出高危孕妇，给予评价和诊治。注意对有不良孕史的孕妇监护，注意并发症的危害，及时请相关科室会诊，必要时告知孕妇终止妊娠，以确保母儿安全。提高高危妊娠管理的"三率"（高危妊娠检出率、高危妊娠随诊率和高危妊娠住院分娩率），这是降低孕产妇死亡率、围生儿死亡率和病残儿出生率的重要手段。

> **案例 6-1 分析**
> 需要做血尿常规及血型、血糖、肝肾功能、梅毒螺旋体、HBsAg、HIV 筛查、心电图；测量血压、体重、宫高、腹围、胎心率、胎位等。妊娠 6～8 周开始产前检查。通过四部触诊和骨盆测量可了解骨盆大小及胎儿发育是否正常。

第 2 节　胎儿健康状况的评估

案例 6-2

刘女士发生两次自然流产，现怀孕 3 个月，非常害怕再次流产，担心孩子的情况，来医院寻求医生的帮助与指导。

问题：监测胎儿健康状况包括哪些内容？

胎儿健康状况的评估方法主要包括胎儿宫内情况监护、胎盘功能检查、胎儿成熟度检查和胎儿先天畸形及遗传性疾病的宫内诊断。

一、胎儿宫内情况的监护

（一）妊娠早期

早孕确诊时，行妇科检查确定子宫大小以及是否与孕周相符；B超在妊娠5周时检查可见宫内妊娠囊，据此可确诊为宫内妊娠；妊娠6～7周时可见宫内胚芽及原始心管搏动，即可确定为活胎；妊娠9～13^{+6}周B超测量胎儿颈项透明层（NT）和胎儿发育情况。

（二）妊娠中期

测量宫高、腹围，以判断胎儿大小是否与孕周相符；监测胎心率；通过B超检查进行胎头发育、结构异常的筛查与诊断；还可进行胎儿染色体异常的筛查与诊断。

（三）妊娠晚期

1. 定期产前检查 继续常规检查宫高、腹围，了解胎儿发育情况；监测胎心；检查胎产式、胎方位。

2. B超检查 监测胎儿发育、胎动、羊水情况；判断胎方位、胎盘位置及胎盘成熟度。

3. 胎动计数 胎动计数是监测胎儿宫内情况的一种最安全、最简便的方法。胎动可通过自测或B超下监测。一般孕妇在妊娠18～20周即感觉有胎动，但较弱。随孕周的增加，胎动逐渐增强，次数增多，但至足月因羊水量的减少和空间的相对狭小又稍减少。若胎动计数≥6次/2小时，为正常。如孕妇自觉胎动次数减少，胎动＜6次/2小时，或逐日下降50%而不能恢复，提示胎儿缺氧。一般认为胎动消失24～48小时后，胎心才消失。

考点：自计胎动的方法及胎动正常值

4. 胎儿电子监护 胎儿电子监测可以连续观察并记录胎心率（FHR）的动态变化，也可以了解胎心与胎动及宫缩间的关系。胎心监护有内、外监护两种形式。外监护将宫缩描绘探头和胎心率探头直接放在孕妇的腹壁上。操作方便，无感染，但结果易受外界影响；内监护是在宫口开大1cm以上时，将单极电极经宫口与胎头直接进行监测，该方法在破膜后操作，易感染，但记录准确。下面主要介绍外监护。

胎儿电子监护仪已广泛应用于临床。其优点是不受宫缩影响且能连续观察并记录胎心率的动态变化，也可了解胎心与胎动及宫缩之间的关系，以评估胎儿宫内情况。

（1）胎心率监测：是用胎儿监护仪记录的胎心率。有两种基本变化：胎心率基线和一过性胎心率变化。

1）胎心率基线（BFHR）：指在无胎动、无宫缩影响时（即在宫缩间歇期时）记录10分钟以上的胎心率（FHR）。正常胎心率在110～160次/分，胎心率＞160次/分为心动过速；如胎心率＜110次/分，为心动过缓。

胎心率变异是指胎心率有小的周期性波动。胎心率基线摆动又称基线变异，包括胎心率的变异振幅及变异频率，即在胎心率基线上的上下周期性波动。变异振幅为胎心率波动范围，一般为6～25次/分。变异频率为1分钟内胎心率波动的次数，正常≥6次。胎心率变异表示胎儿有一定的储备能力，是胎儿健康的表现（图6-13）。胎心率基线变平或消失提示胎儿储备能力丧失。

2）一过性胎心率变化：是指子宫收缩与胎心率的关系，即受胎动、宫缩、触诊及声响等刺激胎心率发生暂时性加快或减慢，随后立即恢复到基线水平，称一过性胎心率变化。

①加速：正常情况下子宫收缩后胎心率增加，增加 15bpm 以上，持续时间＞15 秒，是胎儿宫内良好的表现。其原因可能是因为胎儿躯干局部或脐静脉暂时受压的缘故，散发的、短暂的胎心率加速是无害的，若脐静脉持续受压则发展为减速。

②减速：是指随宫缩出现的短暂胎心率减慢，分为三种：a. 早期减速（ED）：胎心率减速与子宫收缩几乎同时开始，胎心率最低点在宫缩的高峰，正常减速幅度＜50bpm，时间短，恢复快（图 6-14）。这是宫缩时胎头受压，脑血流量一时性减少的表现，不受孕妇体位或吸氧而改变。b. 变异减速：胎心率减速与宫缩的关系不固定，但出现后变化幅度大（＞70bpm），持续时间长短不一，恢复迅速（图 6-15）。这是因为子宫收缩时脐带受压兴奋迷走神经所致。c. 晚期减速：是指子宫收缩开始后一段时间（一般在高峰后）出现胎心率减慢，但下降缓慢，下降幅度＜50bpm，持续时间长，恢复缓慢（图 6-16）。一般认为是胎盘功能不良、胎儿缺氧的表现。

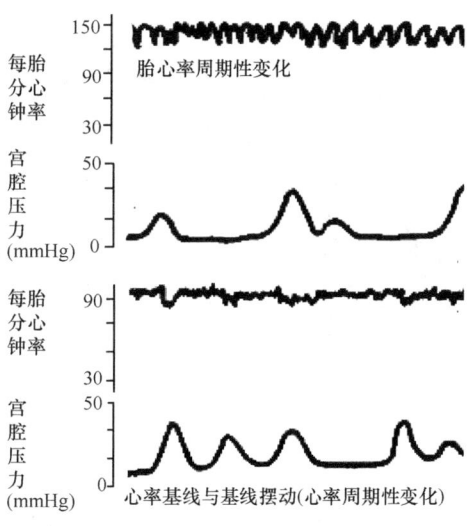

图 6-13　胎心率与基线摆动

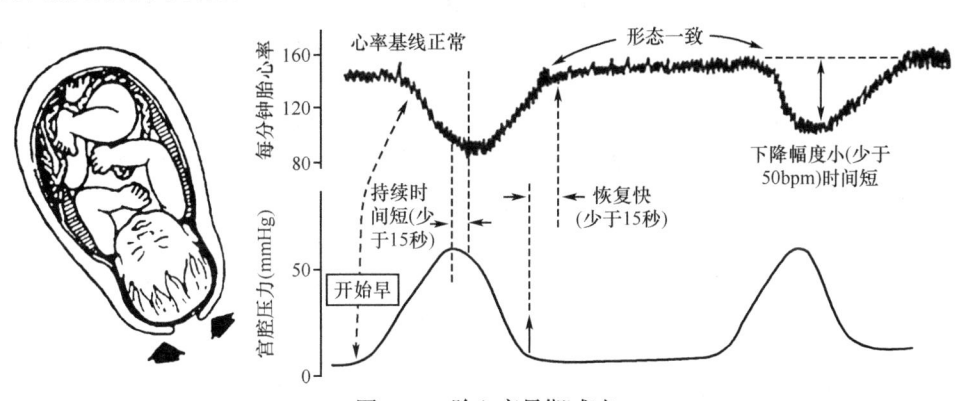

图 6-14　胎心率早期减速

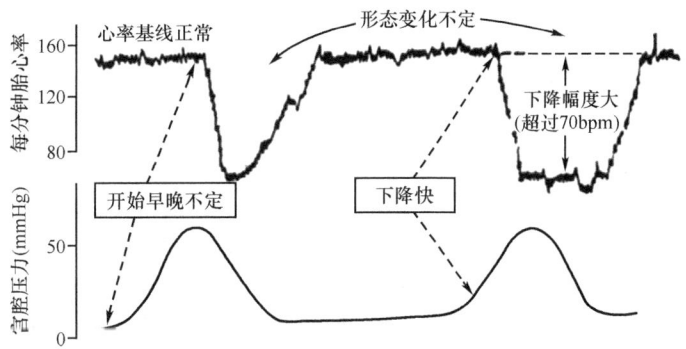

图 6-15　胎心率变异减速

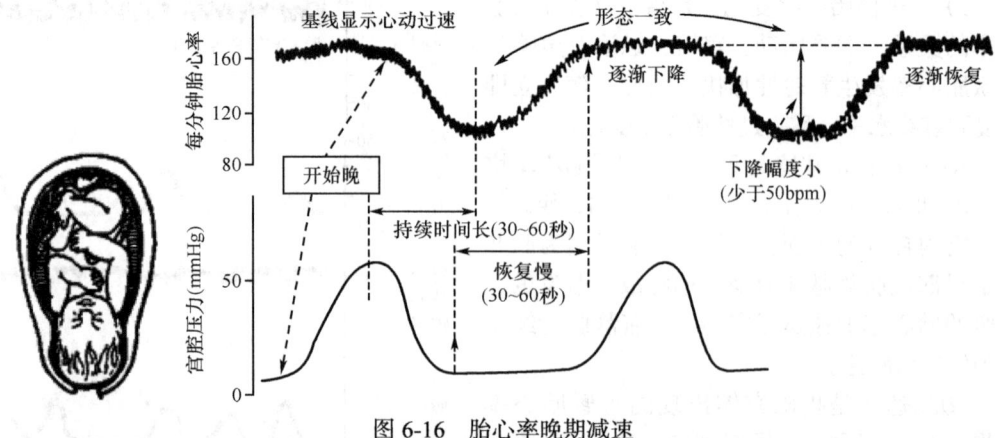

图6-16 胎心率晚期减速

(2) 预测胎儿宫内储备能力：包括无应激试验、缩宫素激惹试验。

1) 无应激试验（NST）：通过胎动时胎心率的变化，了解胎儿的储备能力。一般认为正常时20分钟内至少有3次胎动，胎动时胎心率加速＞15次/分，持续时间＞15秒为有反应型，说明胎儿宫内状况良好；若胎动时无胎心率加速或胎动时胎心率加速＜15次/分，持续时间＜15秒为无反应型，应寻找原因，及时处理，同时应除外胎儿睡眠，可延长40分钟并催醒胎儿。

2) 缩宫素激惹试验（OCT）：又称宫缩应激试验（CST），是一种通过用缩宫素诱导宫缩记录20分钟内宫缩时胎心率的变化，了解胎盘一过性缺氧的负荷试验来检查胎心的反应性。若20分钟内连续出现3次以上晚期减速，胎心基线率变异减少，＜5次/分，胎动后胎心率无加速为OCT阳性，提示胎盘功能减退；若胎心基线率无晚期减速，胎动后胎心率加速为OCT阴性，提示胎盘功能良好，一周内胎儿无死亡危险。

5. 胎儿心电图监测　胎儿心电图是经母体腹壁或宫内胎儿体表所记录的胎儿心脏活动的电位及其心脏传导现象的图形。依据胎儿心电图形可推测胎儿宫内发育情况、胎盘功能及胎儿是否缺氧。

6. 羊膜镜检查　羊膜镜可在直视下观察胎膜内羊水的性状及颜色。正常羊水为淡青色或乳白色，混有胎脂。若羊水中混有胎粪则羊水显黄绿色、绿色甚至棕黄色，提示胎儿窘迫。因胎儿缺氧可引起迷走神经兴奋、肠蠕动增加、肛门括约肌松弛使胎粪排于羊水中。胎死宫内时羊水呈棕色、紫色或暗红色浑浊状。

二、胎盘功能检查

通过胎盘功能检查可以间接了解胎儿在宫内的情况。胎盘功能检查的方法很多，可酌情选择。

1. 胎动　与胎盘功能状态密切，胎盘功能低下时胎动减少。胎动计数，≥6次/2小时为正常，＜6次/2小时提示胎儿宫内缺氧。

2. 孕妇尿中雌三醇（E_3）测定　一般测24小时尿中雌三醇含量＞15mg为正常值，10～15mg为警戒值，＜10mg为危险值。若妊娠晚期连续多次测得此值＜10mg/24小时，表示胎盘功能低下。若测孕妇随意尿雌激素/肌酐（E/Cr）比值，＞15为正常，10～15为警戒值，＜10为危险值。

另外，测定孕妇血清游离雌三醇值，正常足月妊娠时临界值为40nmol/L，若低于此值提示胎盘功能低下。

3. 孕妇血清胎盘生乳素（HPL） 妊娠足月时 HPL 正常值为 4～11mg/L，若足月妊娠时该值＜4mg/L 或突然降低 50%，提示胎盘功能低下。

4. 孕妇血清妊娠特异性糖蛋白 若该值于妊娠足月＜170mg/L，提示胎盘功能低下。

5. 缩宫素激惹试验（OCT） NST 无反应型者需 OCT。OCT 阳性，提示胎盘功能低下。

6. 阴道脱落细胞检查 阴道脱落细胞检查可判断胎盘功能。

7. 胎儿电子监护仪与 B 超联合生物物理检测（Manning）**评分法**（表 6-2） 也能提示胎盘功能情况。

表 6-2 胎儿生物物理监测评分法

项目	2分（正常）	0分（异常）
无应激实验（20分钟）	≥2次胎动伴胎心率加速≥15次/分，持续≥15秒	＜2次胎动，胎心加速＜15次/分，持续＜15秒
胎儿呼吸运动（30分钟）	≥1次，持续≥30秒	无或持续＜30秒
胎动（30分钟）	≥3次躯干和肢体活动（连续出现计1次）	≤2次躯干和肢体活动；无活动或肢体完全伸展
肌张力	≥1次躯干和肢体伸展复屈，手指摊开合拢	无活动；肢体完全伸展；伸展缓慢，部分复屈
羊水量	最大羊水暗区垂直直径≥2cm	无或最大暗区垂直直径＜2cm

根据电子胎儿监护和 B 超联合检测胎儿宫内缺氧情况：满分为 10 分；10～8 分无急慢性缺氧；8～6 分可能有急或慢性缺氧；6～4 分有急或慢性缺氧；4～2 分有急性缺氧伴慢性缺氧；0 分有急慢性缺氧。

考点： 胎盘功能检查

护考链接

刘某，停经 40+5 周，行胎盘功能检查，下列哪项不正确（ ）

A. 胎动计数，≥6 次/2 小时为正常

B. 孕妇尿中雌三醇（E_3）测定，一般测 24 小时尿中雌三醇含量＞15mg 为正常

C. 缩宫素激惹试验（OCT）阳性，提示胎盘功能低下

D. 孕妇血清胎盘生乳素（HPL），若足月妊娠时该值＜4mg/L 或突然降低 50%，提示胎盘功能正常

E. 胎儿监护和 B 超联合检测胎儿宫内缺氧情况：10～8 分无急慢性缺氧

分析： 孕妇血清胎盘生乳素（HPL），妊娠足月时 HPL 正常值为 4～11mg/L，若足月妊娠时该值＜4mg/L 或突然降低 50%，提示胎盘功能低下。故选 D。

三、胎儿成熟度检查

（一）孕周核实

孕周即胎儿的孕龄。孕龄满 37 周胎儿发育成熟。测量胎儿顶臀长（CRL）是目前核对胎龄最准确的参数。

（二）胎盘成熟度检查

随着孕周增长，胎盘逐渐发育成熟。胎盘成熟度分四级：0级为未成熟，多见于中孕期；Ⅰ级开始趋向成熟，多见于孕29～36周；Ⅱ级为成熟期，多见于孕36周以后；Ⅲ级为胎盘已成熟并趋向老化，多见于孕38周以后。

（三）胎儿体重的估计

胎儿体重是判断胎儿成熟度的一项重要指标。胎儿体重≥2500g发育成熟。目前临床上主要依靠宫高、腹围的测量和B超检查估计胎儿体重。测量子宫底高度、腹围是临床上常用的指标。常用的估算公式：胎儿体重（g）=宫高（cm）×腹围（cm）+200。

（四）羊水检查

1. **羊水中卵磷脂/鞘磷脂比值**（L/S） 该值>2，提示胎儿肺已成熟。
2. **羊水中肌酐值** 若该值≥176.8μmol/L（2mg%），提示胎儿肾脏已成熟。
3. **羊水中胆红素类物质值** 若用ΔOD450测该值<0.02，提示胎儿肝已成熟。
4. **羊水中淀粉酶值** 若淀粉酶值≥450U/L，提示胎儿唾液腺成熟。
5. **羊水中脂肪细胞出现率** 若该值达20%，提示胎儿皮肤已成熟。

四、胎儿先天畸形及遗传性疾病的宫内诊断

有条件者可选择以下方法：

1. **遗传细胞学检查** 妊娠早期取绒毛或妊娠16～20周抽取羊水或脐血，也可从孕妇外周血提取胎儿细胞做染色体核型分析，了解染色体的数目与结构的变化。
2. **B超** 检查无脑儿、脑积水儿及脊柱裂儿等。
3. **羊水中的酶与蛋白测定** 诊断代谢缺陷病、开放性神经管缺陷。

案例6-2分析

妊娠晚期进行胎儿宫内监护、胎盘功能检查及胎儿成熟度检查及胎儿健康状况的评估。教会刘女士自己监护胎动方法。

第3节 产科合理用药

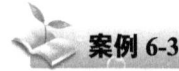

案例6-3

女性，28岁。孕3产0，停经45天，下腹部不适伴少量阴道流血2小时，来医院寻求医生的帮助，询问需要用什么药物治疗，担心用药影响胎儿的发育。

问题：应该对患者采取什么措施？

孕妇在妊娠期间可能因为并发各种疾病而应用药物。而妊娠是个特殊的生理时期，药物在孕妇体内发生的药物代谢动力学和药效动力学也会与非妊娠期有明显的不同；药物可直接作用于胚胎，对其产生影响；也可通过生物转化为代谢产物间接具有致畸作用。妊娠期母体各项生理变化也会影响药物的吸收、分布、代谢、排泄，对药物的毒性产生不同程度的影响。所以孕产妇要合理用药。

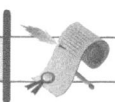

（一）药物对不同妊娠时期的影响

1. 妊娠前期 女性发育成熟到卵子受精前的一段时期。此期，一般用药比较安全。但孕前应注意在体内半衰期长的药物，此类药物可能会影响胚胎的正常生长。

2. 受精第 1~14 天 此期的受精卵与母体组织尚未直接接触，还在输卵管或宫腔分泌液中，故着床前期用药对其影响不大。药物影响囊胚的必备条件是药物必须进入分泌液达到一定浓度才能起作用，若药物对囊胚的毒性极强，可以造成极早期流产。

3. 受精第 5~12 周 是药物的致畸敏感期。此期胚胎、胎儿各器官处于高度分化、迅速发育、不断形成的阶段。首先心脏、脑开始分化发育，随后是眼和四肢等。此期孕妇用药其毒性能干扰胚胎、胎儿组织细胞的分化。任何部位的细胞受到意外毒性的影响，均可能造成某一部位的组织或器官发生畸形。药物毒性作用出现越早，发生畸形可能越严重。

4. 妊娠 12 周以后至分娩期 胎儿各器官已形成，药物致畸作用明显减弱。但对于尚未分化完成的器官，如生殖系统，某些药物还可能对其产生影响，而神经系统因在整个妊娠期间持续分化发育，故药物对神经系统的影响可以一直存在。

分娩期用药也应考虑到对即将出生的新生儿有无影响。

（二）孕产妇用药原则

（1）必须有明确指征，避免不必要的用药；在医生指导下用药，不要擅自应用药物。

（2）能用一种药物就避免联合用药；用疗效较肯定的药物，避免使用尚未确定疗效且对胎儿有不良影响的新药。

（3）能用小剂量药物就避免用大剂量药物；应严格掌握药物剂量和用药持续时间，注意及时停药。

（4）妊娠早期若病情允许，尽量推迟到妊娠中晚期再用药。

考点：产妇用药原则

（5）若病情必须在妊娠早期应用对胚胎、胎儿有害的致畸药物，应先终止妊娠，然后再用药。

护考链接

张女士，于 1 个月前口服紧急避孕药，现停经 41 天，咨询用药是否影响胎儿，解释产妇用药原则（　　）

A. 必须有明确指征，避免不必要的用药
B. 能用一种药物就避免联合用药
C. 能用小剂量药物就避免用大剂量药物
D. 妊娠早期若病情允许，尽量推迟到妊娠中晚期再用药
E. 以上都是

分析：ABCD 均是孕妇用药原则，故选 E。

（三）药物对胎儿的危害性等级

美国食品药品监督管理局（FDA）按药物对胎儿的致畸情况，将药物对胎儿的危害性等级分为 A、B、C、D、X 五个级别。

A 级：经临床对照研究，无法证实药物在妊娠早期与中晚期对胎儿有危害作用，对胎儿伤害可能性最小，是无致畸性的药物。如适量维生素。

B级：经动物实验研究，未见对胎儿有危害。无临床对照实验，未得到有害证据。可以在医师观察下使用。如青霉素、红霉素、地高辛、胰岛素等。

C级：动物实验表明，对胎儿有不良影响。由于没有临床对照实验，只能在充分权衡药物对孕妇的益处、胎儿潜在利益和对胎儿危害情况下，谨慎使用。如庆大霉素、异丙嗪、异烟肼等。

D级：有足够证据证明对胎儿有危害性。只有孕妇有生命威胁或患严重疾病，而其他药物又无效的情况下考虑使用。如硫酸链霉素等。

X级：动物和人类实验证实会导致胎儿畸形。在妊娠期间或可能妊娠的妇女禁止使用。如甲氨蝶呤、已烯雌酚等。

妊娠12周前，不宜用C、D、X级药物。

（四）常用药物对胎儿的影响（表6-3）

表6-3 常用药物对胎儿的影响

药名	给药时期	不良影响
链霉素	妊娠期	耳聋
已烯雌酚	妊娠期	女胎青春期患阴道腺病，男胎女性化，睾丸发育不全
雄激素	妊娠早期	女胎男性化
肾上腺皮质激素	妊娠早期	腭裂、无脑儿、死胎、成骨迟缓并肢畸形
苯巴比妥	妊娠期	四肢畸形、肝脑缺如
华法林	妊娠早期	小头畸形、大脑发育不良、先天性失眠
丙硫氧嘧啶	妊娠期	甲状腺肿、智力低下、成骨迟缓
甲氨蝶呤	妊娠早期	无脑儿、脑积水、腭裂、流产
环磷酰胺	妊娠早期	四肢及鼻畸形、腭裂、耳缺如

案例 6-3 分析
应该帮助患者选择对胎儿无危害性的药物保胎，并严密监护胎儿的情况是否正常。

第4节 孕期常见症状及处理

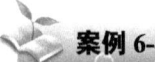

案例 6-4

李女士，孕35+5周。近1个月出现下肢水肿、尿频尿急来医院寻求医生的帮助，担心胎儿是否正常发育。

问题：妊娠期常见异常症状有哪些？

妇女妊娠后因全身各系统均发生一系列的变化，可致多种症状的出现。有些症状属于生理性的，而有些则属于病理性的。

一、异常症状的判断

孕妇出现下列症状时应立即就诊：阴道出血、头痛、眼花、寒战发热、妊娠3个月后仍持续呕吐、腹部疼痛、胸闷、心悸、气短、液体突然自阴道流出、胎动计数突然减少等。

二、恶心、呕吐

约半数孕妇在妊娠6周左右出现食欲缺乏、倦怠、恶心、呕吐等早孕反应,12周左右消失。处理:清淡饮食,少量多餐;给予精神鼓励和支持;必要时可给予维生素 B_6 10～20mg,每日3次口服;如妊娠12周以后仍继续呕吐,甚至影响孕妇营养时,应考虑妊娠剧吐的可能,需住院规范治疗。

三、便　　秘

是妊娠常见的症状,尤其是妊娠前即有便秘者。预防便秘;每日清晨饮一杯温开水;多吃易消化富含纤维素的新鲜蔬菜和水果;养成按时排便的良好习惯;进行适当的运动;必要时可在医生指导下用温和缓泻药,如开塞露、甘油栓,使粪便润滑容易排除。禁用峻泻药及灌肠,以免引起流产或早产。

未经医生允许不可随便用大便软化剂或轻泻药。

四、尿　　频

孕妇在妊娠最初3个月及末3个月发生尿频尿急多因增大的妊娠子宫压迫所致。无需处理,有尿意时及时排空,此现象产后可逐渐消失。

五、白带增多

妊娠妇女白带量多,以妊娠最初3个月及末3个月明显,是妊娠期正常的生理变化。处理:穿透气性好的棉质内裤;保持外阴清洁,但严禁阴道冲洗;有些妇女妊娠期易发生外阴阴道假丝酵母菌病,需在医生指导下用药治疗;其他病原体感染,要及时治疗。

六、贫　　血

孕妇于妊娠中晚期对铁的需求量增多,易发生缺铁性贫血。单靠饮食补充明显不足。预防贫血:增加含铁食物的摄入,如动物的肝脏、瘦肉、蛋黄等;自妊娠4～5个月开始补充铁剂,如硫酸亚铁加水果汁送服,以促进铁的吸收,且应在餐后20分钟服用,以减轻对胃肠道的刺激;若已出现贫血经检查除外其他原因,则应增加剂量,口服硫酸亚铁0.6g,每日1次,同时补充维生素C或稀盐酸,同时服用钙剂增加铁的吸收。

七、腰　背　痛

妊娠期间关节韧带松弛,孕晚期增大的子宫使躯体重心前移,为保持平衡,腰椎向前突,使背肌处于持续紧张状态,孕妇常出现腰酸背痛。处理:孕妇宜穿平跟软底鞋;休息时,腰背部垫枕头可缓解疼痛;必要时应卧床休息、局部热敷;若疼痛明显者,应及时查找原因,进行治疗。

八、下肢、外阴静脉曲张

孕妇易发生下肢、外阴静脉曲张,系因增大子宫压迫下腔静脉使股静脉压力增高所致。处理:妊娠晚期避免长时间站立、行走;可穿弹力裤或者袜,但不宜穿阻碍血液循环的衣和裤;

注意时常抬高下肢,以促进血液回流;分娩时还应防止外阴部曲张的静脉破裂。

九、下肢肌肉痉挛

下肢肌肉痉挛是孕妇缺钙的表现,妊娠晚期多见,肌肉痉挛多发生在小腿腓肠肌,常在夜间发作,多能迅速缓解。处理:饮食中增加钙的摄入;遵医嘱口服钙剂,维生素A、维生素D;如发生下肢肌肉痉挛,嘱孕妇背屈肢体,站直前倾,或局部热敷按摩,直至痉挛消失。

十、下肢水肿

孕妇在妊娠晚期易发生下肢水肿,经休息后可消退,属于正常现象。处理:避免长时间站或坐;孕妇左侧卧位;垫高下肢;如下肢明显凹陷性水肿或经休息后不消退者,应及时诊治,警惕妊娠期高血压疾病、妊娠合并肾病等。

十一、仰卧位低血压

妊娠晚期,孕妇若长时间仰卧位,由于增大的子宫压迫下腔静脉,可使回心血量及心排出量减少,出现低血压,此时孕妇改为侧卧位,血压迅速恢复正常。妊娠晚期孕妇宜多以左侧卧位休息为佳,避免长时间仰卧位。

十二、痔　疮

痔静脉曲张可在妊娠期间首次出现,妊娠也可使已有的痔疮复发和加重。处理:①多吃蔬菜,少吃辛辣;②温水坐浴;③在医生指导下应用治疗痔疮的药物。

> **案例 6-4 分析**
> 李女士,孕35+5周,近1个月出现下肢水肿、尿频尿急来医院寻求帮助,应该帮助李女士学会判断妊娠期异常症状,孕末3个月发生尿频尿急多因妊娠子宫压迫所致,无需处理。下肢水肿系因增大子宫压迫下腔静脉使股静脉压力增高静脉回流受阻所致。李女士应避免长时间站立、行走;注意时常抬高下肢。

> **小结**
> 通过产前检查与孕期保健,可以及时发现高危妊娠,并能及时处理,使孕产妇及围产儿安全度过孕期。①产前检查除了确诊早孕并推算预产期外,还应详细询问病史,进行全面系统的全身检查、妇科检查及辅助检查。了解胎儿大小、胎产式、胎先露和胎方位。通过测量骨盆,了解骨盆的大小、形状,进而判断胎儿能否经阴道分娩。②胎儿健康状况的评估方法主要包括胎儿宫内情况监护、胎盘功能检查、胎儿成熟度检查和胎儿先天畸形及遗传性疾病的宫内诊断。③孕妇在妊娠期间可能因为并发各种疾病而应用药物。而妊娠是个特殊的生理时期,药物在孕妇体内发生的药物代谢动力学和药效动力学也会与非妊娠期有明显的不同;药物可直接作用于胚胎,对其产生影响;也可通过生物转化为代谢产物间接具有致畸作用。④妇女妊娠后因全身各系统均发生一系列的变化,可致多种症状的出现。有些症状属于生理性的,而有些则属于病理性的。应判断妊娠期异常症状及时处理。

第6章 产前检查与孕期保健

自测题

选择题

A_2 型题

1. 宋女士，孕40周。正常妊娠，则羊水量应为（　）
   A. 450ml　　　　B. 800ml
   C. 1000ml　　　 D. 1500ml
   E. 2000ml

2. 王女士，29岁。现孕32周，长时间仰卧位后血压下降，其主要原因是（　）
   A. 回心血量减少　　B. 脉率增快
   C. 脉压增大　　　　D. 脉压减少
   E. 回心血量增加

3. 孕妇，28岁。末次月经为2014年6月18日，该孕妇的预产期为（　）
   A. 2015年8月15日　　B. 2015年3月25日
   C. 2015年11月18日　 D. 2015年4月2日
   E. 2015年2月15日

4. 孕妇孕20周行自计胎动计数，正常的是（　）
   A. ≥6次/2小时　　　B. ≥10次/2小时
   C. ≥30次/2小时　　 D. ≥3次/2小时
   E. ≥5次/2小时

5. 张女士，孕34周，血容量比未孕时约增加（　）
   A. 35%　　　　B. 45%
   C. 50%　　　　D. 60%
   E. 65%

6. 孕妇，孕30周，胎方位为枕左前位，听胎心音的部位应该在（　）
   A. 脐下右侧　　B. 脐下左侧
   C. 脐上右侧　　D. 脐上左侧
   E. 脐周围

7. 李女士，28岁。平素月经周期规律，现停经56天，近几天晨起恶心、呕吐、厌油腻，尿频，最先考虑（　）
   A. 肾盂肾炎　　　B. 病毒性肝炎
   C. 妊娠剧吐　　　D. 早期妊娠
   E. 继发性肝炎

8. 孕妇，末次月经不详，自述停经半年多，检查发现宫底位于脐上3横指处，胎心142次/分。该孕妇可能的孕周是（　）
   A. 28周末　　　B. 24周末
   C. 26周末　　　D. 30周末
   E. 32周末

9. 孕妇，37周。四部触诊结果示：宫底部触及硬而圆的胎头，在耻骨联合上方触及软而宽不规则的胎臀，胎背位于母体腹部右前方，胎心音于脐上右侧听到。则胎方位为（　）
   A. 枕右前　　　B. 枕左前
   C. 骶右前　　　D. 骶左前
   E. 骶左后

10. 孕妇，30岁。妊娠39周，宫高30cm，胎心145次/分，骨盆外测量结果：髂棘间径25cm，髂嵴间径28cm，骶耻外径19cm，坐骨结节间径9cm，应再测量下列哪项（　）
    A. 耻骨弓角度　　B. 坐骨棘间径
    C. 出口后矢状径　D. 尾骨活动度
    E. 对角径

（王彩霞）

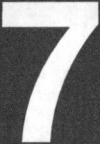

第7章 正常分娩及护理

"十月怀胎,一朝分娩",孕妇经历了十月的妊娠,终于到了分娩期。准妈妈到了这个重要的时刻,既感到兴奋又很紧张,她的宝宝将如何娩出呢?有哪些因素影响胎儿的娩出呢?孕妇应如何应对分娩期的疼痛呢?这一章将会告诉你答案。

妊娠满28周及以上,胎儿及其附属物自临产发动开始到由母体全部娩出的全过程,称为分娩。妊娠满28周至不满37足周(196～258日)期间分娩称为早产;妊娠满37周至不满42足周(259～293日)期间分娩称为足月产;妊娠满42周(294日)及以上分娩,称为过期产。

第1节 影响分娩的因素

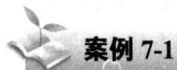

案例 7-1

孕妇31岁。因停经39周,阵发性腹痛1小时入院。查体:一般情况好,心肺无异常,腹隆起如足月妊娠大小,宫高33cm,腹围96cm,胎心145次/分,LOA,胎头已入盆,宫缩30～40秒/5～6分,骨盆外测量正常。

问题:1. 该产妇能顺产吗?
   2. 影响分娩的因素有哪些?
   3. 还应做哪些检查?

影响分娩的四因素为产力、产道、胎儿及精神心理因素。若各因素均正常并能相互适应,胎儿能顺利经阴道自然娩出,则为正常分娩。正常分娩依靠产力将胎儿及其附属物排出体外,但同时必须有足够大的产道让胎儿通过。而产力又受胎儿大小、胎位及产道的影响。此外,还受精神心理因素的干预。

一、产 力

将胎儿及其附属物从子宫内逼出的力量称为产力。产力包括子宫收缩力(宫缩)、腹肌及膈肌收缩力(腹压)和肛提肌收缩力。

(一)子宫收缩力

是临产后的主要产力,贯穿于整个分娩过程。临产后的宫缩能迫使宫颈管变短直至消失、宫口扩张、胎先露部下降和胎盘、胎膜娩出。临产后的正常宫缩特点:

1. 节律性 宫缩的节律性是临产重要标志。正常宫缩是宫体肌不随意、有规律的阵发性收缩伴有疼痛,故有"阵痛"之称。每次阵缩总是由弱渐强(进行期),持一定时间(极期），随后由强渐弱（退行期），直至消失进入间歇期（图 7-1）。间歇期子宫肌肉松弛。阵缩如此反复出现，直至分娩全过程结束。

临产开始时，宫缩持续约 30 秒，间歇期 5～6 分钟。宫缩随产程进展持续时间逐渐延长，间歇期逐渐缩短。当宫口开全（10cm）后，宫缩持续时间长达 60 秒，间歇期缩短至 1～2 分钟。宫缩强度也随产程进展逐渐增加，宫腔内压力由临产初期 25～30mmHg，至第一产程末可增至 40～60mmHg，第二产程宫缩极期可高达 100～150mmHg，阵痛也随之加重，而间歇期宫腔内压力仅为 6～12mmHg。宫缩时，子宫肌壁血管及胎盘受压，致使子宫血流量减少。但于宫缩间歇期，子宫血流量又恢复到原来水平，胎盘绒毛间隙的血流量重新充盈。宫缩节律性对胎儿有利。

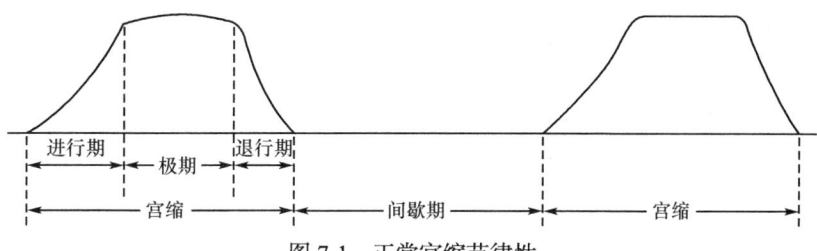

图 7-1　正常宫缩节律性

2. 对称性　正常宫缩起自两侧宫角部，以微波形式均匀协调地向宫底中线集中，左右对称，再以 2cm/ 秒速度向子宫下段扩散，约在 15 秒内扩展至整个子宫，此为宫缩的对称性（图 7-2）。

3. 极性　宫缩以宫底部最强、最持久，向下逐渐减弱，宫底部收缩力的强度几乎是子宫下段的 2 倍，此为宫缩的极性。

4. 缩复作用　宫体部平滑肌与其他部位的平滑肌和横纹肌不同，为收缩段。每当宫缩时，宫体部肌纤维缩短变宽，收缩后肌纤维虽又松弛，但不能完全恢复到原来长度，经过反复收缩，肌纤维越来越短，这种现象称缩复作用。缩复作用随产程进展使宫腔内容积逐渐缩小，使胎先露部不断下降及宫颈管逐渐短缩直至消失。

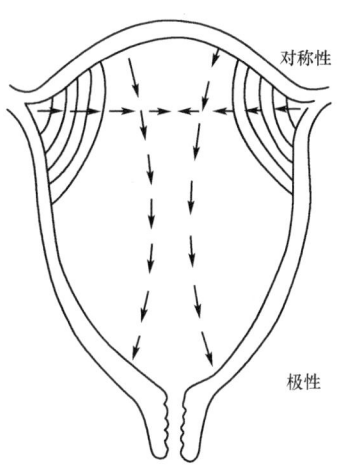

图 7-2　子宫收缩力的对称性及极性

（二）腹肌及膈肌收缩力

腹肌及膈肌收缩力是第二产程时娩出胎儿的重要辅助力量。当宫口开全后，胎先露部已降至阴道。每当宫缩时，前羊水囊或胎先露部压迫骨盆底组织及直肠，反射性地引起排便动作，产妇主动屏气，喉头紧闭向下用力，壁肌及膈肌强有力的收缩使腹内压增高，胎儿娩出。腹压在第二产程，特别是第二产程末期配以宫缩时运用最有效，否则容易使产妇疲劳和造成宫颈水肿，致使产程延长。腹压在第三产程还可促使已剥离的胎盘娩出。

（三）肛提肌收缩力

肛提肌收缩力可协助胎先露部在骨盆腔进行内旋转。当胎头枕部露于耻骨弓下时，能协助胎头仰伸及娩出。胎儿娩出后，当胎盘降至阴道时，肛提肌收缩力有助于胎盘娩出。

考点：产力包括的力量以及主要力量

二、产 道

产道是胎儿娩出的通道,分为骨产道与软产道两部分。

(一)骨产道

骨产道指真骨盆,是产道的重要部分,骨产道的大小、形状与分娩关系密切(参见第2章第1节)。

(二)软产道

软产道是由子宫下段、宫颈、阴道及骨盆底软组织构成的弯曲管道。

1. 子宫下段的形成 子宫下段由非孕时长约1cm的子宫峡部伸展形成。子宫峡部于妊娠12周后逐渐扩展成为宫腔的一部分,妊娠末期逐渐被拉长形成子宫下段。临产后的规律宫缩使子宫下段拉长达7~10cm,肌壁变薄成为软产道的一部分。由于子宫肌纤维的缩复作用,子宫上段肌壁越来越厚,子宫下段肌壁被牵拉越来越薄(图7-3)。由于子宫上下段的肌壁厚薄不同,在两者间的子宫内面有一环状隆起,称为生理缩复环。正常情况下,此环不易自腹部见到。

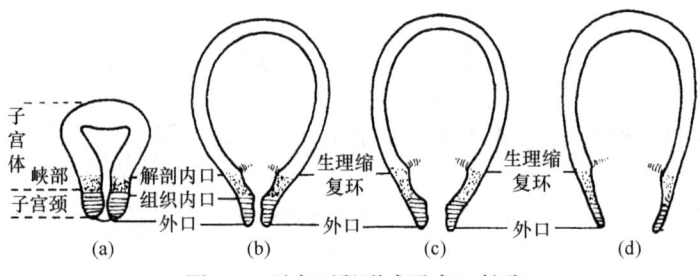

图7-3 子宫下段形成及宫口扩张

2. 宫颈的变化

(1)宫颈管消失:临产前的宫颈管长2~3cm,初产妇较经产妇稍长。临产后的规律宫缩牵拉宫颈内口的子宫肌纤维及周围韧带,加之胎先露部支撑前羊水囊呈楔状,使宫颈内口向上向外扩张,宫颈管形成漏斗形,此时宫颈外口变化不太,随后宫颈管短缩直至消失。初产妇多是宫颈管先消失,宫口后扩张;经产妇多是宫颈管消失与宫口扩张同时进行。

(2)宫口扩张:临产前,初产妇的宫颈外口仅容一指尖,经产妇能容纳一指。临产后,宫口扩张主要是子宫收缩及缩复向上牵拉的结果。胎膜在宫口近开全时自然破裂。破膜后,胎先露部直接压迫宫颈,扩张宫口的作用更明显。产程不断进展,当宫口开全(10cm)时,妊娠足月胎头方能通过。

3. 骨盆底、阴道及会阴的变化 前羊水囊及胎先露部先将阴道上部撑开,破膜后胎先露部下降直接压迫骨盆底,使软产道下段形成一个向前弯的长筒。前壁短后壁长。阴道外口开口向前上方,肛提肌向下及向两侧扩展,肌束分开,肌纤维拉长,使5cm厚的会阴体变为2~4mm,以利胎儿通过。分娩时,会阴体虽能承受一定压力,但若保护不当,也易造成会阴裂伤。

三、胎 儿

胎儿能否顺利通过产道,除产力和产道因素外,还取决于胎儿大小、胎位及有无畸形。

（一）胎儿大小

在分娩过程中，胎儿大小是决定分娩难易的重要因素之一。胎儿过大致胎头径线大时，尽管骨盆正常大，因颅骨较硬，胎头不易变形，也可引起相对性头盆不称造成难产，这是因为胎头是胎体的最大部分，也是胎儿通过产道最困难的部分（胎头结构及径线参见第4章第2节内容）。

（二）胎位

产道为一纵行管道。若为纵产式，胎体纵轴与骨盆轴相一致，容易通过产道。头先露是胎头先通过产道，较臀先露容易娩出。矢状缝和囟门是确定胎位的重要标志。头先露时，在分娩过程中颅骨重叠，使胎头变形、周径变小，有利于胎头娩出。臀先露时，胎臀先娩出，较胎头周径小且软，阴道扩张不充分，当胎头娩出时又无变形机会，使胎头娩出困难。肩先露时，胎体纵轴与骨盆轴垂直，妊娠足月活胎不能通过产道，对母儿威胁极大。

（三）胎儿畸形

若有些胎儿畸形造成某一部分发育异常，如脑积水、联体儿等，由于胎头或胎体过大，故很难通过产道。

四、精神心理因素

分娩虽是生理现象，但分娩对于产妇确实是一种持久而强烈的应激源。分娩既可以产生生理上的应激，也可以产生精神心理上的应激。产妇一系列的精神心理因素，能够影响机体内部的平衡、适应力和健康。必须关注产妇精神心理因素对分娩的影响。相当数量的初产妇从各种渠道了解到有关分娩时的负面信息，害怕和恐惧分娩过程，担心疼痛、出血、发生难产、胎儿性别不理想、胎儿有畸形、有生命危险，致使临产后情绪紧张，常常处于焦虑、不安和恐惧的精神心理状态。

待产室陌生、孤独、嘈杂的环境，加之宫缩逐渐变频和增强，均能加剧产妇自身的紧张与恐惧，因此，在分娩过程中，产科医务人员应该耐心安慰产妇，讲解分娩是生理过程，尽可能消除产妇不应有的焦虑和恐惧心情，告知掌握分娩时必要的呼吸技术和躯体放松的技术，开展家庭式产房，允许丈夫、家人或有经验的人员陪伴分娩，以便使产妇顺利度过分娩全过程。

> **链接**
>
> **精神因素对分娩的影响**
>
> 心率加快、呼吸急促，致使子宫缺氧而引起宫缩乏力、宫口扩张缓慢、胎先露部下降受阻，产程延长现已证实，产妇的这种情绪改变会使机体产生一系列变化，如心率加快、呼吸急促、肺内气体交换不足，致使子宫缺氧收缩乏力、宫口扩张缓慢、胎先露部下降受阻，产程延长，产妇体力消耗过多，同时也促使产妇神经内分泌发生变化，交感神经兴奋，释放儿茶酚胺，血压升高，导致胎儿缺血缺氧，出现胎儿窘迫。

案例 7-1 分析

1. 一名产妇是否能顺产取决于影响分娩的四因素是否正常，是否能相互适应。该产妇目前情况是母体胎儿均正常，接下来的产程中继续观察，确保产程的顺利进行，胎儿能顺利娩出。
2. 影响分娩的因素有产力、产道、胎儿、产妇的精神心理因素。
3. 还应做胎心监护、胎儿B超等。

考点：影响分娩的四因素

第 2 节　枕先露的分娩机制

案例 7-2

孕妇 28 岁。因停经 40 周，阵发性腹痛 2 小时入院。入院后各项检查正常，经过 13 小时，该产妇自然分娩一女婴。

问题：1. 胎儿是如何通过产道娩出的？
　　　2. 经历了哪些过程？

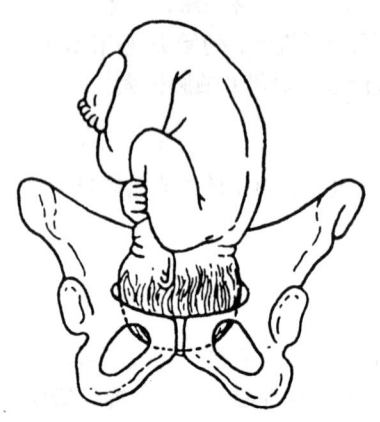

图 7-4　胎头衔接

分娩机制是指胎儿先露部随着骨盆各平面的不同形态，被动地进行一连串适应性转动，以其最小径线通过产道的全过程。临床上枕先露占 95.55～97.55%，又以枕左前位最多见，故以枕左前位的分娩机制为例详加说明。

（一）衔接

胎头双顶径进入骨盆入口平面，胎头颅骨最低点接近或达到坐骨棘水平，称衔接（图 7-4）。胎头取半俯屈状态以枕额径进入骨盆入口，胎头矢状缝坐落在骨盆入口右斜径上，胎头枕骨在骨盆左前方。经产妇多在分娩开始后胎头衔接，部分初产妇在预产期前 1～2 周胎头衔接。胎头衔接表明不存在头盆不称。若经产妇已临产而胎头仍未衔接，应警惕头盆不称。

（二）下降

胎头沿骨盆轴前进的动作称下降。下降动作贯穿于分娩全过程，与其他动作相伴随。下降动作呈间歇性，宫缩时胎头下降，间歇时胎头又稍退缩。临床上将胎头下降程度作为判断产程进展的重要标志之一。

（三）俯屈

当胎头以枕额径进入骨盆腔后，继续下降至骨盆底时，原来处于半俯屈的胎头枕部遇肛提肌阻力，借杠杆作用进一步俯屈，使下颏接近胸部，变胎头衔接时的枕额周径（平均 34.8cm）为枕下前囟周径（平均 32.6cm）（图 7-5），以适应产道形态，有利于胎头继续下降。

（四）内旋转

胎头围绕骨盆纵轴向前旋转，使其矢状缝与中骨盆及骨盆出口前后径相一致的动作称内旋转。内旋转从中骨盆平面开始至骨盆出口平面完成，以适应中骨盆及骨盆出口前后径大于横径的特点，有利于胎头下降。枕先露时，胎头枕部到达骨盆底最低位置，肛

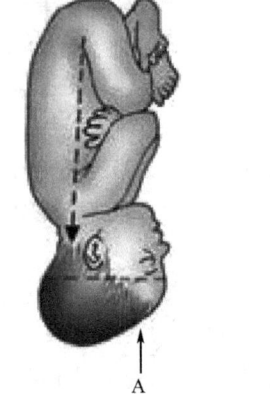 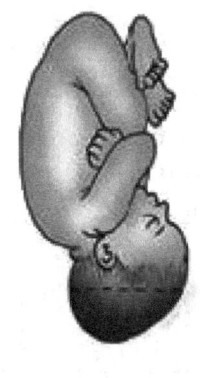

图 7-5　胎头俯屈

A. 胎头俯屈前状态；B. 胎头俯屈后状态

提肌收缩力将胎头枕部推向阻力小、部位宽的前方。枕左前位的胎头前向旋转45°（图7-6A）胎头向前向中线旋转45°时，后囟转至耻骨弓下（图7-6B）。胎头于第一产程末完成内旋转动作。

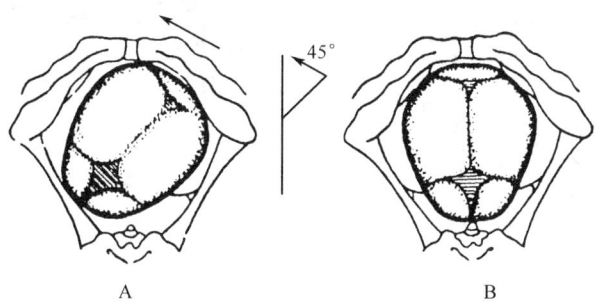

图7-6 胎头内旋转

（五）仰伸

完成内旋转后，当完全俯屈的胎头下降达阴道外口时，宫缩和腹压继续迫使胎头下降，而肛提肌收缩力又将胎头向前推进。两者共同作用的合力使胎头枕骨下部达耻骨联合下缘时，以耻骨弓为支点，胎头逐渐仰伸，胎头顶、额、鼻、口、颏依次娩出（图7-7）。

（六）复位及外旋转

胎头娩出时，胎儿双肩径沿骨盆入口左斜径下降。胎头娩出后，为了使胎头与胎肩回复正常关系，胎头枕部再向左旋转45°，称为复位。胎肩在盆腔内继续下降，前（右）肩向前向中线旋转45°，胎儿双肩径转成与骨盆出口前后径相一致的方向，胎头枕部则需在外继续向左旋转45°以保持胎头与胎肩的垂直关系，称为外旋转（图7-8）。

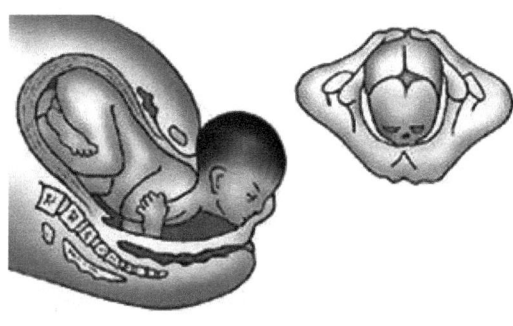

图7-7 胎头仰伸

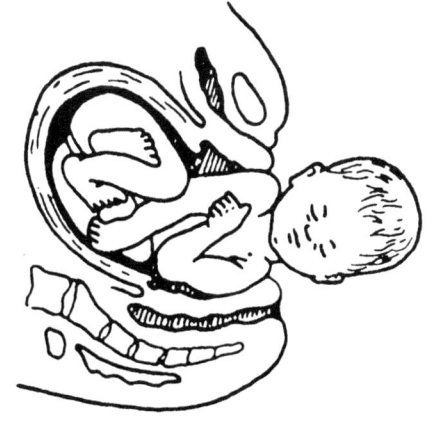

图7-8 胎头外旋转

（七）胎肩及胎儿娩出

胎头完成外旋转后，胎儿前（右）肩在耻骨弓下先娩出，随即后（左）肩从会阴前缘娩出（图7-9）。胎儿双肩娩出后，胎体及胎儿下肢随之取侧卧位顺利娩出。至此，胎儿娩出的全过程全部完成。

必须指出：分娩机制各动作虽分别介绍，但却是连续进行的。下降动作始终贯穿于分娩全过程。

案例7-2分析

1. 胎儿先露部为了适应产道各平面的不同形状，进行一系列适应性转动，以最小径线通过产道。

2. 经过了衔接、俯屈、下降、内旋转胎头仰伸娩出，再经过复位及外旋转等动作，胎肩娩出，然后整个胎儿娩出。

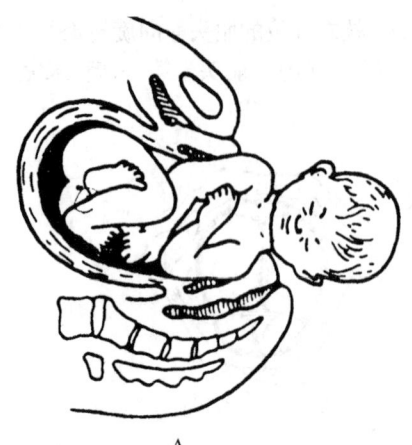
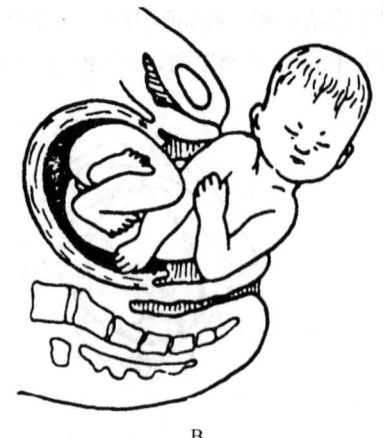

图 7-9 胎肩娩出
A. 前肩娩出；B. 后肩娩出

第 3 节 先兆临产、临产诊断与产程分期

案例 7-3

28 岁初产妇，因停经 40 周，阴道少量血性分泌物 1 小时于上午 8 点入院。查体：体温 37℃，脉搏 88 次/分，呼吸 20 次/分，血压 100/70mmHg。一般情况好，心肺正常，双下肢无水肿。产科检查：宫高 34cm，腹围 95cm，LOA，胎心 140 次/分，胎头已入盆，宫颈管未消失，宫口未开。骨盆外测量：IS23cm，IC25cm，EC19cm，TO9cm。产妇次日早晨 5 点腹部阵痛，下午 1 点宫口开全入产房，2 点 30 分娩出一男婴。
问题：该产妇产程正常吗？

分娩发动时，产妇出现各种症状，显示产程开始。

一、先兆临产

分娩发动前，出现预示孕妇不久将临产的症状称先兆临产。

（一）假临产

孕妇在分娩发动前，常出现假临产。其特点：①宫缩持续时间短且不恒定，间歇时间长且不规律，宫缩强度不增加；②宫缩时宫颈管不短缩，宫口不扩张；③常在夜间出现、清晨消失；④给予强镇静药能抑制宫缩。

（二）胎儿下降感

又称轻松感。多数孕妇自觉上腹部较前舒适，进食量较前增多，呼吸较前轻快，系胎先露部下降进入骨盆入口，使宫底位置下降而至。

（三）见红

大多数孕妇在临产前 24～48 小时，因宫颈内口附近的胎膜与该处的子宫壁分离，毛细血管破裂经阴道排出少量血液并与宫颈管内的黏液相混排出，称见红，是分娩即将开始比较可靠的征象。若阴道流血量较多，超过平时月经量，不应视为先兆临产，应考虑妊娠晚期出血如前置胎盘、胎盘早剥等。

二、临产诊断

临产开始的标志为有规律且逐渐增强的子宫收缩，持续30秒或以上，间歇5～6分钟，同时伴随进行性宫颈管消失、宫口扩张和胎先露部下降。用强镇静药不能抑制宫缩。

考点：分娩即将开始最可靠的征象，临产开始的标志

三、总产程及产程分期

总产程即分娩全过程，是指从开始出现规律宫缩直到胎儿胎盘娩出。临床分为三个产程。

1. 第一产程 又称宫颈扩张期。指临产开始直至宫口完全扩张即开全（10cm）为止。初产妇的宫颈较紧，宫口扩张较慢，需11～12小时；经产妇的宫颈较松，宫口扩张较快，需6～8小时。

2. 第二产程 又称胎儿娩出期。从宫口开全到胎儿娩出。初产妇需1～2小时；经产妇通常数分钟即可完成，但也有长达1小时者，但不应超过1小时。

3. 第三产程 又称胎盘娩出期。从胎儿娩出到胎盘胎膜娩出，即胎盘剥离和娩出的全过程，需5～15分钟，不应超过30分钟。

考点：三个产程的划分及各所需的时间

> **案例 7-3 分析**
>
> 正常。该产妇上午8点入院时为先兆临产，次日早晨5点进入产程，第一产程历时8小时，第二产程历时1小时30分。

第4节　分娩的临床经过、处理及护理

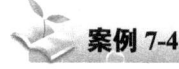

25岁初产妇。妊娠40周入院待产。今日上午5时始5～6分钟出现腹痛一次，10时来我院就诊。检查：每隔4～5分钟宫缩一次，持续30～45秒，中等强，枕左前位，胎心135次/分，宫口已开大5cm。

问题：1. 该产妇此时产程进展是否正常？如何判断？
　　　2. 护理人员应该从哪些方面进行护理和指导呢？

第一产程为宫颈扩张期，是产程的开始。在规律宫缩的作用下，宫口扩张和胎头下降。但与此同时，也可发生各种异常，须严密观察，确保产程进展顺利。

一、第一产程的临床经过、处理及护理

（一）第一产程的临床经过

1. 规律宫缩 产程开始时，出现伴有疼痛的子宫收缩，习称"阵痛"。开始时宫缩持续时间较短（约30秒）且弱，间歇期较长（5～6分钟）。随产程进展，持续时间渐长（50～60秒）且强度增加，间歇期渐短（2～3分钟）。当宫口近开全时，宫缩持续时间可长达1分钟或以上，间歇期仅1～2分钟。

2. 宫口扩张 宫口扩张是临产后规律宫缩的结果,通过肛诊或阴道检查,可以确定宫口扩张程度。当宫缩渐频且不断增强时,宫颈管逐渐短缩直至消失,宫口逐渐扩张。宫口于潜伏期扩张速度较慢,进入活跃期后宫口扩张速度加快,当宫口开全时,宫口边缘消失,子宫下段及阴道形成宽阔筒腔,有利于胎儿通过。若不能如期扩张,可能存在宫缩乏力、骨产道异常、胎位异常、头盆不称等原因。

3. 胎先露下降 胎头下降程度是决定能否经阴道分娩的重要观察指标。通过阴道检查或肛查,能够明确胎头颅骨最低点的位置,并能协助判断胎方位。

4. 胎膜破裂 简称破膜。胎儿先露部衔接后,将羊水阻断为前后两部,在胎先露部前面的羊水,称前羊水,约100ml。当羊膜腔压力增加到一定程度时胎膜自然破裂。破膜多发生在宫口近开全时。

(二)第一产程的处理

为了细致观察产程,做到检查结果记录及时,发现异常能尽早处理,目前多采用产程图(图7-10)。产程图横坐标为临产时间(小时),纵坐标左侧为宫口扩张程度(cm),右侧为胎先露下降程度,画出宫口扩张曲线和胎头下降曲线,使产程进展一目了然。

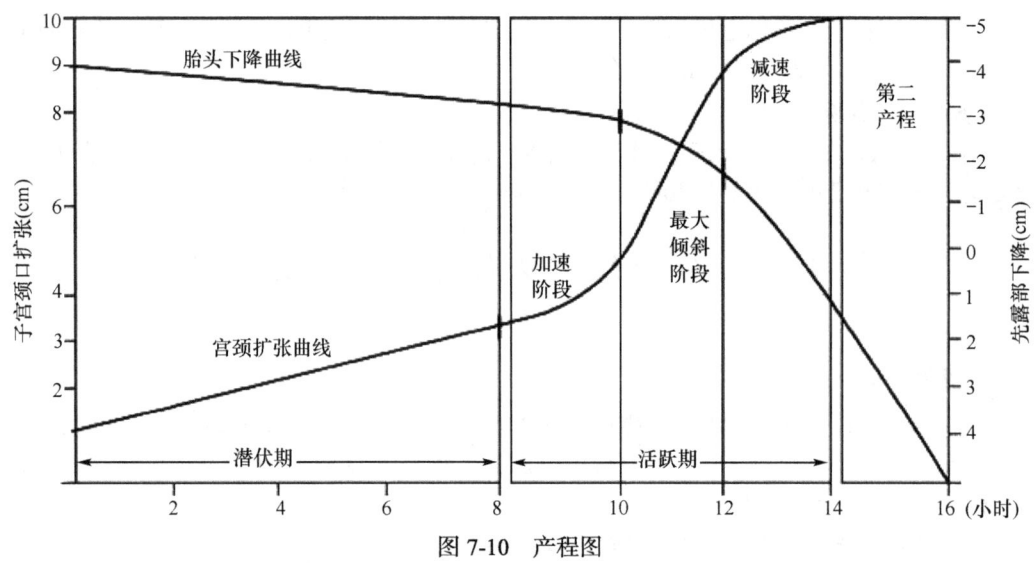

图 7-10 产程图

1. 观察子宫收缩 产程中必须连续定时观察并记录宫缩持续时间、间歇时间及强度,掌握其规律,指导产程进行。检测宫缩最简单的方法是助产人员将手掌放于产妇腹壁上,宫缩时宫体部隆起变硬,间歇期松弛变软。用胎儿监护仪描记宫缩曲线,可以看出宫缩强度、频率和每次宫缩持续时间,是反映宫缩的客观指标。

2. 观察胎心情况 胎心监测是产程中极为重要的观察指标。

(1)听诊器:有普通听诊器、木制胎心听诊器和电子胎心听诊器3种,现常使用电子胎心听诊器。胎心听取应在宫缩间歇时。潜伏期应每隔1~2小时听胎心一次。进入活跃期后,宫缩频时应每15~30分钟听胎心一次,每次听诊1分钟。此法简便,但仅能获得每分钟的胎心率,不能分辨瞬间变化,不能识别胎心率的变异及其与宫缩、胎动的关系,容易忽略胎心率的早期改变。

(2)胎心监护仪:多用外监护描记的胎心曲线。将测量胎心的探头置于胎心音最响亮的部位,以窄腹带固定于腹壁上,观察胎心率的变异及其与宫缩、胎动的关系。此法较客观地判断胎儿在宫内的状态。

3. 宫口扩张及胎头下降 描记出宫口扩张曲线及胎头下降曲线,是产程图中重要的两项。最能说明产程进展情况,并能指导产程的处理。只有掌握宫口扩张及胎头下降的规律性,才能避免在产程进展中进行不适当干预。

(1) 宫口扩张曲线:将第一产程分为潜伏期和活跃期。潜伏期是指从开始出现规律宫缩至宫口扩张3cm。此期间扩张速度较慢,平均每2～3小时扩张1cm,约需8小时,最大时限为16小时。活跃期是指宫口扩张3～10cm。此期间扩张速度明显加快,约需4小时,最大时限为8小时。活跃期又划分3期,最初是加速期,指宫口扩张3～4cm,约需1小时30分钟;接着是最大加速期,指宫口扩张4～9cm,约需2小时;最后是减速期,指宫口扩张9～10cm,约需30分钟,然后进入第二产程。

考点:潜伏期和活跃期的概念是执业护士考试的常考内容,注意记准时间,并能灵活运用到病例分析中

📚 **链接**

活跃期的诊断

产妇自什么时间进入活跃期具有很多的个体差异性。有研究发现只有部分产妇是在宫口开大2.5～3cm时进入活跃期,部分产妇进入活跃期会稍晚。目前国际上倾向于将宫口扩张4cm作为活跃期的起点,且不主张在6cm前过多的干预产程。

(2) 胎头下降曲线:是以胎头颅骨最低点与坐骨棘平面的关系标明。坐骨棘平面是判断胎头高低的标志。胎头颅骨最低点平坐骨棘平面时,以"0"表示;在坐骨棘平面上1cm时,以"-1"表示;在坐骨棘平面下1cm时,以"+1"表示,依此类推(图7-11)。胎头于潜伏期下降不明显,于活跃期下降加快,平均每小时下降0.86cm,可作为估计分娩难易的有效指标之一。

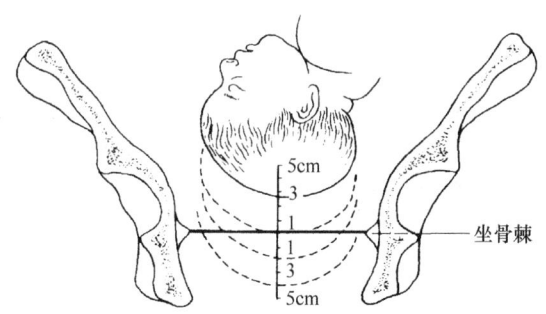

图7-11 胎头高低的判断

考点:判断胎先露下降的标志;在病例中出现"S+3""S-2"等的含义

4. 观察胎膜情况 胎膜多在宫口近开全时自然破裂,前羊水流出。一旦胎膜破裂,应立即听胎心,观察羊水性状、颜色和流出量,并记录破膜时间。先露为胎头时羊水呈黄绿色混有胎粪,警惕胎儿窘迫,应立即行阴道检查明确有无脐带脱垂,并给予紧急处理。羊水清而胎头仍浮动未入盆时应卧床防止脐带脱垂。破膜超过12小时尚未分娩应给予药物预防感染。

5. 阴道及肛门检查

(1) 阴道检查:能直接触清宫口四周边缘,准确估计宫颈管消退、宫口扩张、胎膜破否、胎先露及位置。若先露为头,还能了解矢状缝及囟门,确定胎方位,并可减少肛查时手指进出肛门次数以降低感染概率,因此阴道检查有取代肛门检查之趋势。但应注意,必须在严密消毒后进行。

(2) 肛门检查:可适时在宫缩时进行。亦可了解宫颈软硬度、厚薄,宫口扩张程度,是否破膜,骨盆腔大小,确定胎方位以及胎头下降程度。

(三) 第一产程的护理

1. 护理评估

(1) 询问健康史:根据产前检查记录了解产妇的一般情况,重点了解年龄、身高、体重、

一般营养状况，了解产妇服药、吸烟、饮酒习惯、疾病史、过敏史、月经史、家族疾病史、手术史、免疫情况；评估孕妇本身有无患糖尿病、癫痫、心脏病史、肝炎、肾病等；询问预产期、婚育史、是否有无不良孕产史及其原因等；询问本次妊娠的经过、有无高危因素；询问规律宫缩开始的时间、强度及频率。

(2) 评价身体状况

1) 一般情况：临产后，产妇的脉搏、呼吸可能有所增加，而体温变化不大。宫缩时血压可上升 5～10mmHg，伴腹部疼痛，有些产妇有腰酸、腰骶部胀痛的感觉。

2) 产程进展情况：评估宫缩的强度、频率，宫口开大情况，先露下降程度和胎膜是否破裂，胎心的节律、频率和强弱及其与宫缩的关系。

(3) 评估心理状态：因多数产妇对分娩的知识了解不足，产程较长，分娩的疼痛，产妇对分娩环境的陌生感以及家庭对分娩的期待等因素，产妇可能出现焦虑情绪、孤独感。

(4) 参阅相关资料：可通过胎儿电子监护仪了解胎心与宫缩情况。

2. 护理诊断与预期目标（表 7-1）

表 7-1　第一产程护理诊断与预期目标

护理诊断	预期目标
疼痛	产妇自诉疼痛减轻，能耐受分娩全过程
焦虑	焦虑减轻，情绪稳定，并能主动配合相关的检查和操作
知识缺乏	产妇了解正常分娩的过程，懂得应对分娩的方法
潜在并发症：产力异常、胎儿窘迫	产程进展顺利，未发生产力异常与胎儿窘迫

3. 护理措施

(1) 观察产程进展

考点：胎心音听诊时期、间隔时间及听诊的部位

1) 宫缩：用腹部触诊或胎儿电子监护仪观察宫缩。一般连续观察 3 次收缩并记录。如发现异常情况，应立即报告医师及时处理。

2) 胎心听取应在宫缩间歇时。潜伏期应每隔 1～2 小时听胎心一次。进入活跃期后，宫缩频时应每 15～30 分钟听胎心一次，每次听诊 1 分钟。若胎心音异常及时报告医师。

3) 宫颈扩张和先露下降：根据宫缩及产妇的临床表现，适当增减检查的次数，临产初期检查次数不应过多，经产妇及宫缩频繁者检查时间应缩短。掌握产程进展的规律性，避免产程中不恰当的干预。

4) 胎膜破裂及羊水观察：一旦破膜应立即听胎心音，注意观察羊水的颜色、性状及流出量，并记录破膜时间。如羊水呈黄绿色，混有胎粪，应立即阴道检查排除脐带脱垂的可能。破膜超过 12 小时应遵医嘱使用抗生素。

护考链接

初产妇，正常分娩第一产程潜伏期，每隔多长时间听一次胎心音
A. 20～30 分钟
B. 5～10 分钟
C. 30 分钟～1 小时
D. 1～2 小时
E. 10～20 分钟
分析：应理解处于各产程不同时期，胎心音听诊的间隔时间不同。参考答案 D。

(2) 心理护理：助产人员应安慰产妇并耐心讲解分娩是生理过程，增强产妇对自然分娩的信心，调动产妇的积极性与助产人员密切合作，以便能顺利分娩。发挥产妇的家庭支持系统作用，条件允许时创造家庭化的分娩环境，提供连续性的护理服务。

（3）促进舒适

1）提供良好的环境：待产室保持安静无噪声。

2）补充液体和热量：鼓励产妇在宫缩间歇期少量多餐，进食高热量、易消化的食物，如牛奶、米粥等，也可进食水果、冰淇淋、饮料等。注意摄入足够的水分，必要的时候可静脉输液支持，以保持精力和体力充沛。

3）活动与休息：若宫缩不强且未破膜，鼓励产妇于宫缩间歇期在室内走动，有助于加速产程进展。如初产妇宫口近开全或经产妇宫口已开4cm，应卧床休息。

4）减轻疼痛：鼓励产妇描述对疼痛的感受，帮助其采取有效的措施缓解疼痛，如指导产妇呼吸减痛等。若产妇腰骶部胀痛时，可用手拳压迫腰骶部，减轻不适感。宫缩间歇期指导产妇放松休息，恢复体力。提供减痛分娩支持工具，如分娩球（图7-12）、各种舒适的座椅、垫子等；也可以用转移注意力的方法，减轻其疼痛的感受；亲人的关

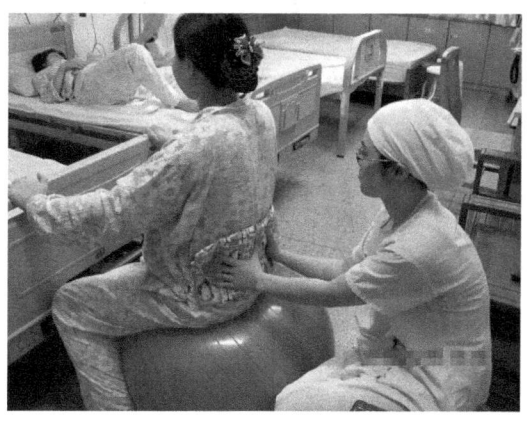

图7-12 分娩球支撑镇痛

爱与陪伴可有效地缓解紧张与疼痛，鼓励导乐陪产分娩。产妇保持自由体位活动是减轻疼痛最简单有效的方法，也是最基本的方法，以前倾的、直立体位为主，前倾的直立、扶持下的行走、手膝支持或分娩球支撑的俯卧体位，对缓解产痛比较有效。没有一种体位最好最有效，要不断地改变并尝试，找到适合自己的体位，产妇感觉到最舒适的体位就是最好的体位。必要时遵医嘱应用药物缓解疼痛。

5）清洁与排泄：及时排空膀胱，每2小时提醒1次，鼓励产妇自解小便。如不能自解，可进行诱导排尿，如发生尿潴留，可进行导尿，不必保留尿管。产妇常汗液湿透衣服，要及时更换，并协助清洁，增进舒适感。初产妇宫口扩张＜4cm、经产妇＜2cm时可行温肥皂水灌肠，既能清除粪便避免分娩时排便造成污染，又能通过反射作用刺激宫缩加速产程进展。但胎膜早破、阴道流血、胎头未衔接、胎位异常、有剖宫产史、宫缩强估计1小时内分娩以及患严重心脏病等情况时不宜灌肠。

考点：第一产程产妇的护理措施

4. 护理评价

(1) 产妇能够应用非药物方法适应产痛。

(2) 产妇能够保持心理和生理平衡。

(3) 产妇得到了良好的支持性护理。

二、第二产程的临床经过、处理及护理

（一）第二产程的临床经过

宫口开全后，胎膜多已自然破裂。若仍未破膜，常影响胎头下降，应行人工破膜。破膜后，宫缩常暂时停止，产妇略感舒适，随后重现宫缩且较前增强，每次持续1分钟或以上，间歇期仅1～2分钟。当胎头降至骨盆出口压迫骨盆底组织时，产妇有排便感，不自主地向下屏气。随着产程进展，会阴渐膨隆和变薄，肛门括约肌松弛。宫缩时胎头露出于阴道口，露出部分不断增大，在宫缩间歇期，胎头又缩回阴道内，称胎头拨露。当胎头双顶径越过

骨盆出口，宫缩间歇时胎头也不再回缩，称胎头着冠。此时会阴极度扩张，产程继续进展，胎头枕骨于耻骨弓下露出，出现仰伸动作，接着出现胎头复位及外旋转后，前肩和后肩相继娩出，胎体很快娩出，后羊水随之涌出（图7-13）。

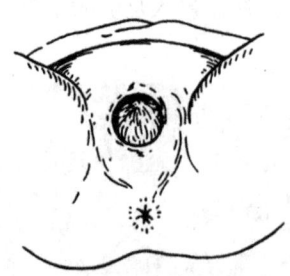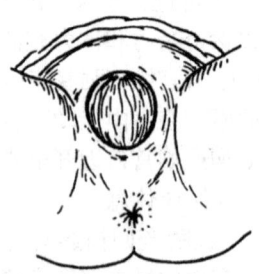

图7-13　胎头拨露及着冠

（二）第二产程的处理

1. 密切监测胎心　此期宫缩频而强，需密切监测胎儿有无急性缺氧，应勤听胎心，通常每5～10分钟听一次，必要时用胎儿监护仪观察胎心音及其基线变异。若发现胎心有变化，应立即做阴道检查，尽快结束分娩。

2. 指导产妇正确使用腹压　产妇双足蹬在产床上，两手握住产床上的把手，宫缩时先行深吸气屏住，然后如解大便样向下用力屏气以增加腹压。宫缩间歇时，产妇全身肌肉放松、安静休息。宫缩再现时，再做同样的屏气动作，以加速产程进展。若发现第二产程延长，应及时查找原因，尽量采取措施结束分娩，避免胎头长时间受压。

3. 接产准备　初产妇宫口开全、经产妇宫口扩张4cm且宫缩规律有力时，应将产妇进至分娩室做好接产准备工作。让产妇仰卧于产床上（或坐于特制产椅上行坐位分娩），两腿屈曲分开，露出外阴部，在臀下放一便盆或塑料布，用消毒纱布球蘸肥皂水擦洗外阴部。顺序是大阴唇、小阴唇、阴阜、大腿内上1/3、会阴及肛门周围，然后用温开水冲掉肥皂水。为防止冲洗液流入阴道，用消毒干纱布球盖住阴道口，最后用聚维酮碘进行消毒，随后取下阴道口的纱布球和臀下的便盆或塑料布，铺上消毒巾于臀下。接产者按无菌操作常规洗手、戴手套及穿手术衣后，打开产包，铺好消毒巾准备接产。

4. 接产

（1）评估会阴部发育情况：是否存在会阴撕裂的因素，如会阴水肿、会阴过紧缺乏弹力、耻骨弓过低、胎儿过大、胎儿娩出过快等，均易造成会阴撕裂，接产者在接产前应做出正确判断。

（2）接产要领：保护会阴的同时，协助胎头俯屈，让胎头以最小径线（枕下前囟径）在宫缩间歇时缓慢地通过阴道口，是预防会阴撕裂的关键，产妇与接产者充分合作才能做到。接产者还必须正确娩出胎肩，胎肩娩出时也要注意保护好会阴。

（3）接产步骤：接产者站在产妇右侧，当胎头拨露使阴唇后联合紧张时，应开始保护会阴。方法：在会阴部盖消毒巾，接产者右肘支在产床上，右手拇指与其余四指分开，利用手掌大鱼际肌顶住会阴部。每当宫缩时应向上内方托压，同时左手应轻轻下压胎头枕部，协助胎头俯屈和使胎头缓慢下降。宫缩间歇时，保护会阴的右手稍放松，以免压迫过久引起会阴水肿。当胎头枕部在耻骨弓下露出时，左手应按分娩机制协助胎头仰伸。此时若宫缩强，应嘱产妇张口哈气消除腹压作用，让产妇在宫缩间歇时稍向下屏气，使胎头缓慢娩出。当胎头娩出见有脐带绕颈一周且较松时，可用手将脐带顺胎肩推下或从胎头滑下。若脐带绕颈过紧或绕颈 2 周或以上，可先用两把血管钳夹住一段脐带其一段从中间剪断，注意勿伤及胎儿颈部（图 7-14）。

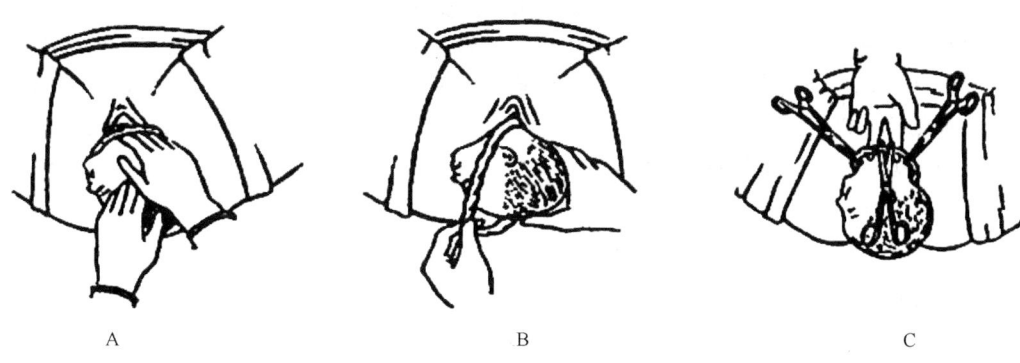

图 7-14 脐带绕颈的处理
A. 将脐带顺肩部推上；B. 把脐带从头上退下；C. 用两把止血钳夹住，从中间剪断

胎头娩出后，右手仍应注意保护会阴。不要急于娩出胎肩，而应先以左手自鼻根向下颌挤压，挤出口鼻内的黏液和羊水，然后协助胎头复位及外旋转，使胎儿双肩径与骨盆出口前后径相一致。接产者的左手向下轻压胎儿颈部，使前肩从耻骨弓、会阴前缘缓慢娩出（图 7-15）。双肩娩出后，保护会阴的右手方可放松。然后双手协助胎体及下肢相继以侧位娩出，并记录胎儿娩出时间。

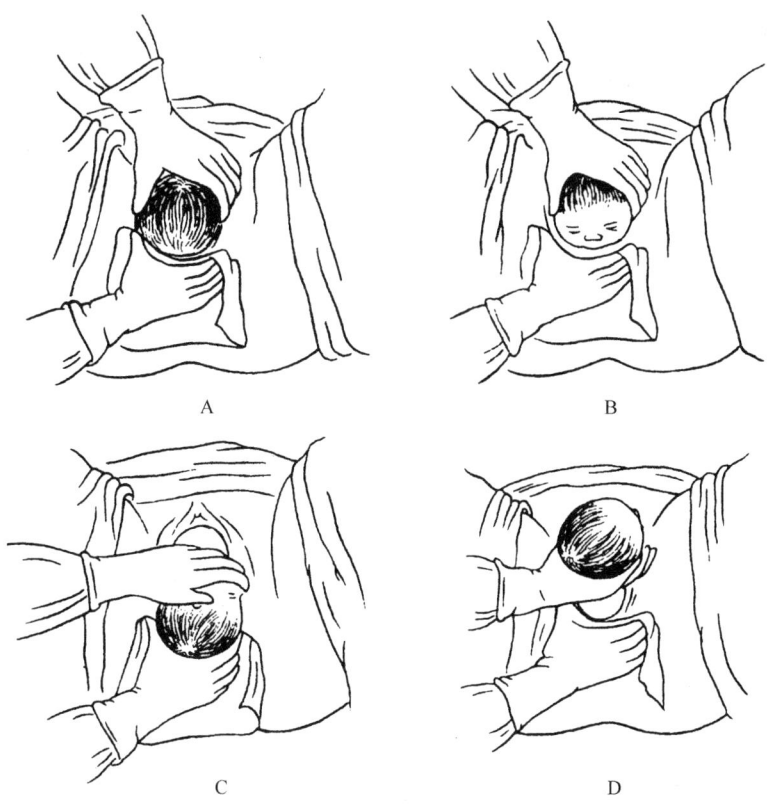

图 7-15 接产步骤
A. 保护会阴协助胎头俯屈；B. 协助胎头仰伸；C. 助前肩娩出；D. 助后肩娩出

> **链接**
>
> **无保护会阴接生技术**
>
> 目前我国普遍推行的一种接生方法，即不保护会阴，按照分娩的自然过程，助产士用单手控制胎头娩出的速度，帮助产妇在宫缩间歇期缓缓娩出胎儿。此法遵循妊娠和分娩是正常和自然的过程，保持自然分娩，尽量减少干预，研究表明，该技术可降低会阴侧切率，减轻产妇痛苦，减少出血和感染的机会，盆底功能恢复快，后遗症少，充分体现人性化分娩，使分娩回归自然。

> **链接**
>
> **分娩体位**
>
> 鼓励产妇在自己感到舒适和方便用力的直立体位分娩，如坐、站立、手膝俯卧位、蹲位、侧卧位（非平卧位分娩）（图7-16）。

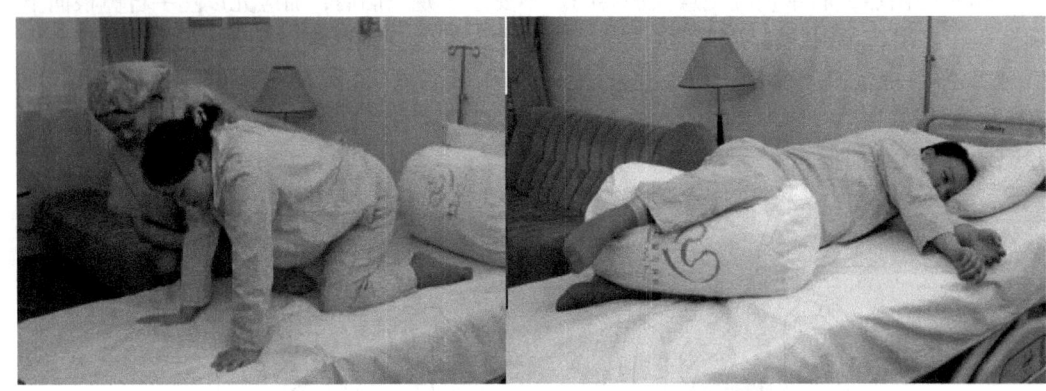

图7-16　分娩方式
A.手膝俯卧位；B.侧卧位分娩

（三）第二产程的护理

1. 护理评估

（1）健康史：了解产妇的孕产史，评估有无不良孕产史及其原因，了解第一产程的经过及其处理。

（2）身体状况

1）产妇情况：评估产妇是否能够适应产痛情况，宫缩的频率及节律；注意饮食能量的补充，有无水、电解质紊乱和脱水酸中毒现象；评估呼吸型态，有无过度呼气造成手脚发麻、头晕等；血压在宫缩时轻度升高；评估有无尿潴留、肠胀气；了解子宫收缩的持续时间、间歇时间、强度和胎心情况。询问产妇对宫缩的耐受情况、目前有无便意，观察膀胱区是否膨隆、胎先露下降情况。

2）胎儿情况：加强胎心监测，及时发现异常情况。

（3）心理状况：评估产妇有无因长时间宫缩导致的焦虑、急躁、恐惧情绪，对正常分娩有无信心。

(4) 辅助检查：必要时可用胎儿电子监护仪监测胎心与宫缩。

2. 护理诊断与预期目标（表 7-2）

表 7-2　第二产程护理诊断与预期目标

护理诊断	预期目标
疼痛	产妇自诉疼痛减轻
焦虑	焦虑减轻，情绪稳定，增强顺利分娩的信心
知识缺乏	产妇能正确使用腹压
有组织完整性受损的危险	产妇顺利娩出胎儿，产道无裂伤或者裂伤部位已及时缝合

3. 护理措施

（1）观察胎儿宫内情况及产程进展：密切监测胎心，发现异常情况及时通知医师，查找原因。若为胎儿宫内缺氧，应尽快结束分娩。判断胎先露下降情况，若发现第二产程延长或停滞，应及时查找原因，避免胎头长时间受压。

（2）心理支持：第二产程是分娩的最后阶段，产妇的体力与精神都有很大消耗，忍受能力达到极限。护士应陪伴在产妇身边，告知产程进展的信息，及时提供产程进展情况及胎儿情况，并对产妇的努力给予肯定，坚定产妇阴道分娩的信心，缓解其焦虑、急躁、恐惧的心理。同时给予支持性护理，鼓励产妇在间歇期补充能量、水，协助擦汗等生活护理，以缓解产妇的孤独无助感。

（3）接产准备：接生者按无菌操作七步洗手法，戴防护眼镜、防水围裙、防水鞋、无菌手套及穿手术衣。不必剃除阴毛，会阴常规清洁消毒。铺无菌巾，准备接生。

（4）接产：指导产妇正确屏气用力，正确保护会阴，与巡回护士合作完成接产。

4. 护理评价

（1）产妇能正确运用负压，积极配合接产，未出现严重的会阴撕裂伤。

（2）新生儿未发生头颅血肿、锁骨骨折等产伤。

三、第三产程的临床经过、处理及护理

（一）第三产程的临床经过

胎儿娩出后，宫底降至脐平，产妇感到轻松，宫缩暂停数分钟后重又出现。由于宫腔容积明显缩小，胎盘不能相应缩小与子宫壁发生错位而剥离。剥离面有出血，形成胎盘后血肿。由于子宫继续收缩，增加剥离面积，直至胎盘完全剥离而排出。胎盘剥离征象：①宫体变硬呈球形。胎盘剥离后降至子宫下段，下段被扩张，宫体呈狭长形被推向上，宫底升高达脐上（图 7-17）；②剥离的胎盘降至子宫下段，阴道口外露的一段脐带自行延长；③阴道少量流血；④用手掌尺侧在产妇耻骨联合上方轻压子宫下段时，宫体上升而外露的脐带不再回缩。

胎盘剥离及排出方式有两种：①胎儿面娩出式：胎盘胎儿面先排出。胎盘从中央开始剥离，而后向周围剥离，其特点是胎盘先排出，随后见少量阴道流血，多见。②母体面娩出式：胎盘母体面先排出。胎盘从边缘开始剥离，血液沿剥离面流出，其特点是先有较多量阴道流血，胎盘后排出，少见。

考点：胎盘剥离的征象

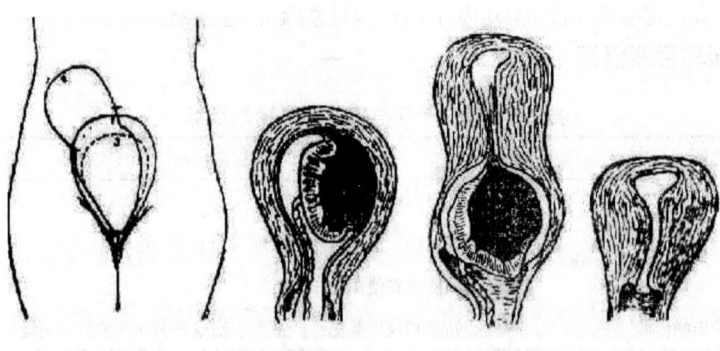

| 胎盘娩出期子宫 | 胎盘剥离 | 胎盘将至子宫下段 | 胎盘娩出后 |

图 7-17　胎盘剥离时子宫的形状

（二）第三产程的处理

1. 新生儿处理

（1）清理呼吸道：是处理新生儿的首要任务。新生儿胸部娩出，应迅速擦拭新生儿面部，断脐后，继续清除呼吸道黏液和羊水，用新生儿吸痰管或吸球轻轻吸除新生儿咽部及鼻腔黏液和羊水，以免发生吸入性肺炎。当确认呼吸道黏液和羊水已吸净而仍未啼哭时，可用手轻拍新生儿足底。新生儿大声啼哭表示呼吸道已通畅。

考点： 新生儿娩出时的首要任务和 Apgar 评分标准

（2）阿普加评分（Apgar）及其意义：新生儿阿普加评分法用以判断有无新生儿窒息及窒息严重程度，是以出生后一分钟内的心率、呼吸、肌张力、喉反射及皮肤颜色 5 项体征为依据，每项为 0～2 分（表 7-3）。满分为 10 分，8～10 分属正常新生儿。4～7 分为轻度窒息，又称青紫窒息，需给予清理呼吸道、人工呼吸、吸氧、用药等措施才能恢复；0～3 分为中度窒息，又称苍白窒息，缺氧严重需紧急抢救，行喉镜在直视下气管内插管并给氧。缺氧较严重和严重的新生儿，应在出生后 5 分钟、10 分钟时分别评分，直至连续两次均 ≥8 分为止。一分钟评分反映在宫内的情况，是出生当时的情况；而 5 分钟及以后评分则反映复苏效果，与预后关系密切。

表 7-3　新生儿阿普加评分

体征	0分	1分	2分
心率	无	<100次	≥100次
呼吸	无	慢，不规律	规则，啼哭
肌张力	瘫软	四肢稍曲	活动活跃
反射	无反应	皱眉	哭声响亮
皮肤颜色	青紫、苍白	躯体红润，四肢青紫	全身红润

（3）处理脐带：用两把血管钳钳夹脐带，两钳相隔 2～3cm，在其中间剪断。用 75% 乙醇消毒脐带根部及其周围，在距脐根 0.5cm 处用粗丝线结扎第一道，再在结扎线外 0.5cm 处结扎第二道。在第二道结扎线外 0.5cm 处剪断脐带，挤出残余血液，用 20% 高锰酸钾液消毒脐带断面，待脐带断面干后，以无菌纱布包盖好，再用脐带布包扎。必须扎紧防止脐出血，避免用力过猛造成脐带断裂；消毒药液切不可接触新生儿皮肤，以免发生皮肤灼伤。处理脐带时，应注意新生儿保暖。还可以用气门芯、脐带夹、血管钳等方法取代双重结扎脐带法。目前临床上气门芯的使用最为流行。将栓有丝线的无菌气门

芯套在止血钳上，在距离脐根部0.5cm处用止血钳夹住，在止血钳上端约0.5cm处断脐，牵拉丝线将气门芯拉长套住脐带，放松止血钳，挤出残端血后包扎（图7-18）。

考点：脐带断端的处理

链接

晚断脐

胎儿娩出后断脐时间是近年临床产科关注的问题，研究认为在出生后早断脐（即出生后立即或<5~10秒），导致新生儿血容量不足，诱发贫血和呼吸障碍，严重还可导致脑损伤。因此目前提倡待脐带搏动停止（3~5分钟）或胎盘娩出后，按无菌原则断脐处理。晚断脐有利于新生儿呼吸功能的建立，可增加50~80ml血液，增加铁储备，预防新生儿贫血。

（4）处理新生儿：擦净新生儿足底胎脂，打足印及母指印于新生儿病历上，经详细体格检查后，系以标明新生儿性别、体重、出生时间、母亲姓名和床号的手腕带和包被。将新生儿抱给母亲，让母亲将新生儿抱在怀中进行首次吸吮乳头。皮肤接触时间不得少于30分钟，实施皮肤接触中要注意保暖。

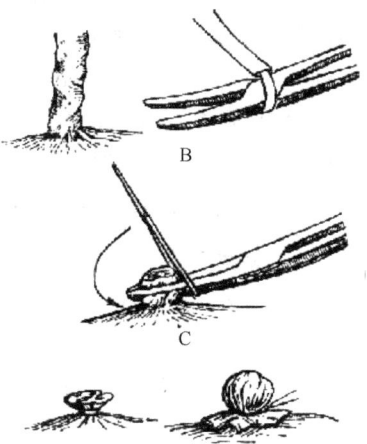

图7-18 气门芯法结扎脐带

考点：早吸吮、早接触含义

2. 协助胎盘娩出 正确处理胎盘娩出可减少产后出血的发生。接产者切忌在胎盘尚未完全剥离时用手按揉、下压宫底或牵拉脐带，以免引起胎盘部分剥离而出血或拉断脐带，甚至造成子宫内翻。当确认胎盘已完全剥离时，于宫缩时以左手握住宫底（拇指置于子宫前壁，其余4指放于子宫后壁）并按压，同时右手轻拉脐带，协助娩出胎盘。当胎盘娩出至阴道口时，接产者用双手捧住胎盘，向一个方向旋转并缓慢向外牵拉，协助胎盘胎膜完整剥离排出（图7-19）。若在胎膜排出过程中，发现胎膜部分断裂，可用血管钳夹住断裂上端的胎膜，再继续向原方向旋转，直至胎膜完全排出。胎盘胎膜排出后，按摩子宫刺激其收缩以减少出血，同时注意观察并测量出血量。

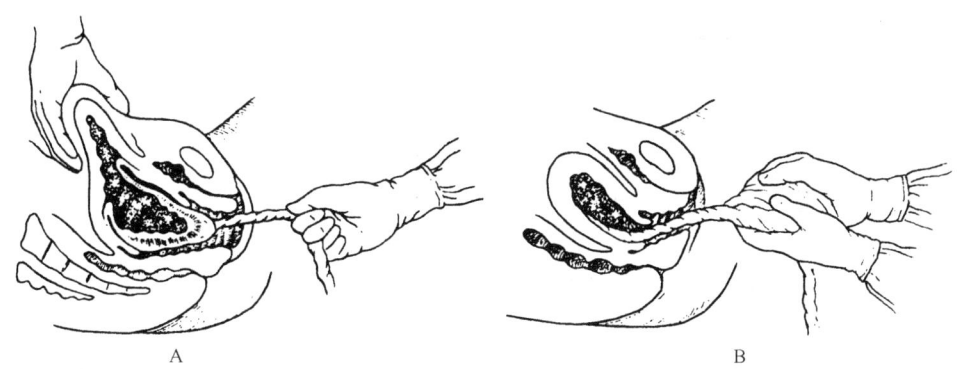

图7-19 协助胎盘胎膜娩出

3. 检查胎盘胎膜 将胎盘铺平，先检查胎盘母体面胎盘小叶有无缺损。后将胎盘提起，检查胎膜是否完整，再检查胎盘胎儿面边缘有无血管断裂，及时发现副胎盘。若有副胎盘、部分胎盘残留或大部分胎膜残留时，应在无菌操作下伸手入宫腔取出残留组织。此外，还应检查胎盘、胎膜有无其他异常。

4. 检查软产道　胎盘娩出后，应仔细检查会阴、小阴唇内侧、尿道口周围、阴道及宫颈有无裂伤。若有裂伤，应立即缝合。

5. 预防产后出血　正常分娩出血量多数不超过300ml。遇既往有产后出血史或易发生宫缩乏力的产妇（如分娩次数≥5次的多产妇、双胎妊娠、羊水过多、滞产等），可在胎儿前肩娩出时静脉注射缩宫素10～20U。若胎儿已娩出30分钟，胎盘仍未排出，但出血不多时，应注意排空膀胱，再轻轻按压子宫及静脉注射子宫收缩药后仍不能使胎盘排出时，再行手取胎盘术。若胎盘娩出后出血多时，可经下腹部直接注入宫体肌壁内或肌内注射麦角新碱0.2～0.4mg，并将缩宫素20U加于5%葡萄糖液500ml内静脉滴注。

> 考点：正常产后出血的量和预防产后出血的措施

（三）第三产程的护理

1. 护理评估

（1）健康史：了解第一、二产程的经过及处理过程。

（2）身体状况

1）新生儿评估：①一般状况：评估身高、体重、有无畸形。②Apgar评分：8～10分属正常新生儿，4～7分为缺氧较严重，4分以下为严重缺氧。应在出生后5分钟再次评分。

2）产妇评估：应评估宫缩，胎盘是否完整剥离娩出，软产道是否有损伤，阴道出血量，生命体征，宫底高度等。

（3）心理状况：评估产妇的情绪状态，对新生儿性别、健康及外形等是否满意，能否接受新生儿，有无角色转换障碍等。

2. 护理诊断与预期目标（表7-4）

表7-4　第三产程护理诊断与预期目标

护理诊断	预期目标
有亲子依赖关系改变的危险	产妇接受新生儿，并开始亲子互动
潜在并发症：产后出血、新生儿窒息	产妇阴道流血少，血压、脉搏正常

3. 护理措施

（1）提供舒适环境，母子互动，促进母婴关系：第三产程结束时，为产妇擦浴，更换衣服及床单、被单，垫好消毒会阴垫，保暖，提供易消化、营养丰富的饮料和食物，以帮助恢复体力。新生儿娩出后，应擦干其身上的羊水和血迹，检查体表有无畸形；擦净足底胎脂，打足印及母亲拇指印于新生儿记录单上；给新生儿系上手圈，手圈上标明母亲姓名、床号、孩子性别等；如一般情况良好，护士应将其抱给产妇，让产妇看清孩子的性别，然后将新生儿抱至母亲胸前，进行早接触、早吸吮，促进母子互动，促进母婴关系。早吸吮完成后给新生儿穿好衣服，注意保暖。

（2）正确处理第三产程，预防并发症

1）正确处理产妇：遵医嘱及时给予缩宫素预防产后出血。产后留观2小时，注意观察产妇的血压、脉搏、子宫收缩、宫底高度、膀胱充盈度、阴道流血量、会阴阴道切口有无血肿。阴道流血多、宫缩乏力时可按摩子宫。膀胱充盈者应导尿。若发现产妇肛门坠胀，警惕发生会阴血肿，应及时报告医生处理。观察2小时无异常者，送休养室休息。

> 考点：产后在产房观察时间及观察的内容

2）正确处理新生儿：正确清理呼吸道，进行Apgar评分。处理好脐带。给新生儿予以抗生素眼药水滴眼，以防结膜炎。

（3）心理护理：对于有性别要求的家庭，我们应着重做好家属的思想工作，取得家属支持，然后共同帮助产妇解除思想顾虑，以免新生儿的性别不理想使产妇受到打击而致产后出血，影响母婴关系。如有新生儿畸形或其他异常情况发生，暂时不告诉产妇，待胎盘娩出、子宫收缩良好时再告知，或选择其他适当时间告诉产妇，同时给予安慰。耐心回答产妇提出的问题，聆听产妇的倾诉，分享产妇的喜悦，回报以温暖的微笑，安抚产妇的情绪，给予产妇最大的精神支持，使其情绪稳定、安心休养。

> **案例 7-4 分析**
>
> 1. 该产妇此时产程进展正常，早上 5 点出现规律宫缩，进入临产，10 点入院时检查已进入第一产程的活跃期。
>
> 2. 第一产程活跃期的护理：鼓励产妇取自己感到舒适的体位，应用放松技巧等方法来解除疼痛；与产妇保持良好的沟通，提供精神心理与生理的支持；鼓励产妇进食与活动；观察产程进展，预防并发症，观察生命体征，若有异常及时报告医生。

第 5 节 产 时 服 务

一、无 痛 分 娩

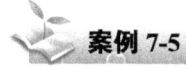

案例 7-5

孕妇 25 岁。因停经 40 周，阵发性腹痛 5 小时入院。入院后，产妇一直呼叫疼痛，诉说阴道分娩可怕，要求剖宫产。查体：一般情况好，心肺无异常，腹隆起如足月妊娠大小，宫高 34cm，腹围 94cm，胎心 144 次/分，ROA，胎头已入盆，宫缩 40～50 秒/3～4 分，阴道检查：宫口开大 2cm，S-1，既往体健。

问题：该产妇需要剖宫产吗？应如何帮助产妇应对分娩疼痛？

分娩疼痛是自人类出现即伴随母亲的痛苦，减轻或消除分娩疼痛是近百年来医学领域不断探索的课题。宫缩使子宫肌组织缺血缺氧，胎儿通过产道时对产道的压迫、扩张作用亦可痛。分娩时的剧烈疼痛可使产妇产生紧张、焦虑、抑郁、恐惧等心理，这些不良心理因素可促使机体肾上腺皮质激素、儿茶酚胺、内啡肽增高，将影响产程进展，导致胎儿窘迫、难产、酸中毒等一系列反应，加重分娩疼痛（可使子宫胎盘血流量减少，胎儿缺氧；产妇过度紧张，可导致换气过度，致呼吸性碱中毒，使母体血红蛋白释氧量下降，影响胎盘供氧；副交感神经反射可能导致产妇大量出汗、恶心、呕吐，使产妇脱水、酸中毒，胎儿酸中毒等）。因此，在分娩时采取正确的方法镇痛十分重要，有助于促进产妇的身心健康和提高围生期质量。

理想的分娩镇痛必须具备以下特征：①对母婴影响小；②易于给药，起效快，作用可靠，满足全过程镇痛的需求；③避免运动神经阻滞，不影响子宫收缩和产妇运动；④产妇清醒，可参与和配合分娩过程；⑤必要时可满足手术的需要。目前，分娩镇痛的方法有非药物性及药物性两种。

（一）非药物性镇痛法

1. 精神安慰镇痛分娩法 在临床实践中发现，分娩镇痛与产妇的精神、心理状态密切相关，如恐惧、焦虑、疲惫、缺乏自信及周围环境的不良刺激等因素都能降低产妇的痛阈。此镇痛法包括：

(1) 产前教育：纠正"分娩必痛"的错误观念。

(2) 锻炼助产动作：腹式呼吸、按摩。

(3) 照顾与支持。

(4) "导乐"分娩法：由一名有过自然分娩经历的女性陪伴正在分娩的产妇。

2. 针刺麻醉 针刺麻醉又称为"针刺经络穴位麻醉"，简称"针麻"，是根据针灸学经络理论，循经取穴，以针刺产妇的双侧合谷、足三里、三阴交等穴位，促进乙酰胆碱的大量分泌，阻碍痛觉的传导，从而达到减痛或镇痛的目的。

3. 经皮电神经刺激仪 利用一种低频率脉冲镇痛仪，对产妇背部脊柱两侧进行电流刺激，分散了疼痛的感觉，使疼痛减轻。耳穴电脑无痛分娩仪将耳穴电脑无痛分娩仪的耳膜固定在产妇的耳蜗口，通过耳膜自动选穴，仪器发放脉冲阻滞传导镇痛。但是由于不是神经阻滞，所以存在镇痛不全的问题，只是把疼痛级别降低，达到产妇能够耐受的程度。镇痛有效率仅为25%。

4. 水中分娩 即产妇于第一产程及第二产程的前期坐于热水的浴盆中，靠热水和水的浮力缓解产痛，但镇痛效果不确切。总之，非药物性镇痛法的优点是对产程和胎儿无影响，但镇痛效果不确切，不能使疼痛完全消失，只适用于轻度、中度分娩疼痛的产妇。

（二）药物性镇痛法

目前常用的分娩镇痛药物包括：①麻醉性镇痛药物芬太尼、舒芬太尼和瑞芬太尼：提高痛域，抑制痛觉，但因剂量过大，对胎儿呼吸有抑制作用，分娩镇痛时适宜椎管内小剂量持续给药。②局麻药利多卡因、丁哌卡因和罗哌卡因：直接作用于脊髓和神经根，镇痛确切，并能保持产妇清醒，不易对胎儿呼吸产生抑制作用，但浓度过高影响下肢运动，分娩镇痛时采用低浓度为合适。③吸入性麻醉药氧化亚氮：产妇应用时给予面罩吸入，其优点是无需特殊的麻醉操作，使用方便，缺点是镇痛不全和产房环境污染较大。

常用的分娩镇痛方法包括连续硬膜外镇痛、连续腰麻镇痛、自控静脉瑞芬太尼镇痛、氧化亚氮吸入镇痛等。

二、导乐分娩

导乐分娩亦称舒适分娩。"导乐"是希腊语"Doula"的音译，原意为"女性照顾女性"。美国的"导乐分娩"是世界上开展最早的，由美国医生克劳斯（M.Klans）在上世纪倡导的一种比较新式的分娩模式，在一个有生育经验的妇女的指导下，在产前、产时及产后陪伴产妇，给予产妇以生理、心理、感情上的支持，使产妇感到安全舒适并不断获得这位女性的支持鼓励和指导，从而顺利渡过分娩，这个过程就是"导乐分娩"。

导乐陪伴分娩不仅是一种适宜的技术，能降低剖宫产和产后出血发生率，而且是一种以产妇为中心的服务模式，有利于提高产时服务质量，促进母婴健康。

1. 导乐的条件 凡是有生育体验，富有爱心、同情心、责任心，乐于助人，具有良好的人际交流技能，给人以信赖感的妇女都可以担任导乐。助产士和护士也可以担任导乐。

2. 导乐的培训

(1) 理论学习：学习分娩基本知识、医院常用的医疗程序以及产妇在产前、产时及产后早期的基本生理和心理特点；学习人际交流技巧、移情训练、支持技巧等心理学技能。

(2) 实践训练：由于每个产妇生活经历、性格、需要各不相同，导乐要学会适时满足产妇的生理和心理需要，要与产妇一起呼吸，一同感受分娩过程。

3. 工作守则

(1) 导乐的主要任务：帮助产妇在产程中能最好地发挥自己的潜力来完成分娩过程，

导乐要通过目光和语言来显示自己的信心。

(2) 持续地给产妇以支持和鼓励：在产妇宫缩疼痛剧烈时，指导和帮助产妇调整心理状态，采取非药物镇痛方法缓解疼痛。帮助产妇认识到疼痛是正常的，消除恐惧心理，将注意力集中在缓解当前宫缩疼痛上，不要想已痛了多久，还要忍受多久。也可帮助产妇将注意力集中在想像上，想像宫口在逐渐开大，胎儿在逐渐下降。

(3) 随时准备好使用目光、语言和抚摸等来帮助产妇：要使产妇平静、乐观和放松，使产妇感到舒适、安全和受到鼓舞。

(4) 注意观察并尽量满足产妇的各种需要。

(5) 熟悉产房的环境、设备和人员。遵守医院的规章制度。

4. 导乐陪伴分娩的特点

(1) 一对一的服务：导乐既不同于医护人员，也不同于丈夫。医护人员的服务仅对医疗结果负责，丈夫仅给予精神上的支持和爱护，导乐即是产妇的朋友，让产妇感到自在轻松，又是产妇和丈夫的指导者，提供有用的方法和建议，用抚摸、按摩、热敷、体位改变等来缓解产妇的痛苦。同时，导乐还作为医护人员和产妇沟通的桥梁，减少产妇的担忧和紧张。

(2) 以产妇为主体：导乐陪伴分娩由导乐和丈夫共同承担对产妇的产时支持与帮助，满足产妇的各种生理、心理上的需求。导乐要依据产妇的需求，指导进行活动、饮食、休息、屏气等，要客观、细致地观察产妇，以亲切的目光、语言、表情去安慰和鼓励产妇，以科学的方法指导产妇减轻痛苦。

(3) 导乐陪伴分娩与传统分娩相比，产妇更舒适、安全。

国内外研究表明，由导乐陪伴的产妇由于有了安全感、自信心以及得到科学指导，可使产程缩短 25%，缩宫素滴注减少 40%，镇痛药应用减少 30%，剖宫产率下降 50%，产后母亲恢复快，产后抑郁少，对婴儿关心照顾多，母乳喂养多而使婴儿发病减少。导乐陪伴分娩可使分娩更容易、经历更愉快、母婴更健康。全国各大医院和妇婴保健院正积极开展"导乐陪伴分娩"工作，受到广大产妇及其家属的欢迎。

> **案例 7-5 分析**
> 该产妇并没有剖宫产的手术指征。
> 分娩剧烈疼痛使该产妇过度紧张、恐惧，医护人员可以通过导乐分娩、无痛分娩等技术帮助该产妇减轻分娩的疼痛，顺利通过分娩。

> **小结**
> 产妇在分娩时会受到各方因素的影响，只有正确评估各产程的不同表现，才能指导产妇正确处理分娩过程中出现的各种情况。对产妇积极宣教，学会使用腹压，增强分娩信心，辅予无痛分娩、导乐分娩技术，减少分娩并发症，积极配合顺利度过这一非常时期。

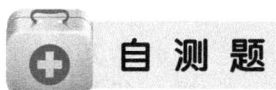

选择题

A₁ 型题

1. 下述哪项提示胎盘尚未剥离（　　）

　A. 子宫底上升

　B. 子宫收缩呈球形

　C. 阴道少量出血

　D. 阴道口外露脐带下降延伸

　E. 在耻骨联合上方压子宫下段时脐带回缩

2. 关于枕左前位分娩机制，下列错误的是（ ）
   A. 胎头枕额径衔接在骨盆入口右斜径上
   B. 双顶径进入骨盆入口平面为衔接
   C. 俯屈时胎头以枕额径转为枕下前囟径
   D. 胎头达阴道口时在产力左右下发生仰伸
   E. 外旋转完成后，前肩、后肩、胎体相继娩出

3. 初产妇送进产房的时间是宫口扩张达（ ）
   A. 2cm   B. 4cm
   C. 6cm   D. 8cm
   E. 10cm

4. 临产后，宫缩时胎头露出阴道口，宫缩间歇期又缩回阴道内，称为（ ）
   A. 胎头拨露   B. 胎头着冠
   C. 胎头衔接   D. 胎头俯屈
   E. 胎头仰伸

5. 不属于第一产程临床表现的是（ ）
   A. 宫口扩张   B. 规律宫缩
   C. 胎头拨露   D. 胎先露下降
   E. 胎膜破裂

6. 第三产程处理，错误的为（ ）
   A. 检查阴道、会阴有无裂伤
   B. 胎儿娩出后立即挤压子宫促使胎盘娩出
   C. 胎盘娩出后检查胎盘胎膜是否完整
   D. 第三产程结束后，产妇在产房观察2小时
   E. 产后2小时情况良好，护送到休息室

7. 正常初产妇第一产程时间为（ ）
   A. 5～6小时   B. 9～10小时
   C. 6～8小时   D. 12～16小时
   E. 11～12小时

8. 临产时观察先露下降程度的标志是（ ）
   A. 耻骨弓   B. 骶尾关节
   C. 坐骨棘水平   D. 坐骨结节水平
   E. 骶骨岬

9. 正常分娩过程中，护士听胎心，应选择在何时进行（ ）
   A. 子宫收缩间歇期
   B. 宫口开全时
   C. 子宫收缩期和间歇期均可
   D. 腹痛明显时
   E. 子宫收缩期

10. 第一产程的护理措施哪项不妥（ ）
    A. 适时嘱咐产妇屏气用力
    B. 观察胎先露下降
    C. 测量血压
    D. 观察宫缩强度和持续时间
    E. 观察子宫颈口开大程度

11. 第二产程胎儿娩出后，护士不需要做哪一项（ ）
    A. 观察是否有产后出血
    B. 观察胎盘胎儿面先娩出还是母体面先娩出
    C. 刺激新生儿啼哭
    D. 测量新生儿身高和体重
    E. 清理新生儿呼吸道

12. 某初产妇正常分娩，总产程14小时，产后需要留在产房观察多长时间无特殊才送回病房继续休息（ ）
    A. 3小时   B. 2小时
    C. 1小时   D. 4小时
    E. 30分钟

13. 下列哪项不属于Apgar评分的体征（ ）
    A. 心率   B. 呼吸
    C. 喉反射   D. 体温
    E. 肌张力

14. 以下不属于产力的是（ ）
    A. 子宫收缩力   B. 膈肌收缩力
    C. 坐骨海绵体收缩力 D. 腹肌收缩力
    E. 肛提肌收缩力

15. 决定分娩的因素，下列哪项不是（ ）
    A. 产道   B. 产妇体重
    C. 胎儿   D. 产妇精神心理因素
    E. 产力

16. 初产妇可以给予温肥皂水灌肠的指征是（ ）
    A. 宫口开大4cm以下且无特殊情况
    B. 胎膜早破者，加快分娩进程
    C. 胎儿窘迫者，加快分娩进程
    D. 胎头高浮者，加快分娩进程
    E. 胎头下降很低压迫直肠者

17. 胎膜自然破裂的时间大都在（ ）
    A. 规律宫缩开始时   B. 宫颈管消失时
    C. 宫颈口近开全时   D. 宫颈口扩大至2cm
    E. 宫颈口扩大至3cm

A_2型题

18. 初产妇，足月临产入院。检查：宫口已开大

6cm，胎膜未破，枕左前位，胎心正常，其他无异常。以下护理措施中错误的是（　　）

A. 卧床休息

B. 鼓励进食

C. 给予温肥皂水灌肠

D. 不能自行排尿者给予导尿

E. 外阴清洁，备皮

19. 王女士，26岁。妊娠40周，规律宫缩8小时，宫口开大5cm，胎心135次/分，宫缩每3～4分钟一次，每次持续40秒，骨盆正常，估计胎儿体重3000g，产妇精神非常紧张，不断叫喊"我想开刀，活不成了……"。该产妇首先的护理是（　　）

A. 严密观察产程　　B. 按时听胎心

C. 做好心理调适　　D. 按时做肛查

E. 鼓励进食

20. 初产妇，妊娠39周。腹阵痛5小时，阴道流液1小时来诊收入院，检查：规律宫缩，宫缩每4～5分钟一次，持续时间35～45秒，枕左前位，胎心145次/分，宫口开大2cm，胎膜已破，在产程护理措施中错误的是（　　）

A. 指导合理进食

B. 休息时取臀高左侧卧位

C. 每隔1～2小时听一次胎心

D. 宫缩时嘱正确用腹压

E. 鼓励2～4小时排尿一次

21. 产妇，第1胎，足月临产，入院分娩。检查：血压及心脏听诊正常；先露头，已入盆，胎心正常，胎膜未破，宫颈口开1cm。在护理措施中，不妥的是（　　）

A. 每4小时测体温、脉搏、呼吸1次

B. 绝对卧床休息

C. 每隔1～2小时听一次胎心

D. 观察3次宫缩后记录

E. 破膜超过12小时仍未分娩者，遵医嘱用抗生素预防感染

22. 孕妇，因间断腹部疼痛来医院，以下标志其临产的是（　　）

A. 不规则宫缩，但有少量阴道流血。子宫颈管消失，宫颈口扩张，胎先露下降

B. 无宫缩但有少量阴道流血，子宫颈管消失，宫颈口扩张，胎先露下降

C. 有规律而逐渐增强的子宫收缩，子宫颈管消失，宫颈口扩张，胎先露下降

D. 不规则宫缩，子宫颈管消失，宫颈口扩张，胎先露下降

E. 每15～20分钟一次宫缩，子宫颈管消失，宫颈口扩张，胎先露下降

23. 女性，30岁。宫内妊娠39周，G3P2，无难产史，3小时前开始规律宫缩。急诊入院检查：宫缩持续45秒，间隔3分钟，胎心140次/分，头位，宫口开大4cm，羊膜囊明显膨出，骨盆内诊正常。此时正确的处理是（　　）

A. 急诊室留观　　B. 破膜后住院

C. 立即住院待产　　D. 送产房消毒接生

E. 灌肠以促进产程，减少污染

24. 产妇，宫口开1cm时胎膜自然破裂，头先露，高浮，有关破膜后的处理，错误的是（　　）

A. 破膜后即听胎心音　　B. 记录破膜时间

C. 观察羊水性质　　D. 需抬高床尾

E. 破膜超过24小时未分娩者，需给予抗生素

25. 初产妇经阴道分娩一女婴，需在产房观察2小时，下列产房内需观察的内容应除外（　　）

A. 注意子宫收缩

B. 宫底高度

C. 膀胱充盈情况

D. 会阴、阴道有无血肿

E. 新生儿喂养情况

A_3/A_4型题

（26～29题共用题干）

初产妇，38岁。孕38周临产入院。自诉阵发性宫缩2小时，现担心年龄大，难以正常分娩。检查：精神较紧张。宫缩持续35秒，间歇约5分钟，强度稍弱。宫口开大1cm，头先露，胎膜未破，胎心正常。

26. 此时产妇的首要护理问题是（　　）

A. 疼痛　　B. 焦虑

C. 尿潴留　　D. 胎儿窘迫

E. 舒适改变

27. 在护理措施中，错误的为（　　）

A. 灌肠　　B. 外阴备皮

C. 少量多餐进食　　D. 可在室内走动

E. 立即打开接生物品

28. 宫口开全已 2 小时，产妇仍在屏气用力，此产程属于（　　）
   A. 正常　　　　　　B. 潜伏期延长
   C. 活跃期延长　　　D. 活跃期停滞
   E. 第二产程延长

29. 阴道检查：先露头，枕部在母体骨盆左侧方，其胎方位为（　　）
   A. 枕左前　　　　　B. 枕右前
   C. 骶左前　　　　　D. 骶右前
   E. 肩右前

（30~33 题共用题干）

32 岁，初孕妇。宫内孕 39 周。于昨天晚上感觉腹部一阵阵发紧，每半小时一次，每次持续 3~5 秒。今天早上孕妇感觉腹部疼痛，每 5~6 分钟一次，每次持续 45 秒左右。

30. 昨天晚上孕妇的情况是（　　）
   A. 出现规律宫缩
   B. 属于孕妇紧张造成的宫缩，尚未临产
   C. 属于临产先兆
   D. 进入第一产程
   E. 进入第二产程

31. 今天早上孕妇的情况属于（　　）
   A. 出现规律宫缩
   B. 属于孕妇紧张造成的宫缩，尚未临产
   C. 属于临产先兆
   D. 进入第二产程
   E. 进入第三产程

32. 临产后，该产妇如果出现以下情况不宜灌肠的是（　　）
   A. 初产妇宫口开大 2cm
   B. 胎膜未破
   C. 无阴道出血
   D. 子痫前期轻度
   E. 心功能 I 级

33. 下午 3 点，该妇女经阴道分娩一正常男婴，胎儿娩出后正确的处理应（　　）
   A. 娩出后立即擦去胎脂
   B. 娩出后立即清理呼吸道
   C. 娩出半小时后进行吸吮
   D. 清洗后，打足印于新生儿病历上
   E. 立即进行维生素 K 肌内注射

（钟　欢）

第8章 正常产褥护理

产褥期是指从胎盘娩出至产妇全身各器官除乳腺外恢复至正常未孕状态所需的一段时期，通常为6周。此期是产妇在生理及心理上变化较大的阶段，产妇需要从妊娠期的不适应、分娩期的疼痛逐渐恢复，这中间究竟会经历哪些变化呢？带着问题，让我们来共同学习正常产褥及护理这章内容。

第1节 产褥期母体的生理变化

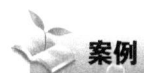

案例 8-1

小梅，婚后即成功受孕，整个孕期顺利。于妊娠40周时入院，顺产一男婴，体重3500g，产后第1日小梅感下腹部疼痛，小便次数明显增加，出汗增多。

问题：小梅产后的表现是否正常呢？

一、生殖系统的变化

（一）子宫

妊娠期子宫的变化最大，产褥期恢复也最明显。胎盘娩出后，子宫逐渐恢复至未孕状态的全过程，称为子宫复旧，一般为6周，其主要变化为宫体肌纤维缩复和子宫内膜的再生，同时还有子宫血管变化、子宫下段和宫颈的复原等。

1. 子宫体肌纤维缩复 产后的子宫缩复表现为体积的缩小和重量的减轻。于产后一周子宫缩小至妊娠子宫12周大小，产后10天降入盆腔，产后6~8周恢复妊娠前状态；而子宫重量在分娩结束时约为1000g，产后1周约为500g，产后2周约为300g，产后6周恢复至50~70g。子宫缩复的形成源于分娩结束后子宫平滑肌细胞胞浆蛋白的分解排出，使子宫平滑肌细胞的体积缩小，从而导致整个子宫体积缩小、重量减轻。

2. 子宫内膜再生 胎盘娩出后，子宫腔内遗留的蜕膜将发生变性、坏死、脱落，随恶露排出体外，由基底层再生形成新的功能层，此时整个宫腔内膜除胎盘附着部位外均由新生的功能层覆盖，此过程约需3周，至产后6周胎盘附着部位的内膜也完全修复。

3. 子宫血管变化 胎盘娩出后，胎盘附着面立即缩小，面积减少为原来的一半。子宫复旧导致开放的子宫螺旋动脉和静脉窦压缩变窄，数小时后血管内形成血栓，出血量逐渐减少直至停止。若产后子宫收缩不良或局部血栓脱落，可发生产后出血。

4. 子宫下段及宫颈变化 产后子宫下段肌纤维缩复，逐渐恢复为非孕时的子宫峡部。胎盘娩出后的宫颈外口呈环状如袖口。于产后2~3日，宫口仅能容纳2指。产后1周后宫颈内口关闭，宫颈管复原。产后4周宫颈恢复至非孕时形态。因分娩时多在宫颈3点及9点处发生轻度的撕裂，所以经阴道分娩的初产妇，产后子宫颈口外形由产前的圆形（未产型），变为产后的"一"字形横裂（已产型）。

（二）阴道和外阴

阴道黏膜皱襞在分娩期因过度的伸展而消失，产后阴道壁肌张力将逐渐恢复，约在产后3周阴道黏膜皱襞重新出现，但阴道的紧张度至产褥期结束时也不能完全恢复到未孕时的状态；在分娩后常有外阴水肿，多因胎儿通过产道时外阴高度伸展所致，产后2～3天逐渐消退；处女膜在分娩期发生进一步的撕裂，形成残缺不全的痕迹，称为处女膜痕。

（三）盆底组织

在分娩过程中，由于胎儿先露部长时间的压迫，使盆底肌肉和筋膜过度伸展至弹性降低，且常伴有盆底肌纤维的部分撕裂，产褥期应避免过早进行较强的重体力劳动。若能于产褥期坚持做产后康复锻炼，盆底肌可能在产褥期内即恢复至接近未孕状态。若盆底肌及其筋膜发生严重撕裂造成盆底松弛，加之产褥期过早参加重体力劳动；或者分娩次数过多，且间隔时间短，盆底组织难以完全恢复正常，以上均是导致阴道壁脱垂及子宫脱垂的重要原因。

（四）卵巢和输卵管

卵巢恢复排卵时间未哺乳者平均于产后10周左右，月经一般于产后6～10周恢复；哺乳者平均于产后4～6个月恢复排卵及月经，而有的妇女在哺乳期月经一直不来潮。产后月经恢复较晚者，首次月经来潮之前往往已有排卵，因此哺乳期妇女虽无月经来潮也有受孕的可能。妊娠期输卵管被牵拉变长、充血、水肿，产后逐渐恢复原状。

二、乳房的变化

产后，乳房的主要变化是泌乳。分娩后，产妇血中雌激素、孕激素、胎盘生乳素水平急剧下降，解除了对垂体催乳素的抑制，垂体催乳素含量升高，乳房开始泌乳。垂体催乳素是泌乳的基础，但乳汁分泌量的多少与哺乳时吸吮刺激有关，因为吸吮动作可反射地产生更多垂体催乳素和缩宫素，从而促使乳汁分泌和排出，所以吸吮是保持乳腺不断泌乳的关键，而不断排空乳房则是维持乳汁持续分泌的一个重要条件，因此提倡产后尽早吸吮授乳。此外，乳汁分泌还与乳房的发育，产妇的营养、休息、睡眠、情绪及健康状况关系紧密。所以，保证产妇产后丰富的营养、充足休息和睡眠以及避免精神刺激，对产后泌乳尤为重要。

胎盘娩出后，产妇便进入以自身乳汁哺育婴儿的哺乳期，母乳喂养对母儿均有益处。哺乳有利于产妇生殖器官及有关器官组织得以更快恢复。产后，乳汁的分泌量及成分随产褥期的进展将发生三个阶段的变化：第一阶段为初乳期，即产后7天内分泌的乳汁。乳汁因含β-胡萝卜素呈淡黄色，含较多有形物质，故质稠。初乳中含较多蛋白质及矿物质及多种抗体，尤其是分泌型IgA(SIgA)，脂肪及糖类较少，极易消化，是新生儿早期最理想的天然食物；第二阶段为过渡乳期，即产后7～14天分泌的乳汁。蛋白质含量较前有所减少，乳糖和脂肪含量增加；第三阶段为成熟乳期，即产后14天以后分泌的乳汁，呈白色，蛋白质含量逐渐减少，脂肪和乳糖含量逐渐增多。初乳及成熟乳均含有大量免疫抗体，有助于新生儿抵抗疾病的侵袭。母乳中还含有矿物质、维生素和各种酶，对新生儿生长发育有重要作用。由于多种药物可经母血渗入乳汁中，因此哺乳期用药时必须考虑该药物对新生儿有无不良影响。

三、血液循环系统的变化

子宫胎盘血循环终止且子宫缩复,大量血液从子宫涌入产妇体循环,加之妊娠期潴留的组织液回吸收,产后 72 小时内,产妇循环血量增加 15%~25%,应注意预防心力衰竭的发生。循环血量于产后 2~3 周恢复至未孕状态。

产褥早期血液仍处于高凝状态,有利于胎盘剥离创面形成血栓,减少产后出血量。血纤维蛋白原、凝血酶、凝血酶原于产后 2~4 周降至正常。血红蛋白水平于产后 1 周左右回升。白细胞总数于产褥早期较高,可达 $(15 \sim 30) \times 10^9/L$,一般 1~2 周恢复正常。淋巴细胞稍减少,中性粒细胞增多,血小板数增多。红细胞沉降率于产后 3~4 周降至正常。

四、消化系统的变化

妊娠期胃肠肌张力、蠕动力减弱,产后约需 2 周恢复正常;胃酸分泌减少,需在产后 1~2 周恢复正常。产后 1~2 天产妇常感口渴,喜进汤食,但食欲不佳,以后逐渐转好。产褥期由于卧床时间长而活动少,加之腹肌和盆底肌松弛,肠蠕动减弱,容易便秘。

五、泌尿系统的变化

妊娠期体内潴留的大量水分产后主要由肾排出,因而产后 1 周内尿量明显增多。妊娠期发生的肾盂及输尿管生理性扩张于产后 2~8 周恢复正常。在分娩过程中由于膀胱受压导致膀胱黏膜充血、水肿、肌张力降低,对膀胱内压的敏感性降低。加上会阴伤口疼痛、不习惯卧床排尿、器械助产、区域阻滞麻醉等诸多原因,易致产妇在产褥期,尤其在产妇 24 小时内发生尿潴留,而导致泌尿系感染。

六、内分泌系统的变化

产后雌激素及孕激素水平急剧下降,至产后 1 周时已降至未孕时水平。胎盘生乳素于产后 6 小时已不能测出。催乳素水平因是否哺乳而异,哺乳产妇的催乳素于产后下降,但仍高于非妊娠时水平,吸吮乳汁时催乳素明显增高;不哺乳产妇的催乳素于产后 2 周降至非妊娠时水平。

月经复潮及排卵时间受哺乳影响。不哺乳产妇通常在产后 6~10 周月经复潮,在产后 10 周左右恢复排卵。哺乳产妇的月经复潮延迟,有的在哺乳期间月经一直不来潮,平均在产后 4~6 个月恢复排卵。产后较晚月经复潮者,首次月经来潮前多有排卵,故哺乳产妇月经虽未复潮,却仍有受孕可能。

七、腹壁的变化

产后腹壁松弛,其紧张度需 6~8 周恢复。妊娠期下腹正中色素沉着逐渐消退,腹壁紫红色妊娠纹逐渐变成银白色。

> **案例 8-1 分析**
>
> 小梅产后进入产褥期,身体各器官发生一系列变化,其中子宫变化最明显,随着肌纤维不断缩复,子宫体积逐渐缩小,出现产后宫缩痛,于产后 1~2 日出现,持续 2~3 日自然消失。妊娠期体内潴留大量水分在产褥早期经肾脏排出,故产后 1 周内尿量明显增多。

第2节　产褥期临床表现

案例 8-2

吴女士，30 岁。足月妊娠顺产后 1 日，自诉下腹阵发性剧烈疼痛，哺乳时加剧。体格检查：体温 37.5～37.9℃，脉搏 68 次/分，血压 100/70mmHg，白细胞 $11.5×10^9$/L，宫底脐下一横指，无压痛，乳房不胀。恶露色红、量多，无臭味，会阴伤口无红肿。

问题：1. 吴女士哺乳时下腹痛加剧，为什么？
　　　2. 吴女士产后第 1 日，恶露色红，量多，是正常表现吗？

一、一般情况

（一）体温

产妇的体温大多数在正常范围内。如产程延长或过度疲劳时，体温在产后 24 小时内略升高，但一般不超过 38℃。产后 3～4 日出现乳房血管、淋巴管极度充盈，乳房胀大，伴 37.8～39℃发热，称为泌乳热，持续 4～16 小时即可恢复正常，不属病态。

（二）脉搏

产褥期产妇脉搏在正常范围内或略缓慢，一般 60～70 次/分，与产妇卧床休息及子宫胎盘血循环停止有关，产后 7～10 日恢复正常。若脉搏较快，应注意有无出血、感染或心脏病的可能。

（三）呼吸

产褥期产妇的呼吸深、慢，一般 14～16 次/分，是由于产后腹压降低，膈肌下降，由妊娠期的胸式呼吸变为胸腹式呼吸所致。

（四）血压

产褥期产妇的血压一般较稳定，变化不大。但妊娠期高血压疾病的产妇产后血压下降明显。若有产后出血，在产褥期内需监测产妇血压的变化。

二、子宫复旧

考点： 子宫复旧的规律

胎盘娩出后，子宫迅速收缩，呈球形，宫底位于脐下一指。产后 24 小时由于子宫颈外口升至坐骨棘水平，使子宫底上升至平脐，以后每日下降 1～2cm，至产后 10 日子宫降入骨盆腔内。

三、产后宫缩痛

在产褥早期因子宫收缩引起下腹部阵发性剧烈疼痛，称为产后宫缩痛。于产后 1～2 日出现，持续 2～3 日自然消失，多见于经产妇。哺乳时反射性缩宫素分泌增多使疼痛加重，不需特殊用药。

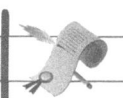

四、恶　露

产后宫腔内蜕膜组织发生变性、坏死、脱落，伴有血液、宫腔渗液、宫腔黏液等物质经阴道排出，称为恶露。恶露有血腥味，但无臭味，持续4～6周，总排出量为250～500ml。根据恶露的颜色、内容物及时间的不同可分为：

1. 血性恶露　色鲜红，量多，有时可见小血块。镜检可见大量红细胞、坏死蜕膜及少量胎膜。血性恶露持续3～4日，出血量逐渐减少，浆液增多，转变为浆液性恶露。

2. 浆液性恶露　色淡红似浆液，镜检可见较多坏死蜕膜组织、宫腔渗出液、宫颈黏液、少量红细胞及白细胞，且有细菌。浆液性恶露持续10日左右，浆液逐渐减少，白细胞增多，转变为白色恶露。

3. 白色恶露　色泽较白，黏稠，量少。镜检可见大量白细胞、坏死蜕膜组织、表皮细胞及细菌等。白色恶露约持续3周。

若子宫复旧不全或宫腔内残留胎盘、多量胎膜或合并感染时，恶露增多，血性恶露持续时间延长，并有臭味。

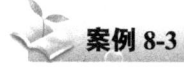

考点：恶露的分类

五、褥　汗

产褥早期，皮肤汗腺排泄功能旺盛，排出大量汗液，尤其在夜间睡眠及睡觉初醒时出汗更明显，此为生理反应，不属病态。多于产后1周左右自行好转，但须防感冒。

> **案例 8-2 分析**
> 1. 在产褥期早期因子宫收缩可引起下腹部阵发性疼痛，哺乳时因反射性缩宫素分泌增多，故下腹疼痛加剧。
> 2. 产后恶露可持续4～6周，根据恶露的颜色、内容物及时间的不同，可分为三类。吴女士产后第1日属血性恶露，色红，量多，可持续3～4日。

第3节　产褥期处理及护理

> **案例 8-3**
> 刘女士，25岁，妊娠39周。于今日2:00经阴道分娩一健康女婴。于7:10主诉下腹胀痛，多次小便均未能排出。查体：下腹膀胱区隆起，宫底下腹触及一囊性包块。
> 问题：如何处理刘女士的问题？

一、产褥期处理

产褥期间母体各系统变化虽属生理范畴，但子宫腔内有较大创面，乳腺分泌功能旺盛，容易发生感染和出现其他病理情况。为保证母体产后顺利康复，产褥期应仔细观察，进行卫生指导，预防感染发生，及时发现异常并进行及时处理非常重要。

1. 产后2小时内的处理　产后2小时内极易发生严重并发症，如产后出血、子痫、产后心力衰竭等，故应在产房内严密观察产妇的生命体征、子宫收缩情况及阴道流血量，并注意宫底高度及膀胱是否充盈等。最好用弯盘放于产妇臀下，收集阴道流血量。若发现子宫收缩乏力，应按摩子宫，并肌内注射子宫收缩药（缩宫素、前列腺素或麦角新碱）。若阴道流血量虽不多，但子宫收缩不良、宫底上升者，提示宫腔内有积血，应挤压宫底排出积血，并给予子宫收缩药。若产妇自觉肛门坠胀，提示有阴道后壁血肿的可能，应进行肛查确诊后及时给予处理。在此期间还应协助产妇首次哺乳。若产后2小时一切正常，将产妇连同新生儿送回病室，仍需勤巡视。

2. 休息与饮食 因分娩疲劳，产妇应保证充足睡眠和休息。产妇的休养室应清洁、安静，室内空气流通，并保持一定的温度和湿度。产后1小时可让产妇进流食或清淡半流食，以后可进普通饮食。食物应富有营养、足够热量和水分。若哺乳，应多进食蛋白质、热量丰富的食物，并适当补充维生素和铁剂，推荐补充铁剂3个月。

3. 排尿与排便 产妇产后尿量明显增加，应鼓励产妇尽早排尿。若产后4小时仍未排尿，可指导产妇坐起排尿，帮产妇解除怕排尿引起疼痛的顾虑。若排尿困难，也可选用以下方法：①用温水熏洗外阴，用温开水熏蒸外阴并冲洗阴道外口周围，诱导排尿，下腹正中放置热水袋，按摩膀胱，刺激膀胱逼尿肌收缩。②用中医针灸，针刺关元、气海、三阴交、阴陵泉等穴位。③肌内注射新斯的明1mg，以兴奋膀胱逼尿肌，促进排尿。④导尿，上述方法均无效时应导尿，可留置导尿管1～2日，并同时给予抗生素预防感染。

产后肠蠕动减弱，加之产后卧床休息，饮食缺乏纤维素，容易发生便秘，应鼓励产妇多食蔬菜及早下床活动。若发生便秘，可口服缓泻药，也可外用开塞露或肥皂水灌肠。

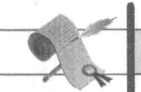

考点：会阴水肿的处理

4. 会阴处理 用0.05%聚维酮碘液擦洗外阴，每天2～3次，平时应注意保持会阴的清洁及干燥。会阴部有水肿者，可用50%硫酸镁湿热敷或24小时后局部红外线照射，每次15～30分钟，每日2次，以利于水肿消退。会阴有缝线者，于产后3～5天拆线。若会阴伤口缝线周围有红、肿、热、痛，伤口有分泌物时，应视为伤口感染，应提前拆线引流，或行扩创处理，并及时换药。

5. 子宫复旧与恶露 产后24小时内应特别注意产妇子宫收缩情况及阴道出血量，尤其产后2小时内。应于每日同一时间手测宫底高度，了解子宫复旧情况，并观察恶露的量、颜色、气味等，测量前应嘱产妇排空膀胱。若子宫复旧不全，红丝恶露增多且持续时间延长时，应及早给予子宫收缩药。若合并感染，恶露的颜色污秽且有臭味，子宫压痛，应给予抗生素抗感染治疗。

6. 乳房的处理 提倡母乳喂养，按需哺乳。母乳营养丰富，易于消化，是新生儿理想的食物。产后半小时内哺乳，此时虽无乳汁或乳汁不多，通过新生儿吸吮乳头可刺激泌乳。根据新生儿的需要或母亲乳胀的情况进行哺乳。哺乳前，母亲应洗手后用温开水清洁乳房和乳头，选择母亲及新生儿最舒适的位置进行哺乳。哺乳时，将乳头和大部分乳晕放在新生儿舌头上方，用一手扶托乳房，以防乳房堵住新生儿鼻孔。新生儿吸空一侧乳房，再吸吮另一侧乳房。哺乳后佩戴合适棉质乳罩，以利于乳房位置固定。每次哺乳后，应将新生儿抱起，轻轻拍背部1～2分钟，排出胃内空气以防吐奶。哺乳期以1年为宜，根据情况可持续更久。若乳汁不足，应及时补充按比例稀释的牛奶。有下列情况者应分别处理：

（1）乳房胀痛：产后，尤其产后前3天，乳汁外流不畅，乳房过度充盈，乳腺管阻塞致乳房出现硬结、胀痛。应尽早、频繁哺乳，排空乳房。哺乳前湿热敷乳房3～5分钟并按摩。

（2）乳汁不足：若出现乳汁不足，应鼓励产妇树立哺乳信心，保证充足的休息、睡眠，合理饮食，保持精神愉快，纠正哺乳方法，按需哺乳，夜间哺乳，多食用营养丰富的汤汁。

（3）乳头皲裂：在哺乳期妇女常见，由于哺乳方法不当，乳头过度使用肥皂清洗等。轻者可继续哺乳，哺乳前可先湿热敷乳头3～5分钟，再挤出少量乳汁，使乳晕变软，让新生儿吸吮大部分乳头和乳晕。哺乳后，可挤少许乳汁涂抹乳头和乳晕。皲裂严重者应间接哺乳，奶汁可用吸奶器吸出或挤出后喂给新生儿。

(4) 退乳：产妇因病或其他原因不能哺乳者，应尽早退乳。退乳方法：①停止哺乳，少进汤汁饮食，此法简单，但产妇感乳房肿痛。可佩戴合适胸罩，口服镇痛药物后，2～3日肿痛减轻。②生麦芽，取 60～90g，开水冲服当茶饮，每日 1 剂，连服 3～5 天。③芒硝 250g 分装两纱布袋内，外敷双侧乳房，湿硬后更换。

7. 观察情绪变化 孕妇在经历漫长的妊娠与分娩的疼痛后，终于迎来了新生儿的诞生，由于角色的突然转变，加上对哺育新生儿的担心、产褥期的不适等，造成产妇情绪不稳定，尤其是在产后 3～10 日，可表现为轻度抑郁，丈夫及家属应给予精神关怀、鼓励和安慰，帮助产妇恢复信心，有利于情绪和身体恢复。抑郁严重者，需服用抗抑郁药物治疗。

8. 计划生育指导 为防产褥感染，保证产妇身体健康，在产褥期内应禁止性生活。产后 42 天起应采取避孕措施。哺乳者利用工具避孕，不哺乳者可采用药物避孕。

二、产褥期护理

（一）护理评估

1. 健康史 了解产妇本次妊娠及分娩的经过，有无妊娠期的并发症及合并症，分娩的方式，是否难产，有无产后出血，既往健康状况等。

2. 身体状况

(1) 症状：产后产妇是否有疲乏、下腹痛、口渴等症状。

(2) 体征：产后 24 小时内体温略升高，一般不超过 38℃；脉搏略慢，60～70 次/分；呼吸深慢，14～16 次/分；血压平稳。产科评估情况：①子宫复旧情况：应于每日同一时间，手测宫底高度，测量前，嘱产妇排空膀胱，取仰卧位，双腿屈曲，袒露腹部，检查者站立产妇右侧，于下腹部触摸子宫底高度。正常产后每天子宫底下降 1～2cm，产后 10 天降入盆腔。若子宫不能如期复旧，提示有异常情况。②评估恶露情况：注意观察恶露的色、量、气味。正常血性恶露产后持续 3～4 日，浆液性恶露持续 10 日左右，白色恶露持续约 3 周干净。③评估会阴伤口情况：检查会阴伤口是否有红、肿、热、痛，警惕感染发生。对外阴局部出现剧烈疼痛，并有肛门坠胀感者，应及时报告医生，检查是否有阴道壁及外阴血肿的形成。④产后宫缩痛：于产后 1～2 日出现，2～3 日自然消失。在产褥早期因宫缩引起下腹部阵发性疼痛称产后宫缩痛，在哺乳时更加明显，多见于经产妇。⑤乳房情况：了解乳房是否胀痛，检查乳头是否有内陷及皲裂，是否有初乳分泌，并询问乳汁的质和量。⑥大小便情况：产后 4 小时起应评估产妇排尿量，若存在尿潴留，可影响子宫收缩，引发产后出血；询问产后大小便情况，防止便秘。

3. 心理－社会状况 了解产妇产后的心理状况，是否存在焦虑、抑郁。产后最初数日产妇情绪波动较大，如新生儿性别是否理想，健康状况是否良好及对新生儿夜间哺乳而造成睡眠不足，丈夫及其亲属关心程度对产妇精神状态、身体恢复、母乳喂养都有很大影响。

4. 辅助检查 血、尿常规检查，B 超检查等。疑有产褥感染者可取阴道分泌物培养和药敏实验。

（二）常见护理诊断/问题

1. 疼痛 产后宫缩痛、会阴伤口痛、乳房胀痛。

2. 潜在并发症 产后出血、产褥感染。

3. 母乳喂养无效 乳头内陷、乳头皲裂、母乳喂养技能不熟练。

4. 焦虑 与产后疲劳、哺育新生儿重任及社会因素有关。

(三) 护理目标

(1) 疼痛缓解。
(2) 产妇生命体征稳定，恶露无异常，会阴伤口愈合良好。
(3) 母乳喂养成功。
(4) 消除焦虑。

(四) 护理措施

1. 预防并发症

(1) 预防产后出血：产后2小时易发生产后出血，应留产房严密观察阴道流血及子宫收缩情况，宫底高度及膀胱充盈度等。指导产妇30分钟内首次哺乳，可促进宫缩。

(2) 预防产褥感染：①观察生命体征：测量体温、脉搏、呼吸，每日2次；测量血压，每日1次；若体温超过37.5℃，应每隔4小时测一次，直至正常；若脉搏加快，应警惕有无出血、感染。②观察子宫复旧及恶露：应于每日同一时间，手测子宫高度，了解子宫复旧情况；每日观察恶露的量、颜色及气味，若恶露增多、色红，持续时间延长，应注意子宫收缩不良；若恶露伴有臭味且子宫有压痛，应注意宫腔感染，遵医嘱给予缩宫药或抗生素控制感染。③会阴护理：用0.05%聚维酮碘溶液擦洗外阴，每日2次，并注意保持会阴清洁干燥；会阴水肿者用50%硫酸镁湿热敷，或24小时后红外线照射；有会阴切口缝线者，应每日检查切口有无红、肿、渗血、渗液及脓性分泌物，嘱产妇会阴健侧卧位，产后3～5日可拆线，若伤口感染，应提前拆线引流或行扩创处理，并定时换药。

2. 产褥期保健指导

(1) 饮食：产后1小时，产妇可进流质或清淡半流质饮食，以后进食需富含蛋白质、维生素及铁剂等多汤饮食，保证充足营养。

(2) 清洁与卫生：①产后因出汗多，需勤用温水擦洗，勤换内衣、被褥。②产妇的休息室应清洁、空气流通，并保持适宜的温度和湿度，夏季要避免产褥中暑，冬天要注意保暖，避免产妇感冒和新生儿寒冷损伤综合征。③坚持每天洗漱，饭前便后及哺乳前洗手。

(3) 休息及活动：产妇要有足够的睡眠，因足够的睡眠是保证产妇机体恢复和乳汁分泌量的基础。睡眠以侧卧、高枕为宜。经阴道分娩者6～24小时即可起床轻微活动，24小时后可下床在室内走动。早期活动有利于子宫复旧，防止下肢静脉血栓的形成，促进肠蠕动及促进伤口的愈合。会阴切开或剖宫产者可适当推迟活动时间。产褥期内应避免过早参加重体力劳动、过久下蹲及长时间站立，因盆底肌肉张力未恢复，易造成子宫脱垂。产后第2天可以开始做产后健身操（图8-1），有利于产后身体康复。

(4) 排尿与排便：产褥初期尿量较多，应督促产妇在产后4小时内排尿一次，避免膀胱过度充盈，发生尿潴留，影响子宫收缩，导致产后出血。若排尿困难，可指导产妇采取蹲式、温开水熏洗外阴、听水流声诱导、热敷膀胱、针灸等方法促其排尿。上述方法无效时，可遵医嘱肌内注射新斯的明或留置导尿管1～2日。鼓励产妇早日下床活动，以利于胃肠蠕动，并多食蔬菜和水果等高纤维素食物，保持大便通畅。若发生便秘，可遵医嘱，口服缓泻药，外用开塞露或肥皂水灌肠。

3. 母乳喂养指导

(1) 母乳喂养的优点：母乳是新生儿最佳天然食物，有利于婴儿的消化和健康发育，有利于增强新生儿抵抗力、免疫力，并能增进母子感情。母乳干净、安全，可减少婴儿过敏现象，且经济实惠。母乳喂养还有利于产妇产后身体康复，减少患卵巢癌、乳腺癌的概率。

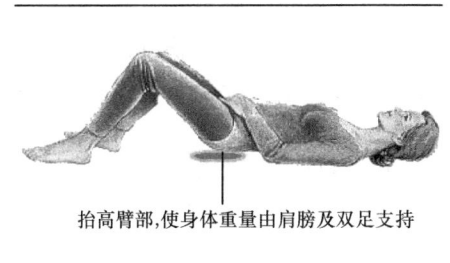
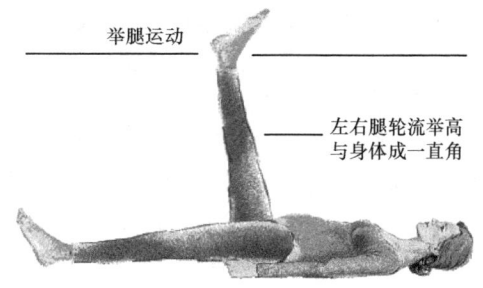
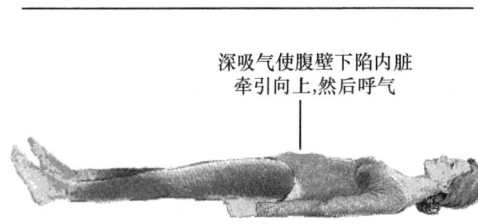
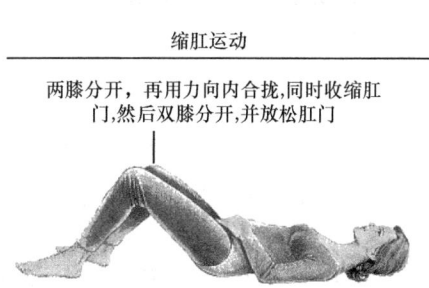

图 8-1 产后健身操

(2) 乳房清洁护理：乳房应保持清洁、干燥。每次哺乳前后用清水清洗乳头和乳晕，避免用肥皂水及乙醇擦洗，防止皲裂发生。乳房有痂垢时，可先用油脂浸软后再用清水洗干净。

(3) 哺乳指导：①哺乳方法：哺乳时嘱产妇洗净双手，用温水擦洗乳头，选择母儿舒适体位，产妇将一手拇指与其余四指分开，分别放在乳房上下方，呈"C形"托起乳房，防止乳房堵塞新生儿鼻孔，影响呼吸。将乳头及大部分乳晕送入婴儿口中，吸完一侧再吸另一侧。哺乳结束，用手指轻压新生儿下颌取出乳头，并挤出少量乳汁涂于乳头及乳晕上，预防乳头皲裂。将新生儿竖着抱起，轻拍背部 1～2 分钟，排出胃内空气，防止吐奶。②哺乳时间：按需哺乳，不限制哺乳时间和次数。提倡纯母乳喂养 4～6 个月，哺乳期以 10～12 个月为宜。

(4) 哺乳异常护理

1) 乳头平坦及凹陷：乳头平坦或凹陷将严重影响新生儿吸吮，可用下述方法矫正：乳头伸展法，即将两拇指平行地放在乳头两侧，慢慢地由乳头向两侧外方在皮肤表面滑动，可通过牵拉乳晕及皮肤使乳头突起，再将拇指放在乳房上、下方，用同样方法滑动手指使乳头突起，如此反复 15 分钟，每天 2 次。牵拉乳头法，即产妇用一手托住乳房，另一手拇指和中、示指抓住乳头向外牵拉，重复 10～20 次，每天 2 次。

2) 乳头皲裂的护理：乳头皲裂轻者可继续哺乳，哺乳前可先湿热敷乳房 3～5 分钟，挤出少许乳汁使乳晕变软，哺乳时先吸吮皲裂轻的一侧，让乳头和大部分乳晕含在婴儿口中。哺乳后再挤出少量乳汁涂于乳头上，短暂暴露使其干燥（乳汁有一定的抑菌作用，同时蛋白丰富利于损伤组织修复）。皲裂严重者可间接哺乳，将乳汁挤出或用吸奶器吸出后喂给新生儿。

3) 乳房胀痛及硬结的护理：应尽早哺乳，按需哺乳，增加哺乳次数，使乳房排空，哺乳前按摩乳房（由乳房根部向乳头方向按摩）或湿热敷乳房。有明显硬结时可用散结通乳的中药煎服。

4) 乳腺炎的护理：轻度乳腺炎可继续哺乳，哺乳前可湿热敷 3～5 分钟，并按摩乳房。

每次哺乳应排空乳汁,增加哺乳次数,每次哺乳至少20分钟。重症者应停止哺乳,配合全身抗感染治疗。若局部已形成脓肿,要切开引流,并及时换药。

5) 催乳的护理:若产后乳汁分泌不足,应鼓励产妇树立哺乳信心,保证产妇充足的休息、睡眠,给予高热量、高蛋白、高维生素的食物,多食汤类,保持精神愉快,纠正哺乳方法,按需哺乳,夜间哺乳,以促进乳汁的分泌。

6) 退乳的护理:产妇因病或其他原因不能哺乳者,应尽早退乳。最简单的方法为停止哺乳,不排空乳房,少食汤类食物。可用生麦芽60~90g水煎服,每日1剂,连服3~5日,或芒硝250g外敷双侧乳房退乳。

(5) 心理护理:产妇产后3~10天,情绪不稳定,较为脆弱,可有不同程度的焦虑和抑郁存在。应帮助其减轻不适,丈夫及家属应给予精神关怀,鼓励、安慰、帮助产妇恢复自信心,勇于承担起母亲的责任,尽快掌握护理、喂养新生儿的技能,用积极的态度去认识、考虑新生儿的需求,良好的心理调适更能有效稳定产妇的情绪,对康复有着重要的促进意义。若抑郁严重者,需服用抗抑郁药物治疗。

(6) 健康指导

1) 计划生育指导:为保证产妇身体健康,在产褥期内应禁止性生活,以防止产褥感染。产后42天就应采取避孕措施,未哺乳者可用药物避孕,哺乳者可用工具避孕。

考点:产后访视的时间

2) 产后检查:包括产后访视和产后健康检查两部分内容:产后访视,一般安排3次,分别为产妇出院后3日内、产后14日、产后28日,主要了解产妇的饮食、睡眠、大小便情况,询问哺乳情况,观察子宫复旧、恶露及会阴伤口,发现异常及时指导和处理;产后健康检查,产后6~8周要求产妇及新生儿去医院进行检查,主要了解产妇全身各系统及生殖系统恢复情况,了解乳房、乳汁分泌及婴儿喂养、婴儿发育情况,以便及早发现异常,并给予指导。

护考链接

产妇32岁。孕第2胎。昨日经阴道顺产一正常男婴,今主诉乳房胀痛,下腹阵发性疼痛。查体乳房胀满,无红肿,宫底平脐,子宫硬,无压痛,恶露色红同月经量。

1. 刘女士下腹疼痛,应告知其( )
A. 产后宫缩痛　　　　B. 不正常的子宫痛　　C. 1周后消失
D. 需用止痛药　　　　E. 与使用缩宫素无关

2. 刘女士乳房胀痛首选的护理措施是( )
A. 吸奶器吸乳　　　　B. 生麦芽煎汤喝　　　C. 少喝汤水
D. 让新生儿多吸吮　　E. 芒硝敷乳房

分析:在产褥早期因宫缩引起的下腹疼痛称产后宫缩痛,多见于经产妇,故选A。乳房胀痛的护理措施为尽早哺乳,按需哺乳,增加哺乳次数,使乳房排空,故选D。

案例8-3分析

刘女士产后5个多小时未能排尿,引起产后尿潴留。产褥初期尿量较多,应督促产妇在产后4小时内排尿一次,避免膀胱过度充盈,发生尿潴留。若出现排尿困难,可指导产妇采取蹲位,温开水熏洗外阴,听流水声诱导,热敷膀胱,针灸等方法促其排尿,上述方法均无效时应导尿,留置导尿管1~2天。

第8章 正常产褥护理

> **小结**
>
> 产褥期是指从胎盘娩出至产妇各器官除乳腺外恢复至正常未孕状态所需的一段时期，通常为6周。产褥期母体变化中以子宫变化最明显，子宫复旧包括子宫肌纤维缩复与子宫内膜再生，肌纤维缩复是肌细胞体积缩小，而非肌细胞数目减少；子宫内膜再生除胎盘附着处需6周外，其他部位需3周修复。乳房的变化主要为泌乳，按需哺乳、频繁哺乳、不断排空乳房，是维持乳汁持续分泌的重要条件。恶露根据排出的时间、颜色、内容物可分为血性恶露（持续3～4日）、浆液性恶露（持续10日）、白色恶露（持续2～3周）。子宫复旧不全或感染，恶露持续时间延长、量多，并有臭味。产后2小时应重点观察阴道流血量、子宫收缩、宫底高度及膀胱充盈度等，防止产后出血。产后24小时内体温略升高，一般不超过38℃，脉搏、呼吸略慢。产后第1日宫底平脐，以后每日下降1～2cm，产后10日降至盆腔，产后6周恢复正常大小。产后应4小时内排尿，若排尿困难，可协助产妇下床蹲式排尿，或温开水熏洗外阴、听流水声诱导、热敷并按摩下腹部、针灸等方法，促其排尿。产后会阴擦洗每日2次，会阴水肿者用50%硫酸镁湿热敷，或24小时后红外线照射。取伤口对侧卧位，产后3～5日会阴伤口拆线，若伤口感染化脓，应提前拆线引流，或行扩创处理，并及时换药。产后乳房胀痛应及时排出乳汁；乳汁不足应及时催乳；乳头皲裂轻者可继续哺乳，重者可间接哺乳；乳头平坦或凹陷应及时纠正；不哺乳者及时退乳。产褥期产妇感情脆弱，易产后抑郁，丈夫及家属应注意多关心、安慰产妇，以利于其身体康复。

自测题

选择题

A_1型题

1. 产褥期是指（   ）
   A. 从胎盘娩出，至产妇全身各器官恢复至非孕期状态的一段时期
   B. 从胎儿娩出，至产妇全身各器官恢复至非孕期状态的一段时期
   C. 从胎盘娩出，至产妇除乳腺外全身各器官恢复至非孕期状态的一段时期
   D. 从胎儿娩出，至产妇除乳腺外全身各器官恢复至非孕期状态的一段时期
   E. 从胎盘娩出，至产妇生殖系统恢复至非孕期状态的一段时期

2. 关于恶露的描述，正确的是（   ）
   A. 含有血液、坏死蜕膜组织及宫颈黏液
   B. 血性恶露可持续2周
   C. 浆液性恶露可持续2周左右
   D. 白色恶露可持续约8周
   E. 正常恶露有腥臭味

3. 子宫内膜在产后几周完全愈合（   ）
   A. 1周   B. 2周
   C. 3周   D. 5周
   E. 6周

A_2型题

4. 初产妇、剖宫产，产后乳汁少。鼓励母乳喂养的措施中不正确的是（   ）
   A. 母婴同室
   B. 多进营养丰富的汤汁饮
   C. 两次哺乳间给婴儿加少量糖水
   D. 增加哺乳次数
   E. 精神愉快、睡眠充足

5. 产妇，27岁，G1P1。自然阴道分娩6小时尚未排尿，护士首先应协助采取的排尿措施是（   ）
   A. 留置尿管
   B. 帮助产妇坐起或下床排尿
   C. 导尿
   D. 针刺关元、三阴交等穴位

103

E. 新斯的明 1mg 肌内注射

6. 产妇，26 岁。足月顺产后 1 日，评估其身体状况时，异常的项目是（　　）

　A. 体温 37.7℃　　　　B. 脉搏 93 次 / 分
　C. 血压 120/75mmHg　 D. 宫底平脐下 1 指
　E. 恶露如经量

7. 初产妇，24 岁。产后 20 天恶露仍为鲜红色、量多且有腥臭味，为其采取的首要措施为（　　）

　A. 输液、供给营养
　B. 保证睡眠、适当活动
　C. 使用宫缩药，必要时用抗生素
　D. 正常生理现象，不用干预
　E. 应用止血药物

8. 产妇，第一胎顺产，产后第 14 日。子宫复旧不正常的情况是（　　）

　A. 耻骨联合上方可触及宫底
　B. 白色恶露
　C. 宫颈内口关闭
　D. 子宫颈外口呈"一"字形
　E. 子宫内膜尚未充分修复

9. 初产妇，于产后咨询正确的避孕措施，下述哪一项是错误的（　　）

　A. 不哺乳者可选用药物避孕
　B. 若月经未复潮，可不采取避孕措施
　C. 哺乳者以工具避孕为宜
　D. 产后 6 周起采取避孕措施
　E. 产后 6 周内禁止性生活

A_3/A_4 型题

10. 产妇，27 岁。今晨经阴道分娩一女婴，产程顺利。为预防尿潴留的发生，应指导她产后第一次排尿是在产后（　　）

　A. 4 小时内　　　　B. 5 小时内
　C. 6 小时内　　　　D. 7 小时内
　E. 8 小时内

11. 该产妇产后第 3 天，自觉乳房胀痛，检查可见双侧乳房胀实有硬结，触之疼痛，考虑乳房胀痛，对其的护理中错误的是（　　）

　A. 产后尽早哺乳
　B. 哺乳前热敷乳房
　C. 两次哺乳之间热敷
　D. 婴儿吸吮力不足时，可借助吸奶器吸吮
　E. 按摩乳房

（杨林娜）

第9章 妊娠期并发症及护理

妊娠期并发症即妊娠期间发生的疾病。如果一些孕妇在怀孕之前已经患了某些疾病，可能引起妊娠期并发症；还有些孕妇怀孕前健康状况良好，但怀孕后也可能出现妊娠期并发症。妊娠期并发症是高危妊娠管理的重要任务，患病孕妇不要惊慌，通过良好积极的治疗及护理，并发症可以得到有效控制。

第1节 自然流产

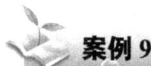

案例 9-1

初孕妇，28岁。停经50天，阴道流血伴下腹隐痛8小时入院。妇科检查：宫颈光滑、宫口未开、无举痛，子宫呈前倾前屈、如孕50天大小，软、无压痛，双侧附件未触及异常。

问题：根据该孕妇目前的状况，判断最大的可能是什么？需做什么处理？

妊娠不足28周、胎儿体重不足1000g而终止者称流产。流产发生于妊娠12周前者称早期流产，发生在妊娠12周或之后者称晚期流产。流产分为自然流产和人工流产，本节内容仅讲述自然流产。自然流产的发生率占全部妊娠的31%左右，其中早期流产占80%以上。

一、疾病概要

（一）病因

1. 染色体异常 胚胎或胎儿染色体异常是引起早期流产的主要原因。多为染色体数目异常，其次为染色体结构异常。少数未发生流产而妊娠至妊娠足月，出生后也会发生某些功能异常或合并畸形（图9-1）。

考点：早期流产的主要原因

2. 母体因素 全身各种急慢性疾病、生殖器官疾病（如子宫畸形、盆腔肿瘤等）（图9-2）、内分泌失调（如黄体功能不足、甲状腺功能低下、胎盘内分泌功能不足等），妊娠期身体或心理的不良刺激，孕妇过量吸烟、酗酒、饮咖啡、吸食海洛因等均可引起流产。宫颈内口松弛或宫颈重度裂伤、宫颈部分或全部切除术后，可引发晚期流产。

3. 免疫因素 母体与胚胎之间的免疫耐受是胎儿在母体内得以生存的基础。若母儿双方免疫不适应，则可引起母体对胚胎的排斥而致流产。

4. 环境因素 过多接触放射线和砷、铅、苯、甲醛、氯丁二烯、氧化乙烯等化学物质，均可能引起流产。

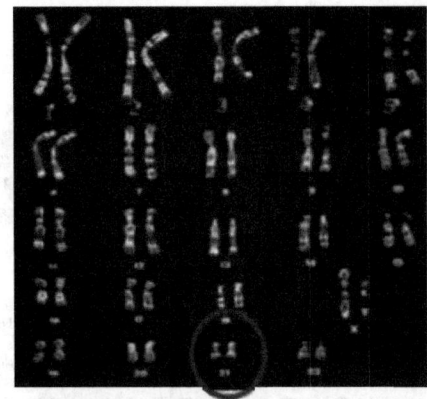

正常染色体　　　　　　　　　　21-三体染色体

图 9-1　染色体

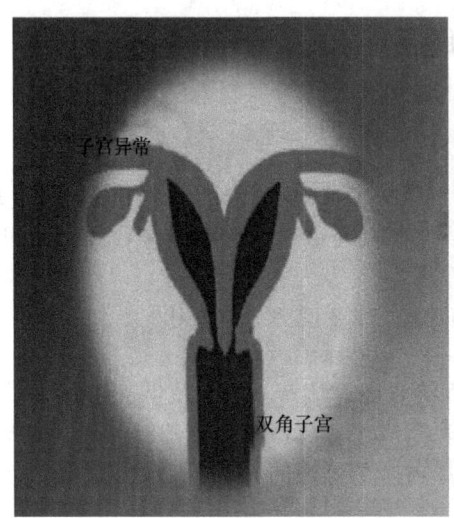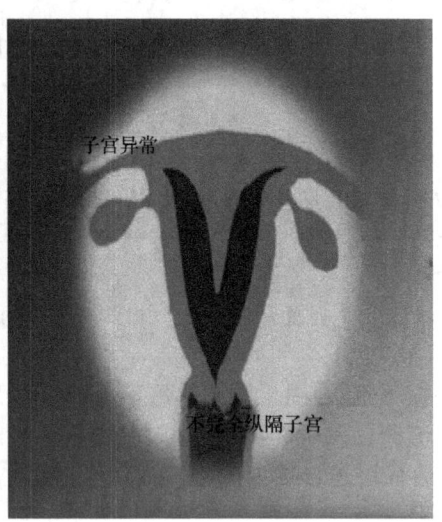

子宫异常　　　　　　　　　　　子宫异常

双角子宫　　　　　　　　　　　不完全纵隔子宫

图 9-2　子宫畸形

护考链接

早期流产最常见的病因是（　　）

A.胚胎染色体异常　　B.宫颈内口松弛　　C.子宫畸形

D.环境因素　　　　　E.免疫因素

分析：胚胎或胎儿染色体异常是引起早期流产的主要原因。故选A。

（二）病理

孕8周前的早期流产，胚胎多数先死亡，随后发生底蜕膜出血，造成胚胎的绒毛与蜕膜层分离，已分离的胚胎组织如异物，引起子宫收缩而被排出。此时胎盘绒毛发育尚不成熟，与子宫蜕膜联系还不牢固，胚胎绒毛易与底蜕膜完整分离，出血不多。

妊娠8～12周时，胎盘绒毛发育茂盛，与蜕膜联系较牢固。流产的妊娠物往往不易完整分离排出，常有部分组织残留宫腔内影响子宫收缩，导致出血较多。

妊娠12周后，胎盘已完全形成，流产时往往先有腹痛，然后排出胎儿、胎盘。有时由于底蜕膜反复出血，凝固的血块包绕胎块，形成血样胎块稽留于宫腔内。也可因血红蛋白被吸收形成肉样胎块，或胎儿钙化后形成石胎。

（三）临床表现及诊断

流产的主要症状是停经后阴道流血和腹痛（图9-3，表9-1）。

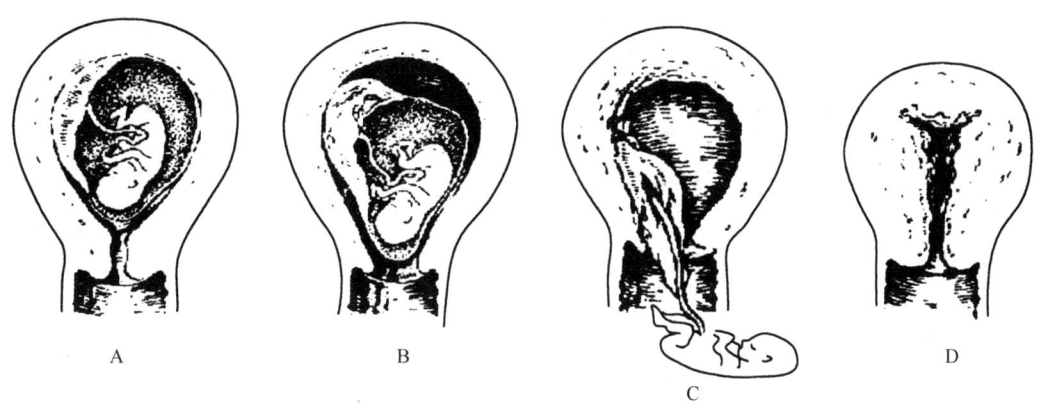

图9-3 不同类型流产
A.先兆流产；B.难免流产；C.不全流产；D.稽留流产；E.完全流产

1. 分型 根据流产发展的不同阶段，将自然流产分为以下四种类型。

（1）先兆流产：停经后出现阴道少量流血，无腹痛或轻微下腹痛，可伴腰痛及下腹坠感。妇科检查：宫颈口未开，子宫大小与停经周数相符。

（2）难免流产：流产不可避免。阴道流血量增多如月经量，阵发性腹痛加重或出现阴道流液（胎膜破裂）。妇科检查：宫颈口已扩张，有时在宫颈口内可见胚胎样组织或羊膜囊堵塞，子宫大小与停经周数相符或略小。

（3）不全流产：胚胎组织部分已排出体外，还有部分残留在子宫腔内。阴道持续流血不止，腹痛持续存在。妇科检查：宫颈口扩张，常有胚胎组织堵塞于宫颈口或部分组织已排到阴道内，子宫小于停经周数。若阴道流血时间过长，可导致失血性休克；同时因病人抵抗力低下，有可能引起宫腔内感染。

表9-1 各类型流产表现

类型	病史			妇科检查	
	出血量	下腹痛	组织排出	宫颈口	子宫大小
先兆流产	少	无或轻	无	闭	与妊娠周数相符
难免流产	逐渐增多	加剧	无	扩张	相符或略小
不全流产	持续不止	减轻	部分排出	扩张或有物堵塞	小于妊娠周数
完全流产	逐渐停止	无	全排出	闭	正常或略大
稽留流产	少或无	轻或重	无	闭	小于孕周
流产感染	或多或少有味臭	逐渐加重	部分排出或无	扩张	正常或略大

（4）完全流产：胚胎组织已全部排出。阴道流血逐渐停止，腹痛逐渐消失。妇科检查：

宫颈口关闭，子宫接近未孕的正常大小或略大。

2. 特殊情况

(1) 稽留流产：又称过期流产。指胚胎或胎儿已死亡滞留在宫腔内尚未及时自然排出者。表现为早孕反应消失，胚胎或胎儿死亡后子宫不再增大反而缩小，若已至中期妊娠，孕妇腹部不见增大，胎动消失。妇科检查宫颈口未开，子宫较停经周数小，质地不软，未闻及胎心。

(2) 复发性流产：指与同一性伴侣连续发生3次或以上的自然流产。每次流产多发生于同一妊娠月份，其临床经过与一般流产相同。早期复发性流产的原因常为染色体异常、免疫功能异常、黄体功能不全、甲状腺功能低下等。晚期复发性流产最常见的原因为宫颈内口松弛、子宫畸形、子宫肌瘤等。

考点：不同类型流产的临床表现

(3) 流产合并感染：流产过程中，若阴道流血时间过长，有组织残留于宫腔内或非法堕胎等，有可能引起宫腔内感染，常为厌氧菌及需氧菌混合感染，严重时感染可扩展到盆腔、腹腔甚至全身，并发盆腔炎、腹膜炎、败血症及感染性休克等。

诊断流产一般并不困难，根据病史及临床表现多能确诊，仅少数需进行辅助检查。

3. 辅助检查

(1) 妊娠试验：采用放射免疫法进行血绒毛膜促性腺激素（hCG）及黄体酮水平测定，有助于诊断。

(2) B超检查：可显示有无胎囊、胎动、胎心等，以确定胚胎或胎儿是否存活，是诊断流产及其类型的主要方法，并能指导处理。

(3) 其他检查：血常规、凝血功能等。

> **护考链接**
>
> 女性，25岁。停经50天，阴道点滴流血2天，伴轻度下腹阵发性疼痛，尿妊娠试验(+)。查体：宫口闭，子宫如孕7周大小。最可能的诊断是（　　）
> A. 先兆流产　　　　B. 难免流产　　　　C. 不全流产
> D. 稽留流产　　　　E. 习惯性流产
> 分析：停经后出现阴道少量流血，轻微下腹痛，尿妊娠试验(+)。妇科检查：宫颈口未开，子宫大小与停经周数相符。最可能诊断是先兆流产，故选A。

(四) 治疗原则

立即查明病因，保胎或及时清除宫腔内组织，积极防治休克、纠正贫血、预防感染。

1. 先兆流产　卧床休息，保胎治疗。必要时适当口服对胎儿影响小的镇静药；对于黄体功能不足的孕妇，每日或隔日肌内注射黄体酮10～20mg；口服维生素E保胎治疗。治疗中适时进行超声监测，避免盲目保胎。

2. 难免流产、不全流产、稽留流产　尽快清除宫腔内容物并送病理检查，预防大出血、感染。稽留流产者应在术前检查凝血功能，使用雌激素以提高子宫的敏感性。

3. 完全流产　B超证实宫腔内无残留物，若无感染征象，不需特殊处理。

4. 复发性流产　查明原因，针对病因积极保胎治疗。

5. 流产合并感染者　阴道流血不多者，先控制感染后行清宫术；阴道流血多者，应用抗生素的同时夹取宫腔内大块残留组织，待感染控制后再行清宫。

二、护　　理

(一) 护理评估

1. 健康史　询问病人的月经史、孕产史、既往史、停经时间及本次妊娠情况;了解有无导致流产的病因或诱因存在。

2. 身体状况

(1) 观察阴道流血量与持续时间;有无腹痛,腹痛部位、程度及其性质;阴道有无组织物排出。

(2) 观察全身情况,有无贫血及感染的相关征象;评估生命体征,有无面色苍白、脉搏细速、血压下降等休克征象;评估宫颈口是否开大,有无组织物堵塞,有无血液自宫颈管流出;子宫大小与妊娠月份是否相符。

3. 心理-社会状况　病人因出现阴道流血、下腹痛,缺乏孕育知识,担心自身和胎儿的安危,出现紧张、焦虑或恐惧情绪。

4. 辅助检查　常用的检查有妊娠试验、B超检查、血常规、凝血功能等,可帮助评估流产的类型及预后。

(二) 护理诊断/问题

1. 焦虑　与担心胎儿安危、出血危及自身健康有关。
2. 组织灌注量不足　与大量流血有关。
3. 有感染的危险　与机体抵抗力下降、宫腔内有组织残留及宫腔手术操作有关。
4. 预感性悲哀　与可能失去胎儿及担心再次妊娠受影响有关。

(三) 护理目标

(1) 消除病人焦虑,情绪已稳定,能够积极配合治疗和护理。
(2) 病人出血症状得到有效控制,生命体征趋于平稳。
(3) 感染被及时发现并有效控制感染,体温在正常范围内。
(4) 孕妇能正视现实,悲哀解除。

(四) 护理措施

1. 一般护理　加强营养,纠正贫血,增强机体抵抗力;减少刺激,避免乳房护理、腹部按摩,禁止性生活,避免不必要的阴道检查;保持大便通畅。

2. 病情观察　按时测量生命体征;观察阴道出血量及腹痛情况,发现异常应立即报告医生。

3. 治疗配合

(1) 对先兆流产遵医嘱给予镇静药、保胎药,并向病人解释用药的必要性。

(2) 对流产并发失血性休克、弥散性血管内凝血的护理,患者去枕平卧或中凹卧位,给予吸氧、保暖,急采血配血,行血常规、出凝血时间等血液生化检查;立即测量生命体征,迅速建立静脉通道,做好输液输血准备。做好抢救、护理记录。

(3) 流产合并感染的护理,严密监测体温、血常规、阴道出血及分泌物的性质、颜色、气味等,发现感染征象应立即报告医生,严格执行无菌操作规程。已感染者嘱病人取半卧位,保持外阴清洁,每日常规用消毒液擦洗2~3次,遵医嘱给予抗生素。

(4) 协助医生做好刮宫术或引产术的术前准备,密切观察病人的生命体征,建立静脉通道，及时补充血容量；做好手术中配合；术后注意观察阴道流血量及子宫收缩情况，遵医嘱肌内注射缩宫素，促进子宫收缩减少出血，刮出组织送病理检查。

4. 心理护理 向病人及家属解释疾病发展过程及预后，了解治疗及护理措施，稳定情绪，增强信心，并取得配合。

5. 健康指导

（1）加强孕期保健和卫生宣教，指导孕妇合理用药，妊娠早期及晚期避免性生活，勿做重体力劳动，防止流产发生。

（2）有复发性流产史者，妊娠前需查找原因，孕前、孕中消除诱因，保胎时间应超过以往发生流产的妊娠周数，防止流产发生。

（3）清宫术后注意保持外阴清洁，禁止盆浴和性生活4～6周，预防感染。若病人术后出现以下症状需及时就诊：阴道流血淋漓不尽10天以上，出血超过月经量，阴道分泌物浑浊、有异味，或伴有发热、腹痛等。流产后需间隔半年后考虑再次妊娠。

> **护考链接**
>
> 女性，30岁。初次妊娠，停经54天，阴道少量流血2天，伴轻微下腹痛。妇科检查：宫口未开，子宫8周妊娠大小，初步诊断为先兆流产。
>
> 1. 应做何检查帮助确诊（　　）
>   A. 尿妊娠试验　　B. B超　　C. 血常规　　D. 凝血功能　　E. X线检查
> 2. 对该病人应如何护理（　　）
>   A. 卧床休息，继续观察　　　　B. 配合医生尽快清宫　　　　C. 腹部按摩
>   D. 遵医嘱给予缩宫素　　　　　E. 遵医嘱给予雌激素
>
> 分析：1. 答案为B，病人目前流血少，腹痛轻微，宫口未开，判断胎儿是否存活，以B超为宜。2. 答案为A，病人先兆流产可能性大，应卧床休息，保胎治疗。

（五）护理评价

（1）病人的情绪是否稳定，能否配合治疗、护理
（2）病人的体温、血象是否正常，阴道分泌物正常。
（3）失血性休克是否被及时发现及纠正，生命体征是否平稳。

> **案例9-1分析**
>
> 　　根据该孕妇目前的状况，判断最大可能是先兆流产。需进一步做尿妊娠试验、B超检查，确定胎儿是否存活。如胎儿存活，则给予保胎治疗、护理，如病情发展，流产不可避免，则配合医生，给予清宫术。

第2节　异位妊娠

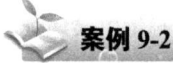

案例9-2

女性，25岁。停经50天，阴道流血3天，左下腹持续疼痛2小时加重半小时。

患者平素月经规律，3～4天/25～28天，量中等，无痛经，有少许血块。LMP 2016.1.13，停经后无恶心、呕吐等反应，3天前无明显诱因出现阴道流血，量少，暗红色，无腹痛，自以为来月经，未去医院诊治，2小时前出现下腹隐痛，以左侧为重，腹痛持续性，

能忍受，半小时前，突然发生左下腹剧烈撕裂样疼痛，恶心、呕吐，伴肛门坠胀感，即来我院就诊。检查：病人意识清楚，血压 90/60 mmHg，阴道有少量血性分泌物，后穹窿有触痛，宫颈举痛，子宫后位，质软，饱满，左附件区增厚，触及直径3cm囊性包块，压痛明显，右附件正常。

问题：1. 异位妊娠典型症状是什么？妇科检查有何特点？

2. 根据该孕妇目前的状况，判断最大的可能是什么？需进一步做什么辅助检查？存在哪些护理问题？如何进行护理？

受精卵在子宫体腔以外着床，称异位妊娠，习称宫外孕。异位妊娠是妇产科常见的急腹症之一，发生率约为2%，若不及时诊断和积极抢救，可危及生命。

异位妊娠根据受精卵种植部位不同而分为：输卵管妊娠、卵巢妊娠、腹腔妊娠、阔韧带妊娠及宫颈妊娠等（图9-4），以输卵管妊娠最为多见，占异位妊娠的95%左右。本节重点叙述输卵管妊娠。输卵管妊娠中又以壶腹部最多见，其次为峡部、伞部，间质部妊娠较少见。

> 考点：异位妊娠最常见的部位

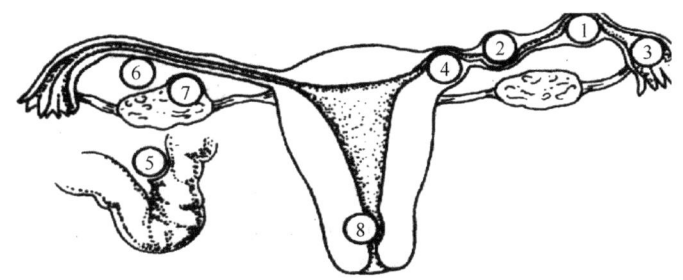

图 9-4 异位妊娠的发生部位

①输卵管壶腹部妊娠；②输卵管峡部妊娠；③输卵管伞部妊娠；④输卵管间质部妊娠；⑤腹腔妊娠；⑥阔韧带妊娠；⑦卵巢妊娠；⑧宫颈妊娠

一、疾病概要

（一）病因

输卵管妊娠最常见的原因是慢性输卵管炎，炎症使输卵管粘连变窄，蠕动受限，受精卵运行受阻，妨碍受精卵预期达到宫腔，而至输卵管妊娠。其他输卵管发育不良或功能异常、受精卵游走、辅助生育技术、输卵管绝育术后再通、宫内节育器放置、输卵管周围肿瘤的压迫等，均可影响输卵管管腔通畅，使受精卵运行受阻，增加输卵管妊娠的可能性。

> 考点：输卵管妊娠最常见的原因

护考链接

输卵管妊娠最主要的原因是（　　）
A. 输卵管发育不良　　　　　　B. 输卵管炎症
C. 精神因素干扰受精卵运送　　D. 输卵管手术
E. 子宫内膜异位症

分析：育龄妇女由于宫腔手术操作、盆腔炎等高危因素的存在，输卵管炎症发生率相对较高，影响输卵管管腔通畅，使受精卵运行受阻，故选B。

(二)病理及转归

因输卵管管腔狭窄、管壁薄,缺乏黏膜下组织,当孕卵发育到一定程度,可引起以下结局。

1. 输卵管妊娠流产 多见于输卵管壶腹部妊娠,发病多在妊娠 8～12 周。因输卵管蜕膜发育不良,囊胚最终与管壁分离,局部出血,囊胚经伞部进入腹腔出现流产现象。出血一般不多。若囊胚剥离不完整,仍有部分附着于输卵管壁,可发生大出血。

2. 输卵管妊娠破裂 多见于输卵管峡部妊娠,常发生于妊娠 6 周左右。受精卵表面的绒毛可向输卵管管壁侵蚀,造成管壁破裂。在短时间内可发生大量腹腔内出血,甚至出现失血性休克(图 9-5)。

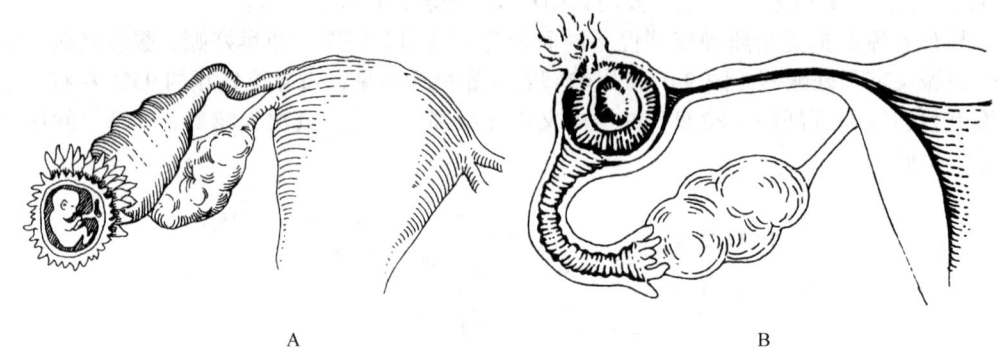

图 9-5 输卵管妊娠
A. 输卵管妊娠流产;B. 输卵管妊娠破裂

3. 陈旧性宫外孕 输卵管妊娠流产后,若胚胎死亡,内出血逐渐减少,盆腔血肿机化变硬并与周围组织粘连,形成包块,形成陈旧性异位妊娠。

4. 继发性腹腔妊娠 输卵管妊娠流产或破裂后,偶有胚囊排入腹腔后种植于腹腔脏器、大网膜等处,继续生长发育,形成继发性腹腔妊娠。

输卵管妊娠后,由于滋养细胞产生的激素,月经停止来潮,子宫增大变软,子宫内膜出现蜕膜反应。若胚胎死亡,滋养细胞活力消失,激素水平下降,蜕膜自宫壁剥离而发生阴道流血,排出三角形蜕膜管型或蜕膜碎片。

(三)临床表现及诊断

1. 症状

(1)停经:70%～80% 的患者有 6～8 周停经史。20%～30% 患者无明显停经史,误将不规则阴道流血视为月经,或由于月经仅过期几日,不认为是停经。

(2)腹痛:是患者就诊的主要症状,占 95%。输卵管妊娠发生流产或破裂之前,由于胚胎在输卵管内逐渐增大,输卵管膨胀而常表现为下腹一侧隐痛或酸胀感。当发生输卵管妊娠流产或破裂时,患者突感下腹一侧撕裂样疼痛,常伴有恶心、呕吐。若血液局限于病变区,主要表现为下腹部疼痛,当血液积聚于直肠子宫陷凹处时,出现肛门坠胀感。随着血液由下腹部流向全腹,疼痛可由下腹部向全腹部扩散,血液刺激膈肌时,可引起肩胛部放射性疼痛。

考点:输卵管妊娠患者就诊的主要症状

(3)阴道流血:胚胎死亡后,常有不规则阴道流血,色暗红或深褐,量少呈点滴状,一般不超过月经量,少数患者阴道流血量较多,类似月经。阴道流血可伴有蜕膜管型或蜕膜碎片排出,在病灶除去后流血方能停止。

(4)晕厥与休克:由于腹腔急性内出血及剧烈腹痛,轻者出现晕厥,严重者出现失血性休克。出血量越多越快,症状出现也越迅速越严重,但与阴道流血量不成正比。

(5) 腹部包块：当输卵管妊娠流产或破裂所形成的血肿时间较久，由于血液凝固并与周围组织或器官发生粘连形成包块，包块较大或位置较高者，可于腹部扪及。

护考链接

输卵管妊娠患者前来就诊时，最常见的主诉是（　　）
A. 停经　　B. 腹痛　　C. 阴道流血　　D. 晕厥休克　　E. 腹部包块
分析：当输卵管妊娠发生流产或破裂时，患者突感下腹一侧撕裂样疼痛，患者常因此就诊，故选 B。

2. 体征　腹腔内出血较多时，呈贫血貌。大量出血时，患者可出现面色苍白、脉搏快而细弱、血压下降等休克表现。腹部检查：下腹有明显压痛及反跳痛，尤以患侧为著，但腹肌紧张轻微。出血较多时，叩诊有移动性浊音。有些患者下腹部可触及包块，若反复出血并积聚，包块可不断增大变硬。妇科检查：阴道后穹窿饱满，有触痛，宫颈举痛明显。内出血多时，检查子宫有漂浮感。子宫一侧或其后方可触及边界不清、大小不一、压痛明显的包块。

考点：输卵管妊娠患者妇科检查情况

3. 辅助检查

(1) 妊娠试验：放射性免疫法测定 β-hCG，是目前早期诊断异位妊娠和保守治疗疗效评价的重要方法。

(2) 孕酮测定：血清孕酮水平低于 5ng/ml，应考虑宫内妊娠流产或异位妊娠。

(3) 超声检查：若妊娠试验阳性，B 超显示子宫腔未见妊娠征象，而在宫外可见轮廓不清的包块，可帮助诊断。阴道 B 超检查较腹部 B 超检查准确性更高。

考点：输卵管妊娠患者简单可靠的辅助诊断方法

(4) 阴道后穹窿穿刺：是一种简单可靠的辅助诊断方法，适用于疑有腹腔内出血的患者。若抽出暗红色、不凝固血液即可帮助诊断，但穿刺阴性不能排除输卵管妊娠（图 9-6）。

(5) 子宫内膜病理检查：诊断性刮宫适用于临床症状不典型、妊娠试验和 B 超检查不能确诊者。若宫腔内容物病理检查仅见蜕膜样变组织，而不见绒毛，有助于诊断异位妊娠。

(6) 腹腔镜检查：腹腔镜检查是异位妊娠诊断的金标准，对部分诊断比较困难的病例，在腹腔镜直视下进行检查，可及时明确诊断，并可同时行手术治疗（图 9-7）。

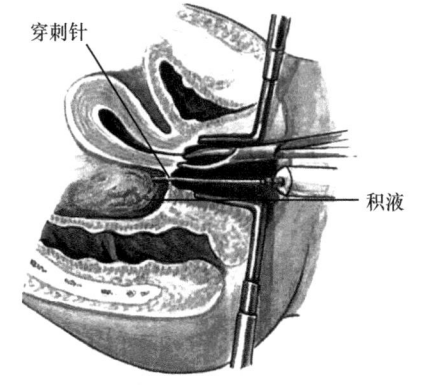

图 9-6　阴道后穹窿穿刺

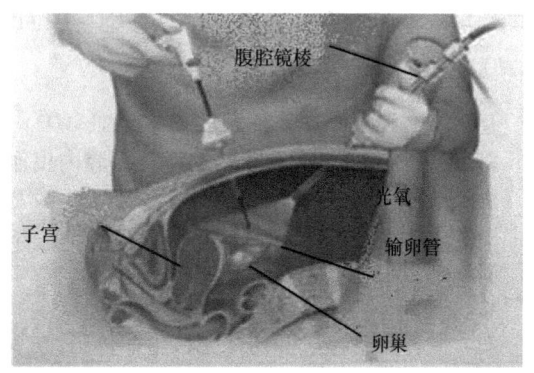

图 9-7　腹腔镜手术

考点：输卵管妊娠患者诊断的金标准

（四）治疗原则

以手术治疗为主，非手术治疗为辅。

1. 药物治疗　适用于早期未发生破裂或流产的输卵管妊娠，要求保留生育能力的患者可选择化学药物或中药治疗。常用化疗药物为甲氨蝶呤（MTX），应用化学药物治疗，未必每例都成功，因此治疗期间应严密监护，并注意病人的病情变化和药物的毒副反应。

2. 手术治疗 对生命体征不稳定或有腹腔内出血征象者，需进行手术治疗。手术可经腹进行或经腹腔镜进行。其中腹腔镜手术是治疗异位妊娠的主要方法。手术方式有两种，一种是切除患侧输卵管，即根治手术；另一种是保留患侧输卵管手术，即保守性手术（图9-8）。

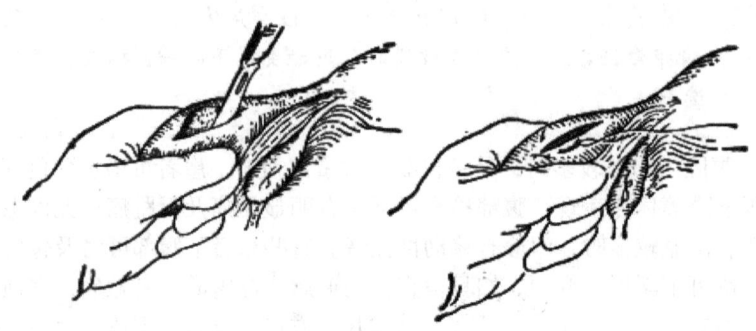

图 9-8　输卵管切开取胚缝合术

二、护　　理

（一）护理评估

1. 健康史 询问月经史，了解有无慢性输卵管炎等诱发输卵管妊娠的高危因素。

2. 身体状况 评估其血压、脉搏、呼吸是否正常，有无面色苍白、脉搏细速、四肢厥冷、血压下降等休克征象。检查腹部有无压痛、反跳痛、包块，叩诊有无移动性浊音，观察阴道流血量、色，阴道后穹窿是否饱满，子宫大小、质地，宫颈有无举痛及摇摆痛。

3. 心理-社会状况 因剧烈腹痛、阴道流血等表现，致病人及家属情绪紧张、恐惧；因此次妊娠终止或担心是否影响以后受孕，出现悲伤、失落等情绪反应。

4. 辅助检查 异位妊娠时，患者体内的 hCG 水平较宫内妊娠低。B 超显示子宫腔未见妊娠征象，而在宫外可见轮廓不清的包块，可帮助诊断。阴道后穹窿穿刺若抽出暗红色、不凝固血液即可帮助诊断，诊断性刮宫病理检查仅见蜕膜样变组织，而不见绒毛，有助于诊断异位妊娠。腹腔镜检查在确诊的同时可行镜下手术治疗。

（二）护理诊断/问题

1. 组织灌注量不足 与腹腔内大出血有关。

2. 疼痛 与输卵管内胚胎发育、腹腔内出血刺激腹膜有关。

3. 恐惧 与生命受到威胁、担心手术失败及未来生育问题有关。

4. 潜在并发症 贫血、感染，与内出血、手术等有关。

（三）护理目标

（1）患者的血容量得到补充，生命体征维持在正常范围。

（2）患者的活动耐力逐渐增强，生活逐渐能自理。

（3）患者悲哀、恐惧已消除，情绪趋于稳定，能够积极配合治疗与护理。

（4）患者贫血、感染得到有效防治。

（四）护理措施

1. 一般护理 嘱非手术患者绝对卧床休息，保持大便通畅，为病人提供安静舒适的环境及日常生活护理，保持外阴清洁；加强营养，纠正贫血。腹腔内大量出血伴失血性休克者，应立即去枕平卧、保暖、吸氧，迅速建立静脉通道。

2. 病情观察

（1）手术治疗：术前严密观察生命体征，观察神志、表情及尿量变化，观察腹痛及阴道流血情况，术后观察同妇科腹部手术。

（2）保守治疗：严密监测生命体征并记录，注意观察阴道流血情况，密切观察病人腹痛部位、性质、程度及伴随症状，一旦腹痛加重时报告医生。如使用化疗药物，需注意观察药物的不良反应及药效等，并做详细记录。如有阴道排出物，必须向医生报告，立即送病理检查。

3. 治疗配合 一旦决定手术，迅速做好术前常规准备，如备皮、药物皮肤试验、凝血功能检查、配血备血、留置尿管等，加强术中配合及术后观察与护理。

4. 心理护理 关心、体贴、安慰病人，稳定病人及家属的情绪，耐心说明病情及手术的必要性。对保守治疗的患者，讲明保守治疗的利弊及保守治疗失败需行手术的可能，允许家属陪伴，给予患者心理支持。

5. 健康指导

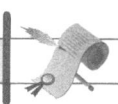

考点：输卵管妊娠患者护理措施

（1）嘱病人出院后注意休息，加强营养，纠正贫血，提高抵抗力。

（2）保持外阴清洁，勤换会阴垫，术后禁止盆浴和性生活1个月。

（3）遵医嘱使用抗生素，预防感染。

（4）采取有效的避孕措施，计划再次妊娠前在医生指导下进行；再次妊娠需及时就诊。

（五）护理评价

1. 病人的情绪是否稳定，能否积极配合治疗与护理。

2. 病人的活动耐力是否增强，生活能否自理。

3. 病人的失血性休克是否被及时发现，血容量是否得到及时补充，生命体征是否在正常范围。

4. 病人贫血、感染是否得到有效防治。

> **案例9-2分析**
>
> 1. 异位妊娠典型的症状：未发生输卵管流产或破裂之前，常表现为一侧下腹隐痛或酸胀感，当发生输卵管流产或破裂时，患者突感下腹一侧撕裂样疼痛，常伴有恶心、呕吐。若血液局限于病变区，主要表现为下腹部疼痛，当血液积聚于直肠子宫陷凹处时，出现肛门坠胀感，随着血液流向全腹，疼痛遍及全腹，当血液刺激横膈时，可引起放射性肩胛痛。
>
> 妇科检查：阴道后穹窿饱满，有触痛，宫颈举痛明显。内出血多时，子宫有漂浮感。子宫一侧或后方可触及边界不清、大小不一、触痛明显的包块。
>
> 2. 根据该孕妇目前的状况，判断最大可能是左侧输卵管妊娠。需进一步做阴道后穹窿穿刺、B超检查等。
>
> 护理问题：①组织灌注量不足：与腹腔内大出血有关。②疼痛：与输卵管内胚胎发育、腹腔内出血刺激腹膜有关。③恐惧：与生命受到威胁、担心手术失败及未来生育问题有关。
>
> 护理措施：病人还没有出现休克征象，但是"左下腹部剧烈疼痛"，继续发展可能晕厥、休克，护士应首先告知病人及家属病情状况，嘱咐病人绝对卧床休息，保持大便通畅，避免腹压增加；严密观察生命体征及腹痛情况；迅速建立静脉通道，遵医嘱补充血容量；做交叉配血等术前准备工作，做好随时手术的准备。

第3节 早 产

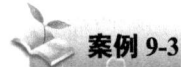

案例9-3

孕妇，25岁。G2P0，孕34周，LOA。于昨晚出现不规律腹痛，今晨8点入院，产科检查，宫缩5分钟一次，每次持续30秒，胎心140次/分，宫口开大2cm，胎膜未破。

问题： 1. 患者发生了什么情况？还能继续妊娠吗？目前的治疗原则是什么？
 2. 目前存在的护理问题是什么？应如何护理？

妊娠满28周至不足37周间分娩者称早产。此时出生的新生儿体重小于2500g，称为早产儿。早产儿各器官发育尚不够成熟，出生孕周越小，体重越轻，其预后越差。出生1岁以内死亡的婴儿约2/3为早产儿。

一、疾病概要

（一）病因

1. 母体因素 孕妇如合并急（慢）性疾病、妊娠期并发症、子宫畸形、子宫肌瘤、宫颈内口松弛等容易诱发早产，另外妊娠期外伤、性生活、劳累以及严重精神创伤等也可诱发早产。

2. 胎儿、胎盘及胎膜因素 如胎膜早破、羊水过多、多胎妊娠、胎盘早剥、宫内感染、胎儿畸形等易发生早产。

3. 医源性因素 由于母体或胎儿的健康原因不允许继续妊娠，在未足37周时采取引产或剖宫产终止妊娠，也称治疗性早产。

（二）临床表现及诊断

1. 临床表现 早产的临床表现与足月临产相似，最初为不规律宫缩，并常伴有少许阴道流血或血性分泌物，以后可发展为规律宫缩，伴有宫颈管消退，宫口扩张，胎膜早破的发生较足月临产多。临床上，早产可分为先兆早产和早产临产两个阶段。先兆早产指规则或不规则宫缩，伴宫颈管进行性缩短。早产临产需符合下列条件：①子宫收缩规则（20分钟≥4次或60分钟≥8次），伴有宫颈进行性改变；②宫颈扩张1cm以上；③宫颈展平≥80%。

考点：早产临产诊断

诊断早产一般并不困难，但应与妊娠晚期出现的生理性子宫收缩相区别。生理性子宫收缩一般不规律、无痛感，且不伴有宫颈管缩短和宫口扩张等改变。

2. 辅助检查

（1）B超检查：可测量双顶径大小、股骨长度评估胎儿大小，同时还可以评估胎儿成熟度、胎位等。

（2）胎心监护仪检查：监测宫缩、胎心、胎盘功能及胎儿宫内储备情况。

（三）治疗原则

抑制宫缩，促胎肺成熟。

（1）胎儿存活、无胎儿窘迫、胎膜未破者，无严重妊娠合并症及并发症者，抑制宫缩，应用糖皮质激素促胎肺成熟，尽可能使妊娠继续维持至34周。

(2) 宫缩进行性增强，经过治疗无法控制者，胎膜已破，宫口扩张 1cm 以上，早产不可避免时，尽力提高早产儿存活率。

二、护　理

(一) 护理评估

1. 健康史　详细了解是否存在导致早产的高危因素，了解有无流产史、早产史，本次妊娠过程中是否出现过阴道流血、流液等情况。

2. 身体状况　观察有无规律宫缩、宫口扩张情况，阴道有无血性和（或）水样液体流出。

3. 心理–社会状况　由于在预产期前出现症状，孕妇及家属多产生自责感，同时又因未知预后，产生焦虑、恐惧等情绪。

4. 辅助检查　B 超、胎心监护仪评估胎儿情况，帮助判断预后。

(二) 护理诊断／问题

1. 焦虑　与担心胎儿、新生儿健康安全有关。

2. 疼痛　与宫缩有关。

3. 有围生儿受伤的危险　与早产儿发育不成熟、生活能力低下有关。

(三) 护理目标

(1) 病人及家属了解早产相关知识，焦虑情绪得到缓解，积极配合治疗、护理。

(2) 孕妇能耐受宫缩，自觉疼痛减轻。

(3) 围生儿受损危险降到最低，成活率有所提高。

(四) 护理措施

1. 保胎治疗的护理

(1) 绝对卧床休息，以左侧卧位为宜，间断吸氧，以改善胎盘循环，增加胎儿供氧；避免一切诱发宫缩的活动，如乳房护理、性生活、抬举重物等；慎做肛查、阴道检查。

(2) 指导孕妇加强营养，进食富含蛋白质、维生素、铁、钙的食物及新鲜蔬果，避免便秘。

(3) 病情观察：严密观察并记录宫缩、胎心音、破膜时间、阴道出血量等情况。教会孕妇自我监测胎动，发现异常及时报告医生。

(4) 治疗配合：遵医嘱给药。使用镇静药，如苯巴比妥、地西泮等；宫缩抑制药，如利托君、硫酸镁、硝苯地平（已用硫酸镁者慎用）等；同时还应注意观察药物副作用。

2. 早产临产的护理

(1) 妊娠 34 周前分娩者，应遵医嘱给予糖皮质激素如地塞米松，以促进胎儿肺成熟，避免发生新生儿呼吸窘迫综合征；孕妇已达 34 周，如无母胎并发症停用抗早产药，顺其自然，不必干预，只需密切监测胎儿情况即可。

(2) 给产妇吸氧；阴道分娩者，临产后慎用镇静药；产程中严密观察宫缩、胎心音；可行会阴切开术，缩短第二产程，防止新生儿颅内出血。

(3) 做好新生儿保暖、复苏的准备，并加强护理，常规给予维生素 K_1 肌内注射，防治颅内出血。

考点：早产临产的护理

3. 心理护理　介绍妊娠的相关知识，并给予充分的心理支持，保持孕妇良好的心态，减少精神创伤。

4. 健康指导

（1）加强孕期保健。指导孕妇加强营养，保证睡眠；避免过多的妇科检查，避免创伤；保持外阴清洁，及早发现生殖道感染并及早处理。

（2）指导孕妇及家属识别先兆早产征象，发现异常及时就诊。

（3）宫颈内口松弛者可于妊娠14～18周行宫颈环扎术，防止早产的发生。

（五）护理评价

（1）病人是否能面对现实，积极配合治疗、护理。

（2）母儿是否安全度过产程，是否有并发症发生并及时得到处理。

案例9-3 分析

1. 患者孕34周，宫缩5分钟一次，每次持续30秒，已规律宫缩，宫口开大2cm，发生了早产临产。孕妇已达34周，无母胎并发症，顺其自然，不必干预，只需密切监测胎儿情况即可。目前的治疗原则是卧床休息，抑制宫缩，尽量保胎，促胎肺成熟。

2. 目前存在的护理诊断/问题：①焦虑：与担心早产儿预后有关。②疼痛：与宫缩有关。③有围生儿受伤的危险：与早产儿发育不成熟、生活能力低下有关。

护理措施：加强心理护理，保持孕妇良好的心态，积极配合治疗、护理，遵医嘱使用利托君、地塞米松等；密切观察宫缩、胎心音、阴道流液情况，配合医生选择适当的分娩方式，提高早产儿的存活率。

链接

早产儿的护理要点

1. 防止感染　避免他人探视早产儿，喂哺早产儿前应用肥皂及热水洗手，避免交叉感染。

2. 注意保暖　早产儿要注意保暖，在家庭护理中，室内温度要保持在24～28℃，室内相对湿度为55%～65%，婴儿体温应保持在36～37℃。

3. 精心喂养　早产儿更需要母乳喂养。早产儿母亲的乳汁更利于早产儿的消化、吸收，还能提高早产儿的免疫力。

4. 早产儿抚触　抚触给早产儿带来的触觉刺激会在早产儿大脑形成一种反射，可促进小儿智力发育。腹部按摩可以使小儿的消化、吸收功能增强。

第4节　过期妊娠

案例9-4

王女士，28岁。G1P0，孕42周未临产，家人及本人均很着急。检查：宫底在剑突下一横指，LOA，胎心145次/分。骨盆测量无异常。

问题：1. 王女士发生了什么情况？治疗原则是什么？
　　　2. 目前存在的护理问题是什么？应如何护理？

考点：过期妊娠的定义

平时月经周期规则，妊娠达到或超过42周尚未分娩，称过期妊娠。其发生率占妊娠总数的3%～15%。过期妊娠使胎儿窘迫、胎粪吸入综合征、过熟综合征、新生儿窒息、围产儿死亡、巨大儿及难产等发生率增高，并随着妊娠期延长而增加。

一、疾病概要

（一）病因

原因不明，多数学者认为过期妊娠与孕晚期孕激素过多、雌激素不足、胎儿肾上腺皮质功能不全、无脑畸形等有关。

（二）病理

1. 胎盘 过期妊娠的胎盘病理有两种类型。一种是胎盘功能正常，胎盘外观和镜检均与妊娠足月胎盘相似，仅重量略有增加。另一种是胎盘功能减退。

2. 羊水 正常妊娠38周以后，羊水量随着妊娠推延逐渐减少，妊娠42周后羊水量明显减少，约30%减少至300ml以下。羊水粪染率明显增高，是足月妊娠的2～3倍。

3. 胎儿 过期妊娠胎儿生长模式与胎盘功能有关，可有以下几种：①正常生长及巨大儿：胎盘功能正常者，胎儿继续生长，约25%成为巨大儿。②胎儿过熟综合征：由于胎盘功能减退、胎盘血流不足、胎儿缺氧及养分的供应不足，胎儿表现出过熟综合征特征外貌。典型表现为：皮肤干燥、松弛、多皱褶、脱皮，脱皮以手心、脚心明显；身体瘦长，胎脂消失，皮下脂肪减少；头发浓密，指（趾）甲长；新生儿睁眼、异常警觉和焦虑，容貌似"小老人"。因有羊水减少和胎粪排出，胎儿皮肤黄染，羊膜和脐带呈黄绿色。③胎儿生长受限：小样儿可与过期妊娠并存，后者更增加胎儿的危险性。

（三）诊断

应准确核实孕周，并确定胎盘功能是否正常。

1. 核实预产期

（1）病史：诊断过期妊娠之前必须准确核实预产期，确认妊娠是否真正过期，若平时月经周期不准，推算的预产期不可靠。①以末次月经第1日计算，平时月经规律、周期为28～30日的孕妇停经≥42周尚未分娩，可诊断为过期妊娠。若月经周期超过30日，应酌情顺延。②月经不规律、哺乳期受孕或末次月经记不清的孕妇，可根据孕前基础体温提示的排卵期推算预产期，若排卵后≥280日仍未分娩者可诊断为过期妊娠。③根据性交日期推算预产期。④根据辅助生殖技术（如人工授精、体外受精-胚胎移植术）日期推算预产期。

（2）临床表现：根据开始出现早孕反应时间、胎动开始时间、孕早期妇科检查子宫大小，有助于推算孕周。

（3）实验室检查：根据B超检查，早孕期测定妊娠囊直径，孕中期以后测定胎儿顶臀径、双顶径、股骨长度等以及晚期根据羊水量的变化推算预产期。

2. 判断胎盘功能

（1）胎动计数：通过胎动自我监测，2小时内少于6次或减少50%，提示胎儿宫内缺氧。

（2）测定尿雌三醇值：尿雌三醇（E_3）＜10mg/24小时，雌三醇/肌酐（E/C）比值＜10，提示胎盘功能减退。

（3）电子胎儿监护仪检测：无应激试验（NST）无反应型需进一步做缩宫素激惹试验（OCT），若多次反复出现胎心晚期减速者，提示胎盘功能减退，胎儿有缺氧。

（4）B超检查：观察胎动、胎儿肌张力、胎儿呼吸样运动及羊水量等。彩色超声多普勒检查尚可通过测定胎儿脐血流来判断胎盘功能与胎儿安危。

(5) 羊膜镜检查：观察羊水颜色，若已破膜可直接观察到羊水流出及其性状。

（四）治疗原则

妊娠 41 周后，应考虑终止妊娠，尽量避免过期妊娠。应根据胎儿安危状况、胎儿大小、宫颈成熟度综合分析，选择恰当的分娩方式。可采取引产术或剖宫产术。

二、护　理

（一）护理评估

1. 健康史　询问既往月经是否规律，核实末次月经日期；了解早孕反应、胎动时间、子宫大小，进一步准确推算预产期。

2. 身体状况　测量宫底高度、腹围，评估胎儿大小。

3. 心理－社会状况　因超过预产期仍无分娩征象，孕妇、家属担心胎儿安危而出现焦虑情绪；因不了解过期妊娠的危害性，不愿意接受终止妊娠的建议，出现矛盾心理。

4. 辅助检查

(1) B 超检查：判断胎盘功能与胎儿安危。

(2) 电子胎儿监护仪检测：缩宫素激惹试验（OCT），是否出现胎心晚期减速。

(3) 尿雌三醇值：＜10mg/24 小时，提示胎盘功能减退。

（二）护理诊断／问题

1. 知识缺乏　缺乏过期妊娠的相关知识。

2. 有围生儿受伤的危险　与巨大儿或胎盘功能减退有关。

（三）护理目标

(1) 通过宣教，病人及家属了解有关过期妊娠的相关知识，能够配合治疗、护理。

(2) 通过采取积极措施，降低围生儿受伤的危险。

（四）护理措施

1. 一般护理　嘱孕妇采取左侧卧位，勤听胎心，遵医嘱给予吸氧等；指导孕妇自测胎动。

2. 观察护理　临产后观察产程进展、阴道流血、流液情况，并记录。勤听胎心，必要时给予吸氧和胎儿电子监护。按高危儿加强过期产儿监护。

3. 治疗配合　过期妊娠一旦确诊，需立即协助医生做好引产术、剖宫产术准备；同时做好抢救新生儿窒息准备。遵医嘱给药，预防新生儿并发症。

4. 心理护理　通过向孕妇和家属讲解过期妊娠的危害性，消除对疾病的恐惧，能主动接受处理建议，积极配合医务人员。

5. 健康指导

(1) 加强产前检查，能够为准确推算预产期提供有利依据。

(2) 嘱孕妇超过预产期 1 周未临产，应及时到医院检查。

(3) 教会孕妇自我监测胎动，若出现异常及时就诊。

（五）护理评价

(1) 孕妇是否获得过期妊娠的相关知识，是否积极配合治疗、护理。

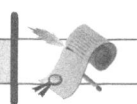

(2) 是否顺利结束分娩，胎儿窘迫得到及时纠正，避免了新生儿窒息的发生。

案例 9-4 分析

1. 王女士，28 岁，G1P0，孕 42 周。妊娠达到 42 周，王女士应诊断为过期妊娠。核实孕周后应及早终止妊娠。协助医生做好引产术、剖宫产术准备；同时做好抢救新生儿窒息准备。

2. 目前存在的护理问题：①知识缺乏：对过期妊娠的危害缺乏认识。②焦虑：与担心自身和胎儿的安危有关。③有围生儿受伤的危险：与胎盘功能减退、难产有关。

护理措施：过期妊娠一旦确诊，需立即做好解释，解除焦虑情绪，取得配合，及时终止妊娠。做好剖宫产术或阴道助产术的术前准备、抢救新生儿窒息的准备，遵医嘱用药。如选择引产术，遵医嘱正确使用缩宫素静脉滴注，严密观察产程进展和胎心音的变化，吸氧，发现异常及时报告医生。

第 5 节 妊娠剧吐

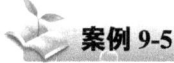

案例 9-5

女性，25 岁。停经 56 天，频繁恶心、呕吐，不能进食，极度疲乏，尿少。

问题：1. 患者发生了什么情况？需进一步做什么检查？治疗原则是什么？
2. 目前存在的护理问题是什么？应如何护理？

孕妇在妊娠 5～10 周频繁恶心、呕吐，不能进食，排除其他疾病引发的呕吐，体液电解质失衡及新陈代谢障碍，称妊娠剧吐，发生率 0.5%～2%。

一、疾病概要

（一）病因

目前尚不明确，但是普遍认为与绒毛膜促性腺激素（hCG）的显著升高有关，同时雌二醇水平高、精神过度紧张、家庭经济状况差、感染幽门螺旋杆菌的孕妇发生率相对高。

（二）临床表现及诊断

1. 临床表现 一般在停经 40 日前后出现。初为早孕反应，逐渐加重，直至呕吐频繁不能进食，呕吐物中有胆汁或咖啡渣样物。由于严重呕吐，引起水及电解质紊乱、代谢性酸中毒。患者明显消瘦，体重较妊娠前减轻≥5%，皮肤、黏膜干燥，面色苍白，脉搏细数，尿量减少，甚至出现血压下降。病情继续发展，患者可出现意识模糊及昏睡状态。

根据病史、临床表现及妇科检查，诊断并不困难。首先需确定是否为妊娠，并排除葡萄胎引起剧吐的可能，应加以鉴别。

2. 辅助检查

(1) 尿液检查：尿比重增加、尿酮体阳性，可出现蛋白尿及管型尿。

(2) 血液检查：测定红细胞数、血红蛋白含量、血细胞比容、全血及血浆黏度，了解血液浓缩、酸碱平衡、低血钾、血钠、凝血功能、肝、肾及甲状腺功能等。

(3) 必要时行眼底检查及神经系统检查。

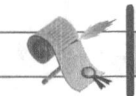

(三)治疗原则

对妊娠剧吐者,镇静止吐,及时补充液体及能量,纠正水电解质紊乱,恢复体力。若病情继续恶化,出现肝肾功能损害,应考虑终止妊娠。

二、护 理

(一)护理评估

1. 健康史 询问停经史、早孕反应出现的时间、严重程度,是否存在引起呕吐的诱发因素。

2. 身体状况 测量体重,观察神志、面色、皮肤颜色、尿量等,是否出现脱水征象。监测生命体征,有无血压下降、体温增高、脉搏增快等。

3. 心理-社会状况 病人因呕吐频繁而担心自身安全和胎儿的发育,出现焦虑情绪。

4. 辅助检查

(1)尿液检查:尿比重是否增加,是否出现蛋白尿及管型尿。

(2)血液检查:了解血液浓缩、酸碱平衡、低血钾、血钠、凝血功能、肝、肾及甲状腺功能等。

(二)护理诊断/问题

1. 焦虑 与担心胎儿健康有关。

2. 体液不足 与频繁呕吐、不能正常进食有关。

(三)护理目标

(1)孕妇了解疾病的发生、发展,消除紧张情绪。

(2)呕吐得到控制,通过正常进食、补液治疗,体液不足得到纠正。

(四)护理措施

1. 一般护理 保持病室整洁安静,温、湿度及光线适宜。注意休息,保证充足睡眠,避免疲倦;呕吐后要及时清理呕吐物,并给予口腔护理;不能有效进食者应考虑暂禁食,同时给予静脉输液以保证生理需要量;呕吐停止后,鼓励患者进食,以清淡、易消化食物为主,避免油腻。

2. 病情观察 注意观察生命体征、神智,观察并记录呕吐的次数、呕吐物的颜色、量、性质、气味及每日液体出入量。

3. 治疗配合

(1)补液治疗:补充各种维生素,特别是维生素 B_1、维生素 B_6 及维生素 C,遵医嘱每日静脉输入葡萄糖生理盐水 2500~3000ml,使每日尿量不少于 1000ml,酸中毒者加碳酸氢钠。

(2)止吐镇静:服用少量维生素 B_6(避免长时间服用,引起维生素 B_6 依赖性),必要时应用氯丙嗪 1~2 天。生姜也可减轻或消除症状,且无副作用。

(3)纠正电解质紊乱:遵医嘱适当补钠。补液同时应补钾,一般每天剂量 3~4g,严重低钾血症时予补钾 6~8g,须注意观察尿量多少,监测血清钾和心电图变化,随时调整剂量。

(4)终止妊娠:经治疗病情不见好转,体温达 38℃以上,心率超过 120 次/分或出现黄疸时,协助医生终止妊娠。

4. 心理护理 妊娠剧吐与孕妇的精神状态和生活环境有密切的联系,在精神紧张的状态下,呕吐会变得更频繁,所以要尽量让孕妇的心情舒畅,缓解压力。由于孕妇剧烈呕吐过后会出现害怕进食的状况,应予以解释和安慰,给予情绪的支持。

5. 健康指导

(1) 关心、体贴孕妇,指导孕妇注意调整好精神状态,避免过度紧张和焦虑,保持愉悦的心情,使其以积极、乐观、平和的心态度过孕期。

(2) 饮食合理调配,应以富含营养、清淡可口、容易消化、少刺激食物为原则,不宜空腹。少吃多餐有利于预防妊娠剧吐。

(3) 按孕期保健要求及时复查。

(五)护理评价

(1) 孕妇是否对早孕反应有正确的认识,解除思想负担,保持良好的心态。

(2) 呕吐是否得到有效控制,通过正常进食、补液治疗,体液不足得到解决。

案例 9-5 分析

1. 停经56天,频繁恶心、呕吐,不能进食,且极度疲乏,尿少,患者发生妊娠剧吐。需进一步做尿液检查,了解尿比重是否增加,是否出现蛋白尿及管型尿。做血液检查,了解血常规、血液生化情况,做肝肾功能检查,了解有无肝肾功能损害。患者目前情况应住院治疗。应先禁食2~3日,酌情补充水分和电解质,呕吐停止后,可以试进饮食。若进食量不足,应适当补液。若病情继续恶化,应终止妊娠。

2. 目前存在的护理问题:①体液不足:与频繁呕吐不能进食有关。②焦虑:与担心自身和胎儿的安危有关。护理措施:应予以解释和安慰,呕吐较重,应暂时禁食,遵医嘱用药、补充液体,注意观察生命体征、呕吐的情况,如经治疗病情不见好转,协助医生终止妊娠。

第6节 妊娠期高血压疾病

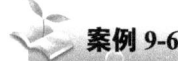

案例 9-6

初孕妇,25岁,孕35周。2小时前抽搐2次后昏睡入院。查体血压160/110 mmHg,全身皮肤水肿。胎方位LOA,胎心率140次/分。

问题:1. 病人可能的诊断是什么?需进一步做什么检查?治疗原则是什么?

2. 目前存在的护理问题是什么?应如何护理?

妊娠期高血压疾病是妊娠与血压升高并存的一组疾病,包括妊娠期高血压、子痫前期、子痫、慢性高血压并发子痫前期和慢性高血压合并妊娠,发生率5%~12%。孕妇以出现高血压、蛋白尿为临床特征,重者出现头痛、眼花,甚至抽搐、昏迷、心肾衰竭等,严重威胁母儿健康,是孕产妇及围生儿死亡的重要原因之一。

一、疾 病 概 要

(一)高危因素

病因至今不明,根据流行病学调查发现,妊娠期高血压疾病发病可能与以下因素有关:

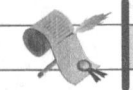

①孕妇年龄≥40岁；②有子痫前期病史或子痫前期家族史；③抗磷脂抗体阳性；④有慢性高血压、慢性肾炎、糖尿病等病史的孕妇；⑤体型矮胖、营养不良者；⑥本次妊娠为多胎妊娠、首次怀孕、妊娠间隔时间≥10年；⑦孕早期收缩压≥130mmHg或舒张压≥80mmHg。其他可能与营养缺乏、胰岛素抵抗等有关。

关于病因主要有以下学说，子宫-胎盘缺血缺氧、血管内皮机制障碍、免疫异常、营养缺乏等，具体发病机制尚在进一步研究中。

（二）病理

全身小动脉痉挛、血管内皮细胞损伤、局部缺血为本病的基本病理改变。全身各器官组织因缺血和缺氧而受到损害，对母儿造成损害，甚至导致母儿死亡。

1. 脑 脑血管痉挛，引起脑组织缺血、缺氧、水肿，若痉挛性收缩时间过长，还可发生微血管内血栓形成和局部脑实质组织软化。血管明显破裂时，则发生大面积脑出血。

2. 心 冠状小动脉痉挛时，可引起心肌缺血、间质水肿及点状出血与坏死，偶可见个别毛细血管内栓塞。同时血管痉挛，外周阻力增加，心输出量减少，严重时导致心力衰竭。

3. 肾 重症患者肾小球扩张，血管壁内皮细胞肿胀、体积增大，使管腔狭窄、血流阻滞。血浆蛋白自肾小球漏出形成蛋白尿，尿蛋白的多少与妊娠期高血压疾病的严重程度相关。

4. 肝 子痫前期可出现肝功能异常，病情严重时，肝细胞可因缺血缺氧而发生不同程度的坏死。

5. 血液系统 全身小血管痉挛，血管壁通透性增加，血液浓缩，血容量减少，血细胞比容上升；常伴有一定量的凝血因子缺乏或变异所至的高凝血状态，影响微循环灌注，导致弥散性血管内凝血，重症患者可发生微血管病性溶血。

考点：妊娠期高血压疾病基本病理改变

6. 胎盘 子宫螺旋动脉痉挛，影响母体血流对胎儿的供应，加上内皮损害及胎盘血管急性动脉粥样硬化，胎盘功能下降，导致胎儿生长受限，胎儿窘迫。严重时发生螺旋动脉栓塞，蜕膜坏死出血，导致胎盘早剥。

 链接

HELLP综合征是妊娠期高血压疾病的严重并发症，以溶血、肝酶升高及血小板减少为特征，主要临床表现为右上腹或上腹部疼痛、恶心、呕吐、全身不适等非特异性症状，凝血功能障碍严重时可出现血尿、消化道出血，常危及母儿生命。

护考链接

妊娠期高血压疾病的基本病理变化是（ ）
A. 脑血管痉挛　　　　B. 胎盘血管痉挛　　　　C. 肾小血管痉挛
D. 冠状动脉痉挛　　　E. 全身小动脉痉挛
分析：全身小动脉痉挛、血管内皮细胞损伤、局部缺血为妊娠期高血压疾病的基本病变。故选E。

(三)分类、临床表现及诊断

1. 分类及临床表现(表9-2)

表9-2 妊娠期高血压疾病的分类及临床表现

分类	临床表现
妊娠期高血压	妊娠期首次出现高血压,收缩压≥140mmHg和(或)舒张压≥90mmHg,于产后12周恢复正常;尿蛋白(-);产后方可确诊。可伴有上腹不适或血小板减少
子痫前期轻度	妊娠20周以后出现收缩压≥140mmHg和(或)舒张压≥90mmHg;尿蛋白≥0.3g/24小时或随机蛋白尿(+),可伴有头痛、上腹部不适等症状
重度	血压和蛋白尿持续升高,发生母体脏器功能不全或胎儿并发症。出现下列不良情况之一可诊断为重度子痫前期。①血压持续升高:收缩压≥160mmHg和(或)舒张压≥110mmHg。②尿蛋白≥5.0g/24小时或随机蛋白尿(+++)。③持续性头痛或视觉障碍或其他脑神经症状。④持续性上腹部疼痛,肝包膜下血肿或肝破裂症状。⑤肝脏功能异常:血清谷丙转氨酶(ALT)或谷草转氨酶(AST)升高。⑥肾脏功能异常:少尿(24小时尿量<400ml或每小时尿量<17ml)或血肌酐>106μmol/L。⑦低蛋白血症伴胸腔积液或腹水。⑧血液系统异常:血小板持续下降,<100×10^9/L;血管内溶血、贫血、黄疸或血乳酸脱氢酶(LDH)升高。⑨心力衰竭、肺水肿。⑩胎儿生长受限或羊水过少。⑪早发型及妊娠34周以前发病
子痫	子痫前期的基础上发生不能用其他原因解释的抽搐。也可发生于血压升高不显著、无蛋白尿病例。通常产前子痫较多。抽搐常突然发生,迅速发展。首先出现眼球固定、瞳孔散大、头扭向一侧、牙关紧闭,随即出现口角及面部肌肉开始抽动,数秒后双臂屈曲、双手紧握、肌肉强直,接着全身及四肢强烈抽动,持续1~1.5分钟。抽搐时无呼吸,面色青紫、意识丧失,此后抽搐停止、呼吸恢复,但患者仍昏迷,最后意识恢复,但困惑、易激惹、烦躁
	子痫根据发作时间分为:产前子痫(多见)、产时子痫、产后子痫
慢性高血压并发子痫前期	妊娠20周前无尿蛋白,20周后出现蛋白尿≥0.3g/24小时;或妊娠前有蛋白尿,妊娠后尿蛋白明显增加或血压进一步升高或血小板<100×10^9/L
妊娠合并慢性高血压	妊娠20周前收缩压≥140mmHg和(或)舒张压≥90mmHg(除滋养细胞疾病以外),但妊娠期无明显加重;或妊娠20周后首次诊断高血压并持续到产后12周以后

考点:妊娠期高血压疾病的分类

2. 辅助检查 可做血常规、尿常规、肝肾功能、凝血功能、心电图、B超、胎儿电子监护、胎盘功能、胎儿成熟度等检查。眼底检查可见视网膜小动脉痉挛,动-静脉比例可由正常2:3变为1:2,甚至1:4,或出现视网膜水肿、渗出或出血,严重时可发生视网膜剥离。

(四)治疗原则

1. 妊娠期高血压 门诊治疗。加强产前检查,密切监测母儿情况。注意休息,调理饮食,必要时镇静、吸氧。

2. 子痫前期 住院治疗。应根据病情轻重分类进行个体化治疗,解痉、镇静、降压、合理扩容和利尿,适时终止妊娠,防止并发症发生。

考点:妊娠期高血压疾病解痉首选硫酸镁

(1)解痉:首选硫酸镁。硫酸镁能预防重度子痫前期发展成为子痫,控制子痫抽搐及防止再抽搐,并且在子痫前期临产前用药能预防抽搐。

(2)镇静:地西泮、冬眠合剂(哌替啶100mg、氯丙嗪50mg、异丙嗪50mg)或其他镇静药物,可缓解孕产妇精神紧张、焦虑症状,改善睡眠。当应用硫酸镁无效或有禁忌时可用于预防并控制子痫。

(3)降压:适用于血压≥160/110mmHg者或妊娠前已用降压药物的孕妇,常用拉贝洛尔、硝苯地平、尼卡地平、酚妥拉明等。血压应平稳下降,且不应低于130/80mmHg,以保证子宫胎盘血流灌注。

(4) 利尿：仅限于全身性水肿、急性心力衰竭、肺水肿、脑水肿、肾功能不全等病人，可用酌情使用呋塞米。

(5) 促胎肺成熟：孕周＜34周的子痫前期患者，预计一周内可能分娩者，应给予糖皮质激素促胎肺成熟。

(6) 终止妊娠：妊娠期高血压、轻度子痫前期的孕妇可期待至足月。重度子痫前期病人：①经积极治疗24～48小时无明显好转者应及时终止妊娠；②孕周≥34周者，胎儿成熟终止妊娠；③孕周不足34周，有胎盘功能减退者，可用地塞米松促进胎儿肺成熟后终止妊娠。子痫抽搐控制后2小时可考虑终止妊娠。根据产妇及胎儿情况选择分娩方式，可行阴道分娩或剖宫产术。

3. 子痫 是妊娠期高血压疾病所致母儿死亡的最主要原因，应争取时间积极处理。处理原则为控制抽搐，纠正缺氧和酸中毒，控制血压，待抽搐控制后终止妊娠。

护考链接

孕妇，28岁，孕35周。因"头晕、头痛"就诊。查体：血压160/110mmHg，水肿（++），尿蛋白定量5.0g/24小时，临床诊断为重度子痫前期。首选的解痉药物是（　　）

A. 地西泮　　　B. 阿托品　　　C. 硫酸镁　　　D. 冬眠合剂　　　E. 卡托普利

分析：硫酸镁能预防重度子痫前期发展为子痫，控制子痫抽搐及防止再抽搐，并能在子痫前期临产前用药预防抽搐，解痉首选硫酸镁。故选C。

二、护　理

(一) 护理评估

1. 健康史 询问既往健康状况，是否存在高危因素。询问本次妊娠情况，了解妊娠20周前、后血压是否有变化。

2. 身体状况

(1) 症状：除评估患者一般状况外，应重点评估血压、蛋白尿、水肿，有无头痛、眼花、右上腹不适等自觉症状。了解病人妊娠后体重变化，是否出现水肿及其程度；有无抽搐、昏迷发生，有无窒息、唇舌咬伤、摔伤等。

(2) 体征：①血压：应同一手臂间隔4小时或以上至少两次测量血压，收缩压≥140mmHg和（或）舒张压≥90mmHg，可诊断高血压；②注意体重、尿量、胎动、胎心监护。

3. 心理-社会状况 孕妇及家属缺乏对该疾病的认识，不能够引起重视，导致病情加重。但是一旦病情明显，又因担心自身健康及胎儿受到伤害而焦虑不安，甚至恐慌。

4. 辅助检查

(1) 孕妇检查：眼底检查、凝血指标、心肝肾功能、血脂、血尿酸及电解质等检查，判断病情的严重程度。

(2) 胎儿检查：B超、胎儿电子监护、胎心监护胎儿状况、胎盘功能、胎儿成熟度等，了解胎儿情况。

(二) 护理诊断/问题

1. 组织灌流量改变 与全身小动脉痉挛有关。

2. 有受伤的危险 与子痫抽搐昏迷导致坠伤、唇舌咬伤等有关。

3. 焦虑 与担心疾病对母儿的影响有关。

4. 知识缺乏 缺乏疾病的相关知识。

5. 潜在并发症 DIC、胎盘早剥、心力衰竭、急性肾衰竭、脑出血等。

（三）护理目标

(1) 患者住院期间病情得到有效控制，未发生并发症。

(2) 母婴受伤因素得以及时发现，未因护理不当而发生损伤。

(3) 病人焦虑消除，情绪稳定。

(4) 患者及家属了解妊娠期保健的重要性，积极配合治疗与护理。

(5) 病人病情控制良好，未发生子痫及并发症，母婴顺利渡过妊娠期、分娩期、产褥期。

（四）护理措施

1. 一般护理 提供安静舒适的环境，保持心情舒畅。保证充足睡眠，每日保证8～10小时休息，必要时可睡前口服地西泮2.5～5mg。采取左侧卧位，改善胎盘供血供氧。无严重水肿者不建议限制食盐摄入。

2. 病情观察 严密监测生命体征，尤其注意观察血压，每4小时测量一次，及时判断病情变化，定时送检尿常规及24小时尿蛋白定量检查；告知孕妇注意是否有胸闷、头痛、头晕、眼花、右上腹痛等，一旦出现，及时报告医生。加强胎儿监护，指导孕妇正确计数胎动，勤听胎心音，必要时胎心监护；当收缩压≥160mmHg，舒张压≥110mmHg，及时报告医生，警惕发生脑血管意外和胎盘早剥。

3. 治疗配合 在给予患者解痉、镇静、降压、扩容和利尿等药物时，应注意药物的作用、剂量、用法及不良反应。在执行护理措施的过程中应做到准时给药，密切观察用药的效果，熟悉药物不良反应的表现及急救措施。

硫酸镁是解痉的首选药物。用药方法：首次剂量硫酸镁2.5～5g，溶于10%葡萄糖20ml静脉推注，或加于5%葡萄糖100ml中，快速静脉滴注，继以25%硫酸镁溶液60ml加入10%葡萄糖溶液1000ml中静脉滴注维持，1～2g/小时，夜间睡前停用静脉给药，改为肌内注射，用法：25%硫酸镁溶液20ml+2%利多卡因2ml深部臀肌内注射。24小时硫酸镁总量25～30g，疗程24～48小时。

注意事项：用药前、用药时、用药后应监测血压，同时还应检测以下指标，以观察硫酸镁的中毒反应：①膝腱反射必须存在；②呼吸≥16次/分；③尿量≥17 ml/小时或400ml/24小时。用药前备好解毒药10%葡萄糖酸钙。若发现中毒症状立即停用硫酸镁，并报告医生，同时遵医嘱缓慢静脉注射10%葡萄糖酸钙溶液10ml（5～10分钟）。

考点：硫酸镁用药的注意事项

护考链接

1. 孕妇，孕36周，因先兆子痫入院。目前患者轻微头痛，血压为140/90mmHg，尿蛋白（++），呼吸、脉搏正常。在应用硫酸镁治疗过程中，护士应报告医师停药的情况是（　）

A. 呼吸17次/分　　B. 头痛缓解　　C. 膝反射消失

D. 血压120/80nmHg　　E. 尿量30ml/小时

分析：观察硫酸镁的中毒反应，膝腱反射必须存在。故选C。

2. 使用硫酸镁治疗妊娠期高血压疾病时注意事项正确的是（　）

A. 使用前应测体温、脉搏　　B. 尿量每日＞300ml，每小时＞15ml

C. 呼吸每分钟不少于15次　　D. 膝腱反射是否增强

E. 严格控制滴注速度，以每小时1～2g为宜

分析：使用硫酸镁治疗妊娠期高血压疾病时，应严格控制滴注速度，以每小时1～2g为宜。故选E。

4. 子痫的特殊护理 做好特别护理记录,详细记录病情、检查结果和治疗经过。

(1) 协助医生迅速控制抽搐:首选硫酸镁,当硫酸镁应用禁忌或无效时,可使用强有力镇静药。

(2) 避免刺激:置病人于单间暗室,保持安静,避免声、光刺激。一切治疗与护理操作尽量集中进行,动作轻柔,以免诱发抽搐。

(3) 专人特护,防止受伤:①保持呼吸道通畅,取头低侧卧位。昏迷病人应禁食、进水,随时吸出呼吸道内黏液、呕吐物。面罩或气囊给氧,8~10L/分,维持呼吸、循环功能稳定。②密切观察生命体征、尿量(应留置导尿管监测),及时发现并发症等。③床边加床挡以防坠伤。抽搐时,用开口器在上磨牙、下磨牙之间放置一缠有纱布的压舌板,用舌钳固定舌,以防唇舌咬伤或舌后坠阻塞呼吸道。④做好口腔护理。⑤严密监测血压、脉搏、呼吸、体温,留置导尿管以监测尿量并记录。

考点:子痫患者的护理

(4) 为终止妊娠做好准备:子痫抽搐控制后2小时可考虑终止妊娠。

5. 产时及产后护理 妊娠期高血压疾病孕妇应适时终止妊娠。若决定经阴道分娩,在第一产程中,密切观察产程进展,保持安静,使孕妇充分休息。尽量缩短第二产程,避免产妇用力,初产妇可行会阴侧切并行产钳或胎头吸引术助产。第三产程,需预防产后出血,在胎儿前肩娩出后立即肌内注射缩宫素,及时娩出胎盘并按摩宫底,观察血压变化。如果短时间内不能阴道分娩,为确保母婴安全行剖宫产结束分娩。

重症患者产后24小时至10日内仍有发生子痫的可能,故产后48小时内应至少每4小时观察一次血压,并继续硫酸镁的治疗及护理。使用大量硫酸镁的产妇,产后易发生子宫收缩乏力,因此应严密观察子宫复旧情况,必要时按医嘱使用宫缩药。

6. 心理护理 向病人说明及时认真治疗可以取得良好效果,告知目前胎儿状况。提供倾诉的环境和机会,给予心理干预和支持,消除病人的思想顾虑和焦急的情绪,减轻心理压力,使病人情绪稳定,精神愉快乐观,并积极配合治疗,参与护理活动。

7. 健康指导

(1) 加强妊娠期保健,定期产前检查。

(2) 注意休息,妊娠期保证充足的睡眠,取左侧卧位。

(3) 应进"三高一低"饮食,即高蛋白、高钙、高钾及低钠饮食。补充优质蛋白质、富含维生素C、维生素E、铁的食物,妊娠20周起每日补钙1~2g,减少过量食盐摄入。

(五)护理评价

(1) 病人焦虑是否得到缓解,是否能积极配合治疗和护理。

(2) 病人病情是否得到控制,是否存在母儿受伤情况。

(3) 病人水肿是否得到有效控制或消失。

(4) 病人的并发症是否得到及时发现和正确处理。

案例 9-6 分析

1. 病人可能诊断子痫。需进一步做尿液检查了解尿蛋白情况,做肝肾功能测定了解肝肾功能,做眼底检查了解小动脉痉挛程度。目前病人需控制抽搐、纠正缺氧、酸中毒,降低血压,因孕龄已超过34周,子痫控制后2小时考虑终止妊娠。

2. 目前存在的护理问题:①焦虑:与担心疾病危及母儿安危有关。②有受伤的危险:

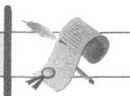

第9章 妊娠期并发症及护理

与子痫抽搐昏迷导致坠伤、唇舌咬伤等有关。③体液过多：与水钠潴留、低蛋白血症等有关。④潜在并发症：肾衰竭、胎盘早期剥离等。

对该病人的护理措施：置病人于单间暗室，保持安静，避免声、光刺激。一切治疗与护理操作尽量集中进行，动作轻柔。专人特护，防止受伤；取头低侧卧位，禁食、进水，吸出呼吸道内黏液、呕吐物。面罩或气囊给氧，8～10L/分，维持呼吸、循环功能稳定；密切观察生命体征、留置导尿管监测尿量。子痫控制2小时后协助医生终止妊娠。

第7节 前置胎盘

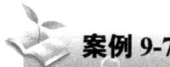

案例9-7

患者女性，24岁。因宫内妊娠34周，反复无痛性阴道出血1个月加重1小时入院。查体血压100/70mmHg，腹部隆起，软，无压痛，与孕周相符，胎心152次/分。

问题：1. 病人可能诊断是什么？需进一步做什么检查？治疗原则是什么？

2. 目前存在的护理问题是什么？应如何护理？

正常情况下胎盘附着于子宫体部的前壁、后壁或侧壁。孕28周后若胎盘附着于子宫下段，甚至胎盘下缘达到或覆盖宫颈内口，位置低于胎先露部，称前置胎盘。前置胎盘是妊娠晚期阴道流血最常见的原因，处理不当易危及母儿生命。我国发生率0.24%～1.57%。

一、疾 病 概 要

（一）病因

可能与下列因素有关：

1. 子宫内膜病变与损伤 如多次流产及刮宫、产褥感染、剖宫产、子宫手术史、盆腔炎等，引起子宫内膜受损，是引发前置胎盘的常见因素。

2. 胎盘异常 如双胎胎盘较单胎胎盘大而伸展到子宫下段，胎盘位置正常而副胎盘位于子宫下段（图9-9）。

3. 受精卵发育迟缓 受精卵到达宫腔时尚未发育到能着床的阶段，继续下移，着床于子宫下段而发育，形成前置胎盘。

（二）分类

根据胎盘边缘与宫颈内口的关系，将前置胎盘分为3种类型（图9-10）。

1. 完全性前置胎盘 又称中央性前置胎盘，胎盘组织完全覆盖宫颈内口。

2. 部分性前置胎盘 胎盘组织部分覆盖宫颈内口。

3. 边缘性前置胎盘 胎盘边缘附着于子宫下段，下缘到达宫颈内口但不超越宫颈内口。

通常按处理前最后一次检查结果来决定其分类。

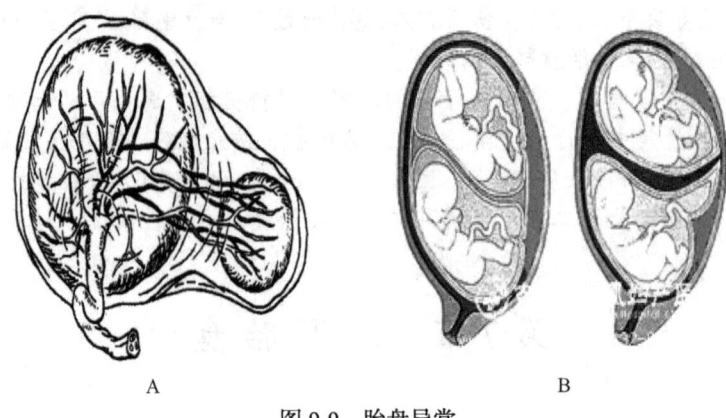

图 9-9 胎盘异常
A. 副胎盘；B. 双胎胎盘

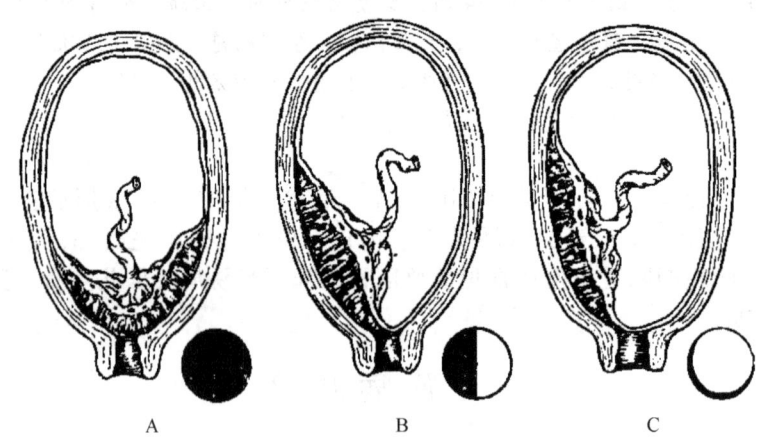

图 9-10 前置胎盘的类型
A. 完全性前置胎盘；B. 部分性前置胎盘；C. 边缘性前置胎盘

链接

低置胎盘

低置胎盘是指胎盘位于子宫下段，与宫颈内口有一定的距离，有人把胎盘边缘距离宫颈内口 2cm 作为区别边缘性前置胎盘和低置胎盘的标准。如果胎盘边缘距离宫颈内口不大于 2cm，则诊断为边缘性前置胎盘；如果胎盘边缘距离宫颈内口大于 2cm，则诊断为低置胎盘。

（三）临床表现及诊断

1. 症状 前置胎盘的典型症状为妊娠晚期或临产时，发生无诱因、无痛性反复阴道流血。阴道流血发生时间早晚、反复发生次数、出血量多少与前置胎盘类型关系密切。完全性前置胎盘往往初次出血时间早，在妊娠 28 周左右，称为"警戒性出血"，反复出血次数频繁，量较多，有时一次大量出血使患者陷入休克状态；边缘性前置胎盘初次出血发生晚，多在妊娠晚期或临产后，出血量较少；部分性前置胎盘初次出血时间、出血量介于上述两者之间。

由于反复多次或大量阴道流血，患者出现贫血，贫血程度与出血量成正比，出血严重者可发生休克,还能导致胎儿缺氧、窘迫,甚至死亡。

2. 体征 患者一般状况与出血量有关,大量出血呈现面色苍白、脉搏微弱、血压下降等休克征象。腹部检查见子宫软,无压痛,大小与停经周数相符,因子宫下段有胎盘占据,影响胎先露部入盆,故先露部高浮,常并发胎位异常、胎先露高浮。当胎盘附着于子宫前壁时,可在耻骨联合上方听到胎盘杂音。

考点: 前置胎盘的临床表现

护考链接

患者女性,26岁。孕36+3周。无明显诱因发现阴道流血,量较多。入院后查体:宫高32cm,腹围90cm,胎心150次/分,先露未入盆。最可能的诊断是( )

A. 早产　　　　　　B. 流产　　　　　　C. 前置胎盘
D. 胎盘早剥　　　　E. 子宫破裂

分析:妊娠晚期无诱因无痛性阴道流血,最可能的诊断是前置胎盘,故选C。

---

3. 辅助检查

(1) B超检查:可清楚显示子宫壁、胎先露部、胎盘和宫颈的位置,并根据胎盘下缘与宫颈内口的关系确定前置胎盘类型。阴道B超能更准确的确定前置胎盘类型,但已有阴道流血时应谨慎使用。

(2) 产后检查胎盘及胎膜:若胎盘胎儿面边缘有血管断裂,提示有副胎盘;若前置部位的胎盘母体面有黑紫色陈旧血块附着,或胎膜破口距胎盘边缘距离<7cm,则为前置胎盘。

(四) 治疗原则

前置胎盘的治疗原则为止血、纠正贫血,预防感染。

1. 期待疗法 在保证孕妇安全的前提下,尽量使胎儿能达到或接近足月,提高胎儿成活率。适用于阴道出血不多、全身情况良好、妊娠不足34周、胎儿体重小于2000g者。

2. 终止妊娠 适用于大出血并发休克者;胎龄达36周,胎儿肺成熟者;胎龄未满36周,出现胎儿宫内窘迫者。

(1) 剖宫产:是目前处理前置胎盘的主要手段。适用于完全性前置胎盘及部分性前置胎盘出血量较多者,或胎心、胎位异常,短时间内不能结束分娩者。

(2) 阴道分娩:仅适用于边缘性前置胎盘、枕先露、阴道流血不多,估计在短时间内能结束分娩者。

(3) 紧急转送的处理:患者阴道大量流血而当地无医疗条件处理,应建立静脉通道,输液输血,止血,抑制宫缩,并迅速护送转上级医院治疗。

二、护　理

(一) 护理评估

1. 健康史 详细询问孕产史,了解有无造成子宫内膜损伤或炎症的高危因素。

2. 身体状况 评估时应注意询问阴道流血的时间、量、性质,有无并发症状。测量生命体征,观察神志、面色。出血多者多出现胎心、胎动改变或消失。评估子宫有无压痛,大小与孕周是否相符,有无阵发性子宫收缩等临床表现,是否在耻骨联合上方听到胎盘杂音。禁做肛门检查。

3. 心理-社会状况 病人及家属因反复阴道流血,担心本人及胎儿的安危而感到紧张、

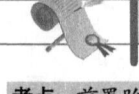

考点：前置胎盘首选检查方法

害怕，出现焦虑。

4. 辅助检查 B超检查是目前诊断前置胎盘安全而可靠的首选方法。

（二）护理诊断/问题

考点：前置胎盘护理诊断

1. **焦虑或恐惧** 与担心自身及胎儿的生命安全有关。
2. **有感染的危险** 与失血量多导致机体抵抗力下降、细菌侵入胎盘剥离面有关。
3. **自理能力缺陷** 与期待疗法需要绝对卧床有关。
4. **潜在并发症** 胎儿窘迫、失血性休克、产后出血。

（三）护理目标

(1) 病人情绪稳定，并能够积极配合治疗与护理。
(2) 病人无感染发生或感染被及时发现并得到控制。
(3) 病人卧床期间生活需要得到满足。
(4) 胎儿窘迫、失血性休克、产后出血被及时预防和处理。

（四）护理措施

考点：前置胎盘禁止肛门检查

1. 一般护理 保持环境安静舒适，提供生活护理。嘱病人绝对卧床休息，以左侧卧位为宜。避免各种刺激，操作时动作应轻柔，禁止肛门检查和灌肠。加强营养，进食富含蛋白质及铁的食品，增强抵抗力，纠正贫血，避免便秘。勤换卫生垫，预防感染。

护考链接

前置胎盘患者，在进行身体评估时，错误的是（ ）
A. 监测血压、脉搏、呼吸　　　　　B. 腹部检查时注意胎位有无异常
C. 产后注意检查胎盘胎膜　　　　　D. 做肛门检查以明确诊断
E. 超声检查
分析：前置胎盘患者禁止肛门检查，以免刺激宫缩加重出血。故选D。

---

2. 病情观察 严密监测血压、脉搏、呼吸、面色及神志变化，观察阴道出血的时间、次数、性状及量，是否有腹痛，有异常者及时报告医生并配合做好各项处理。指导孕妇监测胎动，每日4次监测胎心，必要时胎心监护。注意观察有无宫缩，及时发现和纠正胎儿窘迫。

3. 治疗配合

(1) 期待疗法病人的护理

1) 预防早产：加强生活护理，遵医嘱间断吸氧，每次20分钟，提高胎儿的血氧供应。

2) 遵医嘱用药：给予镇静药、宫缩抑制药，估计妊娠难以继续者，及早使用糖皮质激素，促进胎儿肺成熟，预防新生儿呼吸窘迫综合征。给予抗生素，预防感染。观察用药效果及不良反应。

(2) 终止妊娠的护理：按分娩的方式做好相关准备。剖宫产者，术前应积极输液、输血补充血容量，纠正休克；做好术后护理。阴道分娩者，协助医生严密监护产程及胎心音，发现异常及时处理。做好抢救新生儿的准备，提高围生儿生存率。

(3) 产后护理：胎儿娩出后立即遵医嘱给予缩宫素加强宫缩，严密监测生命体征、阴道出血及宫缩情况，防治产后出血。鼓励产妇尽早下床活动，促进恶露排出。

(4) 预防感染：每日会阴擦洗1～2次，保持外阴清洁，定时测量体温，观察恶露，查血常规，及时发现感染征象并报告医生。

4. 心理护理 耐心解答病人的疑问,关心、体贴病人,引导病人说出焦虑的心理感受,使病人心态平稳,积极配合护理和治疗。

> **护考链接**
>
> 前置胎盘患者入院后非常紧张,不停地询问"对胎儿影响大吗?我有生命危险吗?"目前对其首要的护理是(　　)
>
> A. 心理护理,减轻恐惧　　　B. 输液输血　　　C. 抗生素预防感染
>
> D. 吸氧　　　　　　　　　E. 给予镇静药
>
> 分析:患者担心自身及胎儿的生命安全,表现出明显的焦虑,故首要的护理措施是心理护理,减轻恐惧。答案选 A。

5. 健康指导

(1) 做好计划生育,避免多次刮宫、多产而导致的子宫内膜损伤或子宫内膜炎。

(2) 加强产前检查,指导孕妇自我监测胎动,出现晚期阴道流血、胎动异常应及时就诊,及早诊断、处理。

(3) 产褥期禁止盆浴及性生活,保持外阴清洁,预防产后感染。

(4) 加强营养,食用富含铁、蛋白质、维生素的食物,增加抵抗力,纠正贫血。

(五)护理评价

(1) 病人的焦虑情况是否减轻或消失,能否积极主动接受治疗和护理。

(2) 病人无感染发生或及时被发现并得到有效控制。

(3) 病人的生活需求是否得到满足。

(4) 早产、胎儿窘迫、失血性休克是否被及时发现及处理,产后出血是否得到预防。

案例 9-7 分析

1. 患者妊娠晚期反复无痛性阴道出血,最可能的诊断为前置胎盘。需进一步做 B 超检查,以明确前置胎盘的类型及胎儿情况。目前孕妇妊娠 33+5 周,在保证孕妇安全的前提下,尽量使胎儿能达到或接近足月,提高胎儿成活率。在期待疗法期间使用地塞米松促进胎儿肺成熟,如出现大出血或胎心异常,必须结束分娩者,可给予剖宫产结束分娩。

2. 目前存在的护理问题:①因反复阴道流血,担心自身及胎儿的生命安全,病人出现焦虑。②因大量失血,导致机体抵抗力下降、胎盘剥离面可能被细菌侵入,有感染的危险。③病人需要绝对卧床,有自理能力缺陷。④可能出现早产、胎儿窘迫、失血性休克、产后出血等潜在并发症。目前病人需住院观察,绝对卧床休息,严密观察生命体征、阴道流血量、色、流血时间及一般状况,监测胎儿状态,按医嘱及时完成实验室检查项目,并交叉配血备用,发现异常及时报告医师并配合处理。

第 8 节　胎盘早剥

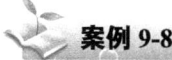

案例 9-8

30 岁孕妇。G1P0,孕 31 周,跌倒后腹痛 2 小时入院,查体:下腹压痛,宫底脐与剑突间,胎位胎心不清。

问题： 1. 病人可能的诊断是什么？需进一步做什么检查？治疗原则是什么？
2. 目前存在的护理问题是什么？应如何护理？

妊娠 20 周后或分娩期，正常位置的胎盘在胎儿娩出前，部分或全部从子宫壁剥离，称胎盘早剥。胎盘早剥是妊娠晚期严重并发症，起病急，进展快，如果处理不及时，可危及母儿生命。国内报道其发病率为 0.46%～2.1%。

一、疾病概要

（一）病因

胎盘早剥的病因及发病机制尚未完全阐明，其发病可能与以下因素有关。

1. 血管病变　妊娠期高血压疾病、慢性肾脏疾病或全身血管病变的孕妇，由于底蜕膜螺旋小动脉痉挛或硬化，引起远端毛细血管缺血坏死甚至破裂出血，血液在底蜕膜层与胎盘之间形成血肿，导致胎盘与子宫壁剥离。

2. 子宫静脉压增高　妊娠晚期或临产后，孕产妇长时间取仰卧位，巨大妊娠子宫压迫下腔静脉，回心血量减少，血压下降，子宫静脉淤血，静脉压升高，导致蜕膜静脉床淤血或破裂，而发生胎盘剥离。

3. 宫腔内压力骤减　胎膜早破；双胎妊娠第一胎儿娩出过快；羊水过多，行人工破膜时羊水流出过快。子宫内压骤然降低，子宫突然收缩，胎盘与子宫错位而剥离。

4. 机械性因素　外伤尤其是腹部直接受撞击或挤压；外转胎位术矫正胎位、脐带过短（<30cm）或脐带绕颈，分娩过程中胎儿下降牵拉脐带，均可引起胎盘早剥。羊膜腔穿刺时，刺破前壁胎盘附着处血管，胎盘后血肿形成引起胎盘早剥。

5. 其他　如高龄孕妇、经产妇、吸烟、可卡因滥用、孕妇代谢异常、孕妇有血栓形成倾向、子宫肌瘤等。有胎盘早剥史的孕妇再次发生胎盘早剥的风险增高 10 倍。

（二）病理类型

胎盘早剥的主要病理变化是底蜕膜出血，形成血肿，使胎盘自附着处剥离。胎盘早剥分为显性、隐性及混合性剥离 3 种（图 9-11）。

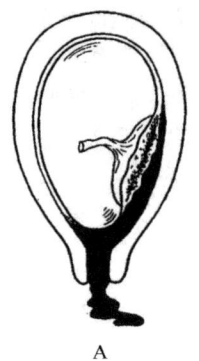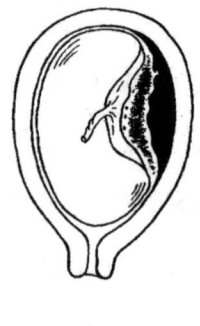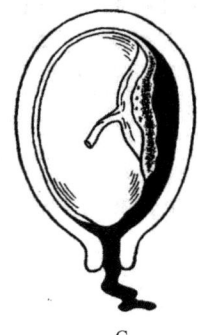

图 9-11　胎盘早剥的类型
A. 显性剥离；B. 隐性剥离；C. 混合性剥离

1. 显性剥离或外出血　血液冲开胎盘边缘，沿胎膜与子宫壁之间经宫颈管向外流出。
2. 隐性剥离或内出血　若胎盘边缘仍附着于子宫壁上，或胎膜与子宫壁未分离，或胎

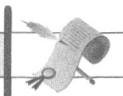

头固定于骨盆入口,均能使胎盘后血液不能外流,而积聚于胎盘与子宫壁之间。

3. 混合性出血 当内出血达到一定程度,血液冲开胎盘边缘与胎膜而流向宫颈外口。

胎盘早剥发生内出血时,血液积聚于胎盘与子宫壁之间,由于胎盘后血肿的压力加大,使血液浸入子宫肌层,引起肌纤维分离,甚至断裂、变性,称子宫胎盘卒中。

严重的胎盘早剥可以发生凝血功能障碍。从剥离处的胎盘绒毛和蜕膜中释放大量组织凝血活酶,进入母体血循环,激活凝血系统导致弥散性血管内凝血(DIC),肺、肾、肝、胎盘等多脏器功能损伤(图9-12)。

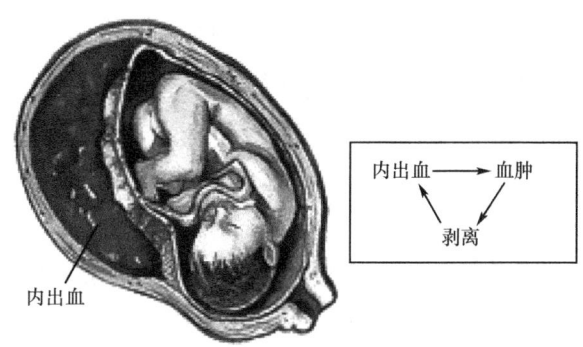

图9-12 胎盘早剥病理表现

(三)临床表现及诊断

1. 临床表现 妊娠晚期突然发生腹部持续性疼痛,伴或不伴有阴道流血。病情的严重程度取决于胎盘剥离面积的大小和出血量的多少。根据病情严重程度将胎盘早剥分为3度(表9-3)。

(1)Ⅰ度:以外出血为主,分娩期多见。胎盘剥离面积小,常无腹痛或轻微腹痛,贫血体征不显著。腹部检查:子宫软,宫缩有间歇,子宫大小与妊娠周数相符,胎位清楚,胎心率正常,产后检查见胎盘母体面有凝血块及压迹(图9-13)。

(2)Ⅱ度:胎盘剥离面1/3左右,常有突然发生的持续性腹痛、腰酸或腰背痛,疼

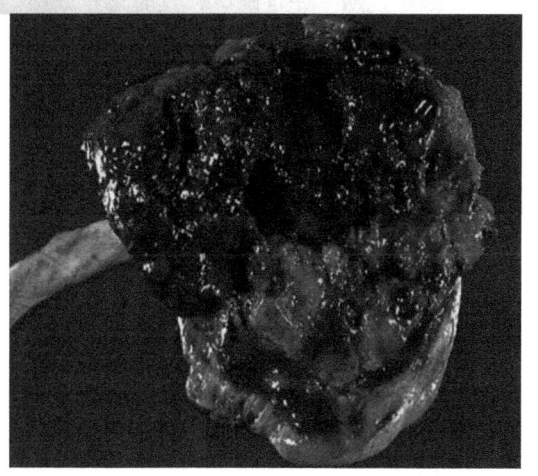

图9-13 产后检查胎盘母体面有凝血块及压迹

痛的程度与胎盘后积血多少成正比。无阴道流血或少量阴道流血,贫血程度与外出血量不相符。腹部检查:子宫大于妊娠周数,宫底随胎盘后血肿增大而升高,胎盘附着处压痛明显,宫缩有间隙,胎位可扪及,胎儿存活。

(3)Ⅲ度:剥离面超过胎盘面积的1/2,临床表现较Ⅱ度加重,可出现恶心、呕吐、面色苍白、四肢湿冷,脉搏细数、血压下降等休克征象。腹部检查:子宫硬如板状,宫缩间歇不能放松,胎位扪不清楚,胎心消失。如无凝血功能障碍属Ⅲa,有凝血功能障碍属Ⅲb。

表 9-3　胎盘早剥的临床表现

表现	Ⅰ度	Ⅱ度	Ⅲ度
病理类型	外出血为主	外出血为主	内出血和混合型出血为主
剥离面	<1/3，产后胎盘见凝血块或压迹	1/3 左右	>1/2
腹痛	轻或无	持续加重	持续加重
阴道流血	少或无	少或无	较多
贫血、休克症状	不明显	与阴道流血量不相符	与阴道流血量成比例
腹部压痛	轻或无	胎盘附着处压痛明显	全子宫压痛
子宫	软，宫缩有间隙，与孕周相符	软，宫缩有间隙，大于孕周	硬如板状，宫缩间隙不松弛
胎位、胎心	清楚	清楚	不清

考点：胎盘早剥的临床表现

2. 辅助检查

(1) B 超检查：明确显示胎盘与子宫壁之间有液性暗区，并可观察有无胎心和胎动的变化。

(2) 实验室检查：主要进行血常规及凝血功能检查。Ⅱ度及Ⅲ度胎盘早剥患者应检查肾功能与二氧化碳结合力、DIC 筛选试验。

（四）治疗原则

1. 纠正休克　开放静脉通道，输液、输血，迅速补充血容量。

2. 终止妊娠　一旦确诊，及时终止妊娠。根据病情轻重、胎儿宫内状况决定终止妊娠的方式。

二、护　　理

（一）护理评估

1. 健康史　了解有无妊娠期高血压疾病、慢性肾炎等血管病变，腹部有无创伤；是否存在多胎妊娠分娩、羊水过多放水等宫腔内压力骤变因素；是否因长期仰卧位使宫腔静脉压突然升高。

2. 身体状况　评估孕妇有无贫血、休克，贫血与休克的程度是否与外出血相符。检查子宫软硬度、有无压痛、压痛的部位及程度，子宫大小是否与妊娠周数相符，胎心音、胎位情况。评估阴道流血的量、颜色，是否伴有腹痛，腹痛的程度、性质、持续时间；评估是否伴有并发症。

3. 心理 - 社会状况　孕妇及家属因病情突发，所以处于恐慌状态，因担心孕妇及胎儿的安危，表现出焦虑、忧伤、悲哀等情绪反应。

4. 辅助检查　B 超检查可协助了解胎盘早剥的类型，并可明确胎儿大小及存活情况。B 超检查阴性结果不能排除胎盘早剥。实验室检查可以有助于判断有无贫血及贫血程度，了解有无凝血功能障碍。

（二）护理诊断/问题

1. 恐惧　与胎盘早剥起病急、进展快，危及母儿生命有关。

2. 预感性悲哀　与死产、切除子宫有关。

3. 组织灌注量不足　与胎盘早剥引起大出血有关。

4. 潜在并发症 产后出血、弥散性血管内凝血、急性肾衰竭、胎儿窘迫、子宫胎盘卒中。

(三) 护理目标

1. 孕妇情绪稳定，舒适增加，并积极配合治疗与护理。
2. 阴道出血被及时并有效控制，生命体征趋于平稳。
3. 孕妇未发生并发症或及时被发现并得到积极纠正。

(四) 护理措施

1. 一般护理

(1) 嘱孕妇绝对卧床休息，取左侧卧位，吸氧。
(2) 加强营养，多食用高蛋白、高维生素、高热量、富含铁的食物，纠正贫血，提高抵抗力。
(3) 保持外阴清洁，预防感染。

2. 病情观察

(1) 严密监测生命体征、面色、神志，记录24小时尿量；注意观察阴道出血量、颜色。
(2) 监测胎动、胎心。
(3) 注意观察腹痛的性质、程度、宫底高度、子宫壁的紧张度、压痛情况。
(4) 严密观察有无并发症发生：①观察皮下黏膜或注射部位有无出血，观察若有不凝阴道出血、尿血、咯血及呕血等，考虑凝血功能障碍；②少尿、无尿者警惕急性肾衰竭；③胎心、胎动异常者应视为胎儿窘迫；④胎儿娩出后如出现宫缩不良、阴道流血，应警惕产后出血。

3. 治疗配合

(1) 如出现血压下降、脉搏细数、休克征象，立即遵医嘱迅速建立静脉通道，积极纠正休克。
(2) 估计短时间内不能阴道分娩者，立即做好剖宫产术前准备。同时做好抢救新生儿准备。
(3) 胎儿娩出后立即按摩子宫，遵医嘱给予子宫收缩药。如发生子宫胎盘卒中，配合医生，做好输血和子宫切除的护理配合。

考点：胎盘早剥的治疗配合

4. 终止妊娠的护理

(1) 阴道分娩：Ⅰ度胎盘早剥，一般情况良好，病情较轻，以外出血为主，宫口已扩张，估计短时间内可结束分娩，可经阴道分娩。配合医生人工破膜使羊水缓慢流出，缩小子宫容积，给予腹部包裹腹带压迫胎盘使其不再继续剥离，遵医嘱滴注缩宫素缩短第二产程。产程中应密切观察心率、血压、宫底高度、阴道流血量以及胎儿宫内状况，发现异常征象，及时配合医生行剖宫产。
(2) 剖宫产：适用于Ⅰ度胎盘早剥，出现胎儿窘迫征象者；Ⅱ度、Ⅲ度胎盘早剥，不能在短时间内结束分娩者；Ⅲ度胎盘早剥，产妇病情恶化，胎儿已死，不能立即分娩者。破膜后产程无进展者。配合医生做好术前准备，剖宫产取出胎儿与胎盘后，立即遵医嘱注射子宫收缩药，并按摩子宫促进子宫收缩；发现子宫胎盘卒中时，在按摩子宫同时，可以给予盐水纱垫湿热敷子宫。若发生难以控制的大量出血，应遵医嘱快速输入新鲜血、凝血因子，并配合医生做好子宫切除术前准备。

5. 心理护理 解释病情，稳定孕妇及家属的情绪，消除恐惧，积极配合治疗、护理。耐心倾听病人述说，关爱病人，表示同情、理解，消除心理障碍，使其尽快恢复正常心态。

6. 健康指导

(1) 加强产前检查，避免或及时发现高危因素，预防疾病的发生。

(2) 注意休息，加强营养，纠正贫血，提供抵抗力。
(3) 保持外阴清洁，预防感染。

护考链接

女性患者，G3P1。现妊娠32周，外伤后出现持续腹痛、阴道流血来诊。查体血压80/50mmHg，脉搏100次/分，腹部板样硬，胎心不清，诊断为胎盘早剥，失血性休克。此时首要的护理措施是（　　）
A. 做好阴道检查的准备　　　　　　B. 细致全面地了解病史
C. 立即建立静脉通道　　　　　　　D. 做超声检查的准备
E. 做阴道分娩的准备
分析：患者血压下降、脉搏细数，已出现休克征象，立即安置好卧位后遵医嘱迅速建立静脉通道，输液、输血纠正休克。故选C。

（五）护理评价

(1) 病人的恐惧是否减轻或消失，是否能够接受病情，能够积极配合治疗和护理。
(2) 病人的出血症状是否得到有效控制，生命体征是否平稳。
(3) 病人有无并发症的发生或及时被发现、处理。

案例 9-8 分析

1. 孕妇孕31周，跌倒后腹痛2小时入院。查体：下腹压痛，宫底脐与剑突间，胎位胎心不清。最可能诊断是胎盘早剥。进一步做B超检查、凝血功能检查，以明确诊断。一旦确诊胎盘早剥，立即终止妊娠。

2. 目前存在的护理问题：①恐惧：与担心自身及胎儿安危有关。②组织灌注量不足：与胎盘隐性剥离大量出血导致休克有关。③潜在并发症：产后出血、弥散性血管内凝血、急性肾衰竭、胎儿窘迫、子宫胎盘卒中。护理措施：目前病人需住院，绝对卧床休息，迅速开放静脉通道，严密观察生命体征、阴道流血量、色、流血时间及一般状况，与病人及家属沟通，缓解患者的焦虑、恐惧，监测胎儿状态，按医嘱及时完成实验室检查项目，并交叉配血备用，配合医师做好终止妊娠的准备，并做好新生儿的抢救准备。

第9节　多胎妊娠

案例 9-9

女性，35岁。G3P1，孕32周，确诊为双绒毛膜双羊膜囊双胎妊娠，孕妇因高龄前来医院咨询。
问题：目前存在的护理问题是什么？应如何进行健康指导？

一次妊娠同时有两个或两个以上的胎儿时称为多胎妊娠，以双胎妊娠多见。其发生率在不同国家、地区、人种之间有一定差异。孕妇一经确诊为双胎妊娠，应列为高危妊娠管理，加强孕期及产时监护，减少并发症，保障母儿安全。

一、疾病概要

（一）病因

其发生与遗传、应用促排卵药物及多胚胎宫腔内移植等因素有关。

（二）分类

1. 双卵双胎　两个卵子分别受精形成的双胎妊娠，称为双卵双胎。约占双胎妊娠的 70%。两个卵子分别受精形成两个受精卵，各自的遗传基因不完全相同，故形成的胎儿血型、性别不同或相同，但指纹、外貌、精神类型等多种表现不同。胎盘多为两个，也可融合成一个，但血液循环各自独立。胎盘胎儿面有两个羊膜腔，中间隔有两层羊膜、两层绒毛膜（图 9-14）。

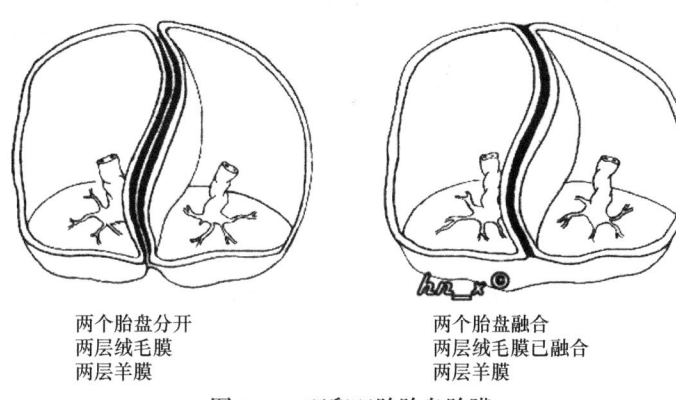

两个胎盘分开　　　　　　　两个胎盘融合
两层绒毛膜　　　　　　　　两层绒毛膜已融合
两层羊膜　　　　　　　　　两层羊膜

图 9-14　双卵双胎胎盘胎膜

2. 单卵双胎　由一个受精卵分裂形成的双胎妊娠，称为单卵双胎。单卵双胎约占双胎妊娠的 30%。由于一个受精卵分裂形成两个胎儿，具有相同的遗传基因，故两个胎儿性别、血型及外貌等均相同（图 9-15）。

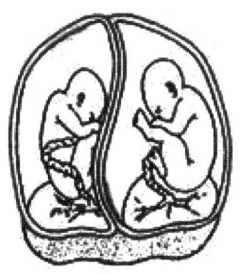 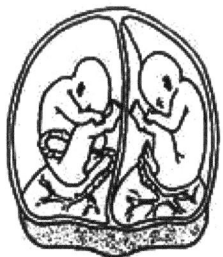 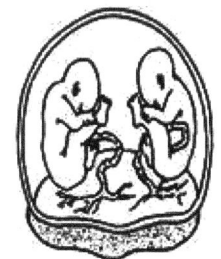

发生在桑椹期前　　　　发生在胚泡期　　　　发生在羊膜囊已形成后

图 9-15　受精卵在不同阶段形成单卵双胎的胎膜类型

（三）临床表现及诊断

1. 症状　妊娠期早孕反应较重，孕中晚期子宫迅速增大，与实际妊娠的月份不符，体重增加迅速，腹部增大明显，下肢水肿、静脉曲张等压迫症状早且明显，妊娠晚期常有呼吸困难、活动不便。

2. 体征　子宫底高度大于停经周数，妊娠中晚期腹部可触及多个小肢体、两个胎头，不同部位可听到两个胎心，两个胎心率每分钟相差 10 次以上，或两胎心音之间隔有无音区。双胎妊娠时胎位多为纵产式，以两个头位或一头一臀多见（图 9-16）。

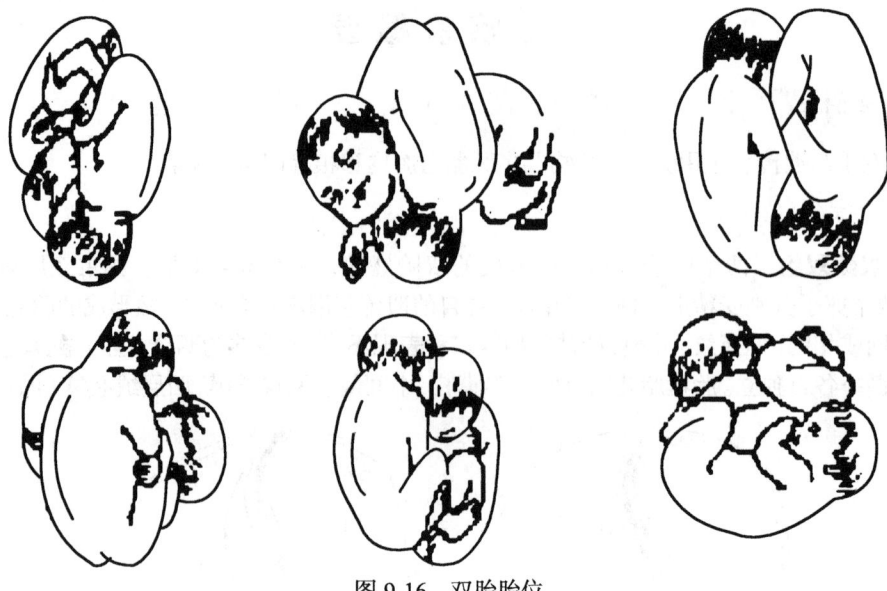

图 9-16 双胎胎位

3. 辅助检查

(1) B 超检查：可以早期诊断双胎、畸胎，还可帮助确定两个胎儿的胎方位、胎产式和胎先露。

考点：多胎妊娠辅助检查方法

(2) 多普勒胎心仪检查：孕 12 周后听到两个频率不同的胎心音。

> **护考链接**
>
> 初孕妇，25 岁。孕 24 周行产前检查。检查时腹部触及多个小肢体，考虑多胎妊娠。以下检查方法中最有助于明确诊断的是（ ）
> A. 腹部 B 超　　　　　　　　B. 胎心监护　　　　　　　　C. 腹部 X 线
> D. 腹部 MRI 检查　　　　　　E. 腹部 CT
> 分析：B 超检查可以早期诊断双胎、畸胎，还可帮助确定两个胎儿的胎产式、胎先露、胎方位。故选 A。

（四）治疗原则

1. 妊娠期　加强孕期管理，增加产前检查次数；注意休息，加强营养；预防贫血、妊娠期高血压疾病、早产、羊水过多等并发症的发生。

2. 分娩期　密切观察产程进展和胎心变化。非头位双胎以剖宫产为宜，做好输液、输血及抢救新生儿的准备。

3. 产褥期　在第二个胎儿前肩娩出后，静脉滴注或肌内注射缩宫素，同时腹部放置沙袋 24 小时，并以腹带紧裹腹部，防止腹压骤降引起休克。预防产后出血。

二、护　理

（一）护理评估

1. 健康史　询问有无双胎妊娠家族史（尤其是双卵双胎有明显遗传史），是否有孕前应用促排卵药物或体外受精多个胚胎移植史。

2. 身体状况 孕妇早孕反应较重，自觉子宫增大明显，体重增加过多，自述胎动频繁；孕晚期可出现呼吸困难、腰背部疼痛、下肢水肿、静脉曲张等压迫症状，可伴有贫血表现。腹部检查宫底高度大于正常妊娠周数，可扪及两个以上胎头及多个小肢体，听到两个不同速率胎心音，胎心频率每分钟相差 10 次以上，两胎心间隔有无音区或胎心减弱区。

3. 心理-社会状况 孕妇及家属因孕育双胎妊娠而欣喜，但又因担心母儿安危而担忧。

4. 辅助检查

(1) B 超检查：可确诊，同时可进一步了解胎儿发育、胎盘位置、羊水及胎位等情况。

(2) 多普勒超声检查：在妊娠 12 周后听到两个频率不同的胎心音。

（二）护理诊断/问题

1. 焦虑 与担心母儿的安全有关。

2. 舒适改变 与双胎妊娠引起的呼吸困难、下肢水肿等有关。

3. 知识缺乏 缺乏双胎妊娠的相关知识。

4. 潜在并发症 早产、胎膜早破、胎盘早剥、产后出血等。

（三）护理目标

(1) 孕妇焦虑解除，情绪稳定，能够积极配合治疗、护理。

(2) 为孕妇提供有效的生活护理，不适感减轻。

(3) 孕妇能说出孕期保健相关知识，能接受治疗和护理方案。

(4) 孕期及分娩期并发症得到及时发现、处理。

（四）护理措施

1. 一般护理 协助孕妇制定合理的膳食计划，摄取足够的叶酸、热量、蛋白质、铁剂、钙剂。妊娠期孕妇体重增加 16～18kg 为宜。注意休息，避免过度劳累，取左侧卧位；妊娠 30 周后应多卧床休息，防止跌倒。

2. 病情观察 确诊后转入高危门诊进行监护，注意自觉症状，及时发现并发症，注意观察两个胎儿的胎心、胎动和发育情况。

3. 治疗配合

(1) 妊娠期：及时处理妊娠期并发症。

(2) 分娩期：双胎妊娠多能经阴道分娩，需做好输血、输液及抢救孕妇的应急准备，并熟练掌握新生儿抢救和复苏的技术。

1) 出现分娩先兆时，应立即住院观察，严密观察产程进展和胎心率的变化，发现问题及时报告医师给予处理。

2) 第一个胎儿娩出不宜过快，以免发生胎盘早剥；胎儿娩出后，立即断脐，以免第二个胎儿失血过多；协助固定第二个胎儿的胎位，保持纵产式；第一个胎儿娩出后，不宜过早干预，通常 20 分钟左右第二个胎儿自行娩出，若超过 15 分钟仍无宫缩，可行人工破膜或静脉滴注缩宫素。

3) 第二个胎儿娩出后立即肌内或静脉注射缩宫素，预防产后出血；腹部放置沙袋，防止腹压骤降引起休克。

(3) 产褥期

1) 按早产儿护理原则加强新生儿观察护理，及时发现、处理并发症。

2) 注意观察产妇阴道出血量和子宫收缩情况，及时发现并处理产后出血。产后严密观察生命体征、面色、宫缩和阴道流血情况，及时补充饮食。督促产妇排尿，按摩子宫，促进宫缩以减少出血。

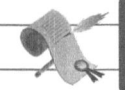

4. 心理护理

(1) 帮助孕妇实现角色转变。

(2) 告知孕妇及家属有关双胎妊娠方面的知识,消除对母儿安危的担心,保持心情愉快,积极配合检查和治疗。

(3) 指导家属准备双份新生儿用物,并协助父母做好照顾双胞胎的心理及环境的准备。

5. 健康指导

(1) 一旦确诊,应做好保健和管理。加强产前检查,积极预防妊娠并发症,避免早产的发生。超声监测胎儿宫内生长发育情况。

(2) 指导产妇正确母乳喂养。

(3) 帮助产妇选择有效的避孕方法。

(五) 护理评价

(1) 孕妇焦虑是否解除、情绪是否稳定,能够积极配合治疗、护理。

(2) 是否为孕妇提供了有效的生活护理,孕妇的不适感是否减轻、消除。

(3) 孕妇是否能说出相关的知识,是否能够接受现实。

(4) 孕妇的并发症是否得到及时发现及处理。

> **案例 9-9 分析**
>
> 护理诊断/问题:孕妇因年龄 35 岁,双胎妊娠,担心母儿的安全,故有焦虑;双胎妊娠引起的呼吸困难,故有舒适改变;并有早产、脐带脱垂和胎盘早剥、产后出血等潜在并发症。告知孕妇及家属有关双胎妊娠方面的知识,消除对母儿安危的担心,保持心情愉快,积极配合检查和治疗;加强产前检查,积极预防妊娠并发症,避免早产的发生;取左侧卧位,多卧床休息,可减轻不适。出现分娩先兆时,应立即住院观察。

第10节 羊水量异常

案例 9-10

女性,30 岁。G2P0,孕 24 周,近 2 周出现呼吸困难,不能平卧,宫高脐与剑突间。B 超显示宫内妊娠,胎儿存活,胎儿发育相当于 24 孕周,羊水最大暗区垂直深度 10cm。

问题:目前存在的护理问题是什么?应如何实施护理措施?

正常妊娠时,羊水的产生和吸收处于动态平衡中,妊娠 36～38 周时羊水量最高,约 1000ml,此后逐渐减少,妊娠 40 周时羊水量平均为 800ml。若羊水产生和吸收失衡,将导致羊水量异常。

羊水过多

妊娠期间羊水量超过 2000ml 称为羊水过多。

> 考点:羊水过多的定义

一、疾病概要

(一) 病因

1. 胎儿畸形 为最常见原因。多见于中枢神经系统和上消化道畸形,如无脑儿、脑脊膜膨出与脊柱裂,食管闭锁或幽门梗阻等。

2. 多胎妊娠 多胎妊娠并发羊水过多是单胎妊娠的 10 倍,尤以单卵双胎居多,因单卵双胎之间血液循环相互沟通,占优势胎儿(受血胎儿)循环血量多,尿量增加,致使羊水过多(图 9-17)。

3. 妊娠合并症 如糖尿病、母儿血型不合、妊娠期高血压疾病、严重贫血等。糖尿病孕妇的胎儿血糖也增高,引起高渗性利尿而排入羊水中。

考点:羊水过多的原因

4. 胎盘脐带病变 如胎盘绒毛血管瘤、脐带帆状附着有时也能引起羊水过多(图 9-18)。

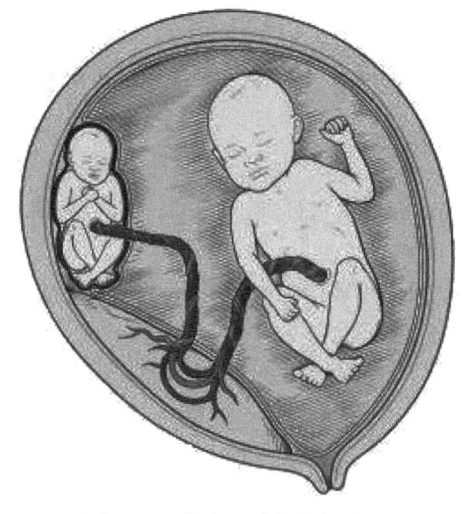

图 9-17 单卵双胎占优势胎儿

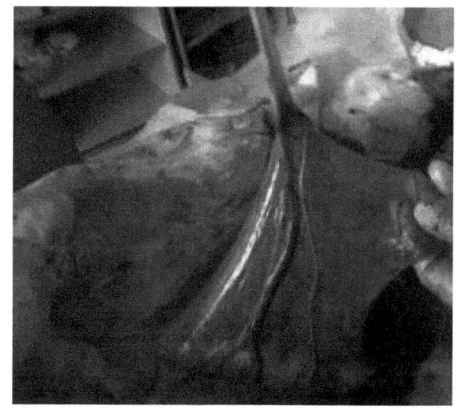

图 9-18 脐带帆状附着

5. 特发性羊水过多 约占 1/3,其原因不明。

护考链接

羊水过多最常见原因( )
A. 多胎妊娠　　　B. 过期妊娠　　　C. 胎膜早破
D. 孕妇脱水　　　E. 中枢神经系统和上消化道畸形
分析:羊水过多多见于中枢神经系统和上消化道畸形,如无脑儿、脑脊膜膨出与脊柱裂,食管闭锁或幽门梗阻等。故选 E。

(二)临床表现及诊断

1. 急性羊水过多 较少见,多发生于 20~24 周,羊水量短期内急剧增加,数日内子宫急剧增大,病人压迫症状明显,出现呼吸困难,不能平卧,甚至发绀。检查宫高、腹围大于孕周,腹部皮肤发亮、变薄,触诊感到皮肤张力大,胎位不清,胎体有浮动感,胎心遥远或听不清。

2. 慢性羊水过多 常发生于孕 28~32 周,较多见,羊水在数周内缓慢增多,压迫症状较急性者轻,多数孕妇能适应,体征基本同急性羊水过多。

3. 辅助检查

(1) B 超检查:是羊水过多的重要辅助检查方法。B 超诊断羊水过多标准如下:①测量羊水最大暗区垂直深度≥8cm,诊断为羊水过多;②羊水指数≥25cm,可诊断为羊水过多。

> **链接**
>
> **羊水指数（AFI）**
>
> 羊水指数是以脐水平线和腹白线为标志将子宫直角分为4个象限，测量各象限最大羊水池的垂直径线，四者之和即为羊水指数，正常值为5～25cm。

(2) 甲胎蛋白（AFP）测定：行羊膜腔穿刺，测定羊水甲胎蛋白值超过同期正常妊娠平均值3个标准差以上，或孕妇血清甲胎蛋白值超过同期正常妊娠平均值2个标准差以上，提示胎儿有神经管缺陷、上消化道闭锁等畸形。

(3) 其他检查：检查孕妇Rh、ABO血型，排除母儿血型不合。葡萄糖耐量试验，排除妊娠期糖尿病。

（三）治疗原则

针对病因，并根据胎儿及孕妇自觉症状的严重程度进行处理。

(1) 经诊断为羊水过多合并胎儿畸形者应及时终止妊娠。

(2) 羊水过多但仍为正常胎儿者，应查找原因，积极治疗各种并发症及合并症，尽量延长孕期至37周，根据羊水过多的程度与胎龄决定处理方法。

二、护　　理

（一）护理评估

1. 健康史 了解孕妇有无引起羊水过多的相关因素。

2. 身体状况 孕妇因羊水过多可能出现一系列压迫症状,注意有无腹部胀满、呼吸困难、不能平卧等症状。腹部检查腹壁紧张发亮；宫底高度及腹围明显大于妊娠周数，子宫张力大，触诊液体震荡感明显，胎位触不清，胎心遥远或听不到。

3. 心理-社会状况 孕妇因腹部迅速异常增大、压迫症状明显、活动受限而烦躁不安；又因担心胎儿可能存在畸形并危及自身和胎儿健康，产生焦虑情绪。

4. 辅助检查 B超检查测量羊水最大暗区垂直深度≥8cm，诊断为羊水过多；羊水指数≥25cm，可诊断为羊水过多。

（二）护理诊断/问题

1. 舒适的改变 与子宫异常增大引起的压迫症状、呼吸困难、不能平卧等有关。

2. 焦虑 与担心母儿健康有关。

3. 有围生儿受伤的危险 与羊水过多，易并发胎膜早破、脐带脱垂、早产、胎盘早剥等有关。

（三）护理目标

(1) 孕妇舒适增加，顺利度过妊娠期和分娩期。

(2) 孕妇病人情绪稳定，积极配合治疗与护理。

(3) 孕妇未发生并发症或得到及时发现并积极纠正，围生儿生存率提高。

（四）护理措施

1. 一般护理 注意休息，采取左侧卧位，抬高下肢。有呼吸困难、心悸、腹胀等压迫症状的孕妇应取半卧位为宜。多食水果、蔬菜等，保持大便通畅，适当低盐饮食。减少增加腹压的活动，预防胎膜早破、脐带脱垂和早产。

2. 病情观察

（1）监测生命体征，定期测宫高、腹围。及时发现并发症。

（2）观察胎心、胎动及宫缩情况，及早发现早产征象。密切观察胎心音变化情况，教会病人自我监测胎动，如发现异常，及时报告医师。

（3）产后注意子宫收缩及阴道流血情况，预防产后出血。

3. 治疗配合

（1）胎儿正常者，遵医嘱给镇静药、宫缩抑制药预防早产；前列腺素合成酶抑制药（吲哚美辛），抑制胎儿排尿，减少羊水形成。

（2）经腹壁羊膜腔穿刺放羊水 ①严格无菌操作。协助医生在B超下完成羊膜腔穿刺，放羊水时应防止流出速度过快、量过多。一般速度不超过每小时500ml，一次放羊水量不超过1500ml。放羊水后腹部放置沙袋或腹带加压包扎；②严密观察孕妇生命体征、宫缩、胎心率、阴道流血等情况，及时发现胎盘早剥征象并配合处理；③遵医嘱给予镇静药、宫缩抑制药预防早产，给予抗生素预防感染。

考点：羊膜腔穿刺放羊水的量

4. 心理护理 积极与病人及家属沟通，使他们了解羊水过多的相关内容，取得治疗、护理的配合，多给予心理安慰，让病人及家属接受事实。

5. 健康指导

（1）注意休息、饮食。

（2）加强产前检查，及时发现异常及时就诊，积极针对病因防治。

（五）护理评价

（1）孕产妇安全，顺利渡过妊娠期、分娩期。

（2）孕妇情绪平稳，接受现实，能积极配合治疗和护理。

（3）围生儿安全。

羊水过少

妊娠晚期羊水量少于300ml者，称为羊水过少。羊水过少严重影响围生儿的预后，若羊水量少于50ml，围生儿病死率达88%。

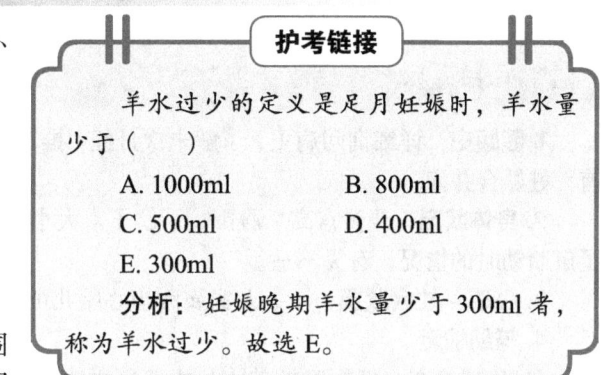

护考链接

羊水过少的定义是足月妊娠时，羊水量少于（ ）

A. 1000ml　　B. 800ml
C. 500ml　　D. 400ml
E. 300ml

分析：妊娠晚期羊水量少于300ml者，称为羊水过少。故选E。

考点：羊水过少的定义

一、疾病概要

（一）病因

临床常见于以下几种情况：

1. 胎儿畸形 如胎儿先天性肾缺如、肾发育不全等泌尿系统畸形，胎儿少尿或无尿而引起本病。

2. 胎盘功能减退 过期妊娠、胎儿宫内生长迟缓、胎盘退行性变等引起胎盘功能减退，胎儿宫内缺氧，肾血流量下降，胎尿生成减少至羊水过少。

3. 胎膜早破 羊水外漏速度超过羊水生成速度，导致羊水过少。

考点：羊水过少的原因

4. 母体因素 孕妇脱水，服用某些药物如利尿药、吲哚美辛等，可发生羊水过少。部分羊水过少原因不明。

（二）临床表现及诊断

1. 临床表现 孕妇于胎动时常感腹痛，胎盘功能减退时常有胎动减少。检查见宫高腹围较同期孕周小。子宫敏感性高，轻微刺激即可引起宫缩，临产后阵痛剧烈，且宫缩多不协调，产程延长。阴道检查前羊膜囊不明显，胎膜紧贴胎儿先露部，人工破膜时羊水流出极少。

2. 辅助检查

（1）B超检查：是最重要的辅助检查方法。妊娠晚期羊水最大暗区垂直深度≤2cm为羊水过少。羊水指数≤5cm诊断为羊水过少。B超检查还能及时发现胎儿生长受限、胎儿肾缺如、肾发育不全、输尿管或尿道梗阻等畸形。

（2）羊水直接测量法：破膜时羊水量少于300ml，可诊断羊水过少。但不能进行早期诊断。

（3）胎儿电子监护：羊水过少胎盘储备功能减低，无应激试验可呈无反应型。分娩时子宫收缩，脐带受压严重，则出现胎心变异减速和晚期减速。

（三）治疗原则

根据胎儿有无畸形及孕周选择治疗方案。确诊羊水过少合并胎儿畸形应及早终止妊娠。对羊水过少合并正常胎儿应寻找去除病因，增加补液量，改善胎盘功能；对妊娠已足月，胎儿可宫外存活者，应及时终止妊娠。

二、护　理

（一）护理评估

1. 健康史 详细询问病史，了解末次月经，推算预产期；了解有无畸形胎儿的孕产史，有无妊娠合并症。

2. 身体状况 测量宫高、腹围，了解子宫大小是否与孕周相符，注意观察子宫敏感性，了解胎动时的情况，有无不适。

3. 心理-社会状况 孕妇及家属因担心胎儿可能合并畸形，常感到紧张、焦虑。

4. 辅助检查

（1）B超检查：妊娠晚期羊水最大暗区垂直深度≤2cm为羊水过少。羊水指数≤5cm诊断为羊水过少。

（2）羊水直接测量法：破膜时以容器置于外阴收集羊水，或剖宫产时用吸引器收集羊水，羊水量少于300ml，可诊断羊水过少。

（二）护理诊断/问题

1. 焦虑 与担心母儿安危及胎儿畸形有关。

2. 舒适的改变 与胎动后腹痛有关。

3. 有围生儿受伤的危险 与胎儿生长受限、胎盘功能减退有关。

4. 预感性悲哀 与羊水过少至胎儿宫内窘迫有关。

（三）护理目标

（1）孕妇情绪稳定，接受现实，积极配合治疗及护理。

(2) 孕妇舒适度增加,顺利渡过妊娠期和分娩期。
(3) 围生儿生存率提高。

(四)护理措施

1. 一般护理 注意休息,采取左侧卧位。多食水果、蔬菜等,加强营养。每日吸氧 1～2 次,每次 30 分钟,改善胎儿缺氧。

2. 病情观察 监测生命体征,定期测宫高、腹围、体重,判断病情进展,发现胎动、胎心有异常,及时报告医生。

3. 治疗配合

(1) 经腹壁羊膜腔穿刺灌注治疗:可解除脐带受压,降低胎心变异减速发生率、羊水胎粪污染率及剖宫产率。协助医生在 B 超下完成羊膜腔穿刺,以每分钟 10～15ml 速度输入 37℃生理盐水 200～300ml。多次羊膜腔输液可引起绒毛膜炎,遵医嘱给予抗生素预防感染。

(2) 终止妊娠护理:若妊娠已足月,配合医生尽早终止妊娠,行人工破膜后观察羊水及产程进展情况,并及时报告医生。发现胎儿窘迫,短时间内不能结束分娩者,应配合医生做好剖宫产的术前准备。

4. 心理护理 积极与病人及家属沟通,向他们讲解羊水过少的有关知识,缓解其焦虑、恐惧,取得治疗、护理的配合。

5. 健康指导

(1) 注意休息、饮食。
(2) 加强产前检查,发现异常及时就诊,积极针对病因防治。

(五)护理评价

(1) 孕产妇安全,顺利渡过妊娠期、分娩期。
(2) 孕妇情绪平稳,接受现实,能积极配合治疗和护理。
(3) 围生儿安全。

> **案例 9-10 分析**
>
> 结合临床,可诊断为羊水过多。目前存在的护理问题:①焦虑:与压迫症状明显及担心母儿健康有关。②舒适度改变:与子宫增大引起呼吸困难、不能平卧有关。③潜在并发症:早产、胎盘早剥、产后出血等。护理上嘱病人多卧床休息,可取半卧位、左侧卧位,每日吸氧 1～2 次,每次 30 分钟。定期测量宫高、腹围、体重,监测羊水量变化及胎儿情况;配合医生寻找羊水过多的原因,遵医嘱用药;进行羊膜腔穿刺放羊水,做好术中术后观察及护理。

第 11 节 死 胎

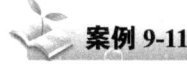

女性,36 岁。因停经 35+2 周,头晕眼花,近 2 周出现胎动减少。查体:血压 150/100mmHg,B 超显示宫内妊娠,胎儿死亡。

问题: 病人临床诊断是什么?需进一步做什么检查?目前存在的护理问题是什么?应如何实施护理措施?

妊娠 20 周后的胎儿于宫内死亡，称死胎。胎儿在分娩过程中死亡，称死产，也是死胎的一种。

一、疾病概要

（一）病因

1. 胎盘及脐带因素 前置胎盘、胎盘早剥、脐带帆状附着、血管前置、急性绒毛膜羊膜炎、脐带打结、脐带扭转、脐带脱垂、脐带绕颈缠体等，胎盘大量出血或脐带异常，导致胎儿缺氧。

2. 胎儿因素 胎儿严重畸形、胎儿生长受限、双胎输血综合征、胎儿感染、严重遗传性疾病、母儿血型不合等。

3. 孕妇因素 妊娠期高血压疾病、糖尿病、慢性肾炎、心血管疾病、各种原因引起的休克等。子宫局部因素如子宫张力过大或收缩力过强、子宫肌瘤、子宫畸形、子宫破裂等致局部缺血而影响胎盘、胎儿。

约 1/4 的病例病因不明。

（二）临床表现及诊断

1. 临床表现 当胎儿死亡，孕妇自觉胎动停止，子宫不再继续增大，体重下降，乳房胀感消失。胎儿死亡后约 80% 在 2～3 周自然娩出。若死亡后 3 周仍未排出，退行性变的胎盘组织释放凝血活酶进入母血循环，激活血管内凝血因子，引起弥散性血管内凝血（DIC），胎死宫内 4 周以上 DIC 发生机会明显增多，可引起分娩时的严重出血。

2. 辅助检查

(1) B 超：发现胎心和胎动消失是诊断死胎的可靠依据。

(2) 凝血功能检查：若胎儿死亡 4 周尚未排除，应行凝血功能检查。

（三）治疗原则

死胎一经确诊，应予引产。胎儿死亡 4 周尚未排出者，应做有关凝血功能的检查，经肝素等治疗使纤维蛋白原和血小板恢复到有效止血水平，并备新鲜血，然后再引产，注意预防产后出血和感染。产后仔细检查胎盘、脐带及胎儿，寻找死胎发生的原因。

二、护 理

（一）护理评估

1. 健康史 详细询问病史，包括家族史、既往史，了解本次妊娠情况，有无妊娠合并症及阴道流血病史。

2. 身体状况 了解胎动停止时间。测量宫高、腹围，了解子宫大小与孕周是否相符，听不到胎心。

3. 心理-社会状况 孕妇及家属因担心死胎造成孕妇身体的损害，常感到紧张、焦虑，并害怕再次妊娠时再发生死胎，可能会表现出自责、无助、抑郁和恐惧等。

4. 辅助检查 B 超检查发现胎心和胎动消失是诊断死胎的可靠依据。

（二）护理诊断/问题

1. 焦虑 与担心母体安危有关。

2. 预感性悲哀 与再次妊娠可能再发生死胎有关。

（三）护理目标

（1）孕妇接受现实，积极配合治疗及护理。

（2）病人及家属对死胎有所了解，情绪稳定。

（四）护理措施

1. 一般护理 注意休息，加强营养。

2. 病情观察 监测生命体征，注意观察阴道流血情况，如有异常，及时报告医生。

3. 治疗配合

（1）死胎一经确诊，尽早协助医生进行引产。并留胎儿尸体、胎盘、脐带、胎膜进行病理检查及染色体检查，尽力寻找死胎原因。 <!-- 考点：死胎的治疗配合 -->

（2）若凝血功能异常，遵医嘱肝素治疗，备新鲜血，配合医生预防产后出血和感染。

4. 心理护理 积极与病人及家属沟通，向他们讲解死胎的有关知识，缓解其焦虑、恐惧，取得治疗、护理的配合。

5. 健康指导

（1）注意休息、饮食。

（2）进行产后咨询，积极针对病因防治。

（五）护理评价

（1）病人安全，顺利进行引产术。

（2）病人及家属情绪平稳，接受现实，能积极配合治疗和护理。

> **案例9-11分析**
>
> 可诊断死胎。需进一步血常规了解血小板情况，尿常规了解尿蛋白情况，查凝血系列了解凝血功能，行肝肾功能检查了解是否存在合并症。目前存在的护理问题：担心母体安危，故有焦虑；再次妊娠可能再发生死胎，故有预感性悲哀。护理措施：积极与病人及家属沟通，向他们讲解死胎的有关知识，缓解其焦虑、恐惧，取得治疗、护理的配合。监测生命体征，注意观察阴道流血情况，如有异常，及时报告医生。死胎已确诊，尽早协助医生进行引产，并留胎儿尸体、胎盘、脐带、胎膜进行病理检查及染色体检查，尽力寻找死胎原因。遵医嘱配合医生治疗，预防产后出血和感染。

第12节 高危妊娠

一、疾病概要

凡孕产妇有某种并发症或致病因素，足以危害母儿健康或导致难产者称为高危妊娠。具有高危妊娠因素的孕妇，称为高危孕妇。孕妇患有各种急慢性疾病和妊娠并发症以及不良的环境、社会因素等，均可导致胎儿死亡、胎儿宫内生长迟缓、先天畸形、早产、新生儿疾病等，构成较高的危险性，从而增加了围产期的发病率和死亡率。具有下列危险因素的围生儿称高危儿：①高危孕妇的新生儿；②早产儿、过期产儿；③小于胎龄儿或大于胎龄儿，出生体重＜2500g；④产时感染，手术产儿；⑤出生后Apgar评分≤3分；⑥新生儿的兄姐中有严重的新生儿病史或新生儿期死亡等。

各级医疗保健机构应建立高危孕妇筛查制度,早期筛选高危孕妇,重点管理监护。及时正确处理,是减少孕产妇及围产儿死亡的重要措施。

二、护　理

(一)护理评估

1. 健康史

(1) 孕妇的年龄＜16岁或＞35岁。

(2) 有异常孕产病史者,如自然流产、异位妊娠、早产、死产、死胎、难产、新生儿死亡等。

(3) 此次妊娠有各种并发症,如妊娠期高血压疾病、前置胎盘、胎盘早剥、羊水过多或过少、过期妊娠等。

(4) 有妊娠合并症,如妊娠合并心脏病、糖尿病、病毒性肝炎、贫血等。

(5) 估计此次分娩可能发生难产者,如产道异常、胎位异常、巨大儿、多胎妊娠等。

(6) 妊娠期接触大量放射线、化学毒物及服用对胎儿有影响的药物。

(7) 胎盘功能不全。

(8) 生殖器肿瘤或有盆腔手术史。

(9) 高龄初产、婚后多年不孕或不孕经治疗后妊娠等。

2. 身体状况

(1) 全身情况:步态不正常,身高＜145cm,体重＜40kg或＞80kg,孕晚期每周体重增加＞500g,血压≥140/90mmHg,心肺有器质性病变等。

(2) 妊娠情况:子宫大小与停经月份不相符、骨盆大小、形态异常,胎位异常,足月妊娠时估计胎儿体重≥4000g,或＜2500g;胎动突然减少,听诊胎心出现异常。

(3) 分娩期情况:产力异常、产程进展缓慢、羊水污染、胎心异常等。

3. 心理－社会状况　孕妇及家属担心母儿健康而焦虑不安,可能对医生提出的建议不理解,从而产生矛盾、怀疑的心理。

4. 辅助检查

(1) 常规化验检查,血尿常规、肝肾功能检查等。

(2) 心电图、B超检查。

(3) 胎盘功能的检查、胎儿成熟度检查、胎儿电子监护等。

考点:高危妊娠的健康史及身体状况

(二)护理诊断/问题

1. 自尊紊乱　与分娩的愿望及孩子的期望得不到满足有关。

2. 功能障碍性悲伤　与现实的或预感到将丧失胎儿有关。

(三)护理目标

(1) 孕妇维持良好的自尊。

(2) 孕妇正确面对自己及孩子的危险。

(四)护理措施

1. 妊娠期护理

(1) 一般护理:高危妊娠病房设在护士办公室附近,安静、舒适、空气新鲜,有监护装置。

(2) 增加营养:孕妇的营养状态对胎儿的生长发育极为重要,故应给予孕妇足够的营养。积极纠正贫血,并补充足够的维生素、铁、钙及各种微量元素,孕妇不要挑食、偏食,要注意各种营养的合理搭配。

(3) 注意休息：多取左侧卧位，可改善子宫胎盘的血循环，保证中午休息1～2小时，改善缺氧状态。

(4) 严密观察：勤听胎心，教会孕妇自数胎动，必要时给予胎儿电子监护，协助进行胎儿成熟度测定和胎盘功能的测定。

(5) 准确执行医嘱：遵医嘱积极治疗各种并发症、合并症，对于胎盘功能减退的孕妇，间歇吸氧，每日2次，每次30分钟。同时遵医嘱给10%葡萄糖溶液500ml加维生素C2g，静脉滴注，每日1次，可提高胎儿对缺氧的耐受性。

(6) 预防早产：一旦出现早产先兆，应立即卧床休息，并给予抑制宫缩的药物。

(7) 适时终止妊娠：做好终止妊娠和母婴抢救的准备。

2. 分娩期护理 选择适当的时间和方式终止妊娠，必要时给予肾上腺皮质激素，以促进胎肺的成熟。

(1) 第一产程：观察产程进展、羊水情况和产妇病情变化，吸氧，观察胎心，做好抢救准备。

(2) 第二产程：配合医生行阴道助产术，尽量缩短产程。

(3) 第三产程：遵医嘱用子宫收缩药和抗生素，防止产后出血和感染的发生。

3. 产褥期护理 产妇和新生儿均需加强监护、巩固治疗。

4. 心理护理 主动向病人及家属介绍医院环境、医疗设施等，取得信任和合作；解释病情、检查治疗计划，缓解焦虑情绪，积极配合治疗和护理，请家属对病人提供心理支持。

考点：高危妊娠的护理

5. 健康指导

(1) 做好婚前、孕前保健和咨询，对不宜结婚或不宜生育者，做好解释、劝导工作。

(2) 通过高危筛查建立健康档案，定期产前检查，学会自我监护。

(3) 加强卫生宣教，禁烟、戒酒，避免接触宠物，注意健康的生活方式。

> **护考链接**
>
> 孕妇，26岁。孕39周，上午家务劳动时突感胎动频繁，至傍晚胎动渐减弱、消失，急诊入院，听诊胎心音90次/分，下列护理措施不妥的是（ ）
>
> A. 左侧卧位，间断吸氧
>
> B. 行胎心监护
>
> C. 嘱孕妇增加营养和休息即可，继续观察病情
>
> D. 遵医嘱给10%葡萄糖溶液加维生素C静脉滴注
>
> E. 配合医生行剖宫产术
>
> 分析：胎动突然减少，听诊胎心出现异常，应积极处理，以免进一步发生死胎。故选C。

（五）护理评价

(1) 孕妇的高危因素得到有效控制，胎儿发育、生长良好。

(2) 孕妇参与、配合治疗，主动获取自我护理的知识、技能。

(3) 孕妇能与医护人员共同讨论自己及胎儿的安全或表达丧失胎儿的悲哀。

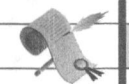

小结

妊娠期并发症孕妇和新生儿的发病率及死亡率均明显高于正常妊娠,应加强产前检查,进行孕期系统管理,做到早预防、早发现、早治疗,及时有效地控制高危因素的发展,防止可能导致胎儿及孕妇死亡的各种危险情况出现,以保证孕妇及胎儿顺利地渡过妊娠期与分娩期。护士应严密观察病人的病情转归,做好手术病人术前、术中及术后相关护理及非手术病人的观察等护理,配合医生抢救危重病人,促进病人康复。

自测题

选择题

A_1 型题

1. 过期妊娠是指妊娠时间达到或超过（ ）
   A. 40周末 B. 41周末
   C. 42周末 D. 43周末
   E. 44周末

2. 输卵管妊娠最常见的病因是（ ）
   A. 慢性输卵管炎 B. 内分泌失调
   C. 输卵管发育不良 D. 输卵管功能异常
   E. 神经精神功能紊乱

3. 异位妊娠病人就诊的主要原因是（ ）
   A. 停经 B. 晕厥 C. 腹痛
   D. 阴道流血 E. 有便意感

4. 输卵管妊娠破裂妇科检查不会出现（ ）
   A. 阴道后穹窿饱满 B. 宫颈抬举痛
   C. 阴道大量流血 D. 子宫漂浮感
   E. 一侧附件肿胀压痛

5. 胎盘早剥患者,为了解有无活动性出血,主要观察（ ）
   A. 宫口开大 B. 胎心情况
   C. 宫缩情况 D. 宫底升高情况
   E. 体温升高情况

6. 诊断前置胎盘常用的辅助检查是（ ）
   A. 多普勒超声检查 B. X线检查
   C. B超检查 D. 血常规检查
   E. 后穹窿穿刺

A_2 型题

7. 女性,停经3个月,下腹胀痛,伴中等量阴道出血1日,子宫如孕50日大小,宫口松、容1指,宫口似有组织可触及。首先考虑（ ）
   A. 难免流产 B. 不全流产
   C. 先兆流产 D. 稽留流产
   E. 流产合并感染

8. 30岁妇女,停经50日时确诊为"早孕",现停经3个月余,妇科检查子宫增大如孕7周大小,B超检查未见胎心搏动,诊断为（ ）
   A. 先兆流产 B. 难免流产
   C. 不全流产 D. 完全流产
   E. 稽留流产

9. 孕妇妊娠12周。阴道流血7日,体温39℃,白细胞 $12×10^9$/L,首选的处理方法（ ）
   A. 立即清宫再给抗生素
   B. 用抗生素控制感染后再清宫
   C. 观察阴道出血,再行清宫术
   D. 立即注射麦角新碱
   E. 保胎治疗

10. 女性,25岁。停经60天,阴道流血2天,有组织排出,诊断为不全流产、休克。下述处理不正确的是（ ）
    A. 安置平卧位
    B. 立即建立静脉通道,遵医嘱输血、输液
    C. 待组织自然排出
    D. 做好清宫准备
    E. 化验血常规

11. 女性,孕42周,诊断过期妊娠,入院终止妊娠,胎心监测提示:胎儿窘迫。最可能存在的护理诊断是（ ）
    A. 组织灌流量不足
    B. 疼痛
    C. 有围生儿受伤的危险

D. 恐惧

E. 活动无耐力

12. 女性，23 岁。孕 35 周，出现规律宫缩 12 小时，分娩一女婴，属于（　　）

　A. 流产　　B. 早产　　C. 足月产

　D. 过期产　E. 难产

13. 女性，18 岁。初孕妇，妊娠 34 周，因"妊娠期高血压疾病 - 子痫前期"收入院。护士要仔细观察病人的表现，尤其注意观察（　　）

　A. 睡眠情况　　　B. 舒张压变化

　C. 尿蛋白　　　　D. 上腹痛、头痛

　E. 水肿程度

14. 孕妇，孕 31 周时出现水肿，孕 34 周头痛、眼花。查体：血压 160/115mmHg，水肿（++），尿蛋白定量 5.5g/24 小时。诊断为（　　）

　A. 原发性高血压合并妊娠

　B. 妊娠合并慢性肾炎

　C. 轻度子痫前期

　D. 重度子痫前期

　E. 子痫

15. 初孕妇，妊娠 33 周，血压 160/110mmHg，尿蛋白（++），下腹及面部水肿；今晨起头痛剧烈，伴眼花、呕吐，胎位胎心正常、无宫缩，本例最恰当的紧急处理是（　　）

　A. 立即剖宫产

　B. 催产素静脉滴注引产

　C. 胎头吸引术

　D. 人工破膜

　E. 遵医嘱给予硫酸镁治疗

16. 孕妇，G1P0。停经 38 周，最近 1 周头痛、眼花，血压 150/100mmHg，尿蛋白（+++），尿雌三醇 5.9mg/24 小时，胎心监护结果：晚期减速，下列何项处理恰当（　　）

　A. 改善胎盘功能，维持妊娠

　B. 等待自然分娩

　C. 治疗妊娠期高血压疾病的同时立即剖宫产

　D. 缩宫素引产

　E. 治疗妊娠期高血压疾病待病情好转后引产

17. 女性，24 岁。孕 37 周，因血压增高、抽搐急诊入院，给予专人护理，正确的护理措施是（　　）

　A. 置患者于明亮病室

B. 随时呼唤病人

C. 昏迷未醒时禁食禁水

D. 置患者半卧位

E. 立即配合医生进行剖宫产

18. 女性，27 岁。G1P0，妊娠 33 周。跌倒后腹部剧烈疼痛，伴少量阴道流血。检查：血压 90/60mmHg，脉搏 110 次 / 分，子宫大小如孕 36 周，腹壁板硬、压痛明显，胎心 100 次 / 分。最可能诊断是（　　）

　A. 早产　　　　　B. 前置胎盘

　C. 胎盘早剥　　　D. 异位妊娠

　E. 子宫破裂

19. 女性，停经 8 周。突然右下腹剧烈疼痛，伴恶心、呕吐、晕厥。检查：血压 80/50mmHg，内诊上抬宫颈剧烈腹痛，子宫检查不满意，右侧附件压痛并触及鸡蛋大小包块，境界不清，此病人处理哪项不妥（　　）

　A. 病人立即取半卧位

　B. 保暖

　C. 氧气吸入

　D. 迅速建立静脉通道

　E. 配合医生急诊手术

20. 女性，27 岁。孕 38 周，产前诊断：羊水过多；临产后在宫口开大 6cm 时，宫缩期自然破膜；胎心 160 次 / 分，肛查触及脐带搏动，立即配合采取的措施是（　　）

　A. 建立静脉通道

　B. 配血备皮

　C. 高流量氧吸入

　D. 置产妇头低臀高位

　E. 将突发情况通知家属

21. 糖尿病孕妇，28 岁。G2P1，妊娠 32 周。检查：子宫大于妊娠月份，腹部膨隆，胎位不清，胎心遥远。孕妇可能的诊断是（　　）

　A. 双胎　　　　　B. 巨大儿

　C. 羊水过多　　　D. 胎盘早期剥离

　E. 胎儿宫内窘迫

22. 26 岁已婚妇女。停经 48 日突发下腹痛伴休克，面色苍白，为确诊下列哪种辅助诊断最简便有效（　　）

　A. 阴道镜检　　　B. 尿妊娠试验

　C. 阴道后穹窿穿刺　D. 子宫镜检

E. 腹腔镜检

23. 孕妇停经3个月就诊，妇科检查：子宫底高度于脐与耻骨联合之间，为进一步确诊，最简便实用的方法是（　　）

　　A. 腹部X线摄片
　　B. 超声多普勒检查
　　C. B超检查
　　D. 胎儿心电图检查
　　E. 羊水甲胎蛋白测定

A_3/A_4型题

（24～25题共用题干）

　　女性，28岁。已婚，停经78日，阴道中等量流血4日伴发热。3日前阴道排出一块肉样组织，今晨突然大量阴道流血，查血压80/60mmHg，体温38.2℃，脉搏108次/分，子宫如孕2个月大小，压痛，宫口通过一指，阴道分泌物明显臭味；血白细胞总数26×10^9/L，Hb 68g/L。

24. 本例诊断为（　　）

　　A. 先兆流产　　　B. 难免流产
　　C. 不全流产　　　D. 稽留流产
　　E. 流产合并感染

25. 除抗休克治疗外，还需进行的紧急处理（　　）

　　A. 输液、输血
　　B. 注射子宫收缩药
　　C. 立即进行清宫
　　D. 立即给予止血药
　　E. 抗生素静脉滴注同时夹出宫腔内大的组织

（26～27题共用题干）

　　孕妇，31岁。G3P1，孕36周。头痛、视物不清2天。今晨头痛加剧，恶心、呕吐3天，随后剧烈抽搐约1分钟逐渐清醒，即测血压160/110mmHg，胎心120次/分，有不规律子宫收缩，肛查：子宫口未开，骨产道正常。

26. 该孕妇最可能的诊断是（　　）

　　A. 高血压危象　　B. 子痫
　　C. 脑出血　　　　D. 癫痫
　　E. 癔症

27. 以下护理措施正确的是（　　）

　　A. 取头高侧卧位
　　B. 将病人安置于双人房间，减轻孤独
　　C. 留置胃管
　　D. 留置尿管观察尿量

　　E. 继续观察，37周后终止妊娠

（28～30题共用题干）

　　患者女性，G1P0。孕36周，血压升高3周，1周前感觉头痛、头晕。检查血压150/95mmHg，心率112次/分，尿蛋白（++），无宫缩。

28. 该患者可能的诊断（　　）

　　A. 妊娠期高血压
　　B. 轻度子痫前期
　　C. 子痫
　　D. 妊娠合并慢性高血压
　　E. 慢性肾炎

29. 该患者应立即遵医嘱首先给予的药物是（　　）

　　A. 抗生素　　　　B. 缩宫素
　　C. 硫酸镁　　　　D. 哌替啶
　　E. 地塞米松

30. 入院第二天患者突然腹痛，主诉腹痛呈持续性，阴道少量流血。考虑发生了（　　）

　　A. 早产临产　　　B. 胎盘早期剥离
　　C. 先兆子宫破裂　D. 前置胎盘
　　E. 胎膜早破

（31～33题共用题干）

　　女性，29岁。第一胎孕37周，临床诊断为子痫前期，住院治疗。

31. 下列护理措施中何项不妥（　　）

　　A. 置患者于单人暗室
　　B. 左侧卧位休息
　　C. 必要时记录出入量
　　D. 备床档、开口器
　　E. 多于患者交谈给予安慰

32. 遵医嘱使用25%硫酸镁，使用错误的是（　　）

　　A. 首次用量16ml加5%葡萄糖100ml中30～60分钟滴完
　　B. 维持静脉滴注1～2g/小时
　　C. 夜间睡前停用静脉给药，改为深部臀肌内注射
　　D. 24小时用量不超过40g
　　E. 用药过程中注意观察膝反射

33. 治疗过程中出现下列哪项提示硫酸镁中毒（　　）

　　A. 呼吸15次/分　　B. 呼吸17次/分
　　C. 尿量18ml/小时　D. 尿量20ml/小时

E. 膝反射存在

(34～36题共用题干)

患者30岁。停经6周,突发右下腹剧痛,伴阴道少量流血;妇科检查:后穹窿饱满触痛、子宫略大、宫颈举痛;右侧附件区压痛明显,患者叙述曾患慢性盆腔炎。

34. 该患者最可能的诊断（　　）
　A. 前置胎盘　　　B. 胎盘早期剥离
　C. 流产　　　　　D. 阑尾炎
　E. 异位妊娠

35. 恰当的处理（　　）
　A. 住院观察病情
　B. 给予止痛药物
　C. 行阴道后穹窿穿刺并做急诊手术准备
　D. 指导进食以增加热量摄入
　E. 行腹腔镜检查

36. 根据病人情况,护理诊断哪项不妥（　　）
　A. 组织灌注量不足　　B. 疼痛
　C. 恐惧　　　　　　　D. 知识缺乏
　E. 气体交换受损

(37、38共用题干)

初孕妇,妊娠38周。跌倒后剧烈持续腹痛5小时入院。贫血貌,血压90/60mmHg,心率90次/分,子宫硬、不松弛,有局限性压痛,胎位不清,胎心未听及,阴道少量流血。

37. 为明确临床诊断,下列辅助检查何项最有价值（　　）
　A. 血红细胞计数及血红蛋白值
　B. 阴道检查
　C. B超检查
　D. 胎心监护
　E. 血白细胞记数及分类

38. 此时最恰当的处理（　　）
　A. 输血输液
　B. 静脉滴注缩宫素引产

C. 给予镇静药、等待自然分娩
D. 剖宫产结束分娩
E. 静脉滴注硫酸镁,继续观察病情

(39、40共用题干)

女性,29岁。G3P1,孕35周。无诱因反复阴道少量流血1周。查体:脉搏80次/分,血压90/60mmHg。腹软无压痛,宫底位于脐上3横指。枕左前位,胎心156次/分。

39. 错误的检查方法是（　　）
　A. B超检查　　　　B. 血常规检查
　C. 肛诊检查　　　　D. 凝血功能检查
　E. 胎儿电子监护

40. 此时最好的处理方法是（　　）
　A. 输液 + 止血药物
　B. 给氧纠正胎儿窘迫
　C. 剖宫产
　D. 期待疗法
　E. 行足牵引压迫胎盘止血

(41、42共用题干)

女性,25岁。G1P0,孕35周。夜间无明显诱因发生少量阴道流血,无腹痛,血压100/70mmHg,腹软,无压痛。

41. 护理诊断错误的是（　　）
　A. 组织灌注量不足　　B. 自理能力缺陷
　C. 焦虑　　　　　　　D. 有感染危险
　E. 潜在并发症

42. 最恰当的处理是（　　）
　A. 确诊后尽快行剖宫产术
　B. 人工破膜及静脉滴注缩宫素
　C. 行阴道助产术结束分娩
　D. 输血输液,补充血容量
　E. 卧床休息,继续观察

(杨　静)

第10章 妊娠合并症及护理

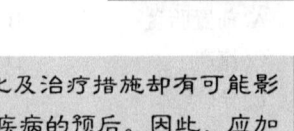

很多内科疾病并不影响女性正常受孕，但疾病的病理变化及治疗措施却有可能影响母儿的健康，同时妊娠期母体的一些生理变化也有可能影响疾病的预后。因此，应加强妊娠期、分娩期、产褥期保健，提高产科技术，正确、及时、有效地采取措施，最大限度地降低妊娠合并症对母儿的危害。

第1节 妊娠合并心脏病

案例 10-1

女性，28岁。孕38周。因妊娠合并风湿性心脏病入院。追问病史：患风湿性心脏病已有8年，既往无心衰史。现感到心悸，夜间常因胸闷气短而坐起。产科检查未发现异常。查体：心率125次/分，呼吸24次/分，心尖部闻及舒张期杂音，双肺湿啰音。

问题：1. 该孕妇可能发生了什么问题？

2. 能否继续妊娠？为什么？再次妊娠可以吗？

一、疾病概要

妊娠、分娩及产褥期均可能使患心脏病的妇女心脏负担加重，诱发心力衰竭而死亡。妊娠合并心脏病在我国孕产妇死因顺位中高居第二位，居非直接产科死因首位。在妊娠合并心脏病中以妊娠合并先天性心脏病最多见，其次是妊娠合并风湿性心脏病、妊娠期高血压疾病性心脏病、围生期心肌病、贫血性心脏病及心肌炎。

（一）妊娠、分娩及产褥各期对心脏病的影响

1. 妊娠期 血容量于妊娠第6周开始逐渐增加，至妊娠32～34周达高峰，比非孕时增加了30%～45%，血容量增加使心排血量增加和心率加快，加重了心脏负担。孕晚期子宫增大，膈肌升高，心脏移位，大血管扭曲等，均加重心脏负担。

2. 分娩期 分娩期是心脏负担最重的时期。在第一产程中，每次子宫收缩250～500ml的血液被挤入体循环；第二产程中，除子宫收缩外，腹肌和骨骼肌的收缩使外周阻力增加，且由于产妇屏气用力，使肺循环压力增加，腹腔压力增高，回心血量增加，心脏前后负荷显著加重；第三产程胎儿娩出后胎盘循环停止，子宫收缩使子宫血窦内约500ml血液进入体循环，使回心血量骤增，极易诱发心力衰竭。

3. 产褥期 产后3日内，除子宫缩复使部分血液进入体循环，组织间潴留的液体也开始回到体循环，血容量再度增加，加重心脏负担。

综上所述，妊娠 32～34 周、分娩期、产后最初 3 日内心脏负担最重，是心脏病孕妇最危险的时期，易发生心力衰竭，应严密监护。

> 考点：妊娠合并心脏病最危险的 3 个时期

（二）心脏病对妊娠的影响

心脏病并不影响受孕，不宜妊娠的心脏病病人一旦受孕或妊娠后心功能状态不良者，流产、早产、胎儿宫内发育迟缓及新生儿窒息的发生率增加，围生儿死亡率增高。妊娠合并心脏病产妇的主要死因是心力衰竭。

链接

根据患者所能耐受的日常体力活动将心功能分为四级

Ⅰ级：一般体力活动不受限制。

Ⅱ级：一般体力活动稍受限制，休息时无自觉症状。

Ⅲ级：一般体力活动明显受限制，休息时无不适，轻微日常活动即感不适、心悸、呼吸困难或既往有心力衰竭史者。

Ⅳ级：不能进行任何体力活动，休息状态下即出现心悸、呼吸困难等心力衰竭表现。

（三）临床表现及诊断

1. 症状与体征 由于正常妊娠的生理变化，可以表现出类似心脏病的症状和体征，如心悸、气短、踝部水肿、乏力、心动过速等，可有轻度扩大、心脏杂音，增加心脏病诊断的难度。诊断时应注意有无妊娠前心悸、气短、心力衰竭的病史，有无劳力性呼吸困难、夜间端坐呼吸、咯血、胸痛等症状，检查有肺底持续性湿啰音、心脏扩大、颈静脉充盈、肝大伴有压痛等。

2. 早期心力衰竭的临床表现 ①轻微活动后即胸闷、气短、心悸等。②休息时心率 > 110 次 / 分，呼吸 > 20 次 / 分。③夜间常因胸闷而坐起呼吸或到窗口呼吸新鲜空气。④肺底部出现少量持续性湿啰音，咳嗽后不消失。

> 考点：妊娠合并心脏病病人早期心衰的表现

3. 辅助检查

（1）心电图检查。

（2）超声心动图：更精确地反映各心腔大小的变化，心瓣膜结构及心功能情况。

（3）胎儿电子监护仪：预测胎儿宫内储备能力，评估胎儿健康。

（4）X 线检查：X 线胸片显示心脏扩大。

（四）治疗原则

1. 妊娠期 决定是否继续妊娠。心功能Ⅰ～Ⅱ级可以妊娠，且既往无心力衰竭史，亦无其他并发症者，可继续妊娠，应加强监护，预防心力衰竭、感染；心功能Ⅲ～Ⅳ级、既往有心力衰竭史、肺动脉高压、右向左分流型先天性心脏病、严重心律失常、风湿热活动期、心脏病并发细菌性心内膜炎、急性心肌炎等不宜妊娠，凡不宜妊娠却已怀孕者，应在妊娠 12 周前行人工流产术，超过 12 周者应密切监护，积极防治心力衰竭，使之渡过妊娠和分娩期。

2. 分娩期 决定分娩的方式，预防心力衰竭、感染。心功能Ⅰ～Ⅱ级，胎儿不大，胎位正常，宫颈条件良好者，严密监护下可经阴道分娩，给予抗生素预防感染；对有产科指征及心功能Ⅲ～Ⅳ级者，均应择期剖宫产。不宜妊娠者，同时行输卵管结扎术。

3. 产褥期 决定能否哺乳，预防心力衰竭、感染。按医嘱应用抗生素，产后 1 周无感染征象时停药。心功能Ⅰ~Ⅱ级者母乳喂养；心功能Ⅲ~Ⅳ级者不宜哺乳。不宜再次妊娠者，可在产后1周行输卵管结扎术。

二、护　理

（一）护理评估

1. 健康史

(1) 详细了解孕妇的心脏病史，心功能分级情况及既往诊疗经过。

(2) 了解本次妊娠情况，有无劳力性呼吸困难、心悸、胸闷、夜间阵发性呼吸困难等。有无诱发心衰的潜在因素，如感染、贫血、便秘、过度疲劳等。

(3) 了解既往孕产史。

2. 身心状况

(1) 症状：病人劳累后可能有心悸、气短、疲乏无力、进行性呼吸困难、夜间憋闷、端坐呼吸，胸闷、胸痛及咳嗽、咯血、发绀等。听诊有Ⅱ级以上舒张期杂音或Ⅲ级以上粗糙的全收缩期杂音、严重心律失常；叩诊心界扩大等。可通过连续动态观察，评估病人心功能现状。

(2) 体征：监测脉搏、呼吸变化，观察有无发绀、呼吸困难、下肢水肿等与心脏病有关的征象。

(3) 心理社会状况：多数孕妇因呼吸困难、心悸、胸闷等担心妊娠、分娩的压力，可能危及胎儿和自身的生命安全，护理人员应给孕妇及家人提供相关信息，使其消除紧张、焦虑和不安的不良情绪。

3. 辅助检查　X线检查显示心脏显著扩大，心电图有严重心律失常，B超心动图检查显示心肌肥厚、瓣膜运动异常、心内结构畸形等。

（二）护理诊断/问题

1. 知识缺乏　缺乏有关妊娠合并心脏病的自我护理知识。

2. 活动无耐力　与妊娠增加的心脏负荷有关。

3. 潜在并发症　心力衰竭、感染、胎儿窘迫等。

4. 焦虑　与担心自身和胎儿安全有关。

（三）护理目标

(1) 孕妇能简述诱发心力衰竭的因素，加强自我护理，学会识别早期心力衰竭的征象。

(2) 孕妇心功能改善，活动耐力逐渐增加。

(3) 及时预防和处理并发症，孕妇及胎儿健康。

(4) 焦虑减轻，孕妇能主动配合治疗及护理。

（四）护理措施

1. 非妊娠期　心脏病患者进行孕前咨询十分必要。根据心脏病种类、病变程度、是否需手术矫治、心功能级别及医疗条件，综合判断是否适宜妊娠。对不宜妊娠者，指导患者采取有效措施，严格避孕。

2. 妊娠期

(1) 决定是否继续妊娠：凡不宜妊娠的心脏病孕妇，应于妊娠期12周前行治疗性人工流产术；如已发生心力衰竭者，必须先控制心力衰竭后再终止妊娠。

（2）定期产前检查：能及早发现心衰的早期征象。一般在孕 20 周前每 2 周行产前检查 1 次，孕 20 周后每周检查 1 次，并根据病情需要增加检查次数。发现早期心力衰竭的征象，应立即住院。心功能Ⅰ～Ⅱ级者，应于 36～38 周提前入院待产，心功能Ⅲ或以上者，应立即入院治疗。

（3）防治心力衰竭

1）休息：保证充分休息，每日至少 10 小时睡眠，卧床休息时宜采取左侧卧位或半卧位。

2）饮食：高蛋白、高维生素、低脂肪、低盐饮食，多吃蔬菜和水果，防止便秘。以体重每月增长不超过 0.5kg，整个妊娠期不超过 12kg 为宜。一般每日食盐摄入量不超过 4～5g。

3）防治诱发心力衰竭的诱因：预防上呼吸道感染及妊娠期并发症，纠正贫血及心律失常，避免到公共场所，勿与传染病病人接触，注意保暖。指导孕妇注意口腔卫生和会阴部的清洁等。

（4）病情观察：监测血压、脉搏、呼吸、心率、心律、四肢温度、皮肤颜色变化，如有异常立即报告医生。

3. 分娩期 妊娠晚期，应提前选择好适宜的分娩方式。心功能Ⅰ～Ⅱ级，无产科指征，可于严密监护下经阴道分娩。

（1）第一产程：提供心理支持，使之情绪稳定，耐心听取孕妇的倾诉，详细解答其提出的问题。鼓励家属多给孕妇关爱及支持，使孕妇保持心情舒畅、情绪稳定。通过交谈为孕妇提供妊娠合并心脏病的相关信息，使孕妇、家属了解病情及自我应对措施，做到知情同意，配合治疗及护理。每 15 分钟测心率、脉搏、呼吸、血压 1 次。发现心力衰竭征象取半卧位，吸氧，遵医嘱用镇静、强心药物，抗生素，观察药物不良反应，严密观察产程进展及胎儿情况有异常及时报告医生，并协助做好剖宫产术前准备。分娩期护士应陪伴产妇并运用语言、行为为产妇解除思想顾虑，分散其注意力，减轻不适感。

（2）第二产程：密切观察母儿情况，及时监测生命体征及胎心率；避免产妇屏气用力，配合医师行会阴侧切术、胎头吸引术或产钳助产术，尽可能缩短第二产程，做好新生儿的抢救准备。

（3）第三产程：胎儿娩出后，立即在产妇腹部放置 1～2kg 沙袋持续 24 小时，以防腹压骤减而诱发心力衰竭，防治产后出血，按摩子宫，可使用缩宫素，禁用麦角新碱，以防静脉压增高。如产后出血过多需要输血时，应严格控制输血、输液速度，预防心力衰竭。

考点：妊娠合并心脏病病人的护理措施

（4）剖宫产：对有产科指征及心功能Ⅲ～Ⅳ级者，均应择期剖宫产。主张对心脏病产妇放宽剖宫产指征，术中、术后应严格限制输液量。不宜妊娠者，可同时行绝育术。

4. 产褥期 产后 3 日仍是发生心力衰竭的最危险时期，产妇须充分休息并密切监护。遵医嘱应用广谱抗生素。合理饮食，多食蔬菜、水果，必要时用缓泻药。心功能Ⅰ～Ⅱ级的产妇可哺乳，但应避免劳累；心功能Ⅲ～Ⅳ级的产妇不宜哺乳，应及时退乳，指导家属进行人工喂养。

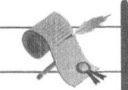

产科学及护理

> **护考链接**
>
> 心功能Ⅰ～Ⅱ级的孕妇入院待产的时间是（ ）
> A. 妊娠24～28周　　　B. 妊娠28～32周　　　C. 妊娠32～36周
> D. 妊娠36～38周　　　E. 妊娠38～40周
> 分析：选D，心功能Ⅰ～Ⅱ级者应在妊娠36～38周入院待产。

（五）护理评价

1. 患者能承受妊娠，平稳渡过妊娠期、分娩期、产褥期，维护最佳的心功能状态。
2. 患者能识别心功能不全的临床表现及预防感染的保健措施。
3. 患者及家属积极参与出院计划的制订过程。

案例 10-1 分析

1. 分析该孕妇的临床表现为早期心力衰竭、心脏代偿功能Ⅲ级。
2. 不宜继续妊娠，应控制心衰后终止妊娠，目前心功能不佳，需剖宫产。产后采取有效的避孕措施，防止意外妊娠对身体的伤害。

第2节　妊娠合并病毒性肝炎

案例 10-2

女性，25岁。已婚，孕27周，孕1产0。自感疲乏、厌油、恶心呕吐、肝区不适。查体：皮肤、巩膜呈黄色，医生建议行相关检查，该孕妇非常害怕给孩子带来不良后果，整天叹气，认为自己害了孩子。

问题：1. 该孕妇的护理诊断有哪些？
　　　2. 请拟定相应的护理措施？

一、疾病概要

病毒性肝炎是由肝炎病毒引起、以肝细胞变性坏死为主要病变的传染性疾病。按病原分为甲型肝炎、乙型肝炎、丙型肝炎、丁型肝炎、戊型肝炎等，其中乙型肝炎最多见，可发生在妊娠的任何时期。妊娠合并重型肝炎是我国孕产妇死亡的主要原因之一。

（一）妊娠、分娩对肝炎的影响

1. 妊娠期加重肝脏负担　妊娠期营养物质的需要量增加，使孕妇的基础代谢率增高、胎儿的代谢产物和解毒作用都使母体肝脏负担加重。妊娠期胎儿胎盘合成雌激素，大量雌激素在肝脏灭活，高浓度的雌激素加重肝脏负担。

2. 分娩期加重肝脏损害　分娩的疲劳、缺氧、出血、手术及麻醉均加重对肝脏的损害。

（二）肝炎对妊娠的影响

1. 对母体的影响　妊娠早期可使早孕反应加重，妊娠晚期发病时，容易并发妊娠期高血压疾病。由于肝功能损害使凝血因子产生减少致凝血功能障碍,尤其是重型肝炎常并发弥散性血管内凝血(DIC),产后出血发生率增加。

2. 对胎儿、新生儿的影响 病毒性肝炎的孕产妇,其流产、早产、死胎、死产和新生儿死亡率均明显增高,胎儿畸形发生率增加约2倍。

3. 母婴传播 甲型肝炎病毒主要经粪-口传播,母婴传播罕见。乙型肝炎的传播途径有经血液、血制品及接触传播,而母婴传播是其主要的传播途径。丙型和丁型肝炎也存在母婴传播。

考点:乙型肝炎的传播途径

(三)临床表现及诊断

1. 临床表现 孕产妇可表现为身体不适、全身酸痛、畏寒、发热等流感样症状;乏力、纳差、尿色深黄、恶心、呕吐、腹部不适等消化系统症状。肝脾大常难以触及。结合病史、临床表现和实验室检查进行诊断。许多患者无任何表现,仅在产前检查时发现实验室检查结果异常而得以诊断。

2. 辅助检查 检查血常规、尿常规、肝功能以及血清病原学检测,纤维蛋白原、凝血酶原等凝血机制的检查,若合并妊娠期高血压疾病者应检查眼底情况,根据病情需要进行心、肾、胎盘等功能的检查。

(四)治疗原则

肝炎原则上不宜妊娠。妊娠期病毒性肝炎处理原则与非妊娠期肝炎患者基本相同:注意休息,加强营养,采用中西医结合治疗方案,保护肝功能,避免使用损害肝脏的药物。治疗期间严密监测肝功能、凝血功能等指标,患者经治疗后病情好转,可继续妊娠。治疗效果不好、肝功能及凝血功能指标继续恶化的孕妇,应考虑终止妊娠。分娩方式以产科指征为主,但对于病情较严重者或血清胆汁酸明显升高的患者可考虑剖宫产。

二、护 理

(一)护理评估

1. 健康史 了解有无与肝炎病人接触史、输血或注射血制品史。

2. 身体状况 了解有无疲乏、食欲减退、恶心、厌油腻、腹胀、腹泻、肝区胀痛等消化道症状,小便是否呈深黄色等。检查皮肤、巩膜是否有黄染,肝区有无叩击痛、触痛,肝脏有无肿大。

(二)护理诊断/问题

1. 知识缺乏 缺乏有关病毒性肝炎感染途径、传播方式、母儿危害及自我保健知识。

2. 潜在并发症 产后出血、肝性脑病。

3. 预感性悲哀 与肝炎病毒感染造成的后果有关。

4. 焦虑 与担心自身安全及胎儿被传染有关。

(三)护理目标

(1)孕妇能陈述肝炎感染的途径、传播方式及自我保健措施。

(2)妊娠期、分娩期、产褥期能维持良好的健康状态,无并发症发生。

(3)孕妇建立良好的家庭支持系统,能进行自我照顾,负面情绪减轻。

(四)护理措施

1. 妊娠期

(1)急性期应卧床休息,避免劳累,加强营养,增加优质蛋白、高维生素、富含糖类、低脂肪食物的摄入,保持大便通畅。

(2)加强产前检查,积极治疗各种妊娠并发症,防止交叉感染,监测孕妇肝功能变化,防止病情加重。

(3)防止交叉感染:设置专门诊室,执行消毒隔离制度,向患者讲解消毒隔离的重要性,取得理解与配合。

(4)阻断母婴传播:乙型肝炎孕妇可于妊娠28周起每4周进行1次乙型肝炎免疫球蛋白HBIG(200U)肌内注射直到分娩,以阻断宫内传播减少围生期感染,但目前尚存有争议。

2. 分娩期

(1)密切观察产程进展,促进产妇身心舒适,为产妇及家人提供安全、温馨、舒适的待产分娩环境,减轻产妇紧张、恐惧心理,防止并发症的发生。

(2)第二产程阴道助产以减少体力消耗;避免软产道损伤及新生儿产伤、羊水吸入等引起的母婴传播,胎儿娩出后抽脐血做血清病原学检查及肝功能检查;严格遵守消毒隔离制度,所用物品、器械用0.2%~0.5%过氧乙酸浸泡消毒。胎肩娩出后即肌内注射缩宫素,减少产后出血。重症肝炎患者,积极控制病情24小时后,迅速终止妊娠。分娩方式以剖宫产为宜。凡病毒性肝炎产妇使用过的医疗用品均需用2000mg/L的含氯消毒液浸泡后按相关规定处理。

3. 产褥期

(1)观察子宫收缩及阴道出血情况;遵医嘱给予对肝脏损害较小的广谱抗生素。

(2)对HBsAg阳性母亲的新生儿,在出生后12小时内尽早注射高效价乙肝免疫球蛋白HBIG100~200U,同时在不同部位接种乙型肝炎疫苗,生后1个月、6个月再各注射第2针和第3针乙肝疫苗(0、1、6方案),可有效阻断母婴传播。在疫苗接种完成后6个月检测HBV标志物,以判断免疫接种是否成功。

考点:妊娠合并病毒性肝炎母乳喂养的条件

(3)HBsAg阳性母亲分娩的新生儿经主、被动联合免疫后,可接受母乳喂养。

(4)继续保肝治疗,注意休息及营养,避免过度劳累。

(五)护理评价

(1)孕妇及家属了解病毒性肝炎相关知识,积极面对现实。

(2)顺利渡过妊娠、分娩及产褥期,母婴健康;学会隔离及自我调整。

> **案例 10-2 分析**
>
> 1. 此病例的护理诊断为①知识缺乏;②潜在并发症;③焦虑。
> 2. 护理措施:①妊娠28周起每4周肌内注射HBIG(200U),直至分娩,以阻断宫内传播减少围生期感染。②分娩期做好消毒隔离措施。③产褥期新生儿联合免疫接种后,母亲HBsAg阳性者可以母乳喂养。产妇继续保肝治疗,注意休息,避免劳累。

第3节 妊娠合并糖尿病

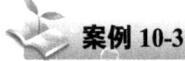

案例10-3

孕妇,28岁。妊娠31周,测空腹血糖,2次均>5.8mmol/L,诊断为妊娠期糖尿病。

问题:1.该患者最适宜的治疗方法是什么?

2.治疗过程中，患者出现头晕、恶心、出冷汗表现，该患者可能出现了什么反应？

一、疾病概要

糖尿病与妊娠同时存在称妊娠合并糖尿病。分为两种情况：一种为原有糖尿病的基础上合并妊娠，又称糖尿病合并妊娠；另一种为妊娠前糖代谢正常，妊娠期才出现的糖尿病，称为妊娠期糖尿病（GDM）。其中后者约占90%以上。糖尿病孕妇的临床经过复杂，对母儿均有较大危害，属于高危妊娠。

（一）妊娠对糖尿病的影响

1. 妊娠期易患或加重糖尿病　正常妊娠的早期，因胎儿发育不断从母血摄取葡萄糖，故血糖略低于非孕期。妊娠期发生或发现糖尿病的时期是妊娠中晚期，尽管胰岛素的分泌量随孕周的增长而增加，但许多抗胰岛素的因素亦随之增多，如肾上腺皮质激素、甲状腺素、生长激素、孕激素、雌激素等，均有对抗和分解胰岛素的作用。若胰岛素分泌受限，不能维持正常糖代谢，易发生或加重糖尿病。

2. 糖尿病孕妇易发生酮症酸中毒　分娩期子宫收缩及孕妇进食少，消耗大量糖原，易发生酮症酸中毒。产褥期体内的激素逐渐恢复未孕水平，机体对胰岛素的需要量减少，因此产后需调整胰岛素的用量，避免发生低血糖症。

（二）糖尿病对妊娠的影响

1. 对孕妇的影响
（1）糖尿病孕妇的受孕率降低，不孕症的发生率约为2%。
（2）妊娠期并发症发生率增高，如羊水过多、妊娠高血压疾病、难产、产后出血、泌尿系统感染等。
（3）手术产率增高。

2. 对胎儿、新生儿的影响　巨大儿、胎儿生长受限、早产、胎儿畸形发生率均明显增高。新生儿易发生呼吸窘迫综合征、低血糖，严重时危及新生儿生命。

（三）临床表现及诊断

1. 症状与体征　大多数妊娠期糖尿病无明显的临床表现。妊娠期有三多症状（多饮、多食、多尿）或外阴阴道假丝酵母菌感染反复发作，孕妇体重＞90kg，本次妊娠并发羊水过多或巨大儿者，应警惕合并糖尿病的可能。

链接

依据患者发生糖尿病的年龄、病程以及是否存在血管并发症等进行分期（糖尿病White 分类法），有助于判断病情的严重程度及预后。

A级：妊娠期诊断的糖尿病。
A1级：经控制饮食，空腹血糖＜5.3mmol/L，餐后2小时血糖＜6.7 mmol/L。
A2级：经控制饮食，空腹血糖≥5.3mmol/L，餐后2小时血糖≥6.7 mmol/L。
B级：显性糖尿病，20岁以后发病，病程＜10年。
C级：发病年龄特征10～19岁，或病程10～19年。
D级：10岁前发病，或病程≥20年，或合并单纯性视网膜病。

F级：糖尿病性肾病。
R级：眼底有增生性视网膜病变或玻璃体积血。
H级：冠状动脉粥样硬化性心脏病。
T级：有肾移植史。

2. 辅助检查

（1）血糖测定：妊娠前空腹血糖≥7.0mmol/L应诊断为糖尿病合并妊娠。妊娠24～28周检查空腹血糖≥5.1mmol/L，可以直接诊断为妊娠期糖尿病。

（2）葡萄糖耐量试验（OGTT）：在妊娠24～28周及以后，应对所有孕妇进行75g OGTT。方法：前1日晚餐后禁食至少8小时至次日晨（最迟不超过上午9时），试验前连续3日正常体力活动，正常饮食。检查时，5分钟内口服含75g葡萄糖的液体300ml，分别抽取服糖前、服糖后1小时、2小时的静脉血（从开始饮用葡萄糖水计算时间）测定血糖水平。空腹及服糖后1、2小时的血糖值分别为5.1mmol/L、10.0mmol/L、8.5mmol/L。任何一点血糖值达到或超过上述标准即诊断为妊娠期糖尿病。

（3）B超：监测胎儿宫内发育情况、有无畸形、胎盘状况及羊水量。

（4）其他：检查糖化血红蛋白、24小时尿蛋白定量、尿酮体及眼底检查等相关检查。

（四）治疗原则

妊娠前应判断糖尿病的类型和程度，确定能否妊娠。不宜妊娠者，严格避孕，若已妊娠应尽早人工终止。允许妊娠者，在内科医师的协助下：①严格控制血糖，纠正营养失衡；②加强监护，防止围生儿受伤；③加强糖尿病健康教育。

二、护　　理

（一）护理评估

1. 健康史

（1）了解糖尿病病史及家族史。

（2）了解有无不孕不育、习惯性流产、不明原因的死胎、死产、胎儿畸形、巨大儿、新生儿死亡等。

2. 身体状况　评估病人有无糖尿病症状：即三多一少（多饮、多尿、体重减轻）、有无皮肤瘙痒、反复发作的外阴阴道炎表现。监测孕妇的生命体征、体重、宫高、腹围；腹部触诊，听胎心，观察有无水肿、阴道流液等。根据患者患糖尿病的发病年龄、病程长短以及有无血管病变，判断病情的严重程度及预后。

3. 心理-社会状况　缺乏对疾病知识的了解，孕妇及其家属担心母儿健康，可有焦虑、紧张的情绪。

4. 辅助检查　了解患者是否有两次或两次以上空腹血糖高于5.1mmol/L；了解糖耐量试验是否异常，进行B超检查、胎动计数，测量宫底高度和腹围等，评估胎儿的健康状况。

（二）护理诊断/问题

1. 知识缺乏　缺乏有关妊娠合并糖尿病保健、治疗、监测的知识。

2. 潜在并发症　低血糖、酮症酸中毒、感染等。

3. 焦虑　担心胎儿及自身有无危险。

（三）护理目标

（1）孕妇对疾病有足够的认识和了解，掌握药物（胰岛素）的使用方法。孕妇能接受糖尿病饮食，说出糖尿病饮食的基本要求，自觉参与制订并执行饮食计划，体重、血糖恢复到正常范围。

（2）能采取适当措施预防和控制减少糖尿病所致的危害。

（3）孕妇焦虑减轻。

（四）护理措施

1. 非妊娠期 糖尿病妇女在妊娠前应详细咨询医生，确定病情严重程度，妊娠前已有严重的心血管病史、肾功能减退、眼底有增生性视网膜炎等，不宜妊娠，若已妊娠应尽早终止妊娠；若器质性病变较轻、血糖控制良好者，可在积极治疗、密切监护下继续妊娠。

2. 妊娠期

（1）一般护理：指导孕妇充分休息、适当运动、合理饮食，补充维生素、钙、铁，适当限制食盐摄入量。

（2）指导孕妇正确控制血糖

1）饮食治疗：饮食控制很重要。理想的饮食控制目标：既能保证和提供妊娠期间热量和营养需要，又能避免餐后高血糖或饥饿性酮症出现，保证胎儿正常生长发育。糖尿病孕妇每日热量为150kcal/kg，妊娠中期以后为200 kcal/kg，其中糖类占40%～50%，蛋白质占20%～30%。同时，补充维生素、铁、钙、叶酸等使妊娠期孕妇体重增加控制在10～12kg为宜。但应注意避免过分控制饮食，否则会导致孕妇饥饿性酮症及胎儿生长受限。

2）运动疗法：适当运动可达到降低血糖、提高胰岛素敏感性、控制体重的目的。可选择轻度运动，如散步、中速步行，每日至少1次，每次20～40分钟，于餐后1小时进行。

3）遵医嘱用药：大多数GDM孕妇通过生活方式的干预即可使血糖达标，不能达标的GDM患者首先推荐应用胰岛素控制血糖。严格按剂量使用胰岛素，控制血糖疗效好，且不通过胎盘影响胎儿。禁忌口服降糖药，以免导致胎儿低血糖或胎儿畸形。

（3）保持外阴清洁：勤换内裤。预防和积极治疗外阴阴道假丝酵母菌病。

（4）加强胎儿监护：指导孕妇自我监测胎动，及时发现胎儿缺氧征象。B超监测胎盘功能、胎头双顶径、股骨长径、羊水量及有无畸形。

考点：妊娠合并糖尿病降糖药物的选择，首选药物是胰岛素

3. 分娩期

（1）分娩时机：若血糖控制良好、无合并症、胎儿宫内状况良好，严密监护下应等待至妊娠38～39周终止妊娠。血糖控制不满意者及时入院。

（2）分娩方式：糖尿病不是剖宫产的指征，剖宫产术适用于巨大儿、胎盘功能不良、糖尿病病情严重、胎位异常或其他产科指征者。若胎儿发育正常，宫颈条件较好，则适宜阴道分娩。

（3）终止妊娠注意事项：①终止妊娠前遵医嘱肌内注射地塞米松5mg，每日2次，共2次，减少新生儿呼吸窘迫综合征的发生。②分娩过程中应严密监测宫缩、胎心率的变化，防止产程延长，预防胎儿窘迫、酮症酸中毒、低血糖等。

4. 产褥期 分娩后24小时内胰岛素的用量应减少至原用量的1/2，48小时减少到原用量的1/3，并根据产后血糖值调整用量，以免发生低血糖。新生儿抵抗力弱，均按早产儿处理，注意保暖及吸氧。新生儿出生后30分钟滴服葡萄糖溶液防止低血糖。

(五)护理评价

(1)掌握药物(胰岛素)的使用方法。孕妇能说出糖尿病饮食的基本要求,参与制订并执行饮食计划,血糖控制良好,患者多饮、多食、多尿症状得到控制,体重恢复或接近正常。

(2)体温正常,足部有无破损、感染等发生,局部血液循环良好。

(3)糖尿病急性并发症发生或发生后得到及时纠正和控制。

> **案例 10-3 分析**
>
> 1.该患者最适宜的治疗方法是注射胰岛素。妊娠合并糖尿病治疗时首选胰岛素,口服降糖药物可导致胎儿畸形故禁忌口服降糖药。
>
> 2.患者出现头晕、恶心、出冷汗是典型的低血糖表现,治疗过程中出现了低血糖反应。

第4节 妊娠合并贫血

案例 10-4

女性,33岁。孕33周,孕1产0。感觉头晕、乏力、食欲缺乏半个多月。查体:胎位、胎心及骨盆正常,血红蛋白 80 g/L,血细胞比容 0.25。

问题:1.最可能的诊断是什么?

2.应制定哪些相应的护理措施?

考点:妊娠合并贫血的诊断标准

贫血是妊娠期最常见的一种合并症,属高危妊娠范畴。由于妊娠期血容量增加,且血浆增加多于红细胞,血液呈稀释状态,又称"生理性贫血"。在妊娠期各类贫血中缺铁性贫血最常见。妊娠合并贫血的诊断标准(WHO标准):孕妇外周血血红蛋白 < 110g/L,血细胞比容 < 0.33。由于妊娠期血容量增加和血液稀释,妊娠期贫血的诊断标准不同于非孕妇女。

一、疾病概要

(一)妊娠、分娩对贫血的影响

妊娠可使原有贫血病情加重,妊娠期铁的需要量逐渐增加,整个妊娠期需铁约1000mg。可一般饮食中铁的吸收仅10%左右,虽然妊娠后半期铁吸收率可达40%,但不能满足需要,如不及时补充,极易发生缺铁性贫血。

(二)贫血对妊娠的影响

1. 对母体的影响 分娩期胎盘缺氧易发生妊娠期高血压疾病或妊娠期高血压心脏病,严重贫血对失血耐受性降低,易发生失血性贫血,贫血降低产妇抵抗力,容易并发产褥感染;而贫血则使孕妇妊娠风险增加。世界卫生组织资料表明,贫血使全世界每年数十万孕妇死亡。

2. 对胎儿的影响 孕妇骨髓和胎儿在竞争摄取孕妇血清铁的过程中,一般以胎儿组织占优势,故一般情况下胎儿缺铁程度不会太严重。若孕妇患重度贫血时,经胎盘供氧和物质不足以满足胎儿生长所需,容易造成胎儿生长受限、胎儿窘迫、早产、死胎或死产等不良后果。

(三)临床表现及诊断

1.临床表现 轻度贫血多无明显症状,严重贫血可有乏力、头晕、心悸、气短、食欲缺乏、腹胀、腹泻、皮肤黏膜苍白、皮肤毛发干燥、指甲脆薄以及口腔炎、舌炎等。

2. 辅助检查

（1）血常规：呈小细胞低色素性贫血。血红蛋白＜110g/L，血细胞比容＜0.30，红细胞计数＜$3.5×10^{12}$/L，白细胞计数及血小板计数均在正常范围。

（2）血清铁浓度：能灵敏反映缺铁状况，正常成年妇女血清铁为7～27μmol/L，若孕妇＜6.5μmol/L为缺铁性贫血。

（3）骨髓检查：红系造血呈轻度或中度增生活跃，以中、晚幼红细胞增生为主，骨髓铁染色可见细胞内外铁均减少，尤以细胞外铁减少明显。

（四）治疗原则

加强营养，祛除病因，补充铁剂，积极预防并发症。如血红蛋白≤60g/L，接近预产期或短期内行剖宫产术者，宜少量多次输血。

二、护　理

（一）护理评估

（1）健康史：询问孕妇营养史，有无消化道慢性出血性疾病、慢性腹泻、月经过多、不良饮食习惯等。

（2）身心状况：轻度贫血多无明显症状，严重者有头晕、乏力、心悸、食欲缺乏、腹胀、腹泻、皮肤黏膜苍白、皮肤毛发干燥等。因为担心贫血影响胎儿正常发育而焦虑，也缺乏妊娠合并贫血的相关知识，易出现不良的情绪。

（二）护理诊断/问题

1. 活动无耐力 与贫血引起的疲倦有关。
2. 知识缺乏 缺乏有关使用铁剂方面的知识。
3. 有受伤的危险 与贫血引起的头晕有关。
4. 有感染的危险 与贫血导致机体抵抗力低下有关。

（三）护理目标

（1）孕妇活动耐力改善。
（2）孕妇能说出缺铁性贫血的防治知识并接受合理的饮食计划，营养状态得到改善。
（3）孕妇情绪稳定，配合治疗。
（4）孕妇抵抗力增加，无感染发生。

（四）护理措施

1. 孕前指导 妊娠前应积极治疗慢性失血性疾病，改变长期偏食等不良饮食习惯，适当加强营养，必要时补充铁剂。

2. 妊娠期

（1）一般护理：建议孕妇摄取高铁、高蛋白与高维生素C的食物，如动物肝脏、瘦肉、蛋类、豆类等。

（2）指导正确使用铁剂：铁剂的补充首选口服制剂，如硫酸亚铁0.3g，每日3次，补充铁剂的同时服等量的维生素C及稀盐酸可促进铁的吸收。铁剂宜饭后服用；应向患者解释服用铁剂后粪便呈黑色。对妊娠末期重度缺铁性贫血或口服铁剂胃肠道反应较重者，可采用深部肌内注射法补充铁剂。

考点：妊娠合并贫血病人口服铁剂的注意事项

（3）加强母儿监护：妊娠晚期重点复查血常规，同时注意评估胎儿宫内发育情况。

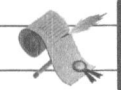

护考链接

孕妇28岁,妊娠20周后被诊断为缺铁性贫血,现需口服硫酸亚铁,补充铁剂,正确的服用时间是（ ）

A. 餐前　　　　B. 餐后　　　　C. 晨起　　　　D. 睡前　　　　E. 空腹时

分析：选B,孕妇合并贫血治疗首选口服硫酸亚铁剂治疗,服用时间为餐后。

3. 分娩期　临产前配新鲜血备用。严密观察产程,第二产程酌情给予阴道助产。胎儿前肩娩出时,给予子宫收缩药,预防产后出血。

4. 产褥期　产后密切观察子宫收缩及阴道流血,继续应用抗生素预防和控制感染,补充铁剂,纠正贫血。饮食指导,注意休息。

（五）护理评价

（1）妊娠及分娩经过顺利,母婴健康。

（2）孕产妇能够进行妊娠合并缺铁性贫血的自我保健。

案例10-4分析

1. 根据给出的表现及血象检查,最可能的诊断是妊娠合并缺铁性贫血。

2. 应加强营养,多食含铁丰富的食物,如动物肝脏、瘦肉、蛋类等。口服硫酸亚铁加维生素C以增加铁的吸收。

小结

妊娠使原有的心脏病病情加重,妊娠合并心脏病产妇的主要死因是心力衰竭,妊娠32～34周、分娩期、产后最初3天内心脏负担最重,是合并心脏病最危险的时期,极易发生心力衰竭。应加强监护,定期检查,注意休息,合理饮食,避免感染,给予心理支持,遵医嘱用药；第一、二、三产程分别做到安静（必要时镇静）、缩短产程、防治出血等；产后休息,心功能Ⅰ～Ⅱ级可以哺乳,心功能Ⅲ～Ⅳ级者不宜哺乳,指导避孕绝育措施。

妊娠合并病毒性肝炎以乙型肝炎多见。母婴传播途径有经过胎盘、胎儿吸入羊水、阴道分泌物以及产后密切接触。护理时严格执行隔离制度,防止交叉感染,积极预防产后出血,加强新生儿免疫接种,不宜哺乳者及时退乳,但不宜使用雌激素。

妊娠合并糖尿病时孕期血糖变化复杂,控制血糖平稳是关键。护理中严格执行医嘱,掌握胰岛素的应用指征。新生儿均按早产儿护理。选择终止妊娠的最佳时机和方式,以防止并发症的发生。

妊娠合并贫血最常见的是缺铁性贫血,对母儿有不良影响,应积极祛除病因,加强营养和补充铁剂。预防和治疗同等重要,对因治疗是关键,指导孕妇合理饮食,产时、产后积极预防产后出血和感染。

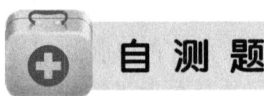

选择题

A₁型题

1. 妊娠合并心脏病孕妇最易发生心衰的时间是（ ）

A. 妊娠24～28周　　B. 妊娠28～30周

C. 妊娠30～32周　　D. 妊娠32～34周

E. 妊娠 36～38 周

2. 初孕妇，妊娠合并心脏病，分娩时出现"胎儿窘迫"，应考虑为（　）
   A. 胎盘老化　　　B. 胎儿先天性心脏病
   C. 母体血氧含量不足　D. 羊水浑浊
   E. 脐带血运受阻

3. 有关糖尿病妊娠错误的是（　）
   A. 巨大儿发生率低
   B. 泌尿系感染多见
   C. 羊水过多发生率增加
   D. 妊娠高血压疾病发生率增加
   E. 早产发生率明显增加

4. 妊娠合并糖尿病孕妇产后 24 小时胰岛素用量（　）
   A. 减至原量的 1/2　B. 减至原量的 2/3
   C. 维持原量　　　　D. 增至原量的 2 倍
   E. 增至原量的 3 倍

5. 妊娠合并病毒性肝炎的新生儿护理，正确的是（　）
   A. 新生儿免疫接种后母乳喂养
   B. 乙型肝炎病毒不会通过母乳喂养
   C. 乙型肝炎疫苗对新生儿无保护作用
   D. 出生后只能注射乙型肝炎免疫球蛋白
   E. 母亲为携带者（仅 HBsAg 阳性），新生儿免疫接种后可母乳喂养

6. 妊娠合并心脏病孕妇不宜妊娠者，人工流产的时间是（　）
   A. 妊娠 12 周前　　B. 妊娠 16 周前
   C. 妊娠 20 周前　　D. 妊娠 24 周前
   E. 妊娠 28 周前

7. 关于妊娠合并心脏病孕妇的治疗原则，错误的是（　）
   A. 不宜妊娠者应在 24 周前行人工流产术
   B. 心功能Ⅰ～Ⅱ级者可在严密监护下经阴道分娩
   C. 心功能Ⅲ～Ⅳ级合并其他并发症者应选择剖宫产终止妊娠
   D. 产后 24 小时内需严密监护
   E. 心功能Ⅲ级或Ⅲ级以上者不宜哺乳

A_2 型题

8. 孕妇，36 岁。妊娠 10 周，休息时感胸闷、气急。查体：脉搏 120 次/分，呼吸 22 次/分，心界向左侧扩大，心尖区有Ⅲ级收缩期杂音，肺底有湿啰音，应采取的处理措施是（　）
   A. 加强产前监护
   B. 立即终止妊娠
   C. 限制钠盐摄入
   D. 控制心衰后继续妊娠
   E. 控制心衰后终止妊娠

9. 一孕妇既往体健，29 岁。近来 1 年来发现 HBsAg 阳性，但无任何症状，肝功能正常。足月顺利分娩一重约 4300g 男婴，为阻断母婴传播，对此新生儿最适宜的预防方法是注射（　）
   A. 乙肝疫苗
   B. 丙种球蛋白
   C. 乙肝疫苗＋丙种球蛋白
   D. 高效价乙肝免疫球蛋白
   E. 乙肝疫苗＋高效价乙肝免疫球蛋白

A_3 型题

（10、11 题共用题干）

孕妇，33 岁。G1P0，现妊娠 33 周。近 10 天来自觉头晕、乏力、心悸及食欲减退。查体：面色苍白，心率 100 次/分，胎位、胎心及骨盆测量正常，血红蛋白 80g/L，血细胞比容 0.25。

10. 该患者可能的诊断是（　）
    A. 缺铁性贫血
    B 再生障碍性贫血
    B. 巨幼红细胞性贫血
    C. 妊娠生理性贫血
    E. 溶血性贫血

11. 首选的药物为（　）
    A 口服叶酸治疗
    B. 少量多次输血
    C. 肌内注射右旋糖酐铁
    D. 口服硫酸亚铁
    E. 肌内注射维生素 B

（吕　霞）

第11章 异常分娩及护理

并非所有的分娩都是顺利的,有些分娩过程伴随着一定的风险性,也就是人们常说的"难产"。产力、产道、胎儿及产妇的精神心理因素在分娩过程中相互影响,其中任何一个或一个以上的因素发生异常以及四个因素间相互不能适应,使分娩进展受到阻碍,称异常分娩,俗称难产。及时妥善处理可使难产转化为顺产,否则可能对母儿产生不良后果。那么如何识别并正确处理难产呢?带着这些问题我们来学习异常分娩及护理。

第1节 产力异常

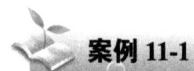
案例 11-1

初产妇,孕40周,下腹阵痛6小时就诊。入院后10小时产程无进展。产科检查:骨盆外测量:髂棘间径23cm,髂嵴间径25cm,骶耻外径19cm,出口横径9cm,宫高28cm,腹围92cm,胎儿估重2776g,胎先露头,已入盆,先露S-2,宫口扩张2cm,胎心音150次/分,规律宫缩,但高峰时强度不够,间歇时宫壁仍不能放松。

问题:1. 该患者发生了什么问题?
　　　2. 如何护理?

在分娩过程中,子宫收缩的节律性、对称性及极性不正常或强度、频率有改变,称子宫收缩力异常,简称产力异常。子宫收缩力异常临床上分为子宫收缩乏力(宫缩乏力)和子宫收缩过强(宫缩过强)两类,每类又分为协调性子宫收缩和不协调性子宫收缩(图11-1)。

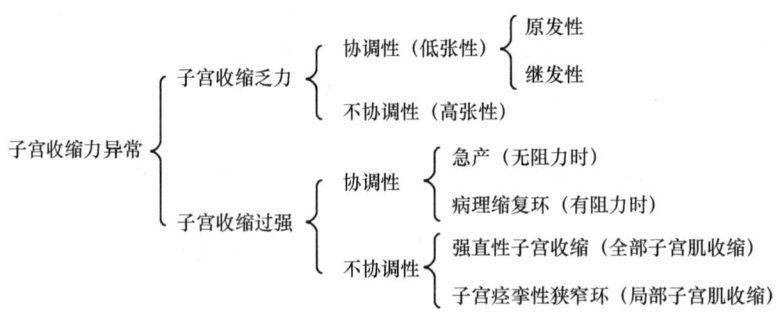

图 11-1 子宫收缩力异常分类

第11章 异常分娩及护理

子宫收缩乏力

一、疾病概要

(一)病因

多由几个因素综合引起，常见的原因见表 11-1。

表 11-1 子宫收缩乏力的常见原因

原因	诊断
头盆不称或胎位异常	胎儿先露部下降受阻，胎头不能紧贴子宫下段及宫颈内口，因而不能引起反射性子宫收缩，是导致继发性宫缩乏力的最常见原因
子宫因素	子宫发育不良、子宫畸形（如双角子宫等）、子宫壁过度膨胀（如双胎妊娠、巨大胎儿、羊水过多）、经产妇子宫肌纤维变性、结缔组织增生或子宫肌瘤等，均能引起宫缩乏力
精神因素	初产妇，尤其35岁以上高龄初产妇；精神过度紧张使大脑皮质功能紊乱、睡眠减少；临产后进食不足以及过多地消耗体力，均可导致宫缩乏力
其他	内分泌失调（乙酰胆碱、缩宫素、前列腺素释放不足）、药物影响（使用止痛药、镇静药）等均可导致继发性宫缩乏力

(二)临床表现及诊断

1. 协调性宫缩乏力 也称低张性宫缩乏力，子宫收缩具有正常的节律性、对称性和极性，但收缩力弱，宫腔内压力低，持续时间短，间歇期长且不规律，宫缩＜2次/10分钟。当宫缩高峰时，宫体隆起不明显，用手指压宫底部肌壁仍可出现凹陷。此种宫缩乏力多属继发性宫缩乏力，即产程早期宫缩正常，但至活跃期后期或第二产程时宫缩减弱，常见于中骨盆与骨盆出口平面狭窄、持续性枕横位或枕后位等情况。协调性宫缩乏力时由于宫腔内压力低，对胎儿影响不大。

2. 不协调性宫缩乏力 也称高张性宫缩乏力，指子宫收缩的极性倒置，宫缩的兴奋点不是起自两侧宫角部，而是来自子宫下段的一处或多处冲动，子宫收缩由下向上扩散，收缩力度小而不规律，频率高，节律不协调；宫腔内压力虽高，但宫缩时宫底部不强，而是子宫下段最强，宫缩间歇期子宫壁也不完全松弛，表现为子宫收缩不协调，这种宫缩不能使宫口扩张，不能使胎先露部下降，属无效宫缩。此种宫缩乏力多属原发性宫缩乏力。产妇往往有头盆不称和胎位异常，使胎头无法衔接，不能紧贴子宫下段及宫颈内口，不能引起反射性子宫收缩。产妇自觉下腹部持续疼痛、拒按，烦躁不安，严重者出现脱水、电解质紊乱、肠胀气、尿潴留，胎儿-胎盘循环障碍，出现胎儿窘迫。产科检查：下腹部有压痛，胎位触不清，胎心不规律，宫口扩张早期缓慢或停止扩张，胎先露部下降延缓或停滞，潜伏期延长。

3. 产程曲线异常 宫缩乏力导致以下7种产程曲线异常（图11-2）。

(1) 潜伏期延长：指潜伏期超过16小时。

(2) 活跃期延长：指活跃期超过8小时。活跃期初产妇宫口扩张＜1.2cm/小时，经产妇＜1.5cm/小时，提示活跃期延长。

(3) 活跃期停滞：指进入活跃期后，宫口不再扩张达2小时以上。

(4) 第二产程延长：指第二产程初产妇超过2小时，经产妇超过1小时尚未分娩。

(5) 胎头下降延缓：指宫颈扩张减速期及第二产程，胎头下降速度初产妇＜1cm/小时，经产妇＜2cm/小时。

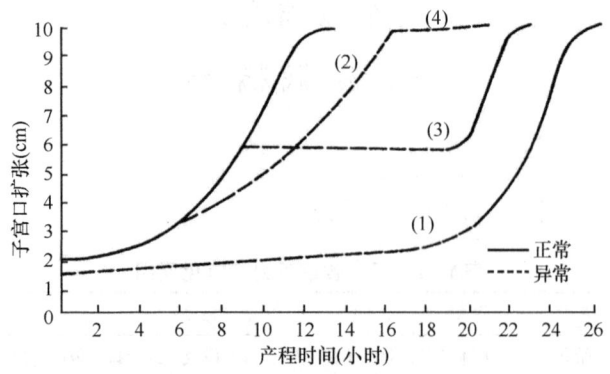

图 11-2　异常的宫颈扩张曲线
(1) 潜伏期延长；(2) 活跃期延长；(3) 活跃期停滞；(4) 第二产程停滞

考点：各个异常产程的概念

(6) 胎头下降停滞：指宫颈扩张减速期后胎头停留在原处不下降达 1 小时以上。

(7) 总产程超过 24 小时称滞产。

以上几种产程进展异常，可以单独存在，也可以合并存在。

（三）对母儿的影响

1. 对产妇的影响　由于产程延长，产妇休息不好，进食少，精神与体力消耗，可出现疲乏无力、肠胀气、排尿困难等，影响子宫收缩，严重时可引起脱水、酸中毒、低钾血症。由于第二产程延长，膀胱被压迫于胎先露部（特别是胎头）与耻骨联合之间，可导致组织缺血、水肿、坏死，形成膀胱阴道瘘或尿道阴道瘘。胎膜早破以及多次肛查或阴道检查增加感染机会。产后宫缩乏力影响胎盘剥离、娩出和子宫壁的血窦关闭，容易引起产后出血，增加了产褥感染率。

2. 对胎儿的影响　宫缩乏力使产程延长，增加手术产机会，新生儿产伤、窒息、颅内出血及吸入性肺炎发生率增加；不协调性宫缩乏力不能使子宫壁完全放松，对子宫胎盘循环影响大，胎儿缺氧，容易发生胎儿窘迫。

（四）预防

应对孕妇进行产前教育，进入产程后，重视解除产妇不必要的思想顾虑和恐惧心理，使孕妇了解分娩是生理过程，增强其对分娩的信心。目前国内外均设康乐待产室（让其爱人及家属陪伴）和家庭化病房，有助于消除产妇的紧张情绪，可预防精神紧张所致的宫缩乏力。分娩前鼓励多进食，必要时静脉补充营养。避免过多使用镇静药物，注意检查有无头盆不称等，均是预防宫缩乏力的有效措施。注意及时排空直肠和膀胱，必要时可导尿。

（五）治疗原则

1. 协调性子宫收缩乏力　①第一产程：做好一般护理，加强子宫收缩。②第二产程：如无头盆不称可加强宫缩，双顶径已通过坐骨棘平面应争取阴道分娩，可行阴道手术助产。③第三产程：预防产后出血。

2. 不协调性子宫收缩乏力　调节子宫收缩，恢复其正常的节律性和极性，在未转为协调性子宫收缩乏力之前禁用缩宫素。伴有胎儿窘迫或头盆不称者应行剖宫产术。

二、护　理

(一)护理评估

1. 健康史　认真阅读产前检查记录及既往孕产史，了解有无妊娠合并症，有无使用镇静药或止痛药的情况。

2. 身体状况　评估产程进展、宫缩频率、强度及胎心、胎动情况，子宫收缩的节律性、极性。同时也要注意评估胎儿和产道，了解是否存在骨盆狭窄的情况。

3. 辅助检查　用胎儿电子监护仪监测宫缩的频率、强度及胎心的情况，注意是否存在胎儿窘迫的情况；尿液检查可出现尿酮体阳性；观察电解质紊乱情况。

4. 心理-社会状况　评估产妇的精神状态及其影响因素，了解是否为高度焦虑、恐惧，以前的妊娠和分娩情况，家属和产妇对新生儿的看法，是否有良好的支持系统。

(二)护理诊断/问题

1. 疲乏　与产程延长、产妇摄入不足、呕吐及水电解质紊乱有关。

2. 焦虑　与担心难产危及胎儿及自身的安全有关。

3. 潜在并发症　生殖道瘘、产后出血、产褥感染、胎儿窘迫等。

4. 疼痛　与子宫收缩不协调、子宫肌纤维在宫缩间歇期不能完全放松有关。

(三)护理目标

(1) 产妇在产程中保持良好的体力。
(2) 产妇焦虑减轻。
(3) 产后并发症能被预防或及时发现。
(4) 产妇疼痛减轻。

(四)护理措施

1. 一般护理　消除精神紧张，多休息，鼓励多进食，注意营养与水分的补充。不能进食者静脉补充营养。破膜 12 小时以上应给予抗生素预防感染。

2. 协调性宫缩乏力

(1) 第一产程的护理：按一般护理改善全身状况，加强子宫收缩。及时发现子宫收缩乏力并报告医生，按医嘱导尿、灌肠、给予静脉滴注缩宫素等，协助完成人工破膜。①人工破膜：宫口扩张 3cm 或 3cm 以上、无头盆不称、胎头已衔接者，可行人工破膜。破膜后，胎头直接紧贴子宫下段及宫颈内口，引起反射性子宫收缩，加速产程进展。破膜时必须检查有无脐带先露，破膜应在宫缩间歇进行。破膜后术者手指应停留在阴道内，经过 1~2 次宫缩待胎头入盆后，术者再将手指取出。②地西泮静脉推注：适用于宫口扩张缓慢及宫颈水肿时，常用剂量为 10mg，间隔 2~6 小时可重复应用，与宫缩药联合应用效果更佳。③缩宫素静脉滴注：适用于协调性宫缩乏力、宫口扩张 3cm、胎心好、胎位正常、头盆相称者。将缩宫素 2.5U 加于 0.9% 生理盐水 500ml 内，从 4~5 滴/分钟开始，根据宫缩强弱每 15~30 分钟进行一次调整，通常不超过 60 滴/分钟，维持宫缩时宫腔内压力 50~60mmHg，宫缩间隔 2~3 分钟，持续 40~60 秒。缩宫素静脉滴注过程中，应有专人观察宫缩、听胎心率及测量血压。若出现宫缩≥5 次/10 分钟、持续 1 分钟以上或胎心率有变化，应立即停止静脉滴注。经上述处理 2~4 小时，若产程仍无进展或出现胎儿窘迫征象时，应及时行剖宫产术。

> **链接**
>
> **评估宫缩强度的方法**
>
> 　　评估宫缩强度有3种方法：①触诊子宫；②电子胎儿监护；③宫腔内导管监测子宫收缩力，计算 Montevideo 单位（MU），MU 的计算方法是将10分钟内每次宫缩产生的压力相加而得，如10分钟内有4次宫缩，每次宫缩的压力分别是52、57、48和60mmHg，则宫缩强度是217MU。一般临产时宫缩强度是80～120MU，活跃期是200～250MU，缩宫素使用时须达到200～300MU，才能引起有效宫缩。

考点：缩宫素的使用方法

　　（2）第二产程的护理：若无头盆不称，于第二产程期间出现宫缩乏力时，也应加强宫缩，给予缩宫素静脉滴注促进产程进展。若胎头双顶径已通过坐骨棘平面，等待自然分娩，或行会阴后-侧切开以胎头吸引术或产钳术助产；若胎头仍未衔接或伴有胎儿窘迫征象，应行剖宫产术。

　　（3）第三产程的护理：为预防产后出血，当胎儿前肩娩出时，可静脉推注缩宫素10U，并同时给予缩宫素10～20U 静脉滴注加强宫缩。若产程长、破膜时间长，应给予抗生素预防感染。

考点：不协调性宫缩乏力处理原则

　　3. 不协调性子宫收缩乏力　给予镇静药地西泮10mg、哌替啶100mg 或吗啡10mg 肌内注射或静脉推注，使产妇充分休息，不协调性宫缩多能恢复为协调性宫缩。在宫缩恢复为协调性之前，严禁应用缩宫素。若经上述处理，不协调性宫缩未能得到纠正，或伴有胎儿窘迫征象，或伴有头盆不称，均应行剖宫产术。若不协调性宫缩已纠正，但宫缩仍弱时，可按协调性宫缩乏力时处理。

　　4. 心理护理　重视评估产妇的心理状态，鼓励产妇及家属表达不适感和疑问，给予解释和支持，及时对产程做出判断并告知，缓解产妇的紧张、焦虑情绪，以免影响产程进展。

（五）护理评价

（1）产妇能在产程中保持良好的体力。

（2）产妇焦虑减轻。

（3）产后出血未发生或及时发现。

（4）产妇疼痛减轻。

子宫收缩过强

一、疾病概要

（一）临床表现及诊断

　　1. 协调性子宫收缩过强　子宫收缩的节律性、对称性和极性均正常，仅子宫收缩力过强、过频。若产道无阻力，宫口迅速开全，分娩在短时间内结束，总产程不足3小时，称急产。经产妇多见。

考点：急产的概念

　　2. 不协调性子宫收缩过强

　　（1）强直性子宫收缩：表现为子宫收缩的节律性异常，无间歇期。产妇出现持续性腹痛、烦躁不安、腹部拒按，胎心胎位不清，可出现病理缩复环、血尿等先兆子宫破裂征象。常见于缩宫药物使用不当。

(2) 子宫痉挛性狭窄环：痉挛性狭窄环多发生在子宫上下交界处，也可在胎颈、胎腰等处（图11-3）。产妇出现持续性腹痛，宫颈扩张缓慢，胎先露下降停滞。多见于产妇紧张、过度疲劳、不恰当使用宫缩剂或粗暴的阴道内操作。

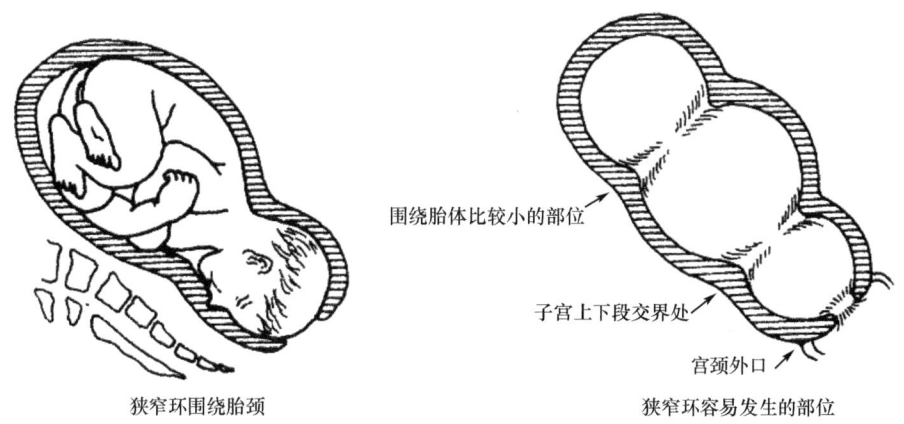

图 11-3 子宫痉挛性狭窄环

（二）对母儿的影响

1. 对产妇的影响 宫缩过强过频，产程过快，可致初产妇宫颈、阴道以及会阴撕裂伤。胎先露下降受阻可发生子宫破裂的风险。宫缩过强可发生羊水栓塞。接产时来不及消毒可致产褥感染。胎儿娩出后子宫肌纤维缩复不良，易发生胎盘滞留或产后出血。

2. 胎儿及新生儿的影响 宫缩过强、过频影响子宫胎盘血液循环，胎儿在宫内缺氧，易发生胎儿窘迫、新生儿窒息甚至死亡。胎儿娩出过快，胎头在产道内受到的压力突然解除，可致新生儿颅内出血。接产时来不及消毒，新生儿易发生感染。若坠地可致骨折、外伤。

（三）治疗原则

（1）有急产史的孕妇，在预产期前1～2周不应外出远走，以免发生意外，有条件应提前住院待产。临产后不应灌肠。提前做好接产及新生儿窒息复苏的准备。胎儿娩出时，勿使产妇向下屏气。若急产来不及消毒及新生儿坠地者，新生儿应肌内注射维生素K、10mg预防颅内出血，并尽早肌内注射精制破伤风抗毒素1500U。产后仔细检查宫颈、阴道、外阴，若有撕裂应及时缝合。若属未消毒的接产，应给予抗生素预防感染。

（2）一旦确诊为强直性子宫收缩应给予宫缩抑制药，如25%硫酸镁20ml加入25%葡萄糖20ml缓慢静脉注射。必要时行阴道助产或剖宫产术。

二、护 理

（一）护理评估

1. 健康史 认真阅读产前检查记录及既往孕产史，如急产史、梗阻性难产史，了解有无妊娠合并症，如瘢痕子宫。

2. 身体状况 评估临产时间、宫缩频率、强度及胎心、胎动情况。同时也要注意阴道检查，了解是否存在狭窄环。

3. 辅助检查 用胎儿电子监护仪监测宫缩的频率、强度及胎心的情况，注意是否存在胎儿窘迫的情况；观察电解质紊乱情况。

4. 心理-社会状况 评估精神状态及其影响因素，了解是否为高度焦虑、恐惧，以前的妊娠分娩情况，家属和产妇对新生儿的看法，是否有良好的支持系统。

（二）护理诊断/问题

1. **疼痛** 与宫缩过强有关。
2. **焦虑** 与担心自身与胎儿的安危有关。
3. **有受伤的危险** 与急产有关。
4. **潜在并发症** 子宫破裂。

（三）护理目标

（1）产妇疼痛减轻。
（2）产妇焦虑减轻。
（3）产妇顺利分娩。
（4）产妇无子宫破裂并发症。

（四）护理措施

1. **一般护理** 减轻疼痛及焦虑。指导产妇用深呼吸、腹部按摩等放松技巧减轻疼痛，遵医嘱应用宫缩抑制药。

2. **防止急产，促进母儿健康** ①临产后一旦发现宫缩过频过强、宫口扩张迅速，应通知医生，提前做好接产及新生儿抢救的准备；②产后协助仔细检查软产道及新生儿，以便发现损伤及时处理；③新生儿注射维生素 K_1 及维生素 C，预防颅内出血；④对急产来不及消毒者给予破伤风抗毒素，同时用抗生素预防感染；⑤发现子宫病理缩复环、子宫痉挛性狭窄环等寻找原因，及时纠正，停止一切刺激，遵医嘱予以宫缩抑制药及镇静药，及时通知医生，协助做好手术准备。

3. **心理护理** 缓解产妇的紧张、焦虑情绪，以免影响产程进展。重视评估产妇的心理状态，讲解急产的相关危害，及时对产程做出判断并告知。

（五）护理评价

（1）产妇疼痛减轻。
（2）产妇焦虑减轻。
（3）急产被抑制。
（4）及时发现并防治并发症。

> **案例 11-1 分析**
> 1. 该患者属于不协调性宫缩乏力。
> 2. 应遵医嘱使用哌替啶转为协调性宫缩乏力再按照协调性宫缩乏力处理。若不协调性宫缩未能得到纠正，或伴有胎儿窘迫征象、头盆不称，应行剖宫产术。

第2节 产道异常

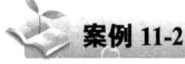

案例 11-2

初产妇，G1P0，孕40周。下腹阵痛5小时就诊。产科检查：髂棘间径23cm，髂嵴间径25cm，骶耻外径19cm，对角径13cm，坐骨棘间径9.5cm，坐骨结节间径7cm，耻骨弓角度 80°，宫高 28cm，腹围 91cm，胎儿估重 2676g，胎先露头，已入盆，先露 S-2，宫口扩张 2cm，胎心音 150 次 / 分，规律宫缩。

问题： 该患者出现了什么问题？

产道异常包括骨产道异常及软产道异常。产道异常可使胎儿娩出受阻，临床上以骨产道异常多见。

骨产道异常

一、疾病概要

骨盆径线过短或形态异常，致使骨盆腔小于胎先露部可通过的限度，阻碍胎先露部下降，影响产程顺利进展，称狭窄骨盆。狭窄骨盆可以为一个径线过短或多个径线同时过短，也可以为一个平面狭窄或多个平面同时狭窄。

（一）狭窄骨盆的分类

1. 骨盆入口平面狭窄 分 3 级（表 11-2）。

表 11-2 骨盆入口平面狭窄的分类

级别	程度	对角径（cm）	入口前后径（cm）
Ⅰ级	临界性狭窄	11.5	10.0
Ⅱ级	相对性狭窄	8.5～9.5	8.5～9.5
Ⅲ级	绝对性狭窄	≤9.5	≤8.0

我国妇女常见的两种类型：①单纯扁平骨盆：骨盆入口呈横扁圆形，骶岬向前下突出，使骨盆入口前后径缩短而横径正常（图 11-4）。②佝偻病性扁平骨盆：骨盆入口呈横的肾形，骶骨下段向后移，骶岬向前突，骨盆入口前后径缩短，骶骨变直向后翘。尾骨呈钩状突向骨盆出口平面。由于坐骨结节外翻，耻骨弓角度增大，骨盆出口横径变宽。常见于童年患佝偻病者（图 11-5）。

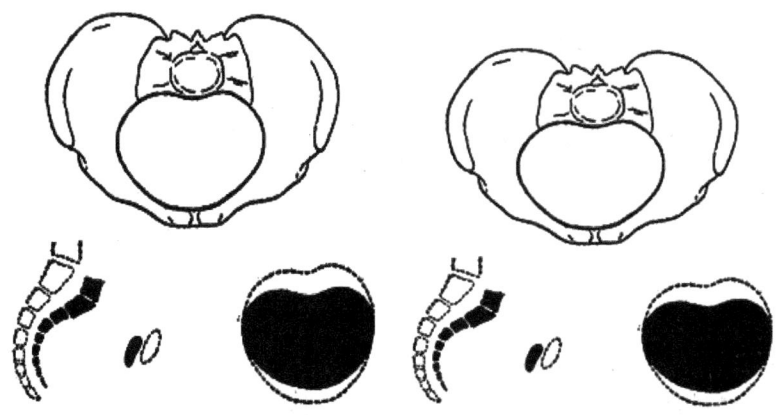

图 11-4 左侧单纯扁平骨盆　　图 11-5 佝偻病性扁平骨盆

2. 中骨盆平面狭窄 分3级（表11-3），较入口平面狭窄更常见，见于男型骨盆及类人猿骨盆。

表11-3 中骨盆平面狭窄的分类

级别	程度	坐骨棘间径(cm)	坐骨棘间径及中骨盆后矢状径之和(cm)
Ⅰ级	临界性狭窄	10.0	13.5
Ⅱ级	相对性狭窄	8.5～9.5	12.0～13.0
Ⅲ级	绝对性狭窄	≤8.0	≤11.5

3. 骨盆出口平面狭窄 分3级（表11-4），常于中骨盆平面狭窄合并存在，见于男型骨盆，以坐骨结节间径和出口后矢状径狭窄为主。

表11-4 骨盆出口平面狭窄的分类

级别	程度	坐骨结节间径(cm)	坐骨结节间径及中骨盆后矢状径之和(cm)
Ⅰ级	临界性狭窄	7.5	15.0
Ⅱ级	相对性狭窄	6.0～7.0	12.0～14.0
Ⅲ级	绝对性狭窄	≤5.5	≤11.0

我国妇女常见以下两种类型：①漏斗骨盆：骨盆入口各径线值正常，两侧骨盆壁向内倾斜，形状似漏斗得名。其特点是中骨盆及骨盆出口平面均明显狭窄，使坐骨棘间径、坐骨结节间径缩短，耻骨弓角度＜90°，坐骨结节间径与出口后矢状径之和＜15cm（图11-6），见于男型骨盆。②横径狭窄骨盆：与类人猿型骨盆类似。骨盆各个平面横径均缩短，入口平面呈纵椭圆形。常因中骨盆平面和出口平面狭窄形成持续性枕横位或枕后位造成难产（图11-7）。

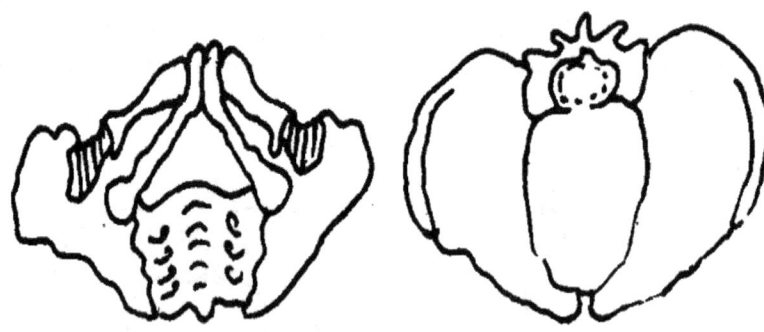

图11-6 漏斗骨盆出口　　　图11-7 横径狭窄骨盆

4. 骨盆三个平面狭窄 骨盆外形属女型骨盆，但骨盆入口、中骨盆及骨盆出口平面均狭窄，每个平面径线均小于正常值2cm或更多，称均小骨盆，多见于身材矮小、体型匀称的妇女（图11-8）。

5. 畸形骨盆 指骨盆失去正常形态及对称性，包括跛行及脊柱侧突所致的偏斜骨盆（图11-9）和骨盆骨折所致的畸形骨盆。偏斜骨盆系骨盆两侧的侧斜径或侧直径之差＞1cm。骨盆骨折常见于尾骨骨折。

考点：各种狭窄骨盆的概念

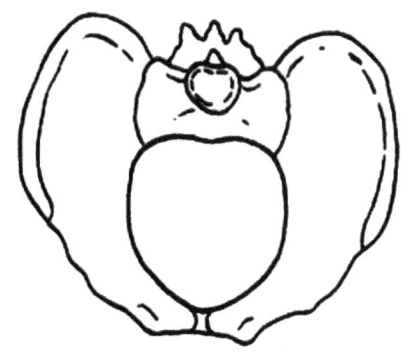 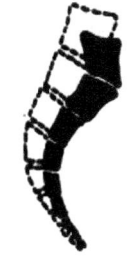 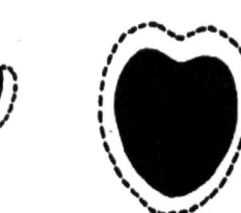

图 11-8 均小骨盆

(二)狭窄骨盆的临床表现及诊断

1. 骨盆入口平面狭窄的临床表现 ①若入口狭窄时,表现为胎头衔接受阻,孕妇腹部形态异常,如悬垂腹或尖腹。②若已临产,且为头先露,胎头不能入盆者,腹部检查跨耻征阳性。若胎头入盆,但衔接不良,易发生宫缩乏力,临床表现为潜伏期及活跃期早期延长或停滞。若胎头迟迟不入盆,常出现胎膜早破,胎头又不能紧贴宫颈内口诱发反射性宫缩,常出现继发性宫缩乏力。骨盆绝对性狭窄常发生梗阻性难产。产妇出现腹部拒按、排尿困难、尿潴留。检查可见产妇下腹压痛、耻骨联合分离、宫颈水肿,甚至病理性缩复环、血尿等先兆子宫破裂征象。

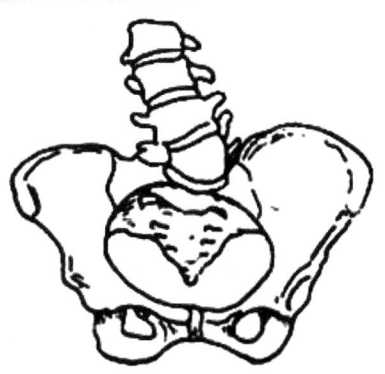

图 11-9 偏斜骨盆

2. 中骨盆平面狭窄的临床表现 由于内旋转受阻,胎头双顶径被阻于中骨盆狭窄部位之上,常出现持续性枕横位或枕后位。同时出现继发性宫缩乏力,活跃期晚期及第二产程延长甚至第二产程停滞。胎头受压,使软组织水肿,产瘤较大,严重时可发生脑组织损伤、颅内出血及胎儿窘迫。胎头长时间压迫尿道及直肠,可引起排尿困难,甚至发生生殖道瘘。若中骨盆狭窄程度严重,宫缩又较强,可发生先兆子宫破裂及子宫破裂。

3. 骨盆出口平面狭窄的临床表现 骨盆出口平面狭窄与中骨盆平面狭窄常同时存在,常致第二产程停滞,继发性宫缩乏力。

4. 狭窄骨盆的诊断 根据病史、身体检查、骨盆检查及测量来综合评估骨盆有无异常,有无头盆不称,及早进行诊断,以决定适当的分娩方式。

(三)狭窄骨盆对母儿的影响

1. 对孕妇的影响 若骨盆入口平面狭窄,影响胎先露部衔接,容易发生胎位异常。若为中骨盆平面狭窄,影响胎头内旋转,容易发生持续性枕横位或枕后位。常引起继发性宫缩乏力,导致产程延长或停滞,增加手术产率及并发症,如生殖道瘘、胎膜早破、产褥感染。

2. 对胎儿及新生儿的影响 头盆不称易发生胎膜早破、脐带脱垂、胎儿窘迫,甚至胎儿死亡;产程延长,胎头受压,缺血缺氧容易发生颅内出血;产道狭窄,手术助产机会增多,易发生新生儿产伤及感染。

(四)治疗原则

明确狭窄骨盆类别和程度,了解胎位、胎儿大小、胎心率、宫缩强弱、宫口扩张程度、破膜与否,结合年龄、产次、既往分娩史进行综合判断,决定分娩方式。

二、护 理

(一)护理评估

1. 健康史 认真阅读产前检查记录,询问孕妇有无佝偻病、脊髓灰质炎、脊柱和髋关节结核以及外伤史。若为经产妇,应了解既往有无难产史及其发生原因,新生儿有无产伤等。

2. 身体状况

(1)一般检查:测量身高,孕妇身高 < 145cm 应警惕均小骨盆。观察孕妇体型,步态有无跛足,有无脊柱及髋关节畸形,米氏菱形窝是否对称等。

(2)腹部检查:①观察腹型:尖腹及悬垂腹提示可能有骨盆入口平面狭窄。尺测子宫长度及腹围,通过腹部四步触诊了解胎方位、胎产式等情况。②估计头盆关系:正常情况下,部分初孕妇在预产期前 1~2 周,经产妇于临产后,胎头应入盆。若已临产,胎头仍未入盆,则应充分估计头盆关系。检查头盆是否相称的具体方法:孕妇排空膀胱,仰卧,两腿伸直。检查者将手放在耻骨联合上方,将浮动的胎头向骨盆腔方向推压。若胎头低于耻骨联合前表面,表示胎头可以入盆。头盆相称,称胎头跨耻征阴性;若胎头与耻骨联合在同一平面,表示可疑头盆不称,称胎头跨耻征可疑阳性;若胎头高于耻骨联合的平面,表示头盆明显不称,称胎头跨耻征阳性(图 11-10)。对出现跨耻征阳性的孕妇,应让其两腿屈曲半卧位,再次检查胎头跨耻征,若转为阴性,提示为骨盆倾斜度异常。头盆不称提示可能有骨盆相对性或绝对性狭窄,但是不能单凭胎头跨耻征阳性轻易进行判断,仍需要阴道试产后方可做出最终诊断。

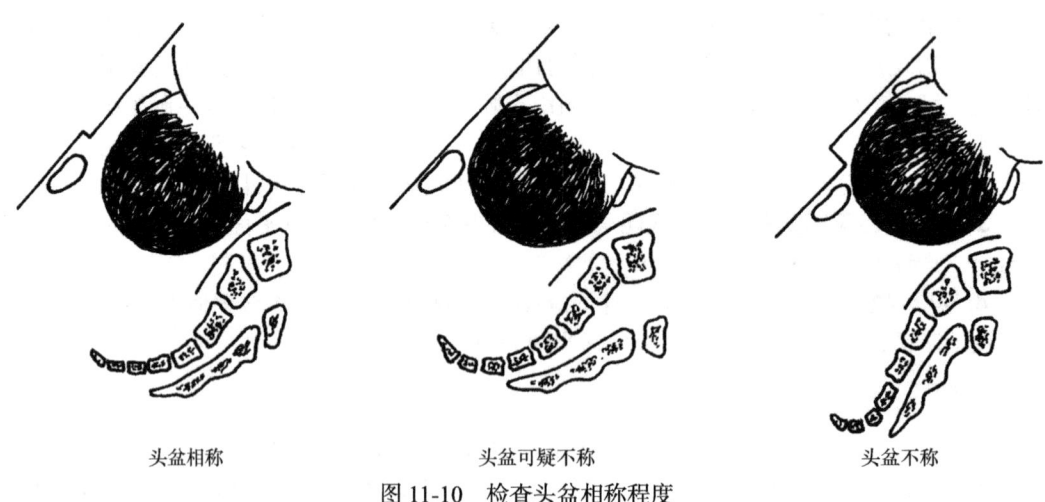

图 11-10 检查头盆相称程度

3. 辅助检查 B 超观察胎先露部与骨盆关系,可测量胎头双顶径、胸径、腹径、股骨长,预测胎儿体重,判断能否通过骨产道。

4. 心理 - 社会状况 评估产妇的精神状态,产妇及家属常因不能预知分娩结果而焦虑;以及对手术的恐惧和紧张。

（二）护理诊断/问题

1. 焦虑 与分娩过程的结果未知有关。

2. 有感染的危险 与胎膜早破、产程延长、手术操作有关。

3. 潜在并发症 子宫破裂、胎儿窘迫。

4. 有新生儿窒息的危险 与产道异常、产程延长、脐带脱垂有关。

（三）护理目标

（1）产妇焦虑程度减轻。

（2）感染得到预防和控制。

（3）母儿未发生并发症。

（4）新生儿健康出生。

（四）护理措施

1. 一般护理 保证良好的产力，鼓励产妇多进食，必要时静脉补液，使产妇充分休息，左侧卧位。

2. 心理护理 解释当前产程情况及进展，解除产妇及家属对未知的焦虑，并取得信任及配合。

3. 治疗配合

（1）相对性骨盆狭窄：在严密监视下阴道试产，必要时胎儿电子全程监护，及早发现胎心及子宫收缩异常及胎儿窘迫等情况并及时通知医生。可采取坐或蹲踞式以纠正骨盆倾斜度，有助于胎先露衔接及下降；一般不用镇静、镇痛药；少肛查，禁灌肠；专人守护，保证良好的产力；严密观察产程进展、胎儿及羊水情况，试产2～4小时，胎头仍未入盆，或有胎儿窘迫应停止试产。如宫口开全胎头双顶径达坐骨棘水平或更低，协助医生行阴道手术助产及抢救新生儿的准备。如胎头未达坐骨棘水平或伴胎儿窘迫做好剖宫产准备。确诊为骨盆出口狭窄,不应进行试产。临床上常用出口横径与出口后矢状径之和估计出口大小。若两者之和＞15cm时，多数可经阴道分娩。有时需用胎头吸引术或产钳术助产，应做较大的会阴后-侧切开，以免会阴严重撕裂。若两者之和≤15cm，足月胎儿不易经阴道分娩，应行剖宫产术结束分娩（图11-11）。

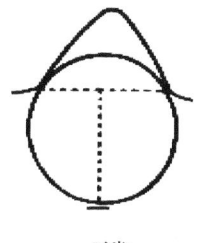
正常

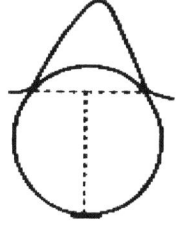
横径虽小，后矢状径长，胎头可利用后三角区娩出

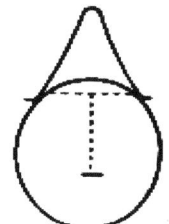
横径及后矢状径均小，胎头不能娩出

图11-11 骨盆出口横径与后矢状径的关系

（2）绝对性骨盆狭窄：按医嘱做好剖宫产术的术前准备和护理。

4. 新生儿护理 胎头在产道压迫时间过长或经手术助产的新生儿，应按产伤处理，严密观察颅内出血或其他损伤的症状。

（五）护理评价

(1) 产妇焦虑减轻。
(2) 产妇体温正常，未发生感染。
(3) 母儿未发生并发症。
(4) 新生儿健康出生。

软产道异常

软产道异常包括阴道、宫颈、子宫及盆底软组织异常。软产道异常引起的难产较少见。

一、阴道异常

（一）阴道横隔

多位于阴道上、中段，可影响胎先露下降。薄的横隔，可做 X 形切开，待分娩结束后再切除剩余的隔，残端可行连续锁边缝合或间断缝合；若横隔厚且高，则需行剖宫产术。

（二）阴道纵隔

如伴有双宫颈和双子宫时，阴道纵隔位于胎儿下降的一侧，在分娩时则会推向对侧，一般可顺利分娩。如是单宫颈时，阴道纵隔在胎先露前方，若纵隔薄时在胎先露下降时会自行撑破，无需处理；若纵隔坚韧阻碍胎先露下降需在中间剪断，待分娩结束，再予以连续锁边缝合或间断缝合残端。

（三）阴道包块

包括阴道尖锐湿疣、阴道肿瘤和阴道囊肿。阴道尖锐湿疣影响胎先露下降时选择剖宫产以防阴道严重的撕裂伤。阴道肿瘤太大影响胎先露下降又不能经阴道切除时应选择剖宫产。阴道囊肿较大时，可行穿刺放液，待产后再选择合适的时机进行处理。

二、子宫颈部异常

（一）宫颈粘连和瘢痕

手术、物理治疗、刮宫和感染等可致宫颈粘连和瘢痕，易导致宫颈性难产。轻度粘连可行机械性扩张和粘连分离，重者可行剖宫产术。

（二）宫颈坚韧

多见于高龄初产妇，精神紧张和宫颈缺乏弹性，宫颈不易扩张。可在宫颈处分点注射 0.5% 利多卡因 5～10ml 或静脉推注地西泮 10mg。处理无效时可行剖宫产术。

（三）宫颈水肿

多见于扁平骨盆、持续性枕后位或滞产，常见于因过早使用腹压致使宫颈前唇受压于胎头与耻骨联合之间，血液回流受阻导致宫颈水肿。轻者抬高臀部，在宫颈处分点注射 0.5% 利多卡因 5～10ml 或静脉推注地西泮 10mg，待宫口开全时用手上推宫颈前唇。处理无效时可行剖宫产术。

（四）子宫颈癌

癌组织脆弱经阴道分娩容易导致癌组织扩散，子宫颈撕裂出血，建议行剖宫产术；若为早期浸润癌可行剖宫产术及子宫颈癌根治术。

三、子宫异常

（一）子宫畸形

包括纵隔子宫、双子宫、双角子宫和残角子宫等，子宫畸形使难产率增加，多需辅助检查方可明确诊断，如 B 超或 X 线检查等，临产后需严密观察，适当放宽剖宫产指征。

（二）瘢痕子宫

若前次剖宫产为子宫体部纵切口或"T"型切口、术后有感染、剖宫产指征（骨盆狭窄、剖宫产次数≥2次、巨大儿），本次妊娠有剖宫产指征如胎位异常、前置胎盘等则不宜阴道试产。在试产过程中如发现子宫破裂的情况应紧急剖宫产及破裂口修补术，必要时行子宫切除术。

四、盆腔肿瘤

（一）子宫肌瘤

对分娩的影响主要取决于子宫肌瘤的生长部位、大小和数目。常随妊娠子宫增大而长大，检查发现附在宫体上的瘤状包块。黏膜下肌瘤合并妊娠，易致早产和流产；肌壁间肌瘤可致子宫收缩乏力，产程延长；宫颈肌瘤或子宫下段肌瘤或嵌顿于盆腔内的浆膜下肌瘤，可阻碍产道，影响胎先露入盆或下降，应行剖宫产术，同时行肌瘤剔除术。若肌瘤在骨盆入口以上而胎头已入盆，肌瘤未阻塞产道则可经阴道分娩，待产后再处理。

（二）卵巢肿瘤

肿瘤位于盆腔入口影响胎先露衔接，可行剖宫产术同时行肿瘤切除术。若肿瘤在腹腔，可扪及宫体外包块，在分娩中子宫收缩的激惹和胎先露下降的挤压可诱发肿瘤破裂、蒂扭转和感染，应严密观察。

> **案例 11-2 分析**
> 该病人为漏斗骨盆，骨盆出口狭窄不宜试产，应做好剖宫产术前准备。

第 3 节　胎儿异常

案例 11-3

初产妇，34 岁。因停经 40 周，下腹阵痛 5 小时入院。体格检查：生命体征平稳，悬垂腹，双下肢轻度水肿。产科检查：骨盆外测量：髂棘间径 23cm，髂嵴间径 26cm，骶耻外径 18.5cm，出口横径 9cm，宫高 39cm，腹围 117cm，胎儿估重 4376g，胎先露头，未入盆，胎心音 150 次/分，宫缩无。阴道检查：宫颈后位，软，消失 70%，宫口未扩张，胎先露头，未入盆，S-2，内诊各径线值正常。

问题： 1. 请对该产妇进行医疗诊断。

2. 请问该产妇可以阴道试产吗？

胎儿异常导致的难产包括胎位异常、胎儿异常，其中胎位异常是难产的常见原因，包括胎头位置异常、臀先露、肩先露及复合先露。胎儿发育异常以巨大儿及脑积水多见。

臀 先 露

一、疾病概要

臀先露是最常见的异常胎位，占妊娠足月分娩总数的3%～4%。臀先露以骶骨为指示点，有骶左前、骶左横、骶左后、骶右前、骶右横、骶右后6种胎位。

（一）病因

1. 胎儿在宫腔内活动范围过大　羊水过多、经产妇腹壁松弛以及早产儿羊水相对偏多，胎儿易在宫腔内自由活动形成臀先露。

2. 胎儿在宫腔内活动范围受限　子宫畸形（如单角子宫、双角子宫等）、胎儿畸形（如无脑儿、脑积水等）、双胎妊娠及羊水过少等，容易发生臀先露。胎盘附着在宫底或宫角部易发生臀先露（73%）。

3. 胎头衔接受阻　狭窄骨盆、前置胎盘、肿瘤阻塞骨盆腔及巨大儿等，也易发生臀先露。

（二）临床分类

根据胎儿下肢所取的姿势分为以下3类（图11-12）。

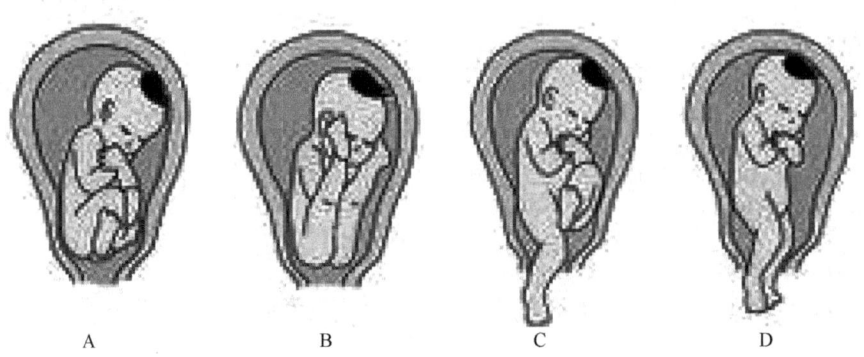

图11-12　臀先露的分类

A. 安全臀先露；B. 单臀先露；C. 单足先露；D. 双足先露

1. 单臀先露　胎儿双髋关节屈曲，双膝关节直伸，以臀部为先露。最多见。

2. 完全臀先露　胎儿双髋关节及双膝关节均屈曲，以臀部和双足为先露，为完全臀先露，又称混合臀先露。较多见。

3. 不完全臀先露　以一足或双足、一膝或双膝，或一足一膝为先露。膝先露是暂时的，产程开始后转为足先露。较少见。

（三）临产表现及诊断（表11-5）。

表11-5 臀先露的诊断

诊断依据	表现
临床表现	①孕妇常感季肋部下有圆而硬的胎头；②常导致宫缩乏力
腹部检查	①四步触诊在宫底部触到圆而硬有浮球感的胎头；②若未衔接，在耻骨联合上方触及不规则、软而宽的胎臀，胎心在脐左（或右）上方听得最清楚；③衔接后胎臀在耻骨联合下方，胎心在脐下最明显
阴道检查	①宫口扩张2cm以上且胎膜已破时可直接触到胎臀、外生殖器及肛门；②若为胎臀，手指放入肛门内有环状括约肌收缩感，取出手指可见有胎粪；③若为颜面，口与两颧骨突出点呈三角形，手指放入口内可触及齿龈和弓状的下颌骨
B超	能准确探清臀先露类型以及胎儿大小、胎头姿势等

（四）分娩机制

以骶右前位为例加以阐述。

1. 胎臀娩出 临产后，胎臀以粗隆间径衔接于骨盆入口右斜径，胎臀逐渐下降，前髋下降稍快先抵达骨盆底，遇到阻力后，臀部向母体右前方行45°内旋转，使前髋位于耻骨联合后方，此时粗隆间径与母体骨盆出口前后径一致。胎体稍侧屈以适应产道弯曲度，后髋先从会阴前缘娩出，随即胎体稍伸直，使前髋从耻骨弓下娩出。继之双腿双足娩出。当胎臀及两下肢娩出后，胎体行外旋转，使胎背转向前方或右前方。

2. 胎肩娩出 当胎体行外旋转的同时，胎儿双肩径落在骨盆入口右斜径或横径上，并沿此径线逐渐下降，当双肩达骨盆底时，前肩向右旋转45°转至耻骨弓下，使双肩径与骨盆出口前后径一致，同时胎体侧屈使后肩及后上肢从会阴前缘娩出，继之前肩及前上肢从耻骨弓下娩出。

3. 胎头娩出 当胎肩通过会阴时，胎头矢状缝与骨盆入口左斜径或横径一致，并沿此径线逐渐下降，同时胎头俯屈。当枕骨达骨盆底时，胎头向母体左前方旋转45°，使枕骨朝向耻骨联合。胎头继续下降，当枕骨下凹到达耻骨弓下时并以此为支点，胎头继续俯屈，使颏、面及额部相继从会阴前缘娩出，随即枕部自耻骨弓下娩出。

（五）对母儿的影响

1. 对产妇的影响 胎臀形状不规则，对前羊膜囊压力不均匀，易出现胎膜早破；胎臀不能紧贴子宫下段及宫颈内口，容易发生继发性宫缩乏力，致产程延长和产后出血。若宫口未开全而强行牵拉，容易造成宫颈撕裂甚至延及子宫下段。

2. 对胎儿及新生儿的影响 胎膜早破后发生脐带脱垂是头先露的10倍，脐带受压可致胎儿窘迫甚至死亡；胎膜早破，使早产儿及低体重儿增多。后出胎头牵出困难，常发生新生儿窒息、臂丛神经损伤及颅内出血（颅内出血的发病率是头先露的10倍）。臀先露导致围生儿的发病率与死亡率均增高。

（六）治疗原则

1. 临产前 应提前住院以决定分娩方式。

2. 临产后 根据产妇和胎儿的具体情况采取阴道试产或剖宫产术。

二、护　理

（一）护理评估

认真阅读产前检查资料，如胎位、骨盆大小、胎儿大小、有无前置胎盘等情况。腹部检查子宫底是否可触及硬而圆的胎头、子宫下段是否为软而不规则的臀部；胎心听诊的部位是否位于脐上左（右）侧听得最清；阴道检查是否可触及不规则的臀部或足部。B 超可准确判断胎位。

（二）护理诊断/问题

1. 焦虑　与不了解产程进展或担心分娩的结果有关。
2. 有感染的危险　与胎膜早破、多次肛查和手术操作有关。
3. 有胎儿受伤的危险　与臀位助产、后出头困难有关。

（三）护理目标

（1）产妇焦虑减轻或解除。
（2）感染得到预防和控制。
（3）新生儿无损伤发生。

（四）护理措施

1. 妊娠期　于妊娠 30 周前，臀先露多能自行转为头先露。若妊娠 30 周后仍为臀先露应予矫正。常用的矫正方法有以下几种。

（1）胸膝卧位：让孕妇排空膀胱，松解裤带，做胸膝卧位姿势（图 11-13），每日 2～3 次，每次 15 分钟，连做 1 周后复查。这种姿势可使胎臀退出盆腔，借助胎儿重心改变而完成胎位矫正。成功率 70% 以上。

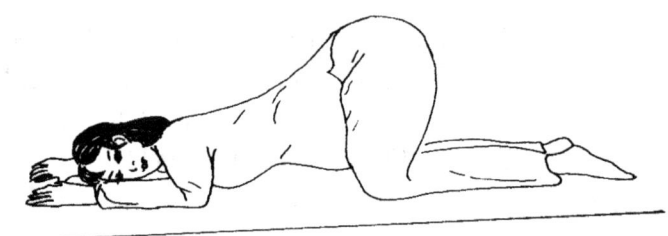

图 11-13　胸膝卧位

（2）激光照射或艾灸至阴穴：近年多用激光照射两侧至阴穴（足小趾外侧，距趾甲角旁 0.1 寸），也可用艾条灸，每日 1 次，每次 15～20 分钟，5 次为 1 个疗程。

（3）外转胎位术：应用上述矫正方法无效者，于妊娠 32～34 周时，可行外转胎位术，因有发生胎盘早剥、脐带缠绕等严重并发症的可能，故应用时要慎重。

链接

外转胎位术

术前半小时口服利托君 10mg，最好在 B 超及胎儿电子监测下进行。孕妇平卧，两下肢屈曲稍外展，露出腹壁。查清胎位，听胎心率。操作步骤包括松动胎先露部（两手插入胎先露部下方向上提拉，使之松动）、转胎（两手把握胎儿两端，一手将胎头沿胎儿腹侧，保持胎头俯屈，轻轻向骨盆入口推移，另手将胎臀上推，与推胎头动作配合，直至转为头先露）。动作应轻柔，间断进行。若术中或术后发现胎动频繁而剧烈或胎心率异常，应停止转动并退回原胎位观察半小时。

2. 分娩期 应根据产妇年龄、胎产次、骨盆类型、胎儿大小、胎儿是否存活、臀先露类型以及有无合并症，于临产初期作出正确判断，决定分娩方式。

（1）剖宫产的指征：狭窄骨盆、软产道异常、胎儿体重大于 3.5kg、胎儿窘迫、高龄初产、有难产史、不完全臀先露、瘢痕子宫、妊娠合并症、B 超见胎头过度仰伸等，均应行剖宫产术。

（2）阴道分娩：条件为孕龄≥ 36 周、胎儿体重 2500～3500g、单臀先露、无胎头仰伸、骨盆大小正常及无其他剖宫产指征。

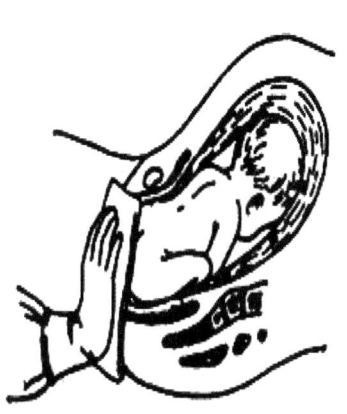

图 11-14　堵臀

第一产程：产妇应侧卧，不宜站立走动；少做肛查，不灌肠，尽量避免胎膜破裂；若破膜，应立即听胎心；若胎心变慢或变快，应行肛查，必要时行阴道检查了解有无脐带脱垂；若有脐带脱垂，胎心尚好，宫口未开全，为抢救胎儿需立即行剖宫产术；若无脐带脱垂，可严密观察胎心及产程进展；若出现协调性宫缩乏力，应设法加强宫缩；当宫口开大 4～5cm 时，消毒外阴之后，使用"堵"外阴方法（图 11-14）：当宫缩时用无菌巾以手掌堵住阴道口让胎臀下降，避免胎足先下降，待宫口及阴道充分扩张后才让胎臀娩出。此法有利于后出胎头的顺利娩出。在"堵"的过程中，应每隔 10～15 分钟听胎心一次，并注意宫口是否开全。宫口已开全再堵易引起胎儿窘迫或子宫破裂。宫口近开全时，要做好接产和新生儿窒息复苏的准备。

第二产程：接产前，应导尿排空膀胱；初产妇应做会阴后 - 侧切开术。有 3 种分娩方式：①自然分娩（即胎儿自然娩出，极少见）；②臀位助产（胎臀自然娩出至脐部后，协助娩胎头，应在 2～3 分钟娩出胎头，最多不超过 8 分钟（图 11-15，图 11-16）；③臀牵引术（一般禁用）。

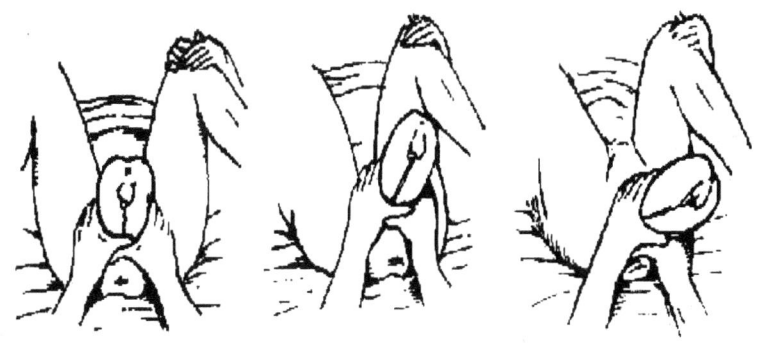

图 11-15　自然娩至脐部后行臀位助产

第三产程：胎盘娩出后，应肌内注射缩宫素，防止产后出血；行手术操作及有软产道损伤者，应及时检查并缝合，给予抗生素预防感染。

3. 心理护理 告知臀先露经阴道分娩的过程及成功的可能性，帮助产妇建立信心；解释当前产程情况及进展，解除产妇及家属对未知的焦虑，并取得信任及配合。

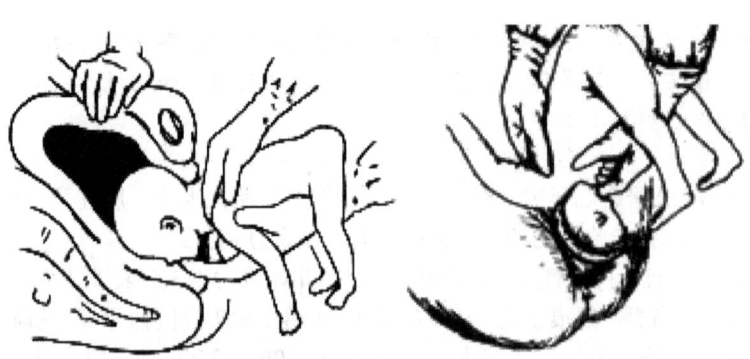

图11-16 骑跨式娩胎头

(五) 护理评价

(1) 产妇焦虑减轻或消除。
(2) 产妇无感染。
(3) 新生儿无损伤。

持续性枕后位及枕横位

一、疾病概要

在分娩过程中,胎头以枕后位或枕横位衔接,在下降过程中,胎头枕部因强有力宫缩绝大多数能转向前方,而形成枕前位经阴道分娩。仅有5%~10%胎头枕骨持续不能转向前方,直至分娩后期仍位于母体骨盆后方或侧方,致使分娩发生困难者,称持续性枕后位或持续性枕横位。

(一) 病因

1. 骨盆异常 常发生于男型骨盆或类人猿型骨盆。这两类骨盆的特点是骨盆入口平面前半部较狭窄,不适合胎头枕部衔接,后半部较宽,胎头容易以枕后位或枕横位衔接。这类骨盆常伴有中骨盆平面及骨盆出口平面狭窄,影响胎头在中骨盆平面向前旋转,胎头为适应骨盆形态而成为持续性枕后位或持续性枕横位。由于扁平骨盆前后径短小,均小骨盆各径线均小,而骨盆入口横径最长,胎头常以枕横位入盆,由于骨盆偏小,胎头旋转困难,胎头便持续在枕横位。

2. 胎头俯屈不良 若以枕后位衔接,胎儿脊柱与母体脊柱接近,不利于胎头俯屈,胎头前囟成为胎头下降的最低部位,而最低点又常转向骨盆前方,当前囟转至前方或侧方时,胎头枕部转至后方或侧方,形成持续性枕后位或持续性枕横位。

3. 子宫收缩乏力 影响胎头下降、俯屈及内旋转,容易造成持续性枕后位或枕横位。反之,持续性枕后位或枕横位使胎头下降受阻也容易导致宫缩乏力,两者互为因果关系。

4. 其他 前壁胎盘、膀胱充盈、宫颈肌瘤、胎儿发育异常或头盆不称等使内旋转受阻,而呈持续性枕后位或枕横位。

(二) 临产表现及诊断

1. 临床表现 临产后胎头衔接较晚及俯屈不良,由于胎先露部不易紧贴子宫下段及宫颈内口,常导致协调性宫缩乏力及宫口扩张缓慢。因枕骨持续位于骨盆后方压迫直肠,产妇自觉肛门坠胀及排便感,致使宫口尚未开全时过早使用腹压,容易导致宫颈前唇水肿和产妇疲劳,影响产程进展。持续性枕后(横)位常致活跃期晚期及第二产程延长。若在阴道口已见到胎发,历经多次宫缩时屏气却不见胎头继续下降时,应想到可能是持续性枕后位。

2. 腹部检查 在宫底部触及胎臀,胎背偏向母体后方或侧方,在对侧明显触及胎儿肢体。胎心在胎儿肢体侧容易听及。

3. 阴道检查 当肛查宫口部分扩张或开全时,若为枕后位,感到盆腔后部空虚,查明胎头矢状缝位于骨盆斜径上。前囟在骨盆右前方,后囟(枕部)在骨盆左后方则为枕左后位,反之为枕右后位。查明胎头矢状缝位于骨盆横径上,后囟在骨盆左侧方,则为枕左横位,反之为枕右横位(图11-17)。当出现胎头水肿、颅骨重叠、囟门触不清时,需行阴道检查借助胎儿耳廓及耳屏位置及方向判定胎位,若耳廓朝向骨盆后方,诊断为枕后位;若耳廓朝向骨盆侧方,诊断为枕横位。

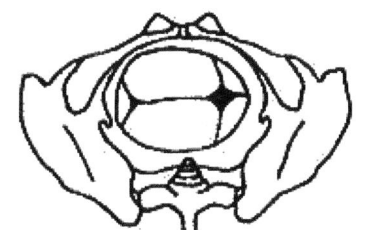
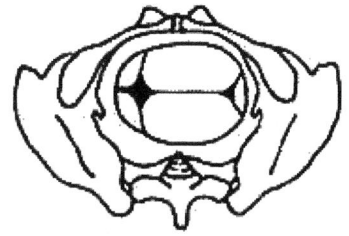

图 11-17 枕右横位及枕左横位

4. B超检查 根据胎头颜面及枕部位置,能准确探清胎头位置明确诊断。

(三)分娩机制

胎头多以枕横位或枕后位衔接,在分娩过程中,若不能转成枕前位时,其分娩机制为:

1. 枕左(右)后位 胎头枕部到达中骨盆向后行45°内旋转,使矢状缝与骨盆前后径一致。胎儿枕部朝向骶骨呈正枕后位。其分娩方式有:

(1)胎头俯屈较好:胎头继续下降,前囟先露抵达耻骨联合下时,以前囟为支点,胎头继续俯屈使顶部及枕部自会阴前缘娩出。继之胎头仰伸,相继由耻骨联合下娩出额、鼻、口、颏。此种分娩方式为枕后位经阴道分娩最常见的方式。

(2)胎头俯屈不良:当鼻根出现在耻骨联合下缘时,以鼻根为支点,胎头先俯屈,从会阴前缘娩出前囟、顶部及枕部,然后胎头仰伸。使鼻、口、颏部相继由耻骨联合下娩出。因胎头以较大的枕额周径旋转,胎儿娩出更加困难,多需手术助产。

2. 枕横位 部分枕横位于下降过程中无内旋转动作,或枕后位的胎头枕部仅向前旋转45°成为持续性枕横位。持续性枕横位虽能经阴道分娩,但多数需用手或行胎头吸引术将胎头转成枕前位娩出。

(四)对母儿影响

1. 对产妇的影响 常导致继发性宫缩乏力,使产程延长甚至滞产,常需手术助产,容易发生软产道损伤,增加产后出血及感染机会。若胎头长时间压迫软产道可发生缺血坏死脱落,形成生殖道瘘。

2. 对胎儿的影响 第二产程延长和手术助产机会增多,常出现胎儿窘迫和新生儿窒息,使围生儿死亡率增高。

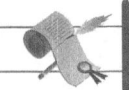

（五）处理原则

持续性枕后位、枕横位在骨盆无异常、胎儿不大时，可以试产。试产时应严密观察产程，注意胎头下降、宫口扩张程度、宫缩强弱及胎心有无改变。

二、护 理

（一）护理评估

结合产前检查资料及住院检查情况，重点评估骨盆大小、估计胎儿大小、产程进展和胎头下降情况。腹部检查：胎先露是头，胎背在母体后方或侧方。肛查或阴道检查可根据先露下降的程度、矢状缝、囟门大小或耳廓、耳屏位置及方向来判断产程进展及胎方位。B超可准确判断胎位及胎儿宫内情况。

（二）护理诊断/问题

1. 疲乏　与宫缩乏力、产程延长、过早用力有关。
2. 有感染的危险　与产程延长、手术操作有关。
3. 有胎儿受伤的危险　与产程延长、胎头受压及手术产有关。

（三）护理目标

（1）产妇在产程中保持良好的体力。
（2）感染得到预防和控制。
（3）新生儿无损伤。

（四）护理措施

1. 一般护理　保证产妇充足的营养和休息，指导产妇朝向胎背的对侧方向侧卧，有利于胎头枕部转向前方。

2. 第一产程

（1）潜伏期：需保证产妇充分营养与休息，鼓励产妇每2小时排空膀胱1次。若有情绪紧张、睡眠不好可给予哌替啶或地西泮。让产妇朝向胎背的对侧方向侧卧，以利胎头枕部转向前方。若宫缩欠佳，应尽早静脉滴注缩宫素。

（2）活跃期：宫口开大3～4cm产程停滞除外头盆不称可行人工破膜，若产力欠佳，静脉滴注缩宫素。若宫口扩张＞1cm/小时，伴胎先露部下降，多能经阴道分娩。在试产过程中，出现胎儿窘迫征象，应行剖宫产术结束分娩。若经过上述处理效果不佳，宫口扩张＜1cm/小时或无进展时，则应剖宫产结束分娩。宫口开全之前，嘱产妇不要过早屏气用力，以免引起宫颈前唇水肿，影响产程进展。

3. 第二产程　若进展缓慢，初产妇已近2小时，经产妇已近1小时，应行阴道检查。当胎头双顶径已达坐骨棘平面或更低时，可先徒手将胎头枕部转向前方，使矢状缝与骨盆出口前后径一致，或自然分娩，或阴道助产（低位产钳术或胎头吸引术）。若转成枕前位有困难时，也可向后转成正枕后位，再以产钳助产。若以枕后位娩出时，需做较大的会阴后-侧切开，以免造成会阴裂伤。若胎头位置较高，疑有头盆不称，需行剖宫产术。

4. 第三产程　因产程延长，容易发生产后宫缩乏力，胎盘娩出后应立即静脉注射或肌内注射子宫收缩药，以防发生产后出血。有软产道裂伤者，应及时修补并给予抗生素预防感染。新生儿应重点监护。

5. 心理护理 解释当前产程情况及进展，解除产妇及家属的焦虑。及时沟通助产手术的必要性，并取得其信任和积极配合。

（五）护理评价

(1) 产妇体力恢复。
(2) 产妇无感染。
(3) 新生儿无损伤。

胎头高直位

胎头以不屈不仰姿势衔接于骨盆入口，其矢状缝与骨盆入口前后径相一致，称胎头高直位。胎头枕骨向前靠近耻骨联合者称胎头高直前位，又称枕耻位（图11-18）；胎头枕骨向后靠近骶岬者称胎头高直后位，又称枕骶位。

（一）病因

与下述因素可能有关：头盆不称（最常见的原因）、腹壁松弛及腹直肌分离、胎膜早破等。

（二）临床表现及诊断

1. 临床表现 由于临产后胎头不俯屈，导致入盆困难，活跃期延缓或停滞；一旦入盆则进展顺利；若胎头不能衔接表现为活跃期停滞。高直后位时，胎头不能入盆，先露高浮，活跃期延缓和停滞；若宫口开全也可出现滞产或先兆子宫破裂。

2. 腹部检查 胎头高直前位时，胎背靠近腹前壁，不易触及胎儿肢体，胎心位置稍高在近腹中线听得最清楚。胎头高直后位时，胎儿肢体靠近腹前壁，有时在耻骨联合上方可清楚触及胎儿下颏。

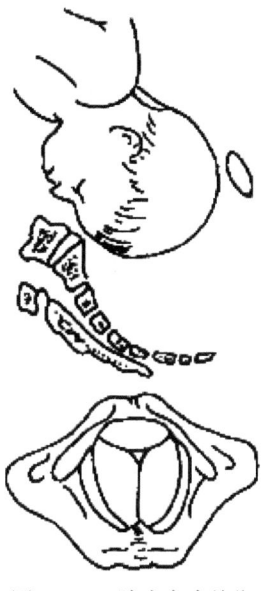

图 11-18 胎头高直前位（枕耻位）

3. 阴道检查 胎头矢状缝与骨盆入口前后径一致，后囟在耻骨联合后，前囟在骶骨前，为胎头高直前位，反之为胎头高直后位。

4. B超检查 高直前（后）位时可探及胎头双顶径与骨盆入口横径一致。

（三）分娩机制

胎头高直前位临产后，胎头极度俯屈，以胎头枕骨在耻骨联合后方为支点，使胎头顶部、额部及颏部沿骶岬下降，双顶径达坐骨棘平面以下时，以枕前位经阴道分娩。高直后位临产后，胎背与母体腰骶部贴近，妨碍胎头俯屈及下降，使胎头处于高浮状态迟迟不能入盆，即使入盆下降至盆底也难以向前旋转180°，故以枕前位娩出的可能性极小。

（四）治疗原则

胎头高直前位时，若骨盆正常、胎儿不大、产力强，应给予充分试产机会，加强宫缩促使胎头俯屈，胎头转为枕前位可经阴道分娩或阴道助产。若试产失败再行剖宫产术结束分娩。胎头高直后位一经确诊应行剖宫产术。

前不均倾位

枕横位时以胎头前顶骨入盆称前不均倾位，常发生在骨盆倾斜度过大，腹壁松弛及悬垂腹产妇。

（一）临床表现及诊断

1. 临床表现 胎头后顶骨不能入盆，胎头下降停滞，产程延长。因前顶骨嵌于耻骨联合后方压迫尿道及宫颈前唇，导致尿潴留。

2. 腹部检查 在临产早期，于耻骨联合上方可扪到胎头前顶部。随产程进展，前顶骨入盆使胎头折叠于胎肩之后，故胎肩高于耻骨联合平面，而触不到胎头，易误认为胎头已入盆。

3. 阴道检查 胎头矢状缝在骨盆入口横径上，矢状缝向后移靠近骶岬，后顶骨在骶岬之上，致使盆腔后半部空虚；同时前顶骨紧嵌于耻骨联合后方，压迫宫颈前唇水肿导致尿道受压不易插入导尿管。

（二）分娩机制

前不均倾位衔接后，由于耻骨联合后面直而无凹陷，前顶骨紧紧嵌顿于耻骨联合后，使后顶骨架在骶岬之上无法下降入盆，需行剖宫产。

（三）治疗原则

一旦确诊为前不均倾位，除极个别胎儿小、宫缩强、骨盆宽大可给予短时间试产外，均应尽快以剖宫产结束分娩。

面 先 露

面先露多于临产后发现，系因胎头极度仰伸，使胎儿枕部与胎背接触。面先露以颏骨为指示点，有颏左前、颏左横、颏左后、颏右前、颏右横、颏右后6种胎位。

（一）病因

1. 骨盆狭窄 骨盆入口狭窄时胎头衔接受阻，阻碍胎头俯屈，导致胎头极度仰伸。

2. 头盆不称 临产后胎头衔接受阻，造成胎头极度仰伸。

3. 腹壁松弛 经产妇悬垂腹时胎背向前反曲，胎儿颈椎及胸椎仰伸形成面先露。

4. 脐带过短或脐带绕颈 使胎头俯屈困难。

5. 畸形 无脑儿因无顶骨可自然形成面先露。先天性甲状腺肿，胎头俯屈困难，也可导致面先露。

（二）临床表现及诊断

1. 临床表现 潜伏期延长、活跃期延长或停滞，胎头迟迟不入盆。

2. 腹部检查 因胎头极度仰伸导致入盆受阻，胎体伸直，宫底位置较高。颏前位时，在孕妇腹前壁容易扪及胎儿肢体，故在胎儿肢体侧的下腹部听得清楚。颏后位时，于耻骨联合上方可触及胎儿枕骨隆突与胎背之间有明显凹沟，胎心较遥远而弱。

3. 阴道检查 可触到高低不平、软硬不均的颜面部，若宫口开大时可触及胎儿口、鼻、颧骨及眼眶，并依据颏部所在位置确定胎位。

4. B超检查 可以明确面先露并能探清胎位。

（三）分娩机制

面先露分娩机制包括：仰伸、下降、内旋转及外旋转。颏右前位时，胎头以前囟颏径与骨盆入口左斜径一致，衔接、下降，胎头极度仰伸，颏部为最低点，故向左前方转45°，使颏部自耻骨弓下娩出后，使口、鼻、眼、额、前囟及枕部自会阴前缘相继娩出，但产程明显延长。颏后位时，胎儿面部达骨盆底后，若能经内旋转135°后可以颏前位娩出。

若内旋转受阻，成为持续性颏后位，足月活胎不能经阴道自然娩出。颏横位时，多数胎儿可向前转90°为颏前位娩出。而持续性颏横位不能经阴道自然娩出。

（四）对母儿影响

1. 对产妇的影响 颏前位时，因胎儿颜面部不能紧贴子宫下段及宫颈内口，常引起宫缩乏力，致使产程延长；颜面部骨质不能变形，容易发生会阴裂伤。颏后位导致梗阻性难产，若不及时处理，造成子宫破裂甚至危及产妇生命。

2. 对胎儿及新生儿的影响 胎儿面部受压变形，颜面皮肤青紫、肿胀，尤以口唇为著，影响吸吮，严重时可发生会厌水肿影响吞咽或呼吸。

（五）治疗原则

颏前位时，若无头盆不称，产力良好，有可能自然分娩；若出现继发性宫缩乏力，第二产程延长可用产钳助娩，但会阴后-侧切要足够大。若有头盆不称或出现胎儿窘迫征象，应行剖宫产术。持续性颏后位时，难以经阴道分娩，应行剖宫产术结束分娩。颏横位若能转成颏前位，可以经阴道分娩，持续性颏横位常出现产程延长和停滞，应行剖宫产术。

肩 先 露

胎体横卧于骨盆入口之上，先露部为肩，称肩先露，占妊娠足月分娩总数的0.25%，是对母儿最不利的胎位。除死胎及早产儿胎体可折叠娩出外，足月活胎不可能经阴道娩出。若不及时处理，容易造成子宫破裂，威胁母儿生命。根据胎头在母体左或右侧和胎儿肩胛朝向母体前或后方，有肩左前、肩左后、肩右前、肩右后4种胎位。发生原因与臀先露类同。

（一）临床表现及诊断

1. 临床表现 肩先露时胎肩不能紧贴子宫下段及宫颈内口，缺乏直接刺激，容易发生宫缩乏力；胎肩对宫颈压力不均，容易发生胎膜早破。破膜后羊水迅速外流，胎儿上肢或脐带容易脱出，导致胎儿窘迫甚至死亡。随着宫缩不断加强，胎肩及胸廓一部分被挤入盆腔内，胎体折叠弯曲，胎颈被拉长，上肢脱出于阴道口外，胎头和胎臀仍被阻于骨盆入口上方，形成忽略性（嵌顿性）肩先露（图11-19）。子宫收缩继续增强，子宫上段越来越厚，子宫下段被动扩张越来越薄，由于子宫上下段肌壁厚薄相差悬殊，形成环状凹陷，并随宫缩逐渐升高，甚至可以高达脐上，形成病理缩复环，是子宫破裂的先兆，若不及时处理将发生子宫破裂。

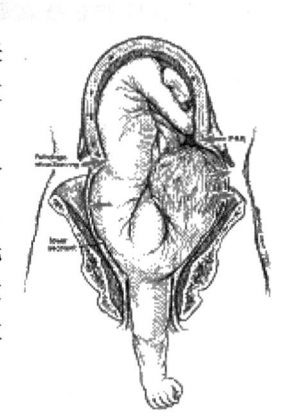

图11-19 忽略性肩先露

2. 腹部检查 子宫呈横椭圆形，子宫高度低于妊娠周数，子宫横径宽。宫底部及耻骨联合上方较空虚，在母体腹部一侧触到胎头，另侧触到胎臀。肩前位时，胎背朝向母体腹壁，触之宽大平坦；肩后位时，胎儿肢体朝向母体腹壁，触及不规则的小肢体。胎心在脐周两侧最清楚。根据腹部检查多能确定胎位。

3. 阴道检查 胎膜未破者，因胎先露部浮动于骨盆入口上方不易触及胎先露部。若胎膜已破、宫口已扩张者，阴道检查可触到肩胛骨或肩峰、锁骨、肋骨及腋窝。腋窝尖端指向胎儿头端，据此可决定胎头在母体左或右侧。肩胛骨朝向母体前或后方，可决定肩前位或肩后位（图11-20）。例如胎头在母体右侧，肩胛骨朝向后方，则为肩右后位。胎手若已脱出于阴道口外，可用握手法鉴别是胎儿左手或右手，因检查者只能与胎儿同侧的手相握。例如肩右前位时左手脱出，检查者用左手与胎儿左手相握，余类推。

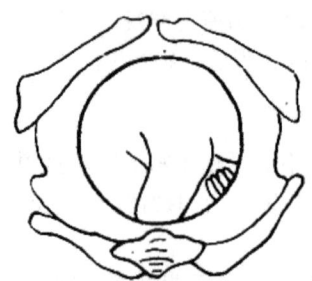 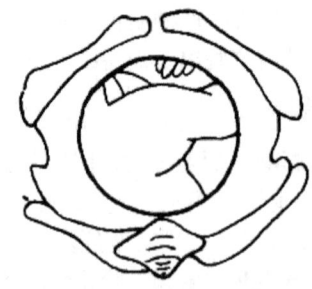

图 11-20　肩左前位及肩右后位

4. B超检查　能准确探清肩先露并能确定具体胎位。

（二）治疗原则

1. 妊娠期　妊后期发现肩先露应及时矫正。可采用胸膝卧位、激光照射（或艾灸）至阴穴。上述矫正方法无效，应试行外转胎位术转成头先露，并包扎腹部以固定胎头。若行外转胎位术失败，应提前住院决定分娩方式。

2. 分娩期　根据胎产次、胎儿大小、胎儿是否存活、宫口扩张程度、胎膜是否破裂、有无并发症等，决定分娩方式。

（1）足月活胎，伴有产科指征（如狭窄骨盆、前置胎盘、有难产史等），应于临产前行择期剖宫产术结束分娩。

（2）初产妇、足月活胎，临产后应行剖宫产。

（3）经产妇、足月活胎，也可行剖宫产。若宫口开大5cm以上，破膜不久，羊水未流尽，可在硬膜外麻醉或全麻下行内转胎位术，转成臀先露，待宫口开全助产娩出。若双胎妊娠第二胎儿为肩先露，可行内转胎位术。

（4）出现先兆子宫破裂或子宫破裂征象，无论胎儿死活，均应立即行剖宫产术。术中若发现宫腔感染严重，应将子宫一并切除。

（5）胎儿已死，无先兆子宫破裂征象，若宫口近开全，在全麻下行断头术或碎胎术。术后应常规检查子宫下段、宫颈及阴道有无裂伤。若有裂伤应及时缝合。注意防止产后出血，给予抗生素预防感染。

复 合 先 露

胎先露部伴有肢体（上肢或下肢）同时进入骨盆入口，称复合先露。临床以一手或一前臂沿胎头脱出最常见，多发生于早产者，发病率为0.8‰～1.66‰。

一、病　因

胎先露部不能完全充填骨盆入口或在胎先露部周围有空隙均可发生。以经产妇腹壁松弛者、临产后胎头高浮、骨盆狭窄、胎膜早破、早产、双胎妊娠及羊水过多等为常见原因。

二、临床经过及对母儿影响

仅胎手露于胎头旁，或胎足露于胎臀旁者，多能顺利经阴道分娩。只有在破膜后，上臂完全脱出则能阻碍分娩。下肢和胎头同时入盆，直伸的下肢也能阻碍胎头下降，若不及时处理可致梗阻性难产，威胁母儿生命。胎儿可因脐带脱垂死亡，也可因产程延长、缺氧造成胎儿窘迫，甚至死亡等。

三、诊　　断

当产程进展缓慢时，行阴道检查发现胎先露部旁有肢体即可明确诊断。常见胎头与胎手同时入盆。诊断时应注意和臀先露及肩先露相鉴别。

四、治疗原则

发现复合先露，首先应查清有无头盆不称。若无头盆不称，让产妇向脱出肢体的对侧侧卧，肢体常可自然缩回。脱出肢体与胎头已入盆，待宫口近开全或开全后上推肢体，将其回纳，然后经腹部下压胎头，使胎头下降，以产钳助娩。若头盆不称明显或伴有胎儿窘迫征象，应尽早行剖宫产术。

胎 儿 异 常

胎儿发育异常包括胎儿过大及胎儿畸形。

一、巨　大　儿

胎儿体重达到或超过4000g者，称为巨大儿。多见于父母身材高大、妊娠合并糖尿病孕妇、经产妇、过期妊娠等。临床表现为妊娠期子宫增大较快，妊娠后期孕妇可出现呼吸困难，自觉腹部及肋两侧胀痛等症状。B超检查可明确诊断。因胎儿过大，常发生头盆不称、肩难产、软产道损伤等分娩困难。多用剖宫产结束分娩。

二、胎 儿 畸 形

1. 脑积水　胎头颅腔内，脑室骨外有大量脑脊液（500～3000ml）潴留，使头颅体积增大，头周径大于50cm，颅缝明显增宽，囟门增大。常表现为头盆不称，跨耻征阳性，可导致梗阻性难产，不及时处理，可发生子宫破裂。产前做B超检查可诊断，确认后应及早引产，以免母体受伤害。

2. 无脑儿　是先天性畸形胎儿中最常见的一种。胎儿缺少头盖骨，脑髓暴露，不能存活。B超可协助诊断。一旦确诊，应及早引产。

护考链接

女性，29岁。初产妇，因"停经38周，下腹阵痛18小时"入院。产科检查：骨盆测量均正常，宫口开2cm，胎儿体重估计3000g，拟诊协调性子宫收缩乏力。

1. 最佳的处理措施是（　　）
A. 静脉滴注催产素　　B. 产钳助产　　C. 镇静药
D. 暂不处理　　E. 剖宫产

2. 对母儿的影响不包括（　　）
A. 生殖道瘘　　B. 产后出血　　C. 感染机会增多
D. 软产道裂伤　　E. 胎儿窘迫

护考链接

分析：1.A，子宫收缩乏力的处理原则是排除头盆不称后静脉滴注催产素。2.D，初产妇宫口开大3～4cm，可给予人工破膜。协调性子宫收缩乏力对母儿的影响包括A、B、C、E，软产道裂伤是急产的并发症。

案例11-3分析

该病人为巨大儿，不宜试产，应做好剖宫产术前准备。

小结

子宫收缩乏力常见于头盆不称、子宫局部因素或精神紧张，表现为收缩力弱，持续时间短；导致产程延长或滞产，并引起生殖道瘘、产后出血、产褥感染、新生儿颅内出血、胎儿窘迫、新生儿窒息等。可给予镇静、人工破膜或静脉滴注缩宫素。不协调性子宫收缩乏力在子宫恢复协调性宫缩之前严禁使用缩宫素。子宫收缩过强见于急产或缩宫素使用不当，表现为收缩力过强过频，可镇静或抑制宫缩等。

骨盆狭窄在严密观察下阴道试产，专人守护，有异常立即停止试产，及时报告医生，遵医嘱做好阴道助产手术和剖宫产的术前准备。

除枕前位是正常胎位，其他均为异常胎位。臀先露孕妇常感肋下有圆而硬的胎头，未衔接时胎心于脐上听得最清楚，易出现胎膜破裂。

自测题

选择题

A_1型题

1. 膝胸卧位纠正胎位的时间为（　　）
   A. 孕20周以前　　B. 孕30周以后
   C. 孕24周以后　　D. 孕30周以前
   E. 孕20周以后

2. 持续性枕后位、枕横位主要导致（　　）
   A. 第一产程延长　　B. 第二产程延长
   C. 第三产程延长　　D. 活跃期延产
   E. 潜伏期延长

3. 单纯扁平骨盆时，行骨盆内测量小于正常的径线是（　　）
   A. 骶耻外径　　B. 对角径
   C. 耻骨弓角度　　D. 坐骨棘间径
   E. 坐骨结节间径

A_2型题

4. 孕妇，妊娠39周，主诉肋下硬物，腹胀、反酸。腹部检查：子宫呈纵椭圆形，胎先露部较软且不规则，胎心在脐上偏左，本例应为（　　）
   A. 枕先露　　B. 臀先露
   C. 复合先露　　D. 肩先露
   E. 面先露

5. 女性，32岁。停经38周，阴道试产后出现活跃期停滞，阴道检查为持续性枕后位。关于持续性枕后位的临床表现，下列哪一项是正确的（　　）
   A. 常因宫缩乏力致潜伏期延长
   B. 产妇感肛门坠胀，过早屏气用力
   C. 肛诊检查盆腔前部空虚，后部胀满
   D. 在活跃晚期及第二产程时大囟门居骨盆后方，小囟门居骨盆前方
   E. 其发生与骨盆入口狭窄有关

6. 女性，30岁。停经38周，下腹阵痛2小时入院。B超及肛查提示臀位。臀位阴道分娩时的护理，

下列哪一项是正确的（　　）

A. 鼓励产妇多活动加速产程

B. 宫颈扩张 3cm 时给予肥皂水灌肠

C. 一旦破膜应立即听胎心

D. 宫缩时阴道口见胎足，提示已进入第二产程

E. 为避免胎膜破裂时脐带脱垂，活跃期应充分堵臀

7. 产妇 26 岁。第一产程，已破膜，头盆相称，宫口开大 8cm，出现协调性子宫收缩乏力，最恰当的处理措施是（　　）

A. 镇静药

B. 缩宫素静脉滴注

C. 人工破膜

D. 顺其自然，直至分娩

E. 剖宫产

8. 女性，身高 150cm，足月妊娠，骨盆入口相对狭窄，胎儿估计体重 2000g，产力好，目前应（　　）

A. 试产 2～4 小时

B. 立即行剖宫产

C. 不应试产

D. 监护胎心，胎心正常行剖宫产

E. 做术前准备

9. 女性，已经足月，咨询阴道分娩相关情况。关于阴道试产，下列护理措施说法错误的是（　　）

A. 地西泮镇静

B. 保持体力

C. 严密观察产程进展

D. 消除其恐惧心理

E. 保证适当的休息

A_3/A_4 型题

（10、11 题共用题干）

初产妇，28 岁。足月妊娠临产，2 小时前肛查宫口开 4cm，现肛查宫口仍开 4cm，检查：宫缩 7～8 分钟一次，持续时间 30 秒，胎膜未破，余无异常。

10. 从产程上看，该产妇存在的问题是（　　）

A. 潜伏期延长　　B. 活跃期延长

C. 活跃期停滞　　D. 第二产程延长

E. 第二产程停滞

11. 正确的处理措施是（　　）

A. 静脉滴注缩宫素

B. 人工破膜，静脉滴注缩宫素

C. 会阴侧切

D. 给予镇静药

E. 产钳助产

（吴　芳）

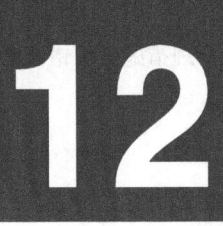

第 12 章 分娩期并发症及护理

分娩期可出现一些如产后出血、子宫破裂、羊水栓塞等严重威胁母婴生命安全的并发症，因此，产科工作者应特别重视这些疾病的防治与护理，降低其发生率及产妇的死亡率。如何识别常见分娩期并发症，并运用护理程序对患者进行整体护理和急救处理呢？带着问题，让我们来共同学习分娩期并发症及护理。

第 1 节 产 后 出 血

案例 12-1

女性，25 岁，妊娠 38 周。G2P1，规律宫缩 1 小时。入院查体：宫口扩张 4cm，宫缩强，半小时后宫口开全，第二产程经 10 分钟，即顺利娩出一女婴，胎儿娩出后，阴道即有鲜红血液流出，5 分钟后胎盘自然完整娩出，阴道流血量仍多，有血块。给予处理后出血停止。产后 2 小时，阴道流血量多伴血块，产妇心慌、头晕、出冷汗。查体：体温 37.2℃，血压 90/60mmHg，脉搏 110 次/分，呼吸 20 次/分，面色苍白，检查宫底脐上一指，子宫轮廓不清，阴道流血约 850ml。

问题：1. 产妇出血原因是什么？
　　　2. 如何完成应急护理，配合医生完成抢救过程？

一、疾病概要

产后出血是指胎儿娩出后 24 小时内失血量超过 500ml，剖宫产时超过 1000ml。产后出血是分娩期的严重并发症，居我国产妇死亡原因首位。其发生率占分娩总数的 2%～3%，80% 以上发生在产后 2 小时内。

（一）病因

子宫收缩乏力、胎盘因素、软产道损伤和凝血功能障碍是引起产后出血的主要原因，这些因素可互为因果或相互影响。

1. 子宫收缩乏力　是引起产后出血最常见的原因，占产后出血总数的 70%～80%。胎儿娩出后，子宫肌纤维的收缩和缩复促使胎盘剥离面迅速缩小，并对肌束间的血管起到有效的压迫作用，迅速控制出血。因此，凡是影响子宫收缩和缩复功能的因素均可导致子宫收缩乏力性出血。常见因素有：

（1）全身因素：①产妇精神过度紧张，恐惧分娩；②产程延长和难产，产妇体力衰竭；③临产后过多使用镇静药、麻醉药或子宫收缩抑制药；④合并慢性全身性疾病等。

(2) 局部因素：①子宫过度膨胀使肌纤维过度伸展，如双胎妊娠、羊水过多、巨大胎儿；②子宫肌壁损伤，如多产、感染、刮宫过度、肌瘤剔除术后、剖宫产史；③子宫病变，如子宫发育不良、畸形或合并子宫肌瘤；④子宫平滑肌水肿或渗血，如妊娠期高血压疾病、重度贫血、胎盘早剥、前置胎盘等。

2. 胎盘因素

(1) 胎盘滞留：胎儿娩出后30分钟，胎盘尚未娩出者，称胎盘滞留。胎盘滞留在宫腔影响子宫收缩，血窦不能很好闭合而易出血。常见原因：①宫缩乏力、膀胱充盈：使已剥离的胎盘滞留宫腔。②胎盘嵌顿：由于不恰当的使用子宫收缩药，使宫颈内口附近的子宫平滑肌出现环形收缩，已剥离的胎盘嵌顿于宫腔。③胎盘剥离不全：第三产程中过早牵拉脐带或按压子宫，影响胎盘正常剥离，使已剥离部位血窦开放而出血。

(2) 胎盘植入：胎盘绒毛黏附于子宫肌层表面为胎盘粘连；胎盘绒毛穿入子宫肌壁间为胎盘植入；胎盘绒毛穿过子宫肌层到达或超过子宫浆膜面为穿透性胎盘植入。

多次刮宫、宫腔感染等致子宫内膜损伤；胎盘附着部位异常；子宫手术史，尤其是多次剖宫产等是引起胎盘植入的常见原因。根据胎盘植入的面积分为部分性或完全性。部分性胎盘粘连或植入表现为胎盘部分剥离部分未剥离，导致子宫收缩不良，已剥离面血窦开放发生致命性出血。完全性胎盘粘连或植入则因胎盘未剥离而无出血。

(3) 胎盘部分残留：是指部分胎盘小叶、副胎盘或部分胎膜残留于宫腔，影响子宫收缩而导致出血。

3. 软产道裂伤 由于胎儿过大、娩出过快、阴道手术助产、宫缩过强、外阴水肿、软产道组织弹性较差等均可引起软产道裂伤。

4. 凝血功能障碍 较少见，任何原发或继发的凝血功能异常均可导致产后出血。多数由于产科情况引起的DIC导致子宫大量出血，如胎盘早剥、羊水栓塞、死胎、重度子痫前期等；少数由于产妇合并有原发性血小板减少、再生障碍性贫血、肝脏疾病等，因凝血功能障碍可引起手术创伤触及子宫剥离面出血。

考点：产后出血的概念及主要原因

1. 有关产后出血正确的概念是（ ）
A. 胎儿娩出后24小时内出血量超过500ml
B. 胎盘娩出后24小时内出血量超过500ml
C. 分娩24小时后在产褥期内发生的大量出血
D. 多发生在产后2小时内
E. 最常见的原因是胎盘胎膜残留

2. 胎儿娩出后多长时间胎盘尚未娩出称为胎盘滞留（ ）
A. 15分钟   B. 20分钟   C. 30分钟   D. 1分钟   E. 2分钟

3. 下属哪项不是产后出血的病因（ ）
A. 胎盘滞留   B. 产后宫缩乏力   C. 凝血功能障碍   D. 软产道裂伤   E. 胎儿窘迫

分析：1. 胎儿娩出后24小时内阴道失血量超过500ml为产后出血，故选A；2. 胎儿娩出后30分钟胎盘尚未娩出称为胎盘滞留，故选C；3. 产后出血的四大原因分别是宫缩乏力、胎盘因素、软产道裂伤、凝血功能障碍，故选E

(二)临床表现及诊断

胎儿娩出后多量阴道流血,继发失血性休克、严重贫血及继发感染,是产后出血的主要临床表现。阴道流血特点随不同病因而异。诊断时注意有数种病因并存引起产后出血的可能,主要根据临床表现,估计出血量,明确病因以利及时处理。

1. 阴道流血 根据阴道流血的发生时间、出血量与胎儿、胎盘娩出之间的关系,能初步判断引起产后出血的原因。有时产后出血的原因互为因果(表12-1)。

表 12-1 产后出血的病因与失血原因诊断

病因	失血原因诊断
子宫收缩乏力	胎盘娩出后阴道流血较多,常呈间歇性;宫底升高,子宫质软、轮廓不清;按摩子宫及应用子宫收缩药后,子宫变硬,阴道流血减少或停止可确诊为子宫收缩乏力
胎盘因素	胎儿娩出后10分钟内胎盘未娩出而阴道大量流血,色暗红,考虑胎盘因素;或胎盘胎膜残留继发宫缩乏力出血
软产道裂伤	胎儿娩出后立即发生阴道流血,色鲜红;失血表现明显,伴会阴疼痛或肛门坠胀,而阴道流血不多,考虑隐匿性软产道损伤,如阴道血肿
凝血功能障碍	胎儿娩出后阴道持续流血且血液不凝,止血困难,可有全身多部位出血、身体瘀斑

考点:产后出血原因的诊断

> **护考链接**
>
> 初产妇,足月顺产,胎儿娩出后即有阴道出血约500ml,血鲜红,能凝固,此时胎盘尚未娩出,出血原因最可能是( )
> A. 胎盘滞留 B. 宫缩乏力 C. 凝血功能障碍
> D. 软产道裂伤 E. 胎盘残留
> 分析:软产道裂伤所致的产后出血在胎儿娩出后立即发生,故选D。

2. 休克表现 病情的轻重与出血量、出血速度、产妇机体反应及全身状况有关。失血量不超过其血容量的1/10(500ml左右),血压、脉搏维持正常。若失血量增多,则可出现眩晕、打哈欠、口渴、呕吐、烦躁不安等,随之出现面色苍白、皮肤湿冷、脉搏细数、血压下降、呼吸急促等休克表现。

3. 估测产后失血量 应注意目测估计阴道失血量远少于实际失血量,因此应做好收集出血的工作,以准确测量失血量。

链接

产后出血患者失血量的估测方法

(1)称重法:失血量(ml)=[胎儿娩出后接血敷料湿重(g)-接血前敷料干重(g)]/1.05(血液比重 g/ml)。

(2)容积法:用产后接血容器收集血液后,放入量杯测量失血量。

(3)面积法:可按接血纱布血湿面积粗略估计失血量,血湿面积按10cm×10cm=10ml计算。

(4)休克指数法:休克指数=脉率/收缩压(mmHg),指数=0.5为正常;指数=1时为轻度休克;指数=1.0~1.5时失血量为全身血容量的20%~30%;指数=1.5~2.0时失血量为全身血容量的30%～50%；指数大于2.0时失血量为全身血容量的50%以上，重度休克。

4. 软产道检查 怀疑有软产道裂伤时，应立即仔细检查会阴、阴道及宫颈有无裂伤，并对会阴阴道裂伤进行分度。必要时肛查，了解是否阴道血肿及裂伤程度。

（1）宫颈裂伤：多发生在宫颈3点与9点处，有时可上延至子宫下段、阴道穹窿。裂口不超过1cm，通常无明显活动性出血。在巨大儿、手术助产、臀牵引等分娩后，要常规检查宫颈。

（2）阴道裂伤：检查者用中指、食指压迫阴道后壁检查有无阴道裂伤，行会阴切开术者，仔细查看会阴切口顶端及两侧有无损伤及其程度，有无活动性出血。有严重会阴疼痛，触及张力大、有波动感的包块，皮肤颜色改变，为阴道血肿。

（3）会阴裂伤：按损伤程度分为4度（图12-1），Ⅰ度裂伤指会阴部皮肤及阴道口黏膜撕裂，出血不多；Ⅱ度裂伤指裂伤已达会阴体筋膜及肌层，累及阴道后壁黏膜，甚至阴道后壁两侧沟向上撕裂，裂伤多不规则，解剖结构不易辨认，出血较多；Ⅲ度裂伤指裂伤向会阴深部扩展，肛门外括约肌已断裂，直肠黏膜尚完整；Ⅳ度裂伤指肛门、直肠和阴道完全贯通，直肠腔外露，组织损伤严重，出血量不一定多。

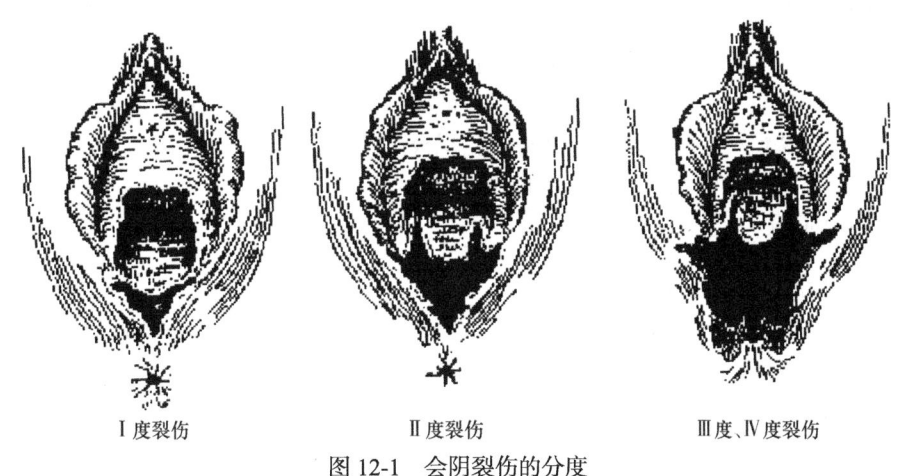

Ⅰ度裂伤　　　Ⅱ度裂伤　　　Ⅲ度、Ⅳ度裂伤

图12-1　会阴裂伤的分度

5. 胎盘检查 胎盘娩出后常规检查胎盘及胎膜是否完整，确定有无残留。胎盘胎儿面如有断裂血管，考虑副胎盘残留可能。徒手剥离胎盘时发现胎盘与子宫壁关系紧密，难以剥离，牵拉脐带时子宫壁与胎盘一起内陷，考虑胎盘植入，要立即停止剥离。

（三）治疗原则

针对出血原因，迅速止血；补充血容量，纠正失血性休克；防止感染。止血与抢救休克应同时进行，不可忽视任何一方面。

二、护　　理

（一）护理评估

1. 健康史 了解年龄、孕产次、胎儿大小，有无多次流产及产后出血史，尤其注意收集与产后出血有关的病史，如孕前出血性疾病、妊娠期高血压疾病、前置胎盘、胎盘早期剥离、多胎妊娠、羊水过多等。重点了解分娩期有无子宫收缩乏力、胎盘滞留、软产道损伤、产程延长、难产、过多使用镇静药或麻醉药、助产操作不当等情况。

2. 身体状况 重点评估产妇阴道流血量、流血速度、流血特点，以明确出血原因。重视产妇有无休克表现，仔细检查，判断有无软产道损伤及其程度、有无胎盘残留等。

3. 辅助检查 测定血小板计数、凝血酶原时间、纤维蛋白原等了解有无凝血功能障碍；测定血常规，了解贫血程度及有无感染。

4. 心理-社会状况 胎儿娩出后，产妇倍感轻松。产后出血一旦发生，产妇及亲属常表现出高度紧张、恐惧，担心生命安危，有濒死感等心理反应，把全部希望寄托于医护人员。

（二）护理诊断/问题

1. 组织灌注不足 与阴道失血过多，不能及时补充有关。

2. 有感染的危险 与失血过多抵抗力下降、胎盘剥离创面、软产道开放性伤口及手术操作等有关。

3. 恐惧 与阴道大出血对生命安危担忧有关。

4. 潜在并发症 失血性休克、希恩综合征。

（三）护理目标

(1) 阴道出血明显减少，血容量尽快得到恢复。

(2) 能说出感染的危险因素，早发现感染征象，体温、恶露、伤口无异常。

(3) 能叙述恐惧的心理感受，情绪稳定，积极配合治疗与护理。

(4) 及早发现病人休克征象，并及时处理和护理。

（四）护理措施

1. 预防措施

(1) 妊娠期：加强孕期保健，定期进行产前检查，早期发现容易导致产后出血的妊娠合并症和并发症，并积极纠正。对有出血倾向或产后出血史的孕妇应积极治疗，并提前住院待产。

(2) 分娩期：要正确处理三个产程。①第一产程要严密观察产程进展，安慰和鼓励产妇，防止产妇体力过度消耗。必要时做好输液、输血等急救准备。②第二产程要正确保护会阴，掌握会阴切开的时机并熟练操作，胎儿娩出不宜过快。有产后出血高危因素者，胎儿前肩娩出后立即肌内注射或静脉推注缩宫素 10U。③第三产程中胎盘尚未剥离前不揉挤子宫及牵拉脐带。胎儿娩出 30 分钟未见胎盘剥离征象时，应行宫腔探查术及人工剥离胎盘术。胎盘娩出后应仔细检查胎盘、胎膜是否完整，检查软产道有无损伤。

(3) 产褥期：产后 2 小时应在产房内严密观察产妇的生命体征、子宫收缩情况及阴道出血量，并注意宫底高度及膀胱是否充盈等。鼓励产妇及时排尿、尽早哺乳。

2. 协助医生迅速止血

(1) 子宫收缩乏力：加强宫缩是最迅速有效的止血方法。导尿排空膀胱后可采取以下方法。

1) 按摩子宫：①腹壁按摩宫底：胎盘娩出后，助产者一手置于宫底部，拇指在前、其余四指在后，在下腹部均匀而有节律地按摩并压迫宫底；或者同时另一手置于耻骨联合上方按压下腹部，将子宫向上推起，从而刺激宫缩并挤出宫腔内血液。效果不佳时，可改用腹部-阴道双手压迫子宫法。②腹部-阴道双手压迫子宫法：助产者一手戴无菌手套伸入阴道,握拳置于阴道前穹窿,顶住子宫前壁,另一手在腹部按压子宫后壁,两手相对紧压子宫并均匀有节律地按摩子宫(图12-2)。按摩子宫有效的评价标准是子宫轮廓清楚,阴道或子宫切口出血减少。按压时间以子宫恢复正常收缩并能保持收缩状态为止。按摩时配合使用子宫收缩药。

2)应用子宫收缩药:①缩宫素10U加于0.9%生理盐水500ml静脉滴注,必要时10U缩宫素直接宫体注射。②麦角新碱0.2～0.4mg肌内注射或静脉快速滴注,但心脏病、妊娠期高血压疾病患者禁用。③前列腺素类药物:缩宫素无效时要尽早选择。米索前列醇200μg舌下含化;卡前列甲酯栓1mg置于阴道后穹窿。

3)宫腔纱条填塞:有明显的局部止血作用,是经上述方法处理无效,又缺乏输血和手术条件下一个良好的应急措施。方法是由助手在腹部固定子宫,术者持卵圆钳将无菌特制的长1.5～2m、宽6～8cm、4～6层不脱脂棉纱布条填塞宫腔内,自宫底由内向外填紧宫腔压迫止血(图12-3),不得留有死腔,否则可造成隐性出血。填塞24小时后取出,取出前先用子宫收缩药,并给予抗生素预防感染。

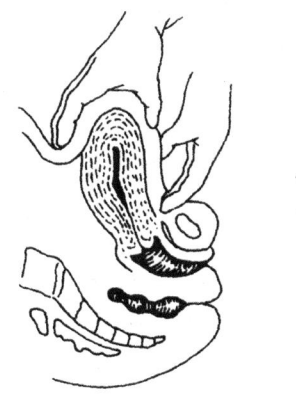 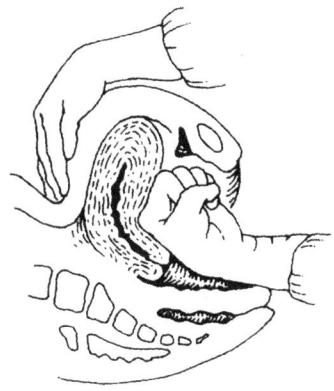 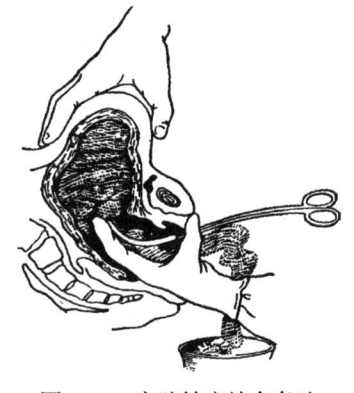

图12-2 腹部子宫按摩与腹部-阴道子宫按摩　　图12-3 宫腔填塞纱布条法

4)其他:如结扎盆腔血管、子宫压缩缝合术、髂内动脉或子宫动脉栓塞、子宫切除等方法。

考点:产后出血的预防措施、子宫收缩乏力性产后出血的救护方法

护考链接

产后出血的应急护理哪项不妥(　　)

A. 应迅速而有条不紊的抢救　　B. 医生到后方可采取止血措施
C. 宫缩乏力引起者应立即按摩子宫　　D. 压出宫腔积血可促进宫缩
E. 注射子宫收缩药

分析:发生产后出血要根据出血原因迅速止血,故选B。

📚 **链接**

子宫收缩乏力导致产后出血的其他止血方法

1. 子宫压缩缝合术　常用B-Lynch缝合法。适用于子宫收缩乏力性产后出血,在剖宫产时使用更方便。

2. 结扎盆腔血管　经按摩、用药等处理无效,出血不止,为抢救产妇生命,先经阴道

结扎子宫动脉上行支;如无效则迅速开腹结扎。仍无效,可分离出髂内动脉起始点,以7号丝线结扎之。

3. 髂内动脉或子宫动脉栓塞　行股动脉穿刺插入导管至髂内动脉或子宫动脉,注入明胶海绵颗粒栓塞动脉。栓塞剂2~3周后吸收,血管复通。适用于产妇生命体征稳定时进行。

4. 子宫切除　经积极抢救无效,危及产妇生命,应行子宫切除。

(2) 胎盘因素:处理前应排空膀胱,疑有胎盘滞留时立即做宫腔检查。若胎盘已剥离助产者应立即一手轻按子宫底并按摩子宫刺激宫缩,嘱产妇屏气用力,另一手轻轻牵拉脐带取出胎盘。若胎盘粘连、剥离不全,可试行徒手剥离胎盘后取出,注意无菌操作,操作稳、准、轻,切忌挖除。胎盘嵌顿者,在全身麻醉下,待子宫狭窄环松解后取出胎盘。疑有胎盘植入,停止剥离,根据患者出血情况及胎盘剥离面积行保守治疗或子宫切除术。胎盘胎膜残留者,徒手剥离后取出,或大号刮匙刮取。

(3) 软产道损伤:及时准确的按解剖层次逐层缝合裂伤可有效止血。

1) 宫颈裂伤:疑有宫颈裂伤时首先消毒后暴露宫颈,用两把卵圆钳钳夹宫颈前唇并向外牵拉,逐步移动卵圆钳,直视宫颈情况。裂口小于1cm且无活动性出血,无需缝合。裂口大于1cm且有活动性出血应立即修补缝合。在裂口顶端以上0.5cm缝合第1针作为牵引,自上而下做全层间断缝合,下端最后1针应距伤口下端约0.5cm,避免产后宫颈回缩而引起宫颈狭窄。裂伤累及子宫下段,缝合时注意避免损伤膀胱和输尿管,必要时经腹修补。

2) 阴道、会阴裂伤:产后及时检查,发现会阴、阴道裂伤要按解剖关系及时缝合。缝合应在胎盘娩出后进行,以处女膜痕为标志,将组织对合整齐,逐层缝合,缝合第1针应超过裂口顶端0.5~1cm不留空隙或死腔,彻底止血,严格无菌操作,缝线不宜过紧过密。

(4) 凝血功能障碍:首先排除子宫收缩乏力、胎盘因素、软产道损伤等原因引起的出血。明确诊断后尽快输血、血浆、补充血小板等,并对因治疗。

3. 补充血容量,防治失血性休克

(1) 协助产妇取平卧位,及时给予吸氧、保暖,立即建立静脉通道,遵医嘱尽快输血、补液。

(2) 严密监测生命体征、神志变化,观察皮肤黏膜颜色、四肢的温度,记录尿量,准确估计阴道出血量,发现阴道出血量多或休克征兆时立即报告医生,并协助处理。

(3) 密切配合医生查找出血原因,争分夺秒进行抢救,挽救产妇生命。

4. 防治感染　抢救中加强无菌操作,遵医嘱应用有效抗生素,控制感染。监测体温变化,观察恶露有无异常,宫腔和伤口有无感染迹象,发现异常报告医生及时处理。保持会阴清洁干燥,每日会阴擦洗2次,大小便后冲洗会阴。

5. 心理护理　护理人员要以熟练的技术,强烈的责任心和同情心及良好的服务态度,赢得产妇及家属的信任。多陪伴产妇,耐心听取产妇及家属的叙述,认真做好安慰、解释工作,使其与医护人员主动配合。允许家属陪伴,给予产妇关爱及关心,增加安全感。

6. 健康指导　重视做好出院指导。指导产妇加强营养,有效纠正贫血,逐步增加活动量。教会产妇子宫复旧和恶露的观察方法,警惕晚期产后出血和产褥感染的发生,发现异常应及时就诊。早期指导和协助产妇进行母乳喂养。产褥期禁止盆浴及性生活。指导产妇明确产后复查的时间、目的和意义。

(五) 护理评价

(1) 血压、脉搏、尿量是否保持正常。

(2) 是否避免了感染,体温、恶露、伤口有无异常。

(3) 情绪是否稳定，能否主动配合各种治疗与护理，身心舒适度是否增加。
(4) 是否避免了失血性休克的发生。

> **案例 12-1 分析**
> 1. 通过观察产妇产程进展特点、出血特点，可以判断产妇前后 2 次出血的原因分别是软产道损伤和子宫收缩乏力，应该分别采取软产道损伤修补和立即按摩子宫加强宫缩的措施止血。
> 2. 护士应协助医生及时准确地按解剖层次逐层缝合软产道裂伤，配合医生做好子宫按摩，遵医嘱使用缩宫素。

第2节 子宫破裂

案例 12-2

30 岁，初产妇，妊娠 38 周，规律宫缩 10 小时入院。查体：骶耻外径 19cm，坐骨棘间径 9cm，坐骨结节间径 7.5cm，LOA，胎心 140 次 / 分。宫口开大 8cm，S=0。2 小时后产程无进展，产妇腹痛剧烈，烦躁不安，宫缩强，胎心 100 次 / 分，子宫下段有明显压痛，腹壁脐下可见环状凹陷。

问题：1. 患者目前最可能的诊断是什么？处理原则是什么？
2. 护士应如何完成应急护理，配合医生完成抢救过程？

一、疾病概要

子宫破裂指子宫体部或子宫下段于妊娠晚期或分娩期发生破裂，是产科的严重并发症，直接危及母儿生命。随着剖宫产率的增加其发生率有上升趋势。

（一）病因

1. 梗阻性难产 是引起子宫破裂最常见的原因，多见于骨盆狭窄、头盆不称、软产道阻塞、胎位异常、胎儿畸形、巨大儿等，均可因胎先露下降受阻，为克服阻力子宫强烈收缩，使子宫下段过分伸展变薄而破裂。

2. 瘢痕子宫 是近年来导致子宫破裂的常见原因。子宫有手术史，如剖宫产术、子宫肌瘤剔除术、子宫成形术等，在妊娠晚期或分娩期宫腔压力增高可使瘢痕破裂。前次手术后如伴有感染、切口愈合不良、剖宫产后短时间再次妊娠的，发生子宫破裂的危险性更大。

3. 子宫收缩药物使用不当 胎儿娩出前不恰当的使用缩宫素或前列腺素类制剂，使子宫强烈收缩造成破裂。

4. 手术损伤及外伤 不恰当的阴道助产术如宫口未开全时行产钳或臀牵引术，造成宫颈及子宫下段撕伤；在无麻醉的情况下行内转胎位术或强行剥离植入性胎盘；毁胎术、穿颅术可因器械、胎儿骨片损伤子宫而破裂。孕晚期腹部受严重撞击、分娩时在腹部暴力加压助产，均可因损伤引起子宫破裂。

考点：子宫破裂的常见原因

（二）临床表现及诊断

子宫破裂多发生在分娩期，部分发生于妊娠晚期，通常是渐进性发展的，多由先兆子宫破裂发展为子宫破裂。按其破裂程度可分为完全性和不完全性破裂。典型的子宫破裂根据病史、症状、体征容易诊断。需要注意的是瘢痕子宫和损伤性破裂常无典型的先兆破裂征象，可结合前次剖宫产史、子宫下段压痛、胎心异常、胎先露上升、宫口缩小等确诊。

1. 先兆子宫破裂 常见于产程长、有梗阻性难产因素的产妇。表现为：①子宫收缩过强，产妇自觉下腹剧痛难忍，烦躁不安，呼吸、心率加快。②由于胎先露下降受阻，子宫收缩过强，子宫体部肌纤维增厚变短，子宫下段肌纤维拉长变薄，两者之间形成明显的环状凹陷，称为病理缩复环。该环可逐渐上升达脐平或脐上，子宫下段压痛明显，此时子宫外形呈葫芦状（图12-4）。③因胎先露压迫膀胱使之充血，出现排尿困难甚至血尿。④由于宫缩过强过频，胎体触不清，胎儿血供受阻，胎心率异常或听不清。

2. 子宫破裂 先兆子宫破裂未经及时处理，病情继续发展，子宫将在病理缩复环处或其下方发生破裂（图12-5）。

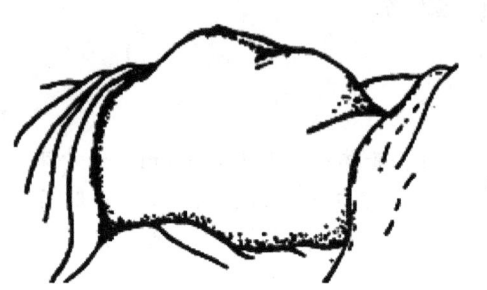

图12-4 先兆子宫破裂时腹部外观

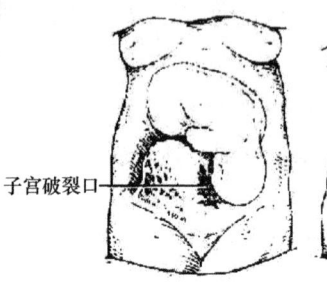

图12-5 完全性和不完全性子宫破裂

（1）不完全性子宫破裂：是指子宫浆膜层完整，肌层部分或全层破裂，宫腔与腹腔不相通，胎儿及其附属物仍在宫腔内。多见于子宫下段剖宫产切口瘢痕破裂，仅在不全破裂处有压痛，体征不明显。破口累及子宫血管可致急性大出血或形成阔韧带内血肿，多有胎心率异常，并于宫体一侧扪及逐渐增大且有压痛的包块。

（2）完全性子宫破裂：是指子宫壁全层破裂，宫腔与腹腔相通。产妇突感下腹部一阵撕裂样剧痛之后子宫收缩骤然停止，腹痛稍缓解。待羊水、血液等进入腹腔后，又出现全腹持续性疼痛，并伴有面色苍白、出冷汗、脉搏细数、呼吸急促、血压下降等休克征象。全腹压痛、反跳痛，在腹壁可清楚触及胎体，其旁有缩小的子宫，胎心胎动消失。阴道检查可有鲜血流出，胎先露上升，宫口缩小。

（三）治疗原则

1. 先兆子宫破裂 立即抑制宫缩，如乙醚全麻或肌内注射哌替啶。立即行剖宫产术，迅速结束分娩。

2. 子宫破裂 在抢救休克的同时，无论胎儿是否存活均应尽快手术治疗。手术前后应给大量广谱抗生素控制感染。

考点：先兆子宫破裂的主要表现及治疗原则

──── 护考链接 ────

1. 不属于先兆子宫破裂的临床表现为（ ）
A. 子宫收缩过强 　　　　B. 病理缩复环 　　　　C. 子宫下段压痛
D. 胎心率100次/分 　　　E. 腹壁下清楚触及胎儿肢体

2. 出现先兆子宫破裂时应立即用（ ）
A. 哌替啶　B. 钙剂　C. 硫酸镁　D. 地塞米松　E. 缩宫素

分析：1.先兆子宫破裂的四大临床表现是宫缩过强和子宫下段压痛、胎心改变、病理缩复环、血尿，故选E。2.先兆子宫破裂应立即抑制宫缩，故选A。

二、护　理

（一）护理评估

1. 健康史　详细评估与子宫破裂有关的病史如产次、剖宫产史、异常胎位、头盆不称、滥用缩宫素、阴道手术助产史等。

2. 身体状况　通过评估产妇腹部疼痛的程度、性质；有无排尿困难、血尿；胎心、胎动有无异常变化；是否出现病理缩复环等及早发现先兆子宫破裂。疑有子宫破裂时，注意评估腹痛的特点、胎心胎动、有无休克表现，可通过阴道检查进一步明确诊断。

3. 辅助检查　B超检查能协助确定破口部位及胎儿与子宫的关系；尿常规检查可见红细胞或肉眼血尿；化验血型、血交叉试验，以备输血补充血容量；血常规了解贫血程度及有无感染。

4. 心理－社会状况　出现先兆子宫破裂时，感到胎儿的生命受到严重威胁，家属及产妇情绪出现很大变化，觉得震惊、不肯接受并责怪他人。胎儿已死或切除子宫产妇和家属会感到悲伤、愤怒、否认等情绪。

（二）护理诊断/问题

1. 疼痛　与子宫收缩过强或子宫破裂后血液刺激腹膜有关。
2. 组织灌注量不足　与子宫破裂后大量出血有关。
3. 有感染的危险　与多次阴道检查、开放性伤口、大量出血等有关。
4. 预感性悲哀　与胎儿死亡、切除子宫及大量出血濒死感有关。

（三）护理目标

(1) 宫缩过强得到抑制，疼痛有所减轻或消失。
(2) 及时发现休克症状并得到纠正和控制，血压、脉搏、尿量保持正常。
(3) 体温正常，未发生感染。
(4) 情绪得到调整，悲哀程度减轻。

（四）护理措施

1. 预防措施

(1) 加强孕期保健：强化产前检查的意识并做好产前检查，有胎位不正、头盆不称、剖宫产史等高危因素者，提前入院待产。

(2) 正确产科处理：①严密观察产程进展，警惕并尽早发现先兆子宫破裂征象并及时处理；②严格掌握缩宫素的使用指征，注意用量、用法、速度及用药监护；③正确掌握产科手术助产的指征及操作规程；④正确掌握剖宫产指征，对前次剖宫产子宫下段切口有撕裂、术后感染愈合不良者，均应行剖宫产终止妊娠。

2. 治疗配合

(1) 先兆子宫破裂的护理：①严密观察产程进展并记录宫缩、胎心音、生命体征，及时发现先兆子宫破裂征象，并立即报告医生；②正在使用缩宫素者要立即停药，同时遵医嘱给予抑制宫缩的药物；③建立静脉通道，做好剖宫产术前准备；④协助医师向家属交代病情，使其积极配合治疗。

(2) 子宫破裂的护理：①协助产妇取平卧位，给予吸氧、保暖，迅速建立静脉通道，补充血容量；②监测生命体征和出入量；③做好剖腹探查的术前准备，协助医师向家属交代病情；④手术前后应给大量广谱抗生素控制感染。

3. 心理护理 及时解释治疗计划及对未来妊娠的影响，争取其积极配合治疗。对产妇及其家属因胎儿死亡或子宫切除而产生的悲痛、怨恨等情绪表示理解，通过谈心和生活上的关怀帮助产妇及家属从悲伤中解脱，稳定情绪，接受现实。

考点：子宫破裂患者的健康指导

4. 健康指导 对胎儿死亡者，指导产妇采取有效的退奶方法。为产妇提供产褥期休养计划，帮助其尽快调整情绪，适应现实生活。行子宫修补术的产妇，对有子女者应在术前征得产妇及家属的同意后采取输卵管结扎术；对无子女者应指导避孕2年后再怀孕，避孕方法可选用口服避孕药或阴茎套。再妊娠应加强产前检查，提前入院待产。

（五）护理评价

(1) 宫缩过强是否得到抑制，疼痛是否减轻或消失。
(2) 血容量是否得到及时补充，血压、脉搏、尿量是否保持正常。
(3) 体温是否正常，有无发生感染。
(4) 情绪是否稳定，悲哀程度是否减轻。

> **案例12-2分析**
>
> 1. 病例中产妇有宫缩强、腹痛重、胎心异常、子宫下段压痛及病理缩复环等典型表现，可确诊为先兆子宫破裂，应立即抑制宫缩并实施剖宫产结束分娩。
> 2. 护士应严密观察产程进展并记录宫缩、胎心音、生命体征，发现先兆子宫破裂征象立即报告医生。遵医嘱给予抑制宫缩的药物。建立静脉通道，协助医师向家属交代病情并做好剖宫产术前准备。

第3节 胎膜早破

案例12-3

25岁，初孕妇。妊娠33周，臀位，无明显诱因出现不受控制的阴道流液，时多时少，咳嗽、打喷嚏时即有流出，非常紧张而就诊。

问题：1. 目前患者最可能的诊断是什么？
2. 如何配合医生进行相关检查和治疗？

一、疾病概要

胎膜于临产前破裂者称为胎膜早破。国内报道发生率2.7%～7%，妊娠不满37周的胎膜早破发生率2%～3.5%，妊娠满37周以后的胎膜早破发生率10%。孕周越小，围生儿的预后越差，胎膜早破可引起早产、脐带脱垂、母儿感染，围生儿死亡率增加。

（一）病因

胎膜早破常是多因素相互作用的结果。常见因素有：

1. 生殖道感染 病原微生物上行性感染，引起胎膜炎，使胎膜局部张力下降而破裂。

2. 羊膜腔内压力升高 多胎妊娠、羊水过多、巨大儿宫内压力增高，覆盖于宫颈内口处的胎膜成为薄弱环节而易发生破裂。

3. 胎膜受力不均 头盆不称、胎位异常致胎儿先露部衔接不良，前羊膜囊受力不均导致破裂。

4. 宫颈内口松弛 手术创伤或先天性宫颈组织结构薄弱，使宫颈内口松弛，前羊膜囊楔入，受压不均，且此处胎膜接近阴道易感染，易引起胎膜早破。

5. 营养因素 缺乏维生素 C、锌及铜均可使胎膜抗张能力下降而易破裂。

（二）临床表现及诊断

孕妇突然感觉有较多液体从阴道流出，有时可混有胎脂及胎粪，无腹痛等其他产兆。阴道流液不能自控，当体位改变或咳嗽、打喷嚏、负重等腹压增加时羊水随即流出。肛诊扪不到前羊水囊而直接接触到胎先露部，上推胎先露部见阴道流液量增加。阴道窥器检查见宫口有羊水流出或阴道后穹窿有羊水积聚可确诊胎膜早破。伴羊膜腔感染时可有阴道流液，有臭味，伴发热、母胎心率加快、子宫压痛等表现。

（三）对母儿影响

1. 对母体影响 破膜后阴道内的病原微生物易上行感染，破膜时间超过 24 小时，感染率增加 5～10 倍。突然破膜致羊水大量流出，可引起胎盘早剥。羊膜腔感染易发生产后出血。

2. 对胎儿影响 胎膜早破常引发早产，早产儿易发生呼吸窘迫综合征；并发绒毛膜羊膜炎时易引起新生儿吸入性肺炎。胎膜早破易引起脐带脱垂、脐带受压，可致胎儿窘迫。破膜时孕周越小，胎肺发育不良的发生率越高。

（四）治疗原则

根据破膜时间、胎儿情况、有无感染及母体情况决定期待治疗或终止妊娠，注意预防感染和脐带脱垂的发生。妊娠＜24 周应终止妊娠；妊娠 28～35 周者，若胎肺不成熟、无感染征象、无胎儿窘迫，且排除绒毛膜羊膜炎，可行期待治疗；若胎肺成熟、有明显感染时应立即终止妊娠；有胎儿窘迫或妊娠＞36 周者，终止妊娠。

二、护 理

（一）护理评估

1. 健康史 详细询问与胎膜早破有关的诱因，如有无感染、创伤、孕晚期性交、羊水过多、胎位异常、头盆不称等；确定是否有宫缩、感染的表现；确定破膜时间、妊娠周数。

2. 身体状况 观察孕妇阴道流出液体的情况及特点；肛查上推胎先露部是否有液体从阴道流出；观察孕妇体温、母胎心率、阴道分泌物气味、子宫局部体征等确定有无感染。

3. 辅助检查

（1）阴道排液 pH 测定：正常阴道液 pH 为 4.5～5.5，羊水 pH 为 7.0～7.5。pH＞6.5 时视为阳性，胎膜早破的可能性大，准确率为 90%。破膜时间长，假阴性率增高。血液、尿液、宫颈黏液、精液及细菌污染可出现假阳性。

（2）阴道液涂片检查：阴道后穹窿取液涂于玻片上，干燥后镜检有羊齿状结晶出现为羊水。

（3）羊膜镜检查：可以直视下观察胎先露部，看不到前羊水囊即可诊断。

（4）B 超检查：可协助诊断羊水量减少。

4. 心理 – 社会状况 孕妇在发生不受控制的阴道流液后，担心会影响胎儿安全及自身的健康而发生惊惶失措；会因早产或感染而产生恐惧心理。

（二）护理诊断 / 问题

1. 有感染的危险 与胎膜破裂后病原微生物上行感染有关。

2. **有胎儿受伤的危险** 与脐带脱垂、吸入性肺炎、肺发育不成熟、宫内窘迫有关。

3. **焦虑** 与担心妊娠结局有关。

4. **潜在并发症** 脐带脱垂、早产。

（三）护理目标

(1) 体温、脉搏、白细胞计数正常，或感染被及时发现。

(2) 胎儿顺利出生，无异常。

(3) 产妇情绪稳定，焦虑减轻或消失。

(4) 不发生脐带脱垂或被及时发现。

（四）护理措施

1. 预防措施

(1) 积极预防和治疗下生殖道感染：妊娠期应及时治疗滴虫阴道炎、细菌性阴道病、沙眼衣原体及淋病奈瑟菌感染等。

(2) 加强围生期保健指导：妊娠晚期禁止性生活，避免腹压突然增加的情况；注意维生素、钙、铁、锌、铜等营养素的摄入。

(3) 治疗宫颈内口松弛：宫颈内口松弛者，应卧床休息，并于妊娠14～18周行宫颈环扎术。

2. 防治感染

(1) 观察孕妇的体温、脉搏、阴道流液性状及白细胞计数，排除是否感染。有感染征象及时报告医生。

(2) 保持外阴清洁，每日会阴擦洗两次，便后及时擦洗。使用无菌吸水性好的会阴垫，勤更换，保持局部清洁干燥。

(3) 破膜12小时以上者，遵医嘱使用抗生素预防感染。

(4) 尽量少做肛查或阴道检查。

3. 防治脐带脱垂 破膜后指导孕妇卧床休息，以左侧卧位抬高臀部为宜。严密观察胎心率的变化，发现异常及时报告医生。确定有脐带脱垂者应在数分钟内结束分娩。

4. 治疗配合

(1) 期待治疗的护理配合：指导孕妇绝对卧床休息，强调其必要性；积极防治感染；遵医嘱使用抑制宫缩、促进胎肺成熟的药物，防治早产，促进围生儿健康；及时发现并配合医生纠正羊水过少；严密观察病情，监测母儿状态，必要时终止妊娠。

(2) 终止妊娠：足月胎膜早破可以进行观察，一般在破膜12小时内自然临产；若12小时尚未临产，可遵医嘱予以药物引产。未足月胎膜早破结合宫颈成熟程度、胎肺是否成熟、有无感染及胎儿窘迫等，决定采取阴道分娩或剖宫产终止妊娠；胎儿窘迫者要做好新生儿复苏准备。

5. 心理护理 引导孕妇及家属讲出其担忧的问题及心理感受，给予安慰，并向其说明病情及所采取的治疗方案，以缓解其焦虑情绪。对因胎膜早破造成的早产或剖宫产儿的健康和生命可能受到威胁，应指导家属做好心理准备。

6. 健康指导 对胎位异常、头盆不称的孕妇指导其提前入院待产。讲解胎膜早破的原因及对妊娠的影响，告知孕妇及家属破膜的症状，一旦破膜应立即平卧，抬高臀部，尽快送往医院。

考点：胎膜早破对母儿的影响、处理原则和护理措施

第12章 分娩期并发症及护理

> **护考链接**
>
> 1. 胎膜早破是指（　　）
>   A. 第二产程胎膜破裂　　B. 临产前胎膜破裂　　C. 宫缩开始胎膜破裂
>   D. 第一产程胎膜破裂　　E. 胎儿娩出中胎膜破裂
> 2. 胎膜早破的护理，下列哪项是错误的（　　）
>   A. 立即听胎心并记录破膜时间　　B. 破膜12小时尚未临产遵医嘱给予抗生素
>   C. 卧床休息，抬高臀部　　D. 若为头先露，无需观察脐带脱垂情况
>   E. 注意羊水的性状和颜色
>
> 分析：1. B
> 2. 胎膜早破的一个重要危害是脐带脱垂，一经发现胎膜早破应立即检查有无脐带脱垂，故选D。

（五）护理评价

(1) 是否发生感染，体温、脉搏、白细胞计数是否正常。
(2) 胎儿能否顺利娩出，是否发生脐带脱垂、吸入性肺炎等。
(3) 患者情绪是否稳定，焦虑感有无减轻。
(4) 是否发生或及时发现脐带脱垂。

> **案例12-3 分析**
>
> 1. 通过观察患者的临床表现，可确立胎膜早破的诊断，妊娠不满35周且不伴感染，可期待治疗。
> 2. 护士应指导孕妇绝对卧床休息，遵医嘱使用抑制宫缩、促进胎肺成熟的药物，严密观察病情，监测母儿状态，发现异常及时报告医生。

第4节　羊水栓塞

案例12-4

女性，24岁。初孕妇，孕40周，不规则腹痛5小时入院。产程中因宫缩乏力给予缩宫素静脉滴注，宫缩转强，3小时后胎膜破裂，破膜后不久，产妇突然发生寒战、烦躁不安，接着发绀、呼吸困难、心率加快，血压70/40mmHg。

问题：目前产妇最可能的诊断是什么？护士立即要进行的工作是什么？

一、疾病概要

羊水栓塞是指分娩过程中羊水突然进入母体血液循环，引起急性肺栓塞、过敏性休克、弥散性血管内凝血、肾衰竭等一系列病理改变的严重的分娩并发症，是导致产妇死亡的重要原因之一。发生在足月分娩者死亡率高达80%以上，也可发生于中期妊娠引产或钳刮术中，但情况较缓和。

（一）病因

一般认为羊水栓塞是由于羊水中的有形物质（胎儿毳毛、胎脂、胎粪、角化上皮）进

入母体血循环所引起。羊水进入母体血循环有三条途径：①经宫颈内膜静脉；②经胎盘附着处之血窦；③病理情况下开放的子宫壁血窦。羊水栓塞发生的基本条件有三个：①宫缩过强致羊膜腔内压力增高；②胎膜破裂；③宫颈或宫体有开放的静脉或血窦。因此，前置胎盘、胎盘早剥、子宫收缩过强、子宫破裂、剖宫产、引产、钳刮术、高龄初产妇和多产妇（较易发生子宫损伤）均可诱发羊水栓塞。

（二）病理生理

羊水进入母体血循环后，可通过阻塞肺小血管，引起变态反应和凝血机制异常，引起一系列病理生理变化。

1. 肺动脉高压 羊水有形物质直接形成栓子，经肺动脉进入肺循环，机械性阻塞肺小血管，并刺激血管活性物质引起肺小血管痉挛；肺小血管栓塞反射性引起迷走神经兴奋致支气管痉挛和支气管分泌物增多；有形物质同时激活凝血过程，使肺小血管内形成弥散性血栓，进一步阻塞肺小血管而导致肺动脉高压。肺动脉高压使右心负荷加重，引起右心衰竭，继而出现周围循环衰竭、休克甚至死亡。

2. 过敏性休克 羊水有形物质成为致敏原作用于母体，可引起Ⅰ型变态反应而发生过敏性休克。多在羊水栓塞后立即出现血压骤降甚至消失。

3. 弥散性血管内凝血（DIC） 羊水中含有多量促凝物质，进入母血后可在血管内产生广泛微血栓，大量消耗凝血因子和纤维蛋白原而发生 DIC。羊水中含有纤溶激酶，可激活纤溶系统。由于大量凝血物质的消耗和纤溶系统激活，产妇的血液系统损伤由高凝状态转为纤溶亢进，血液不凝，易发生产后出血及失血性休克。

4. 急性肾衰竭 由于 DIC 和休克，DIC 前期形成的血栓堵塞肾内小血管，引起肾脏缺血、缺氧，导致肾脏器质性损害，引起肾功能障碍和肾衰竭。

（三）临床表现及诊断

羊水栓塞起病急、病情险、表现复杂是其特点。多发生于分娩过程中，尤其是胎儿娩出前后短时间内。主要根据诱发因素、症状和体征来诊断。在胎膜破裂后、胎儿娩出前后短时间内或剖宫产过程中，产妇突然出现烦躁不安、呛咳、呼吸困难、发绀、血压骤降迅速进入休克、出血等不能用其他原因解释的情况，首先诊断为羊水栓塞并立即抢救，同时安排相关检查。典型的羊水栓塞临床经过分为三个阶段。

1. 呼吸循环衰竭和休克 在分娩过程中尤其是刚破膜不久，产妇突然出现寒战、呛咳、气急、烦躁不安、恶心、呕吐等先兆症状，随后出现呼吸困难、发绀、抽搐、昏迷、脉搏细数、血压急剧下降，听诊心率加快、肺底部湿啰音。病情严重者可无先兆症状，产妇仅在打一个哈欠或惊叫一声后，血压迅速下降，于数分钟内死亡。

2. 出血 度过第一阶段后进入凝血功能障碍阶段，表现为以子宫出血为主的全身广泛性出血，大量阴道流血、切口渗血、全身皮肤黏膜出血、血尿甚至消化道大出血。产妇可因出血性休克而死亡。

3. 急性肾衰竭 羊水栓塞后期产妇出现少尿（或无尿）和尿毒症的表现。

以上三阶段通常按顺序进行，也可不完全出现，或出现的症状不典型。钳刮术出现羊水栓塞可表现为一过性的呼吸急促、胸闷后出现阴道大量流血。

（四）治疗原则

一旦怀疑羊水栓塞要立刻抢救。抢救的基本原则是抗过敏、迅速纠正呼吸循环衰竭和改善低氧血症、抗休克、防治 DIC 和肾衰竭发生；采取有效的措施，尽快结束分娩。

二、护　理

(一) 护理评估

1. 健康史　仔细了解是否存在引起羊水栓塞的各种诱因,是否具备发病的三个基本条件。

2. 身体状况　在胎膜破裂后、胎儿娩出前后短时间内或剖宫产过程中要做重点监护,及时评估产妇是否突然出现不能用其他原因解释的烦躁不安、呛咳、呼吸困难、发绀、血压骤降迅速进入休克、出血等情况;监测生命体征,肺部听诊有无湿啰音;观察阴道出血量的多少,有无全身出血倾向。

3. 辅助检查
(1) 血涂片查找羊水有形物质:采集下腔静脉血,镜检见到羊水有形物质可确诊。
(2) 床旁胸部 X 线摄片:双肺部弥散性点片状浸润阴影,沿肺门周围分布,伴右心扩大。
(3) 床旁心电图检查:可见右心房、右心室扩大,ST 段下降。
(4) 实验室检查:DIC 各项检查呈阳性指标。

4. 心理-社会状况　羊水栓塞发病急骤,病情凶险,产妇会感到痛苦和恐惧。家属毫无心理准备,当产妇和胎儿的生命受到威胁时感到无措,一旦抢救失败会对医务人员产生抱怨、不满,甚至愤怒。

(二) 护理诊断/问题

1. 气体交换受损　与肺动脉高压、肺水肿有关。
2. 组织灌流量不足　与失血、DIC 有关。
3. 潜在并发症　休克、肾衰竭、DIC、胎儿宫内窘迫。
4. 恐惧　与病情危重,濒死感有关。

(三) 护理目标

(1) 产妇胸闷、呼吸困难有所改善。
(2) 产妇体液维持平衡,生命体征稳定。
(3) 不发生或及早发现并发症,胎儿及新生儿安全。
(4) 情绪稳定,积极配合治疗与护理。

(四) 护理措施

1. 预防措施
(1) 倡导计划生育,减少多产,警惕诱因。
(2) 人工破膜应在宫缩间歇期进行。
(3) 严格掌握缩宫素引产的指征,合理用药,专人监护。
(4) 严格掌握手术产指征,预防子宫或产道损伤。

2. 治疗配合
(1) 吸氧:保持呼吸道通畅,立即面罩给氧或气管插管加压给氧,必要时气管切开,保证供氧,以减轻肺水肿,改善心、脑、肾等重要脏器的缺氧。
(2) 配合医生进行抢救
1) 抗过敏,解除肺动脉高压,改善低氧血症:发现羊水栓塞的先兆症状时,立即遵医嘱给予大剂量肾上腺糖皮质激素抗过敏、解痉。①地塞米松 20mg 加于 25% 葡萄糖液静脉推注,依病情继续给 20mg 加于 5% 葡萄糖液中静脉滴注维持;或氢化可的松 100～200mg 加于 5% 葡萄糖液中 50～100ml 快速静脉滴注,再以 300～800mg 加于 5% 葡萄糖液中

250～500ml 静脉滴注维持。②使用解痉药缓解肺动脉高压，根本改善缺氧，预防右心衰竭所致的呼吸循环衰竭。盐酸罂粟碱为首选药物，30～90mg 加于 25% 葡萄糖液 20ml 中缓慢静脉注射，能解除平滑肌张力，扩张肺、脑血管及冠状动脉；阿托品 1mg 每 15～30 分钟静脉注射一次，直到面色潮红、症状缓解为止；氨茶碱 250mg 加于 25% 葡萄糖液 20ml 中缓慢静脉注射。

2）抗休克：羊水栓塞引起的休克较为复杂，应综合考虑。遵医嘱尽快补充血容量，严密观察病情，若休克症状急剧而严重或补足血容量后血压仍不稳定，加用升压药；及时纠正酸中毒和电解质紊乱；纠正心力衰竭。

3）防治 DIC：遵医嘱在 DIC 早期高凝状态尤其在发病后 10 分钟内应用肝素钠效果更好；及时输新鲜血或血浆、纤维蛋白原等补充凝血因子，纤溶亢进期给予抗纤溶药物。

4）预防肾衰竭：血容量补足后仍少尿或无尿时应及时给予利尿药预防肾衰竭，呋塞米 20～40mg 静脉注射或 20% 甘露醇 250ml 快速静脉滴注。

5）预防感染：遵医嘱选用对肾毒性小的广谱抗生素预防感染。

6）产科处理：羊水栓塞发生于胎儿娩出前，应积极改善呼吸循环功能，防止 DIC，抢救休克，病情好转后迅速结束分娩。第一产程发病者应剖宫产终止妊娠；第二产程发病者阴道助产并严密观察出血情况。对无法控制的产后出血行子宫切除。

3. 病情监测

(1) 严密监测产程：注意产程进展、宫缩强度与胎儿情况。

(2) 观察出血情况：观察阴道出血量、血液凝固情况，如子宫出血不止，应做好子宫切除的术前准备。观察皮肤黏膜有无出血点及瘀斑、有无其他全身出血倾向。

(3) 治疗中监测：动态监测生命体征，定时检查并记录；监测肺底有无湿啰音；及时行动脉血气分析、电解质测定。

(4) 观察尿量：血容量补足后仍少尿或无尿时应及时给予利尿药预防肾衰竭。

4. 心理护理　医护人员首先保持沉着冷静，不因自身的忧虑而加重患者和家属的焦虑。理解和安慰家属，向家属介绍病情的严重性，因病情需要切除子宫时应向家属详细交代，以取得配合。在合适的时候允许家属陪伴。患者神志清醒后，应给予陪伴、鼓励、支持，使其增强信心，相信病情会得到控制。产妇死亡时会导致家属的否认和愤怒的情绪反应，尽量给予解释、陪伴，帮助其度过哀伤阶段。

考点：羊水栓塞的护理评估和护理措施

5. 健康指导　讲解出院后保健知识，增加营养，加强锻炼。产后 42 天复查时应做尿常规和凝血功能检查，判断肾功能恢复情况。做好计划生育指导，采用合适的避孕方法，计划再生育者嘱其避孕一年，怀孕前到妇产科门诊咨询。

（五）护理评价

(1) 胸闷、呼吸困难症状是否改善。

(2) 血压及尿量是否正常，阴道流血是否减少，全身皮肤、黏膜有无出血。

(3) 是否发生了并发症。

(4) 患者情绪是否稳定，恐惧感是否减轻，能否主动配合各种治疗与护理。

> **案例 12-4 分析**
>
> 结合发病时间、使用缩宫素致宫缩强、胎膜破裂及产妇的临产表现，确立羊水栓塞的诊断，迅速配合医生完成抗过敏、抗休克的治疗。

第5节 脐带脱垂

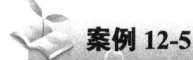

案例 12-5

27岁,初孕妇。孕39周,阵发性腹痛3小时入院。检查:宫缩30～40秒/4～5分,胎心140次/分,骶左前,宫口开大3cm,胎膜未破。B超提示双顶径9.2cm。待产中因宫缩乏力给予缩宫素静脉滴注,4小时后突然破膜,立即听胎心为100次/分。
问题:1. 目前最可能的诊断是什么?
    2. 护士如何完成急救护理,并配合医生紧急处理。

一、疾病概要

脐带在胎膜破裂后脱出于宫颈口,降至阴道内甚至露于外阴部,称脐带脱垂(图12-6);胎膜未破时脐带位于胎先露部前方或一侧,称脐带先露或隐形脐带脱垂(图12-7)。

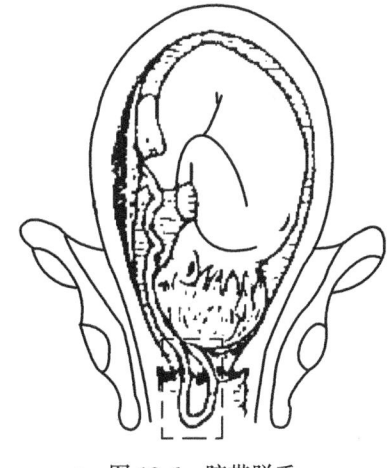
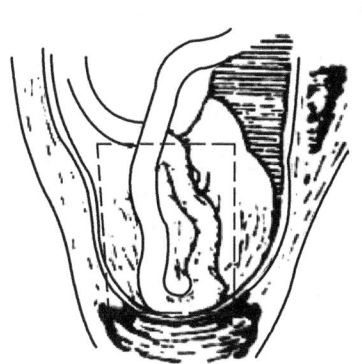

图12-6 脐带脱垂　　　　图12-7 脐带先露

(一)病因

1. 胎头未衔接　如骨盆狭窄、头盆不称等。
2. 胎位异常　如枕后位、肩先露、臀先露等。
3. 其他　如脐带过长、羊水过多、胎儿过小、脐带附着异常或低置胎盘。

(二)临床表现及诊断

胎膜未破,胎心率于胎动、宫缩后突然变慢或不规则,但改变体位、上推胎先露或抬高臀部后迅速恢复的,则考虑脐带先露,临产后应行胎心监护。胎膜破裂即出现胎心突然变慢或不规则,考虑脐带脱垂,应立即行阴道检查;在胎先露旁或下方触及条索状物或有搏动感,或见到脐带脱出于外阴,即可确诊。B超检查有助于诊断。

(三)对母儿的影响

1. 对母体影响　手术产率增加,使产妇产道损伤与感染机会相应增加。
2. 对胎儿影响　脐带先露可因宫缩时胎先露部下降压迫脐带导致一过性胎心率异常。胎膜破裂后脱垂的脐带受胎先露与骨盆壁的压迫,胎儿血循环受阻引起胎儿缺氧,甚至胎心完全消失；以头先露最严重，肩先露最轻。若脐带血循环阻断7～8分钟即可造成胎儿死亡。

（四）治疗原则

缩短脐带受压时间，尽快娩出胎儿，争取胎儿存活，防止母体损伤。

1. 脐带先露 经产妇、胎膜未破、先露入盆、宫缩良好、胎心持续良好、宫口进行性扩张者可经阴道分娩。不符合上述条件或初产妇或足先露、肩先露者应行剖宫产术。

2. 脐带脱垂 胎心尚好、胎儿存活者应争取尽快娩出胎儿；若宫口开全，胎头已入盆，行产钳术；若宫口未开全，尽快行剖宫产术。确诊胎儿已死时，可等待自然分娩。

二、护 理

（一）护理评估

1. 健康史 详细评估是否有导致脐带脱垂的危险因素存在。

2. 身体状况 有脐带脱垂原因存在时要警惕脐带脱垂。严密监测胎心，观察胎心在胎动、宫缩后或胎膜破裂后的变化，及时行阴道检查或肛查，了解有无脐带脱垂和脐带血管有无搏动。

3. 辅助检查 B超有助于确定脐带的位置；胎儿监护可了解胎儿宫内情况。

4. 心理-社会状况 脐带受压，可造成胎儿窘迫甚至死亡，产妇及家属因担心胎儿的安危而焦虑不安；胎儿死亡后表现为不能接受、极度悲伤等。

（二）护理诊断/问题

1. 有胎儿受伤的危险 与脐带受压胎儿血循环受阻有关。

2. 有感染的危险 与增加阴道检查的次数和助产手术有关。

3. 焦虑 与担心胎儿的生命安全有关。

（三）护理目标

（1）脐带脱垂被及时处理，胎儿安全出生。

（2）无感染发生，体温、白细胞计数正常。

（3）情绪稳定，焦虑感减轻或消失。

（四）护理措施

1. 预防措施 加强产前检查，及时发现并纠正异常胎位。对头盆不称、临产后胎先露部未入盆或胎位异常者应避免胎膜早破，破膜后立即监测胎心，及早发现脐带脱垂。严格掌握人工破膜的指征，破膜应在宫缩间歇期进行，破膜后要控制羊水流出的速度。

2. 急救护理

（1）一经发现脐带先露或脐带脱垂立即指导产妇取头低臀高位，以减轻脐带受压，改善胎儿缺氧状态。

（2）立即吸氧。

（3）严密监测胎心变化。

3. 医护治疗配合

（1）严密监测胎心和宫口扩张情况，发现胎心异常或宫口不能如期进展及时报告医生并配合终止妊娠。

（2）确诊为脐带脱垂要迅速做好急救护理，通知医生并配合完成抢救过程。宫口开全者配合医生行阴道助产尽早娩出胎儿。若宫口未开全，指导产妇采取合理体位的同时将胎先露部上推，应用宫缩抑制药，以缓解或减轻脐带受压，严密监测胎心，做好剖宫产及抢救新生儿窒息的准备。

4. 预防感染 行阴道检查或阴道助产术时注意严格无菌操作；遵医嘱应用抗生素预防感染；密切观察体温、白细胞计数，及时发现感染征象并处理。

5. 心理护理 耐心听取产妇及家属对胎儿安危的担心，并讲解脐带脱垂的病情及处理方法，争取其积极配合，同时也做好胎儿可能死亡的心理准备。

6 健康指导 对临近预产期胎头仍高浮未入盆时，应避免胎膜早破，向孕妇解释胎膜早破的临床表现，一旦胎膜破裂，应立即平卧垫高臀部，紧急入院就诊。

(五) 护理评价

(1) 是否及时发现并处理脐带脱垂，胎儿能否安全出生。
(2) 有无感染发生，体温、白细胞计数是否正常。
(3) 情绪是否稳定，焦虑感是否减轻或消失。

考点：脐带脱垂的诊断及急救护理

案例 12-5 分析
1. 结合臀位、破膜后胎心立即改变，临床诊断脐带脱垂。
2. 应立即指导产妇取头低臀高位。通知医生并配合完成抢救过程。因宫口未开全，指导产妇采取合理体位的同时将胎先露部上推，应用宫缩抑制药，以缓解或减轻脐带受压，严密监测胎心，做好剖宫产及抢救新生儿窒息的准备。

小结

产后出血居我国产妇死亡原因的首位，子宫收缩乏力、胎盘因素、软产道裂伤及凝血功能障碍是其主要原因，阴道流血特点随不同病因而异；治疗原则主要是正确估计出血量，明确原因后快速止血，纠正休克，预防感染；子宫收缩乏力是最常见的原因，首选的治疗是按摩子宫和应用子宫收缩药；要重视预防，分娩后2小时是高发时期，应密切监护。子宫破裂最常见的原因是梗阻性难产和瘢痕子宫，应尽早识别先兆子宫破裂征象并及时处理，已经确诊应立即抑制宫缩并尽快剖宫产终止妊娠。胎膜早破对母儿的主要危害是引起早产、感染和脐带脱垂，治疗主要是依据孕周、胎肺是否成熟、有无感染征象等采取期待治疗或终止妊娠；一经确诊要绝对卧床，臀部抬高，立即听胎心，观察流出羊水性状，破膜超过12小时尚未分娩应给予抗生素预防感染。羊水栓塞典型的临床特征是分娩前后突感寒战，出现呛咳、气急、烦躁不安、呼吸困难、发绀、抽搐、昏迷、血压骤然下降，进一步出现出血、急性肾衰竭，孕产妇死亡率极高；一旦怀疑应立刻抢救，包括抗过敏、解除肺动脉高压、抗休克、防治DIC和肾衰竭；抢救的首选药物是糖皮质激素和盐酸罂粟碱。脐带脱垂可引起胎儿急性缺氧甚至胎死宫内，一旦发生应迅速改变体位后终止妊娠。

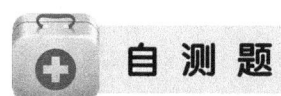

自测题

选择题
A_1 型题
1. 目前我国引起产妇死亡的原因占首位的是（ ）

A. 妊娠合并心脏病　　B. 产后出血
C. 妊娠期高血压疾病　D. 产褥感染
E. 羊水栓塞

2. 羊水栓塞的常见病因有（　　）
   A. 胎膜早破　　　　B. 前置胎盘
   C. 子宫强直性收缩　D. 子宫有开放的血管
   E. 以上都对

3. 产后出血最重要的预防措施是（　　）
   A. 适度做会阴侧切术
   B. 胎肩娩出后立即注射缩宫素 10U
   C. 督促产妇及时排空膀胱
   D. 产后早期哺乳
   E. 产后 24 小时内观察阴道出血及宫缩情况

4. 病理缩复环可见于（　　）
   A. 前置胎盘　　　　B. 羊水过多
   C. 多胎妊娠　　　　D. 胎盘早剥
   E. 先兆子宫破裂

5. 关于子宫破裂，不正确的描述是（　　）
   A. 先兆子宫破裂应立即抑制子宫收缩
   B. 术后给予抗生素预防感染
   C. 药物抑制宫缩
   D. 子宫破裂行子宫修补术后至少避孕半年
   E. 分娩期不正确使用缩宫素可导致子宫破裂

A_2 型题

6. 初产妇，顺产后阴道大量出血，检查发现宫体软。护士采取的首要措施是（　　）
   A. 检查胎盘是否完整　B. 检查软产道有无损伤
   C. 检查凝血功能　　　D. 按摩子宫
   E. 做好输血准备

7. 32 岁经产妇，孕 38 周，临产 3 小时。检查：宫缩强，宫口开大 4cm，自然破膜后出现烦躁、呛咳、呼吸困难、发绀，血压 60/30mmHg，首先考虑（　　）
   A. 重度子痫前期　　B. 子宫破裂
   C. 急性左心衰竭　　D. 胎膜早破
   E. 羊水栓塞

8. 初产妇，30 岁，妊娠 38 周，早晨 6 时下床时自觉阴道流出大量稀水样液体，9 点入院。正确的护理措施是（　　）
   A. 以轮椅送入病房
   B. 病人可自由活动
   C. 患者取头低足高位，以平车送往病房
   D. 患者可沐浴
   E. 患者取头高足低位，以平车送往病房

9. 产妇因第二产程延长，经阴道助产分娩一男婴，体重 3500g。胎盘娩出后阴道持续出血约 800ml。护理措施正确的是（　　）
   A. 不能按摩子宫
   B. 检查胎盘胎膜是否完整
   C. 会阴垫不用保留
   D. 产后 12 小时下床活动
   E. 预防感染

10. 初产妇，24 岁，妊娠 38 周。分娩过程中出现烦躁不安、腹痛难忍、排尿困难、腹壁脐下出现环状凹陷。考虑的诊断是（　　）
    A. 妊娠合并急性阑尾炎　B. 先兆子宫破裂
    C. 前置胎盘　　　　　　D. 胎盘早剥
    E. 先兆早产

11. 孕妇 32 岁，因胎膜早破收住院，孕妇下床排尿，护士发现脐带脱垂，必须采取的措施是（　　）
    A. 数分钟内结束分娩　B. 顺其自然
    C. 保持外阴清洁　　　D. 定时观察羊水性状
    E. 定时听胎心

A_3/A_4 型题

（12～14 题共用题干）

患者，妊娠 30 周发现妊娠期高血压疾病轻度子痫前期。妊娠 38 周临产，产后阴道持续出血达 800ml，检查子宫软，轮廓不清，按摩后子宫变硬，阴道流血减少。诊断为产后出血。

12. 造成其出血最可能的原因是（　　）
    A. 子宫收缩乏力　　B. 胎盘植入
    C. 软产道裂伤　　　D. 凝血功能障碍
    E. 胎盘残留

13. 该产妇给药首选（　　）
    A. 麦角新碱　　　　B. 硫酸镁
    C. 维生素 K　　　　D. 哌替啶
    E. 缩宫素

14. 该产妇最不可能出现的护理问题是（　　）
    A. 组织灌注不足　　B. 有感染的危险
    C. 疲乏　　　　　　D. 焦虑
    E. 皮肤完整性受损

（马星丽）

第13章 异常产褥期护理

产褥期是产妇各系统恢复的时期，尤其是生殖系统发生急剧变化。一些潜在的病变可以在产褥期出现（如感染、出血、抑郁症等），也可由于产妇及其家人的习俗处理不当引起（如中暑等）。

第1节 产褥感染

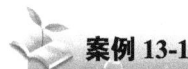

案例 13-1

产妇，28岁。孕足月胎膜早破12小时后阴道分娩。产后3天突然畏寒、高热、头痛、恶心欲呕，下腹剧痛，伴恶露量增多，有臭味。护理评估：体温39.5℃，脉搏100次/分，呼吸27次/分，血压125/70mmHg。面部潮红，精神软倦，心肺（-），双乳稍胀。腹部压痛明显，反跳痛（+）。宫底平脐，压痛明显，恶露近月经量，有臭味。外阴伤口轻微红肿，无明显压痛。

问题：1. 产妇产后情况正常吗？最可能的临床诊断是什么？如何判断？
2. 如何进行护理？

一、疾病概要

产褥感染是指分娩及产褥期因生殖道受病原体侵袭，所引起的局部或全身炎症性变化。发病率约为6%。产褥病率是指分娩24小时以后的10日内，用口表每日测体温4次，间隔4小时，有2次体温≥38℃。产褥病率常由产褥感染引起，但也可因生殖道以外部位（乳腺、泌尿道、呼吸道等）的感染所致。目前产褥感染、产科出血、妊娠合并心脏病及严重的妊娠期高血压疾病是孕产妇死亡的四大原因。

考点：产褥感染、产褥病率的概念

（一）病因

1. 诱因 女性生殖道有自然的防御功能，因为阴道自净作用及羊水内的抗菌物质，妊娠及正常分娩通常不会增加感染的机会。但当细菌数量增多、毒力增强、机体免疫力低下时，则会增加感染的机会，成为产褥感染的诱因，如产妇体质虚弱、营养不良、孕期贫血、胎膜早破、产程延长、产道损伤、产后出血、胎盘残留、手术助产或剖宫产等。

2. 病原体种类 产褥感染常见的病原体有大量需氧菌、厌氧菌、真菌及支原体、衣原体等，但以厌氧菌为主，主要有厌氧性链球菌、厌氧类杆菌属、需氧性链球菌、大肠埃希菌和葡萄球菌。另外，许多非病原体在特定的环境下也可致病，称为条件致病菌。常发生几种病原体的混合感染。

考点：产褥感染最常见的病原体

3. 感染途径 感染的途径主要有两种：

（1）内源性感染：正常孕产妇生殖道或其他部位寄生的病原体，当出现机体抵抗力下降或是细菌繁殖能力增加时便可致病。

（2）外源性感染：由外界的病原体侵入生殖道而引起感染，主要的病原体是需氧性链球菌，如β-溶血性链球菌等。常因医务人员消毒不严或被污染的衣物、用具、各种手术诊疗器械及物品等接触患者后造成感染。

研究表明，内源性感染更重要，因孕妇生殖道病原体不仅可导致产褥感染，而且还能通过胎盘、胎膜、羊水间接感染胎儿，导致流产、早产、胎儿生长受限、胎膜早破、死胎等。

> **链接**
>
> **产褥感染病原体的毒性和致病性**
>
> 产褥感染常见的病原体中，以β-溶血性链球菌（GBS）致病性最强，可产生外毒素与溶组织酶等多种物质，引起病变扩散迅速，导致严重感染，甚至并发败血症。大肠埃希菌能产生内毒素，引起菌血症时易发生感染性休克。葡萄球菌常见于会阴、阴道裂伤缝合的针眼感染，以致形成小脓肿。

（二）病理及临床表现

根据感染部位、程度、扩散范围，分为以下几种病理类型。

1. 急性外阴、阴道、宫颈炎 多由分娩时损伤或手术助产所致，以大肠杆菌和葡萄球菌感染为主。可见于会阴裂伤或会阴切口感染，表现为伤口红肿、发硬，缝线孔流出脓性分泌物，甚至发生伤口裂开。阴道与宫颈感染表现为黏膜充血、溃疡、脓性分泌物增多，若感染部位较深时，可引起阴道旁结缔组织炎。宫颈裂伤感染向深部蔓延，可达子宫旁组织，引起盆腔结缔组织炎。

2. 急性子宫颈内膜炎、子宫肌炎 为产褥感染最常见的病理类型，病原体经胎盘剥离面侵入扩散到蜕膜，称子宫内膜炎，表现为内膜充血、坏死，阴道内大量脓性分泌物；炎症扩散到子宫肌层，称子宫肌炎，表现为下腹疼痛，恶露增多呈脓性，子宫复旧缓慢、压痛明显，伴有高热寒战、头痛、白细胞增多等全身感染表现。二者常伴发，多在产后3～5日发病。

3. 急性盆腔结缔组织炎、急性输卵管炎 多自子宫内膜炎扩散而来，病原体沿子宫旁淋巴或血行达宫旁组织，形成炎性包块引起急性盆腔结缔组织炎，同时波及输卵管系膜、管壁，形成急性输卵管炎。产后3～5日发病，出现寒战、高热、脉速、腹胀及下腹剧痛，子宫复旧不佳，腹部检查有压痛反跳痛、肌紧张，由于病变组织充血、大量中性粒细胞及炎性分泌物渗出，局部组织增厚及包块形成，压痛明显，严重者整个盆腔形成"冰冻骨盆"。

4. 急性盆腔腹膜炎及弥漫性腹膜炎 炎症继续发展，累及盆腔腹膜，形成盆腔腹膜炎。继而发展为弥漫性腹膜炎。患者出现全身中毒症状，如高热、恶心、呕吐、腹胀，检查时下腹部有压痛或反跳痛等腹膜刺激症状，由于产妇腹壁松弛，腹肌紧张多不明显。大量渗出液在直肠子宫陷凹形成脓肿，波及肠管与膀胱可出现腹泻、里急后重与排尿困难。若治疗不彻底容易转变为盆腔炎性疾病后遗症，引起不孕症。

5. 血栓性静脉炎 类杆菌及厌氧性链球菌是常见的病原体。病变常为单侧，多见于产后1～2周，继子宫内膜炎之后出现寒战、高热、心率加快、呼吸急促及下腹剧痛，持续数周或反复发作。局部检查不易与盆腔结缔组织炎鉴别。下肢血栓性静脉炎时，出现弛张热，病变多在股静脉、腘静脉及大隐静脉，局部静脉压痛及硬索状，下肢因血液回流受阻而肿胀，皮肤发白，习惯称为"股白肿"。小腿深静脉栓塞时，出现腓肠肌或足底部疼痛和压痛。

6. 脓毒血症及败血症 感染血栓脱落进入血液循环可引起脓毒血症，常并发感染性休克和迁徙性脓肿（肺、脑、肾脓肿）。若细菌大量进入血循环并繁殖可形成败血症，出现持续高热、寒战、体温达 40℃ 以上，并可有神志不清、谵妄及昏迷等，抢救不及时将危及产妇生命。

考点：产褥感染的病理类型及临床表现

> **护考链接**
>
> 产妇，产后 2 周出现弛张热，下腹疼痛并且压痛明显，下肢肿胀疼痛、皮肤紧张发白。最可能的诊断是（ ）
> A. 子宫肌炎　　　　B. 血栓性静脉炎　　　C. 急性盆腔结缔组织炎
> D. 急性盆腔腹膜炎　E. 产后关节炎
> 分析：本题考核的是产褥感染各病理类型的主要临床表现。该产妇表现为产后 2 周发病，热型为弛张热，有下腹疼痛、压痛及股白肿，这些均为下肢血栓性静脉炎的典型表现，故选择 B。

（三）诊断

1. 询问病史 详细询问病史及分娩过程，对产后发热，合并上述诱因者首先考虑产褥感染，注意排除引起产褥病率的其他疾病。

2. 体格检查 进行腹部、盆腔及会阴检查，确定感染部位及严重程度。

3. 辅助检查 超声、CT、磁共振等检测手段，能够对感染形成的炎性包块、脓肿以及静脉血栓做出定位及定性诊断。血、尿常规化验，检测血清 C 反应蛋白 ＞ 8mg/L，有助于早期诊断感染。

4. 确定病原体 确定病原体对明确诊断及指导临床治疗有重要意义，可以通过取宫腔分泌物、脓肿穿刺物等做细菌培养和药敏试验，或进行血培养、厌氧菌培养。

（四）治疗原则

1. 支持疗法 充分休息，加强营养并补充足够维生素，增强全身抵抗力，纠正水、电解质失衡，调节酸碱平衡。

2. 抗生素的应用 遵循早期、足量、联合用药的原则给予抗生素治疗。未明确病原体时，根据经验使用广谱高效抗生素，明确病原体后根据药敏试验，调整用药。必要时短期应用糖皮质激素提高机体应激能力，减轻中毒症状。

3. 手术治疗 会阴或腹部伤口有脓肿应及时切开引流；胎盘胎膜残留时，须在有效抗感染基础上，待体温下降、感染控制后再彻底刮宫清除，避免刮宫所致感染扩散和子宫穿孔；疑盆腔脓肿应经腹或经阴道后穹窿切开引流。如子宫严重感染，经积极治疗无效，考虑行子宫切除术，清除感染源以挽救患者生命。

4. 抗凝治疗 对血栓性静脉炎，在应用抗生素的同时，可加用肝素、尿激酶治疗。治疗期间需监测凝血功能。也可使用双香豆素、阿司匹林及活血化瘀中药治疗。

二、护　　理

(一) 护理评估

1. 健康史　评估有无产褥感染诱因,了解患者是否患有全身性疾病、全身的营养状况、个人卫生习惯、有无泌尿道及生殖道感染史。了解患者孕产史,包括本次妊娠、分娩情况。特别是本次妊娠是否合并糖尿病、心脏病或并发高血压等;本次分娩是否有胎膜早破、产程过长、软产道损伤、器械助产、手术助产及过多的宫腔内操作等。

2. 身体状况　评估产妇全身情况,子宫复旧及伤口愈合情况、恶露情况。测量体温、脉搏、呼吸、血压,评估有无贫血及休克体征;检查宫高、子宫软硬度、有无压痛。妇科检查:会阴伤口有无红肿硬结、脓性分泌物;恶露量及性状。阴道内是否有组织物排出或堵于宫颈口,有无血液从子宫颈流出;宫旁有无压痛性包块。少数情况下出现盆腔血栓性静脉炎,可能引起肺栓塞。

3. 心理-社会状况　评估产妇是否因担心自己身体情况对胎儿哺育的影响而产生沮丧、焦虑和不安的情绪。

4. 辅助检查　了解血、尿常规检查是否异常;药敏试验;B超检查、彩色超声多普勒、CT等检查等有无相应变化。

(二) 护理诊断/问题

1. 体温过高　与感染、机体抵抗力下降有关。

2. 疼痛　与感染、炎性反应有关。

3. 焦虑　与担心自身健康、母婴分离有关。

4. 知识缺乏　缺乏产褥感染相关知识和自我护理知识。

(三) 护理目标

(1) 体温恢复至正常水平。

(2) 产妇疼痛逐渐减轻或消失。

(3) 能说出心理感受,焦虑减轻,主动配合治疗。

(4) 产妇能叙述产褥感染的相关知识和自我护理的知识。

(四) 护理措施

1. 预防措施　加强卫生宣教,注意个人卫生习惯。①妊娠期:增加营养,增强体质,做好产前检查,纠正贫血,积极治疗产道感染病灶,预防传染病。临产前2个月避免性生活及盆浴。②分娩期:严格遵守无菌操作规程。提高接生技术,减少滞产、出血和损伤;必要时给予广谱抗生素预防感染。③产褥期:注意产褥期卫生,保持外阴清洁,使用消毒的会阴垫,勤更换会阴垫,便后清洗会阴等。早下床活动,经常按摩子宫及新生儿吸吮乳头,可促进子宫收缩,利于恶露排出,减少发生感染的机会。

2. 病情观察　①定时测量体温、脉搏、呼吸和血压,发现异常及时报告医生;②密切观察产妇腹痛及恶露情况,并做好记录;③定期协助血象检查,判断治疗效果。

3. 治疗配合　①遵医嘱正确使用抗生素,腹痛严重者可给予止痛药,以减轻患者的不适;②高热产妇予以物理降温,如温水或酒精擦浴,必要时遵医嘱使用降温药物;③对要进行手术治疗的产妇,做好术前准备及术后护理;④严重感染出现休克等并发症时,积极配合抢救治疗。

4. 生活护理 ①提供舒适、清洁的环境，促进产妇休息和睡眠。取半卧位，会阴侧切者取健侧卧位，促进恶露排出和炎症的局限；下肢血栓性静脉炎者，应抬高患肢，局部保暖并给予热敷，以促进血液循环，减轻症状。②进食高蛋白、高热量、易消化食物，少量多餐，增强机体抵抗力。注意水分的补充，每天不应低于2000ml。③做好外阴护理，每天用0.5%碘伏液擦洗外阴两次；会阴水肿者，局部用50%硫酸镁湿热敷。

5. 心理护理 倾听产妇倾诉不安与焦虑，并给予精神安慰，讲解有关的知识和自我护理的方法，为婴儿提供良好的照顾，提供母婴接触的机会，减轻产妇的焦虑。鼓励产妇家属为患者提供良好的社会支持。

（五）护理评价

(1) 产妇体温正常。
(2) 产妇疼痛减轻，无并发症发生。
(3) 产妇焦虑减轻，心情舒畅。
(4) 产妇能叙述产褥感染的相关知识和自我护理的知识。

> **案例 13-1 分析**
> 1. 该产妇产后出现的发热、腹痛、异常恶露是产褥感染的三大主要症状，由此可判断为产褥感染患者。此外，高热、合并腹部压痛反跳痛，考虑弥漫性腹膜炎可能性大。
> 2. 对于产褥感染的产妇而言，其主要护理诊断：体温过高、疼痛、焦虑。故而应从以下几方面给予护理①生活护理：休息、体位、营养饮食和高热护理。②治疗配合：遵医嘱使用抗生素。③病情观察：注意观察生命体征及腹痛情况。④心理护理：给予相应精神支持，减轻焦虑情绪。

第 2 节　晚期产后出血

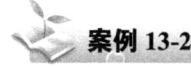

案例 13-2

产妇孕足月在一私人诊所分娩后阴道出血持续不断。产后10天突然出现大量出血。体格检查：体温37.4℃，脉搏110次/分，呼吸27次/分，血压80/50mmHg。妇科检查：子宫大而软，宫口松弛，可触及残留组织。B超检查提示宫腔内有残留物。
问题：1. 该产妇出现了什么情况？
　　　2. 该如何进行护理？

一、疾 病 概 要

分娩24小时后，在产褥期内发生的子宫大量出血称晚期产后出血，以产后1～2周发病最常见。可表现为长期少量或中量阴道流血，也可表现为急性大量出血，伴有血凝块排出。

（一）病因、病理

晚期产后出血最主要原因是胎盘胎膜残留，此外蜕膜残留、子宫胎盘附着面复旧不全、感染、剖宫产术后子宫伤口裂开等都是常见原因。

考点：晚期产后出血的原因

（二）临床表现

晚期产后出血主要临床表现为产褥期发生阴道出血，常伴有感染。不同病因引起的出血又有不同表现。

1. 胎盘、胎膜残留 多发生在产后 10 日左右。残留的胎盘胎膜组织变性、坏死，坏死组织脱落时，导致基底血管暴露断裂而出血。表现为血性恶露持续时间延长，以后反复出血或突然大量流血。检查发现子宫复旧不全，宫口松弛，有时可触及残留组织。

2. 蜕膜残留 蜕膜在正常情况下多于产后 1 周内完全剥脱，若剥离不全而长时间残留，会影响子宫复旧，继发子宫内膜炎症而引起晚期产后出血。临床表现与胎盘残留不易鉴别，检查宫腔刮出物可见坏死蜕膜，但不见绒毛。

3. 子宫胎盘附着面感染或复旧不全 胎盘附着面产后即缩小，并有血栓形成、机化，并于产后 6～8 周子宫内膜修复。若胎盘附着面复旧不全或感染，会导致血栓脱落、血窦开放，形成晚期产后出血。多发生在产后 2 周左右，表现为突然大量阴道流血，检查发现子宫大而软，宫口松弛，阴道及宫口有血块堵塞。

4. 剖宫产术后子宫伤口裂开 多见于子宫下段横切口两侧端，因切口愈合不良，在肠线溶解后血窦重新开放而发生。多表现为术后 2～3 周出现大量阴道流血，甚至引起休克。

5. 感染 常见于子宫内膜炎，感染引起胎盘剥离面复旧不良和子宫收缩欠佳，血窦关闭不全导致子宫出血。

6. 其他 子宫黏膜下肌瘤、产后子宫滋养细胞肿瘤等。

（三）诊断

1. 病史与体征 如为阴道分娩，需了解产程进展及产后恶露情况，有无恶露延长或突然阴道出血病史；如为剖宫产分娩，询问剖宫产指征和术式及术后恢复情况。检查：子宫复旧不佳可扪及子宫增大、变软，宫口松弛，有时可触及残留组织和血块，伴有感染者子宫有明显压痛。

2. 辅助检查 查血、尿常规，了解感染与贫血情况；B 超检查子宫大小、宫腔内有无残留物、子宫切口愈合状况等；病原体培养及药敏试验明确病原体、指导用药；若有宫腔刮出物或切除子宫标本应做病理检查。

（四）治疗原则

（1）药物治疗：少量或中等量阴道流血，应给予足量广谱抗生素、子宫收缩药、止血药、支持疗法及中药治疗。

（2）手术治疗：药物治疗效果不佳或是疑有胎盘、胎膜、蜕膜残留或胎盘附着部位复旧不全者，应在抗炎、止血治疗同时行刮宫术，刮出物送病理检查以明确诊断。

（3）剖宫产术后大量出血者，必要时应剖腹探查，若组织坏死范围小，炎性反应轻，可选择清创缝合以及髂内动脉、子宫动脉结扎止血；若严重者酌情做子宫次全切除术或全子宫切除术。

（4）因肿瘤引起的晚期产后出血，须按照肿瘤部位及性质做相应处理。

二、护　　理

（一）护理评估

1. 健康史 询问产妇孕产史情况，包括本次妊娠、分娩及产褥期情况。特别是本次分娩产程进展情况，是否有产程过长、软产道损伤、手术助产、剖宫产，胎盘胎膜娩出是否完整，产后子宫复旧及恶露情况。

2. 身体情况 评估产妇全身情况，测量体温、脉搏、呼吸、血压，评估有无贫血及休克征象。评估阴道流血量、颜色及持续时间、腹痛的性质及程度。

3. 心理－社会状况 产妇因身体不适而产生焦虑，对不能亲自喂养婴儿而感到无助、不安和内疚。

4. 辅助检查 了解血、尿常规，B超检查，宫腔刮出物或切除子宫标本的病理检查，进一步明确诊断。

（二）护理诊断／问题

1. 焦虑 与疾病导致恢复慢及担心自身健康有关。

2. 有感染的危险 与长时间阴道流血、机体抵抗力下降有关。

3. 潜在并发症 休克等。

（三）护理目标

（1）产妇焦虑有所缓解，积极配合治疗。

（2）产妇体温正常，无感染发生。

（3）出血得到控制，产妇生命体征正常。

（四）护理措施

1. 预防措施 正确处理产程，及时处理难产；产后应仔细检查胎盘胎膜完整度，如有残留须及时取出，必要时行宫腔探查；提高剖宫产技术，合理选择切口位置；严格无菌操作，术后应用抗生素预防感染。

2. 加强营养和休息 指导产妇加强营养，进食高蛋白、高维生素、易消化食物。提供安静、舒适、清洁环境，促进休息与睡眠。指导产妇取半卧位或抬高床头利于恶露流出及炎症局限。保持外阴清洁，每天擦洗会阴两次。

3. 严密观察产后情况 监测生命体征，密切观察阴道出血情况，发现异常及时通知医生，并建立静脉通道、做好抢救准备。有阴道排出物应保留并送病理检查。

4. 治疗配合 遵医嘱使用抗生素，协助医生采取止血措施，如使用止血药、子宫收缩药等。必要时配合医生采取有效急救措施，在开通静脉通道、备血前提下，配合进行清宫术或剖腹探查术。

5. 加强心理护理 观察了解产妇及其家人的精神状态并给予精神安慰，讲解有关知识及自我监护和自我护理的方法，加强婴儿护理，促进母婴情感交流，主动为产妇提供生活护理，避免患者劳累和精神紧张，取得产妇配合和家属支持，解除恐惧心理。

（五）护理评价

（1）产妇情绪稳定，焦虑症状缓解。

（2）产妇体温正常，无感染发生。

（3）产妇出血得到控制，生命体征正常。

> **案例 13-2 分析**
>
> 1. 该产妇在产褥期内（产后24小时后）出现子宫大量出血，身体评估和辅助检查均提示宫内残留物，应考虑为晚期产后出血，可能由妊娠附属物残留所致。目前血压偏低，出现休克征象，主要护理问题是体液不足，与组织灌流量不足有关。
>
> 2. 护理：应注意监测生命体征，遵医嘱补充血容量，纠正休克。同时遵医嘱配合进行清宫术，给予广谱抗生素及子宫收缩药。刮出物送病理学检查。

第3节 产后抑郁症

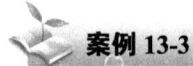

案例 13-3

产妇足月阴道助娩一女婴，4周后一直情绪低落、有时叹气，有时暗暗哭泣，全天睡眠不足5小时。生活不能自理，拒绝给婴儿喂奶，甚至出现自杀想法。经检查，生命体征正常，子宫复旧好，恶露正常，各系统均未见异常。经询问家属，家中未发生纠纷。

问题：1. 该产妇出现了什么情况？
　　　2. 应如何进行健康指导？

一、疾病概要

产后抑郁症是指产妇在产褥期出现抑郁症状，表现出持续和严重的情绪低落等一系列症状，甚至影响对新生儿的照料能力，是产褥期非精神病性精神综合征中最常见的类型。多在产后2周发病，产后4～6周症状明显。

（一）病因

病因不明，可能与遗传、心理、内分泌、妊娠、分娩和社会等因素有关。

（二）临床表现

临床表现与一般抑郁症状相同，主要表现：

1. 情绪改变　　如情绪低落、心情压抑、沮丧、淡漠、孤独、不愿与人交往或伤心流泪，有时会易怒、焦虑、恐惧，夜间加重。

2. 自我评价降低　　自暴自弃、对他人充满敌意，导致与人关系紧张。

3. 创造性思维受损　　注意力难集中、主动性降低，工作效率低。

4. 对生活缺乏信心　　欲望下降，出现厌食、睡眠障碍、易疲倦；严重者甚至绝望，出现自杀或杀婴倾向，有时陷入错乱或昏睡状态。

（三）诊断

产褥期抑郁症至今尚无统一的诊断标准。1994年美国精神学会在《精神疾病的诊断与统计手册》中制定了产褥期抑郁症的诊断标准，见表13-1。

表 13-1　产褥期抑郁症的诊断标准

1. 在产后2周内出现下列症状5条或5条以上的，同时必须具备①和②两条
　①情绪抑郁；
　②几乎对所有事物失去兴趣；
　③体重显著下降或增加；
　④失眠或睡眠过度；
　⑤精神焦虑不安或呆滞；
　⑥疲劳或虚弱；
　⑦不恰当的自责或自卑感，缺乏自信心；
　⑧思维力减退或注意力不集中；
　⑨反复自杀企图

2. 在产后4周内发病

（四）治疗原则

1. 预防 产褥期抑郁症是多因素共同作用的结果，针对病因进行预防至关重要。如普及妊娠、分娩及育婴知识，使孕产妇有充分的心理准备；对孕妇及家属进行宣教，以获取更多社会支持，减轻产妇心理负担、减低不良应激影响，从而预防疾病发生。

2. 心理治疗 重要的治疗手段。针对产妇内心的焦虑和不安，耐心解释和疏导，消除不良刺激，对产褥期妇女多加关心和照顾，调整好家庭和人际关系，养成良好的睡眠习惯，解除致病因素。

3. 药物治疗 适用于中重度患者。应尽量选用不进入乳汁的抗抑郁药，如5-羟色胺再吸收抑制药、三环类抗抑郁药等，并在医师指导下使用。

二、护理

（一）护理评估

1. 健康史 了解患者个性特征，询问既往有无相关病史、有无家族史及家庭社会情况。了解患者妊娠分娩过程中，有无难产、并发症等不良事件发生。

2. 身体状况 评估产妇情绪变化，是否表现出孤独，不愿与人交流，不愿抱婴儿或不能正常地给婴儿喂食，不注意婴儿的反应；评估产妇是否厌恶孩子或害怕接触孩子，甚至出现一些加害婴儿的行为等。

3. 心理-社会状况 产后抑郁症多见于以自我为中心、成熟度不够、敏感、情绪不稳定、好强求全、固执、认真、保守、严守纪律、社交能力不良、与人相处不融洽和内倾性格等个性特点的人群。还有产妇对婴儿期待过高，对承担母亲角色的不适应，对产后生活准备不充分，均可对产妇造成心理压力，同时应评估产妇的家庭及社会资源的心理支持程度。

4. 辅助检查 产褥期抑郁症筛查可使用爱丁堡产后抑郁量表（EPDS）。

> **链接**
>
> **爱丁堡产后抑郁量表（EPDS）**
>
> 是应用广泛的自评量表，包括10项内容，根据症状的严重度，每项内容分4级评分（0，1，2，3分），于产后6周进行，完成量表评定约需5分钟。10个项目分值的总和为总分。总分在12~13分者可能患有不同程度的抑郁性疾病。总分相加≥13分者可诊断为产后抑郁症。

（二）护理诊断/问题

1. 睡眠型态紊乱 与产后心理障碍有关。

2. 应对无效 与产妇无法承担母亲角色有关。

3. 有对自己或他人施行暴力行为的危险 与产后心理障碍有关。

4. 缺乏知识 缺乏产后抑郁症预防及护理知识。

（三）护理目标

（1）产妇睡眠恢复正常，醒后精神好。

（2）产妇能正确评价自己，能够积极主动地照顾婴儿。

（3）产妇未发生伤害自己与他人的行为。

（4）产妇及家属能叙述产后抑郁症的相关知识和自我护理的知识。

（四）护理措施

（1）鼓励家庭支持和社会支持，如对产妇、婴儿周全的照顾，避免对产妇的不良精神刺激，为产妇创造一个安全、舒适的家庭环境，有充足的休息睡眠。

（2）提供有效的心理护理，聆听产妇的倾诉，理解产妇的感受，帮助提高生活兴趣；同时让家属给予更多支持，减少不良精神刺激。

（3）高度警惕产妇早期的伤害性行为。注意保持环境安全，避免危险因素。产妇出现严重行为障碍时，应避免单独接触婴儿。

（4）重症患者遵医嘱正确给予抗抑郁药物治疗，注意观察药物的不良反应，同时接受心理治疗。

（5）轻症患者或恢复期，促进和帮助产妇适应母亲角色，指导产妇与婴儿进行交流，促进亲子互动，以培养产妇的自信心。

（6）出院后做好家庭随访工作，为产妇提供有效的心理咨询。

（五）护理评价

（1）产妇情绪稳定，睡眠恢复正常。

（2）产妇能够积极主动地照顾婴儿，产妇与婴儿健康安全。

（3）产妇未发生自伤与伤人行为。

（4）产妇及家属能叙述产后抑郁症的相关知识，并提供相应的护理措施。

> **案例 13-3 分析**
>
> 1. 该产妇出现情绪低落、哭泣、睡眠障碍、失去生活自理能力及照料婴儿的能力，并出现自杀倾向，考虑出现产后抑郁症。
>
> 2. 对其的健康指导主要包括：鼓励家庭支持和社会支持、提供有效的心理护理，高度警惕其出现的自杀及伤婴等伤害性行为，遵医嘱正确给予抗抑郁药物。

第4节 产褥中暑

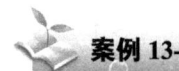

案例 13-4

产妇，25岁。孕1产1，于7月20日足月分娩。出院后回家休养，第7天在家中出现头痛、头晕、乏力、多汗等症状，不久体温迅速升高到40℃，并出现颜面潮红、昏迷，呼叫产科人员出诊，到了产妇家里所见：门窗关闭，产妇深居室内，包头盖被，身着长衣长裤，紧扎袖口、裤脚。产妇全身汗疹，意识不清。

问题：1. 该产妇出现了什么情况？

2. 该如何护理？

一、疾病概要

产褥中暑是指在产褥期间，由于在室内高温、高湿、通风不良环境下，产妇体内余热不能及时散发，引起中枢性体温调节功能障碍为特征的急性热病，主要表现为高热、水电解质紊乱、循环衰竭和神经系统功能损害等。本病起病急骤，病情发展迅速，如处理不当可产生严重后遗症，甚至死亡，切不可轻视。

（一）病因

当人体处于超过散热机制能力的极度热负荷时，因体内继续产热引起高热，发生中暑。常见的病因有：

(1) 外界气温＞35℃、相对湿度＞70%时，机体靠汗液蒸发散热受到影响。

(2) 旧风俗习惯怕产妇"受风"而要求关闭门窗、深居室内、衣着过多，或是居住条件差，居家通风不良且无降温设备时。

(3) 产妇分娩体力消耗大而出血多，体质虚弱，产后出汗多又摄入不足时。

(4) 产褥感染患者发热时，更容易中暑。

（二）临床表现

1. 中暑先兆 发病前的短暂先兆症状，有多汗、口渴、头晕、胸闷、心悸、全身乏力。此时产妇体温正常或有低热。

2. 轻度中暑 表现为上述症状加重，体温上升达38.5℃以上，可有头晕加剧、胸闷加重、颜面潮红、恶心、呕吐、脉搏细数、呼吸急促、痱子布满全身。

3. 重度中暑 产妇高热，体温达41～42℃，呈稽留热，表现为面色苍白、皮肤干燥、无汗、尿少、意识不清、昏睡、谵妄、抽搐等危急症状。如不及时抢救，数小时即可因呼吸循环衰竭死亡。即使幸存，也常因中枢神经损伤而遗留严重后遗症。

（三）诊断

结合病史，从发病季节、产妇居住环境及衣着、产妇分娩是否导致体质虚弱、是否有产褥感染等病史以及临床表现来诊断产褥中暑。

（四）治疗原则

治疗原则是立即改变高温、高湿、通风不良环境，迅速给予产妇降温，及时纠正水、电解质紊乱及酸中毒，积极防治休克。迅速降低体温是抢救成功的关键。

(1) 预防产褥中暑的发生，应打破旧的传统风俗习惯，经常对孕妇进行科学教育和产褥期卫生教育。

(2) 中暑先兆时，立即将产妇移至凉爽通风处，室内温度须降至25℃，解开衣服，多喝凉开水或盐开水，使其安静休息。

(3) 轻度中暑者，除上述处理外，可应用人丹、十滴水等内服，涂擦清凉油。注意水电解质平衡，适度补液。同时可采用物理降温：如用冰水或冰水加酒精全身擦浴，在头、颈、腋下、腹股沟浅表大血管分布区放置冰袋，并同时电扇加强空气对流或给予解热药物退热。

(4) 重度中暑时，应迅速降温。除上述物理降温措施外，还可将已出现谵妄、昏迷的患者浸于4℃水中，按摩四肢皮肤、使皮肤血管扩张、加速血液循环以散热。必要时加用药物降温：用盐酸氯丙嗪或冬眠合剂I号（哌替啶100mg+氯丙嗪50mg+异丙嗪50mg）静脉滴注。体温降至38℃时停止降温。降温过程中注意监测生命体征，特别注意有无脑水肿以及心脏、肾脏情况。积极纠正水、电解质紊乱及酸碱中毒，同时应用抗生素预防感染。如出现心、脑、肾合并症时，应及时对症处理。

二、护　　理

（一）护理评估

1. 健康史 询问产妇分娩及产后情况，产妇身体状况，询问家庭休养环境及产妇衣着情况。

2. 身体状况 评估产妇的口渴、尿频、多汗、恶心、头晕、全身无力、胸闷、心慌等症状的情况。

3. 心理-社会状况 产妇由于没有心理准备，对疾病认识不够，加之起病急、重，不能亲自照顾自己的孩子，常表现焦虑、烦躁、失落和内疚。

4. 辅助检查 了解相关实验室检查资料。

（二）护理诊断/问题

1. 焦虑 与自理能力缺陷、母乳喂养中断、担心疾病预后有关。

2. 体温升高 与中枢体温调节功能障碍有关。

3. 体液不足 与患者产后摄入不足、丢失过多有关。

4. 知识缺乏 缺乏产褥期护理及产褥中暑相关护理知识。

（三）护理目标

(1) 产妇焦虑有所缓解，积极配合治疗。

(2) 产妇体温恢复至正常水平。

(3) 产妇体液容量平衡。

(4) 产妇能叙述产褥中暑的相关知识和自我护理的知识。

（四）护理措施

1. 预防措施 ①孕产期进行卫生宣教，破除旧的陈规陋习，提倡科学坐月子；②保持室内空气流通，衣着要适宜，多饮水、多吃易消化、营养丰富的食物；保证充足的睡眠；③教会产妇识别产褥中暑先兆症状：口渴、多汗、恶心、头晕、心慌、胸闷等；④产后其皮肤排泄功能较旺盛，出汗较多，可以经常用温水擦浴，勤换衣服，可避免产后中暑。

2. 急救护理 ①迅速改变高温、高湿和通风不良环境，采用物理降温，如酒精擦浴或冰水擦浴；②卧床休息，做好居室通风，减少衣着棉被，使体温维持正常状态；③鼓励患者多喝冷开水、冷绿豆汤，多饮些淡盐水或服十滴水、人丹、藿香正气水等；④出现高热、昏迷、抽搐者，应让产妇头偏向一侧，保证呼吸道畅通并持续氧气吸入，3～4L/分，在转送医院进一步治疗前，可用湿毛巾或用30%～50%乙醇溶液擦浴前胸、后背等处；⑤病情严重者加床栏，适当约束防坠床。

（五）护理评价

(1) 产妇的情绪稳定，焦虑症状缓解，心情舒畅。

(2) 产妇的体温正常、舒适感增加。

(3) 产妇无体液不足表现。

(4) 产妇能叙述产褥中暑的相关知识和自我护理的知识。

> **案例13-4分析**
>
> 1. 结合该产妇发病季节（夏季）、居住环境（通风不良）、衣着及临床表现（产后出现中暑先兆后高热、昏迷、汗疹）等情况，考虑该产妇出现产褥中暑。
>
> 2. 主要护理措施：迅速改变高温、高湿和不通风环境，监测其生命体征情况，遵医嘱给予物理、药物降温，正确应用抗生素预防感染。如出现心、脑、肾等合并症时配合医生进行治疗配合及护理。

第13章 异常产褥期护理

小结

由于分娩的损伤和出血，细菌容易侵入生殖道而引起产褥感染，最常见的病原体是厌氧性链球菌，一般多为混合感染。产褥感染以急性子宫内膜炎、急性子宫肌炎最为常见；护理方面需注意高热、体位等生活护理，遵医嘱使用抗生素并注意观察生命体征及腹痛情况。晚期产后出血常因胎盘胎膜残留引起，注意治疗配合。产后抑郁症的重点应加强对产妇的心理支持。产褥中暑关键在于预防：破除旧风俗习惯，居室保持通风，避免室温过高，产妇衣着宽大透气；治疗时则应改善致病环境，迅速降温。

自测题

选择题

A_1 型题

1. 外源性产褥感染的主要致病菌是（　　）
   A. 厌氧性链球菌　　B. 厌氧类杆菌属
   C. 大肠杆菌属　　　D. 葡萄球菌
   E. 需氧性链球菌

2. 产褥感染最常见的病理变化是（　　）
   A. 急性外阴、阴道、宫颈炎
   B. 急性子宫内膜炎、子宫肌炎
   C. 血栓性静脉炎
   D. 急性盆腔腹膜炎
   E. 急性输卵管炎

3. 产褥感染产妇最佳体位是（　　）
   A. 平卧位　　　　B. 半坐卧位
   C. 侧卧位　　　　D. 膀胱截石位
   E. 头低脚高位

4. 产褥感染体温过高的护理措施，错误的是（　　）
   A. 鼓励患者多喝水　　B. 嘱患者卧床休息
   C. 给予易消化的饮食　D. 可给予物理降温
   E. 多穿衣服发汗

5. 不属于晚期产后出血原因的是（　　）
   A. 胎盘、胎膜残留
   B. 继发性宫缩乏力
   C. 胎盘附着面复旧不全
   D. 胎盘附着面血栓脱落
   E. 剖宫产后子宫切口感染或裂开

6. 下列关于晚期产后出血的叙述，错误的是（　　）
   A. 分娩48小时后，在产褥期内发生的子宫大量出血
   B. 多于产后1～2周发生
   C. 主要表现是反复阴道流血或突然大量出血
   D. 剖宫产切口裂开多发生在产后2周左右
   E. 子宫黏膜下肌瘤可以引起晚期产后出血

7. 有关晚期产后出血的预防，下列哪项不妥（　　）
   A. 正确处理第三产程，避免胎盘、胎膜等残留
   B. 严格无菌操作，预防产褥感染
   C. 正确处理子宫切口
   D. 产后常规应用止血药
   E. 产后应用抗生素预防感染

8. 产后抑郁症的诊断依据中必备的是（　　）
   A. 失眠
   B. 精神呆滞
   C. 情绪抑郁
   D. 遇事皆感毫无意义或自卑感
   E. 疲劳或乏力

9. 关于产后抑郁，下列说法不正确的是（　　）
   A. 指产妇在产褥期发生的非精神病性抑郁综合征
   B. 分娩后体内雌激素突然下降可能为重要的促发因素
   C. 社会心理因素是造成产后抑郁的主要因素
   D. 通常在产后2周出现抑郁症状

E. 产后抑郁只需进行心理治疗

10. 可能导致产后抑郁的心理因素不包括（　　）
    A. 夫妻关系良好
    B. 孩子性别不符合预期
    C. 担心新生儿健康
    D. 既往有精神障碍史
    E. 想给婴儿哺乳但乳量不足

11. 下列哪种因素最易导致产后中暑（　　）
    A. 产后过早进食　　B. 产后过早下床活动
    C. 产后过早哺乳　　D. 产后过早应用抗生素
    E. 产后关闭门窗，包头盖被，穿长衣长裤

12. 产后中暑的治疗，下列哪项不正确（　　）
    A. 补充水及氯化钠
    B. 及时纠正酸中毒和休克
    C. 不论产妇是否清醒，均使之置于低温和通风环境中
    D. 已经发生循环衰竭者，宜用物理降温
    E. 使用抗生素预防感染

A_2 型题

13. 患者女性。产后2周出现弛张热，下腹疼痛并压痛明显，下肢肿胀疼痛，皮肤紧张，最可能的诊断是（　　）
    A. 急性子宫内膜炎　　B. 急性子宫肌炎
    C. 血栓性静脉炎　　D. 急性盆腔结缔组织炎
    E. 产后关节炎

14. 患者女性。足月产后3天，出现下腹痛，体温不高，恶露多，有臭味，子宫底脐上一指，子宫体软。考虑其最可能的病理是（　　）
    A. 子宫内膜炎　　　　B. 子宫肌炎
    C. 急性盆腔结缔组织炎 D. 急性盆腔腹膜炎
    E. 急性输卵管炎

15. 足月分娩产妇，产后第3日，侧切伤口红、肿、发硬，压之有稀薄脓液流出，体温37.8℃。下列处理哪项不恰当（　　）
    A. 抗生素治疗　　　　B. 拆线
    C. 局部理疗　　　　　D. 换药引流
    E. 1：5000 高锰酸钾溶液坐浴

16. 女性，28岁。G2P1，产后12天出现弛张热，下腹疼痛并且压痛明显，下肢肿胀、疼痛，皮肤紧张发白。最可能的诊断是（　　）
    A. 急性子宫内膜炎

    B. 急性盆腔结缔组织炎
    C. 急性盆腔腹膜炎
    D. 盆腔血栓性静脉炎
    E. 下肢血栓性静脉炎

17. 女性，23岁。第一胎，经产钳助产一男婴，产后第3天，发热，下腹微痛。查体：体温38℃，双乳稍胀，无明显压痛，子宫脐下1指，轻压痛，恶露多而浑浊，有臭味。其护理不正确的是（　　）
    A. 半卧位　　　　　B. 床边隔离
    C. 物理降温　　　　D. 抗感染治疗
    E. 会阴擦洗 1～2 次/天

18. 女性，初产妇，29岁。顺产一活女婴，产后2周，阴道突然大量出血。检查发现子宫复旧不全，宫口松弛，触及残留组织。最有可能的诊断是（　　）
    A. 产褥感染　　　　B. 产后出血
    C. 晚期产后出血　　D. 急性盆腔结缔组织炎
    E. 血栓性静脉炎

19. 产妇，29岁。产后10天，血性恶露持续1周后，反复阴道流血，导致该患者晚期产后出血。最可能的原因是（　　）
    A. 子宫复旧不全
    B. 子宫胎盘附着面感染
    C. 蜕膜残留
    D. 剖宫产术后子宫伤口裂开
    E. 胎盘、胎膜残留

20. 产妇，32岁。产后在家休养时出现头痛、头晕、乏力、多汗等症状，不久体温迅速升高到41℃，并出现颜面苍白、昏迷和休克。请问最佳降温措施为（　　）
    A. 冰盐水灌肠
    B. 物理降温加药物降温
    C. 冬眠合剂
    D. 静脉滴注葡萄糖盐水
    E. 冰帽

A_3/A_4 型题

（21～23题共用题干）

经产妇，28岁。10日前在家分娩，产后出现血性恶露，无异味，1日前出现阴道流血量增多，检查：体温正常，子宫脐下2横指，软，压痛不

明显，宫口通2指。

21. 本病例患者晚期产后出血的原因最可能是（　）
    A. 子宫内膜炎 B. 子宫肌炎
    C. 胎盘、胎膜残留 D. 子宫复旧不良
    E. 蜕膜残留

22. 不恰当的处理是（　）
    A. 应用抗生素治疗 B. 加用子宫收缩药
    C. 行清宫术 D. 子宫切除术
    E. 支持治疗

23. 此病预防措施中，错误的是（　）
    A. 加强孕期保健，妊娠晚期避免盆浴及性生活
    B. 产时尽量少做肛查
    C. 接产中严格无菌操作
    D. 产前、产时常规用抗生素
    E. 掌握阴道检查适应证

（24～26共用题干）

产妇，足月产后3日，出现下腹疼痛，体温38.8℃，恶露多，有臭味，宫底脐下1cm，子宫软。

24. 对此患者的护理措施，错误的是（　）
    A. 抬高床头 B. 取平卧位
    C. 做好心理护理 D. 做好会阴护理
    E. 做好病情观察和护理

25. 在护理中，应采取的隔离措施是（　）
    A. 保护性隔离 B. 呼吸道隔离
    C. 床边隔离 D. 消化道隔离
    E. 严密隔离

26. 该产妇会阴侧切伤口感染裂开，给予提前拆线，何时开始用高锰酸钾坐浴为宜（　）
    A. 拆线当日 B. 拆线后24小时
    C. 产后7～10天 D. 产后2周
    E. 产后1个月

（陆　雯）

第14章 围产儿缺氧性疾病及护理

围产儿缺氧性疾病是产科、儿科常见的临床问题，是导致围产儿神经损伤及死亡的主要原因，正确评估胎儿安危状况并采取恰当产科处理，及时对窒息新生儿进行有效复苏及复苏后护理，对降低围产儿死亡率，减少神经系统后遗症，提高出生人口素质具有十分重要的意义。

第1节 胎儿窘迫

案例14-1

孕妇，25岁。因"停经9个月，阵发性腹痛3小时"入院，诊断为宫内妊娠39+3周，G1P0，头位，已临产。入院5小时后，产妇宫缩50～60秒/2～3分，宫口已开全，护士发现宫缩间歇胎心率加快，波动于170～180次/分，孕妇非常担心。
问题： 目前孕妇存在什么问题？如何护理？

一、疾病概要

胎儿窘迫是指胎儿在子宫内因急性或慢性缺氧危及其健康和生命的综合症状。急性胎儿窘迫多发生在分娩期；慢性胎儿窘迫常发生在妊娠晚期，但在临产后常表现为急性胎儿窘迫。

（一）病因

母体血液含氧量不足、母胎间血氧运输及交换障碍、胎儿自身因素异常，均可导致胎儿窘迫。

1. 胎儿急性缺氧 因母胎间血氧运输及交换障碍或脐带血循环障碍所致。常见因素：①前置胎盘、胎盘早剥；②脐带异常，如脐带绕颈、脐带真结、脐带脱垂等；③母体严重血循环障碍致胎盘灌注急剧减少，如各种原因导致休克等；④缩宫素使用不当，造成过强及不协调宫缩；⑤孕妇应用麻醉药及镇静药过量，抑制呼吸。

2. 胎儿慢性缺氧 ①母体血液含氧量不足，如合并先天性心脏病或重度贫血等；②子宫胎盘血管硬化、狭窄、梗死，使绒毛间隙血液灌注不足，如妊娠期高血压疾病、妊娠合并糖尿病、过期妊娠等；③胎儿严重的心血管疾病、呼吸系统疾病、胎儿畸形、母儿血型不合、胎儿宫内感染，致胎儿运输及利用氧能力下降等。

（二）病理生理

分娩时子宫胎盘失代偿时，会导致胎儿缺血缺氧，胎儿全身血流重新分配至心、脑等重要器官，胎心监护出现晚期减速。如缺氧持续，则无氧糖酵解增加，发展为代谢性酸中毒，乳酸堆积并出现胎儿重要器官的进行性损害，可造成缺血缺氧性脑病甚至胎死宫内。重度缺氧可致胎儿呼吸运动加深，羊水吸入，出生后可延续为新生儿窒息及吸入性肺炎。

妊娠期慢性缺氧使子宫胎盘灌注下降，导致胎儿生长受限，肾血流减少引起羊水过少。脐带因素的胎儿缺氧表现为胎心突然下降或出现反复重度变异减速，可出现呼吸性酸中毒，如不解除诱因，则可发展为混合性酸中毒，造成胎儿损害。

（三）临床表现及诊断

1. 急性胎儿窘迫 主要发生于分娩期。

（1）产时胎心率异常：产时胎心率变化是急性胎儿窘迫的重要征象。缺氧早期，胎心监护可出现胎心基线代偿性加快，随着产程进展，如缺氧持续存在，胎心基线可下降到＜110bpm。当胎心基线下降到＜100bpm，基线变异≤5bpm，伴频繁晚期减速或重度变异减速时，提示胎儿缺氧严重，可随时胎死宫内。

（2）羊水胎粪污染：羊水中胎粪污染不是胎儿窘迫的征象。出现羊水胎粪污染时，如果胎心监护正常，不需要进行特殊处理；如果胎心监护异常，存在宫内缺氧情况，会引起胎粪吸入综合征，造成胎儿不良结局。

（3）胎动异常：缺氧初期为胎动频繁，继而减弱及次数减少，进而消失。

（4）酸中毒：采集胎儿头皮血进行血气分析，若 pH＜7.20（正常值 7.25～7.35），PO_2＜10mmHg（正常值 15～30mmHg），PCO_2＞60mmHg（正常值 35～55 mmHg），可诊断为胎儿酸中毒。

护考链接

急性胎儿窘迫早期胎心率的变化是（　　）
A. 加快　　　B. 减慢　　　C. 不变　　　D. 消失　　　E. 减弱

分析：产时胎心率变化是急性胎儿窘迫的重要征象。缺氧早期，胎心监护可出现胎心代偿性加快，如缺氧持续存在，胎心率减慢，故答案为 A。

2. 慢性胎儿窘迫 多发生在妊娠晚期，常延续至临产并加重。

（1）胎动减少或消失：胎动减少为胎儿缺氧的重要表现，应予警惕，临床常见胎动消失 24 小时后胎心消失。

（2）产前胎儿电子监护异常：胎心率异常提示有胎儿缺氧可能。

（3）脐动脉多普勒超声血流异常：宫内发育迟缓的胎儿出现进行性舒张期血流降低、脐血流指数升高提示有胎盘灌注不足。

（四）治疗原则

1. 急性胎儿窘迫 应采取果断措施，改善胎儿缺氧状态。左侧卧位、吸氧；子宫收缩过强者，使用子宫收缩抑制药；病情紧急经处理未见好转者，应迅速结束分娩，宫口未开者，立即剖宫产，宫口已开全者，尽快阴道助产。

2. 慢性胎儿窘迫 应针对病因，根据孕周、胎儿成熟度和胎儿缺氧程度决定处理。

二、护　　理

（一）护理评估

1. 健康史 询问患者有无导致胎儿窘迫的病因。

2. 身体状况 评估胎心率的改变、胎动的改变、羊水的量及被胎粪污染的程度。

3. 心理-社会状况 孕产妇及家属因担心胎儿安危而产生焦虑,对需要手术分娩而感到犹豫和无助,当胎儿不幸死亡时,孕产妇遭受强烈感情创伤。

4. 辅助检查 胎心监测、胎盘功能检查、羊膜镜检查及胎儿头皮血 pH 测定结果,判断胎儿缺氧程度。

(二)护理诊断/问题

1. 胎儿气体交换受损 与胎儿宫内缺氧有关。
2. 胎儿有受伤的危险 与胎儿缺氧及抢救需要手术有关。
3. 焦虑 与担心胎儿安危有关。

(三)护理目标

(1) 胎儿宫内缺氧得到改善。
(2) 胎儿宫内危险性降低,胎儿顺利娩出。
(3) 孕产妇能说出心理感受,焦虑减轻,主动配合治疗和护理。

(四)护理措施

1. 监测胎儿情况,改善胎儿缺氧状态

(1) 严密监测胎儿情况:胎心监护仪监测胎心或每 15 分钟听一次胎心;慢性胎儿窘迫者,指导孕妇胎动计数,进行胎盘功能检查和胎心监测。

(2) 遵医嘱改善胎儿缺氧:嘱孕妇取左侧卧位,间断吸氧;静脉滴注 10% 葡萄糖 500ml,加维生素 C2g,每日一次,必要时给予碳酸氢钠,以加强胎儿对缺氧的耐受力和纠正酸中毒。立即停止滴注缩宫素,遵医嘱使用抑制宫缩的药物。

(3) 协助医生适时终止妊娠:需剖宫产分娩者,应做好术前准备及新生儿的抢救准备工作;阴道分娩者应协助医生做好手术助产。

2. 心理护理 向孕产妇和家属讲明病情,解释治疗及护理的目的、方法,告之真实情况、预期结果及孕产妇所需配合,必要时给予陪伴,对其疑虑给予解释,帮助他们面对现实,减轻焦虑,配合治疗。对于胎儿不幸死亡者,应安排远离其他婴儿和产妇的房间,鼓励她们诉说悲伤,理解其抑郁情绪,陪伴在旁提供支持,避免其独处,给予关怀,使其接受现实。

3. 健康指导 指导孕妇重视产前检查,积极治疗合并症和并发症,以防胎儿窘迫的发生。休息时采取左侧卧位。指导孕妇正确计数胎动,发现问题及时就诊。

(五)护理评价

(1) 胎儿宫内缺氧是否得到改善。
(2) 胎儿宫内危险性是否降低,胎儿是否顺利娩出。
(3) 孕产妇能否说出心理感受,稳定情绪,主动配合治疗和护理。

> **案例 14-1 分析**
> 胎儿在产妇临产分娩过程中,出现胎心率加快,属急性胎儿窘迫。应积极给予左侧卧位、吸氧,此时孕妇宫口已开全,应尽快阴道助产,迅速结束分娩。

第 2 节 新生儿窒息

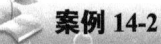
案例 14-2

刚出生新生儿发现全身皮肤青紫,呼吸表浅,心率 80 次/分,肌张力减低,对刺激有轻度反应，需立即进行抢救。

问题：如何挽救新生儿？

一、疾病概要

新生儿窒息是指婴儿出生后不能建立正常的自主呼吸而导致低氧血症、高碳酸血症、代谢性酸中毒及全身多脏器损伤，是引起新生儿死亡和儿童伤残的重要原因之一。

（一）病因

1. 孕母因素 孕母有慢性或严重疾病，如心、肺功能不全、严重贫血等；妊娠并发症如妊娠期高血压疾病；孕母吸毒、吸烟、年龄＞35岁或＜16岁以及多胎妊娠等。

2. 胎盘因素 前置胎盘、胎盘早剥、胎盘老化等。

3. 脐带因素 脐带脱垂、绕颈、打结、过短或牵拉等。

4. 胎儿因素 早产儿或巨大儿；先天性畸形：如先天性心脏病、先天性肺发育不良等；宫内感染；呼吸道阻塞：羊水、黏液或胎粪吸入等。

5. 分娩因素 头盆不称、宫缩乏力、臀位、使用高位产钳、胎头吸引，产程中麻醉药、镇痛药使用不当等。

（二）病理生理

胎儿缺氧初期，呼吸代偿性加深加快，吸入大量羊水或胎粪，造成吸入性肺炎或气道阻塞，使出生后无法正常呼吸，导致全身重要脏器缺氧缺血，引发多脏器功能损害，最直接的影响是发生缺氧缺血性脑病和颅内出血。

（三）临床表现及诊断

1. Apgar评分 Apgar评分1953年由麻醉科医师Apgar博士提出，是国际上公认的评价新生儿窒息的最简捷、实用的方法，内容包括皮肤颜色、心率、对刺激的反应、肌张力和呼吸5项指标；每项为0～2分，共10分。Apgar评分8～10分为正常，4～7分为轻度窒息，又称青紫窒息，0～3分为重度窒息，又称苍白窒息。1分钟评分反映窒息的严重程度，是复苏的依据；5分钟及以后评分反映复苏效果，有助于判断预后（表14-1）。

表14-1 新生儿Apgar评分标准

体征	0分	1分	2分
皮肤颜色	青紫或苍白	躯干红，四肢青紫	全身粉红
心率（次/分）	无	＜100	＞100
弹足底或插鼻管反应	无反应	有些动作，如皱眉	哭，喷嚏
肌张力	松弛	四肢略屈曲	四肢屈曲活动好
呼吸	无	浅慢，不规则	正常，哭声响

护考链接

不属于新生儿窒息评价内容的是（ ）
A. 皮肤颜色　　B. 心率、呼吸　　C. 肌张力　　D. 对刺激的反应　　E. 血压

分析：Apgar评分是评价新生儿窒息的方法，内容包括皮肤颜色、心率、对刺激的反应、肌张力和呼吸5项，故答案为E。

2. 多脏器受损症状 缺血缺氧可造成多脏器受损，如缺血缺氧性脑病、颅内出血、羊水或胎粪吸入综合征、急性呼吸窘迫综合征、缺血缺氧性心肌病、肾功能不全、低血糖、应激性溃疡、DIC等。

（四）治疗原则

新生儿出生后应立即进行评估及复苏，而不应延迟至1分钟Apgar评分后进行，并由产科医师、儿科医师、助产士（师）及麻醉师共同协助进行。

1. 复苏方案 ABCDE复苏方案。①A：清理呼吸道。②B：建立呼吸。③C：维持正常循环。④D：药物治疗。⑤E：评估。其中A是根本，B是关键，评估贯穿于整个复苏过程中。呼吸、心率和氧饱和度是窒息复苏评估的三大指标，并遵循：评估→决策→措施，如此循环往复，直到完成复苏。

2. 复苏后监护与转运 复苏后仍需监测体温、呼吸、心率、血压、尿量、氧饱和度及窒息引起的多器官损伤。如并发症严重，需转运到NICU治疗。

二、护　　理

（一）护理评估

1. 健康史 了解产前有无胎儿窘迫，生后是否吸入羊水或胎粪，产前、产时的用药情况（尤其是镇静药和麻醉药），是否患严重先天性心脏病、颅内出血等。

2. 身体状况 评估窒息的严重程度，对胎儿娩出后1分钟、5分钟进行Apgar评分。

3. 心理－社会状况 孕产妇及家属因担心新生儿窒息对新生儿构成威胁，可产生焦虑、悲伤心理，而忽视了自己的疼痛，又担心孩子抢救成功后是否存在严重后遗症而感到恐惧和焦虑。

4. 辅助检查 参阅动脉血气分析及血生化检查的结果，判断缺氧、窒息程度及多器官受损的状况。

（二）护理诊断/问题

1. 新生儿气体交换受损 与呼吸道内羊水、黏液等梗阻有关。

2. 新生儿有受伤的危险 与胎儿缺氧及抢救操作时可能的损伤有关。

3. 新生儿有感染的危险 与抢救操作时可能的损伤及缺氧引起的抵抗力下降有关。

4. 母亲焦虑、恐惧 与新生儿生命受到威胁有关。

（三）护理目标

(1) 新生儿呼吸道通畅，能建立自主呼吸。

(2) 能抢救成功，并发症降至最低。

(3) 无感染发生或发生时能及时控制。

(4) 母亲情绪稳定，能配合治疗和护理。

（四）护理措施

1. 复苏 严格按照A→B→C→D→E步骤进行复苏（图14-1）。

(1) 快速评估：出生后立即用数秒钟快速评估：①是足月吗？②羊水清吗？③有哭声或呼吸吗？④肌张力好吗？以上任何一项为"否"，则进行以下初步复苏。

第14章 围产儿缺氧性疾病及护理

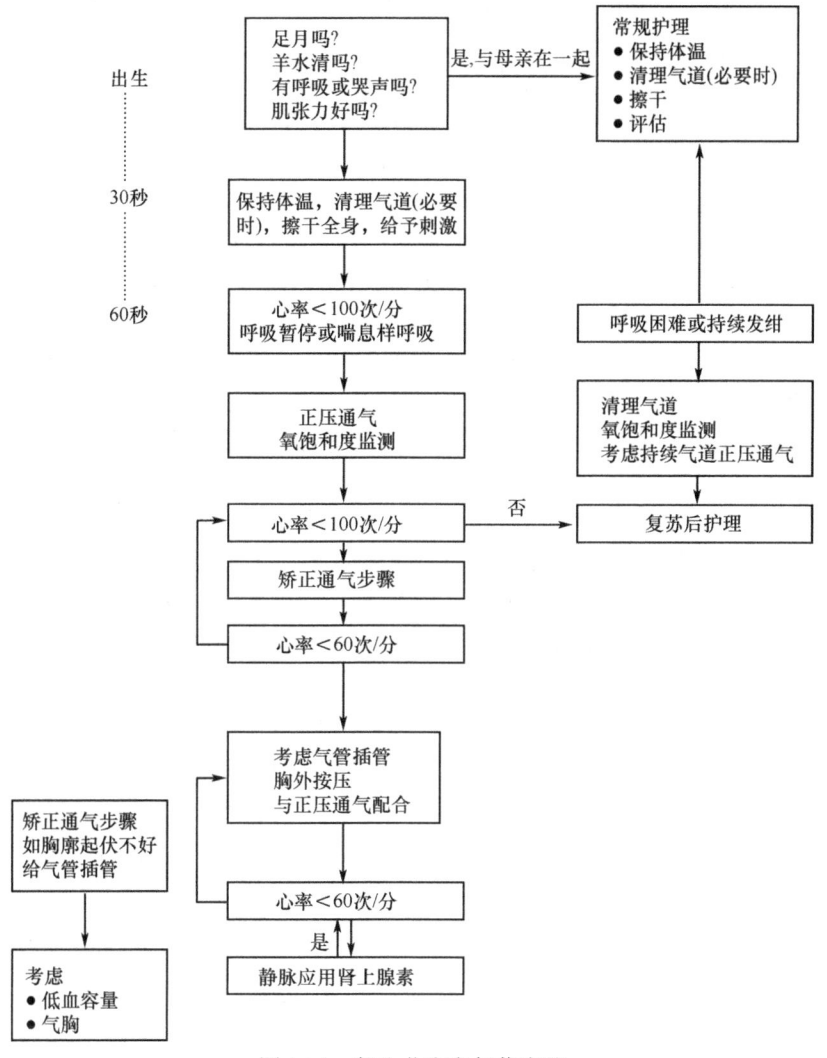

图14-1 新生儿窒息复苏步骤

(2) 初步复苏：①保暖：新生儿娩出后立即置于预热的辐射保暖台上。②摆好体位：置新生儿头呈轻微仰伸位（图14-2）。③清理呼吸道：肩娩出前助产者用手挤出新生儿口咽、鼻中的分泌物。新生儿娩出后，立即用吸球或吸管清理分泌物，先口咽，后鼻腔，吸净口、咽和鼻腔的黏液。每次吸引时间不超过10秒，吸引器负压不应超过100mmHg。如羊水混有胎粪，且新生儿无活力，在新生儿呼吸前，应采用胎粪吸引管进行气管内吸引，将胎粪吸出。如新生儿有活力，无论羊水清或污染，则可以不进行气管内吸引。④擦干：用温热干毛巾快

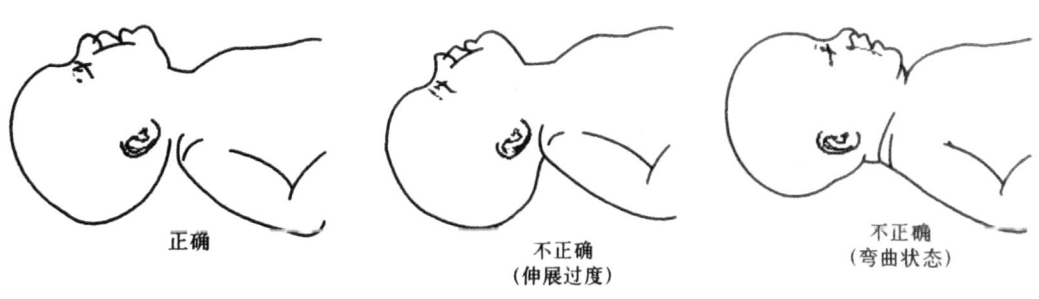

图14-2 摆好体位

速擦干全身。⑤刺激：用手拍打或手指轻弹患儿的足底或按摩背部 2 次以诱发自主呼吸。以上步骤应在 30 秒内完成。

(3) 正压通气：如新生儿仍呼吸暂停或喘息样呼吸，心率 < 100 次 / 分，应立即用面罩正压通气，选择合适面罩，操作时面罩应密闭遮盖口鼻，不超出下巴尖端，不能遮盖住眼睛（图 14-3）。无论足月儿或早产儿，正压通气均要在氧饱和度仪的监测指导下进行。足月儿可用空气复苏，早产儿开始给 30%～40% 的氧，用空氧混合仪根据氧饱和度调整给氧浓度，使氧饱和度达到目标值。正压通气需要 20～25cmH$_2$O，少数病情严重者需 30～40cmH$_2$O，2～3 次后维持在 20cmH$_2$O；通气频率为 40～60 次 / 分，胸外按压时为 30 次 / 分。有效的正压通气应显示心率速度增快，以心率 > 100 次 / 分，可逐步减少并停止正压通气。如自主呼吸不充分，或心率 < 100 次 / 分，须继续用气囊面罩或气管插管正压通气。喉镜下经口气管插管：①指征：需要气管内吸引清除胎粪时；气囊面罩正压通气无效或要延长时；胸外心脏按压时；经气管注入药物时；特殊复苏情况，如低出生体重儿或先天性膈疝。②方法：排正体位，适当垫高颈肩部，使头后仰并抬高，使新生儿张口，用左手持新生儿喉镜沿口角右侧置入口腔，将舌体推向左侧，使喉镜片置正中位，慢慢推进喉镜使其顶端抵达舌根，上台挑起会厌暴露声门，右手将带导管芯的气管插管由口腔右侧伸入，插入声门，抽出管芯，退出喉镜，检查确认导管在气管内并固定。

(4) 胸外心脏按压：如充分正压通气 30 秒后心率持续 < 60 次 / 分，应同时进行胸外心脏按压。用双拇指（图 14-4）或示中指（图 14-5）按压胸骨体中下 1/3 交界处，频率为 90 次 / 分。每按压 3 次，正压通气一次。按压深度为 1.5～2.5cm。持续正压通气可产生胃充盈，应常规插入 8F 胃管，用注射器抽气和通过在空气中敞开端口缓解。

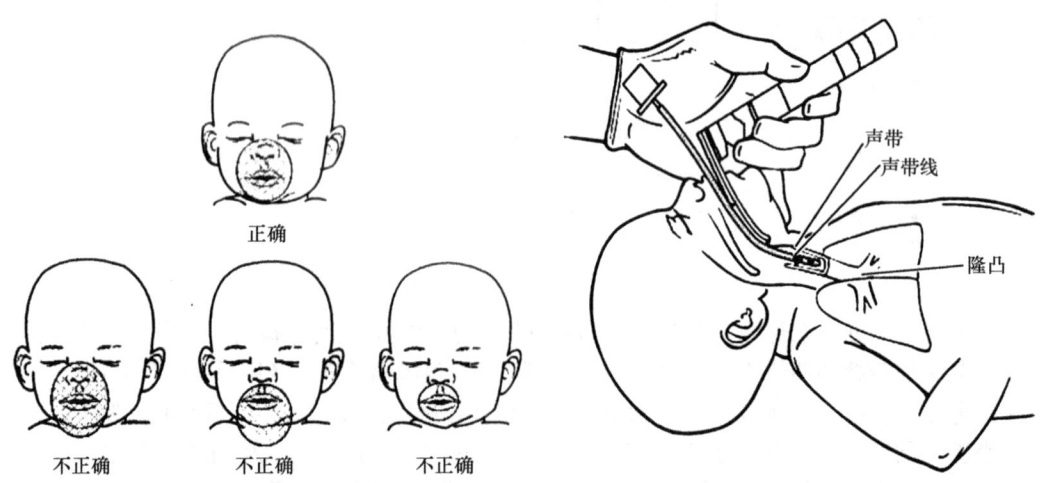

图 14-3　面罩正压通气　　　　图 14-4　复苏气囊面罩正压通气，双拇指胸外心脏按压

(5) 药物治疗：新生儿复苏时很少需要用药。①肾上腺素：经正压通气、同时胸外按压 30 秒后，心率仍 < 60 次 / 分，应立即给予 1∶10 000 肾上腺素 0.1～0.3ml/kg，脐静脉导管注入或气管导管内注入，5 分钟后可重复 1 次。②扩容剂：给药 30 秒后，如心率 < 100 次 / 分，并有血容量不足的表现时，给予生理盐水，每次 10mg/kg，于 10 分钟以上静脉缓慢推注。大量失血需输入与新生儿交配血阴性的同型血。③碳酸氢钠：在复苏过程中一般不推荐使用碳酸氢钠。

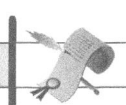

2. 复苏后护理

（1）继续保暖，维持患儿正常体温。

（2）密切观察面色、哭声、体温、呼吸、心率、血压、尿量等，发现异常及时报告医生。

（3）继续给氧，直至肤色红润、呼吸平稳为止。

（4）保持呼吸道通畅：患儿侧卧位，以防呕吐物吸入呼吸道，再次引起窒息或肺炎。随时吸出呼吸道分泌物。

（5）喂养：窒息的新生儿应推迟哺乳，以静脉补充维持营养。

（6）密切观察并发症如感染、多脏器损伤等，做好重症记录。

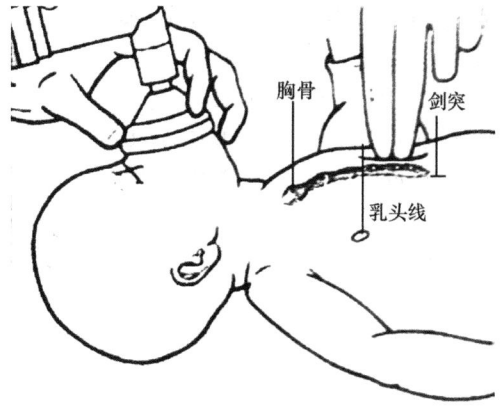

图 14-5 复苏气囊面罩正压通气，示指胸外心脏按压

3. 母亲护理
提供情感支持，刺激子宫收缩，预防产后出血。选择适宜时间告知新生儿情况和可能的预后，帮助家长树立战胜疾病的信心。

（五）护理评价

（1）新生儿呼吸道是否通畅，是否建立自主呼吸。

（2）抢救是否成功，并发症降至最低。

（3）有无感染发生或发生时是否及时控制。

（4）母亲情绪是否稳定，能否配合治疗和护理。

> **案例 14-2 分析**
>
> 根据新生儿 Apgar 评分标准，该新生儿评分为 4 分，属轻度窒息。需立即按照 ABCDE 复苏方案的步骤进行抢救，具体操作请参见实训 18。

小结

胎儿窘迫时胎儿在子宫内缺氧危及其健康和生命，出生后也可能延续为新生儿窒息，不能建立正常的自主呼吸而导致低氧血症、高碳酸血症、代谢性酸中毒及全身多脏器损伤，是引起新生儿死亡和儿童伤残的主要原因之一。我们应加强围生期保健，及时处理高危妊娠，加强产前检查，提高助产技术，尽早发现胎儿窘迫并及时改善胎儿缺氧，避免胎儿窘迫、新生儿窒息的发生，减少围生儿死亡及伤残发生率。

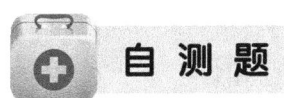

选择题

A$_1$ 型题

1. 胎儿窘迫的病因不包括（　　）

 A. 产程延长　　　　　　B. 妊娠期高血压疾病

 C. 胎膜早破　　　　　　D. 母体轻度贫血

 E. 脐带打结

2. 胎儿窘迫基本病理生理变化是（　　）

 A. 羊水污染　　　　　　B. 循环障碍

C. 代谢性酸中毒　　D. 缺血、缺氧

E. 呼吸障碍

3. 慢性胎儿窘迫时，孕妇应取（　　）

　　A. 平卧位　　　　B. 左侧卧位

　　C. 右侧卧位　　　D. 头高脚低位

　　E. 去枕平卧位

4. 下列关于急性胎儿窘迫的护理措施错误的是（　　）

　　A. 做好新生儿抢救和复苏的准备

　　B. 产妇取平卧位

　　C. 尽快终止妊娠

　　D. 严密监测胎心变化

　　E. 间断吸氧

5. 引起新生儿窒息的因素不包括（　　）

　　A. 母亲患糖尿病　　B. 孕母吸烟

　　C. 手术产　　　　　D. 早产儿

　　E. 遗传

6. 新生儿窒息 ABCDE 复苏方案，下列哪项不正确（　　）

　　A. 清理呼吸道　　　B. 建立呼吸，增加通气

　　C. 维持正常循环　　D. 药物治疗

　　E. 心电监护

A_2 型题

7. 新生儿娩出后 1 分钟，Apgar 评分 3 分，该患儿为（　　）

　　A. 正常新生儿　　　B. 轻度窒息

　　C. 重度窒息　　　　D. 急性窒息

　　E. 青紫窒息

8. 新生儿，出生时被诊断为新生儿窒息，下述哪项正确（　　）

　　A. 胎儿只有心跳无呼吸称新生儿窒息

　　B. 产时使用麻醉药不可能造成新生儿窒息

　　C. 青紫窒息为重度窒息

　　D. 苍白窒息为轻度窒息

　　E. 苍白窒息，全身皮肤苍白，仅口唇呈暗紫色

9. 新生儿出生后无呼吸，心率 80 次 / 分，全身苍白，四肢瘫软，应首先采取的抢救措施是（　　）

　　A. 注射呼吸兴奋药　　B. 人工呼吸

　　C. 鼻导管给氧　　　　D. 气管插管，加压给氧

　　E. 清理呼吸道

10. 新生儿青紫窒息的临床表现，错误的是（　　）

　　A. 皮肤苍白，口唇青紫

　　B. 呼吸浅或不规则

　　C. 心率 80～120 次 / 分

　　D. 肌张力好

　　E. 对外界刺激有反应

11. 新生儿，出生后 1 分钟因重度窒息给予复苏，关于新生儿窒息的护理措施，错误的是（　　）

　　A. 迅速清理呼吸道分泌物

　　B. 建立呼吸，增加通气

　　C. 胸外心脏按压的频率为 130 次 / 分

　　D. 给予药物治疗

　　E. 维持患儿肛温在 36.5～37℃

A_3/A_4 型题

（12～15 题共用题干）

足月新生儿，出生后 1 分钟，心率 70 次 / 分，呼吸弱而不规则，全身皮肤青紫，四肢瘫软，喉反射消失。

12. 该患儿 Apgar 评分为（　　）

　　A. 0 分　　　　　　B. 1 分

　　C. 2 分　　　　　　D. 3 分

　　E. 4 分

13. 该患儿为（　　）

　　A. 正常新生儿　　　B. 轻度窒息

　　C. 重度窒息　　　　D. 急性窒息

　　E. 青紫窒息

14. 应首先采取的抢救措施是（　　）

　　A. 清理呼吸道　　　B. 人工呼吸

　　C. 鼻导管给氧　　　D. 气管插管，加压给氧

　　E. 注射呼吸兴奋药

15. 该患儿经抢救复苏后，哪项护理不正确（　　）

　　A. 清理呼吸道继续保暖

　　B. 密切观察面色、哭声、呼吸等

　　C. 保持呼吸道通畅

　　D. 继续给氧

　　E. 及时哺乳

（申丽蓉）

第15章 常用产科手术

第1节 会阴切开缝合术

案例 15-1

产妇因胎儿过大需行会阴侧切术,护士告知产妇后产妇十分恐惧。

问题:1. 如何进行会阴侧切术?
　　　2. 如何进行护理配合?

会阴切开缝合术是产科常用手术之一,其主要目的是减少胎儿经阴道娩出的阻力,缩短第二产程,减少产妇会阴裂伤,有利于胎儿娩出的手术。

一、手术方式

常用的有会阴侧斜切开术和正中切开术两种方式(图15-1,图15-2),临床上多采用会阴侧斜切开术。

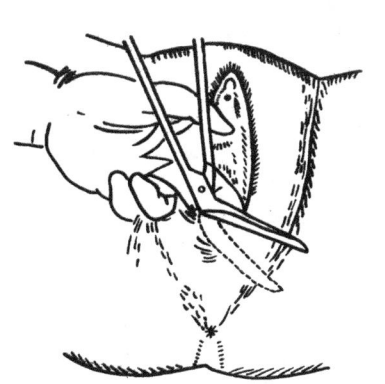 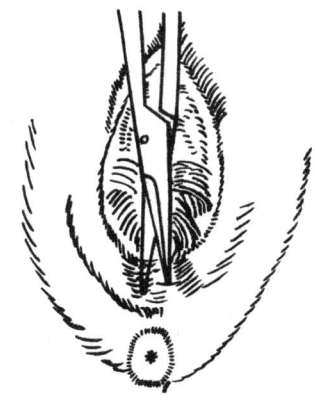

图 15-1　会阴侧斜切开术　　　　图 15-2　会阴正中切开术

二、适应证

1. 初产妇需要进行阴道助产术者,如臀位助产手术、胎头吸引术或产钳术。
2. 会阴过紧、会阴体过长、会阴坚韧、胎儿过大,分娩时可能引起会阴严重裂伤者。
3. 第二产程延长或因某些疾病需要缩短第二产程者,如妊娠合并心脏病、妊娠期高血压疾病或胎儿窘迫等。

4. 早产儿预防颅内出血。

三、手术准备

1. 产妇准备 协助产妇取膀胱截石位，外阴备皮、冲洗、消毒、铺无菌巾。

2. 物品准备 会阴侧切剪刀1把，巾钳4把，弯止血钳4把，持针器1把，有齿小镊子1把，长穿刺针头1个，20ml注射器1个，三角缝合针1枚，圆缝合针1枚，纱布数块，1号丝线1包，0号或1号铬制肠线或可吸收线1包，0.5%～1%普鲁卡因20ml等。

四、手术步骤

1. 会阴侧斜切开缝合术

（1）麻醉：常采用阴部神经阻滞麻醉（图15-3）或局部浸润麻醉。术者将左手示指深入阴道内触及坐骨棘作为引导，右手持带有长针头的注射器，内装0.5%～1%的普鲁卡因20ml，在肛门与坐骨结节之间做一皮丘，然后将针头刺向坐骨棘内下方，回抽无血后，缓慢注射药液10ml，然后将针头抽回至皮下，再向该侧的大小阴唇、切口局部及会阴体皮下做扇形注射。

（2）切开：麻醉后接产者左手中、示二指伸入胎先露和阴道侧后壁之间，撑起左侧阴道壁，以保护胎儿不受损伤并指示切口的部位。右手持会阴侧切剪刀或钝头直剪放入，自会阴后联合中线向左侧成45°角，宫缩时一次全层剪开会阴，一般切口长4～5cm，阴道黏膜与皮肤各层切口长度保持一致（图15-4），切开后立即用纱布压迫止血。

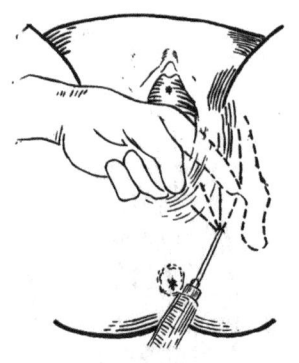
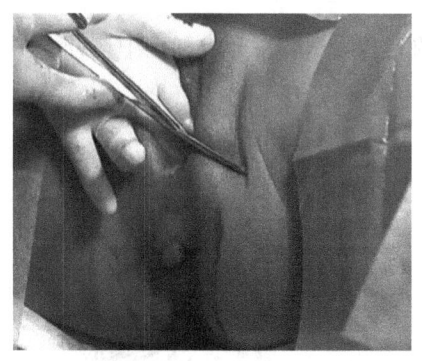

图15-3　阴部神经阻滞麻醉　　　　　图15-4　会阴切开

（3）缝合：胎儿及胎盘完整娩出后，检查阴道及其他部位无撕裂，在阴道内填塞一块带尾纱布，防止宫腔血液外流影响手术视野。用0号或1号铬制肠线从切口顶端上方0.5cm处开始连续或间断缝合阴道黏膜及黏膜下组织，直到处女膜环处；然后用肠线间断缝合肌层、皮下组织，达到止血和关闭死腔的目的；最后用1号丝线间断缝合皮肤（图15-5至图15-7）。缝合时要注意解剖层次清楚、对合整齐、严密止血、不留死腔、深浅度适宜。

（4）缝合后处理：缝合完毕取出带尾纱布，检查阴道切口顶端有无空隙，按压宫底排出残留血液。常规进行肛门检查，如果发现肠线穿透直肠壁，必须立即拆除，重新缝合。

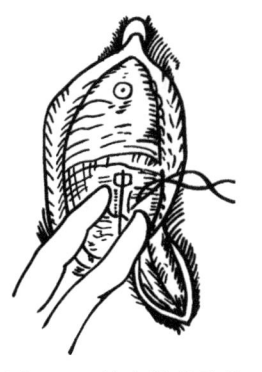 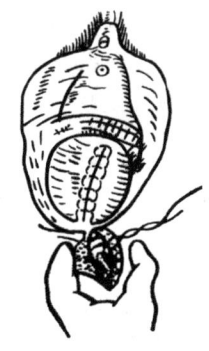 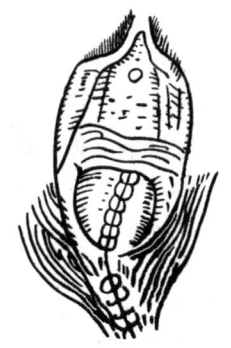

图 15-5　缝合阴道黏膜　　图 15-6　缝合肌层　　图 15-7　缝合皮肤

2. 会阴正中切开缝合术　会阴正中切开缝合术一般采用局部浸润麻醉。在会阴后联合处向肛门方向垂直切开，长 2.5～3cm，注意不要损伤肛门括约肌。待胎儿胎盘娩出后逐层缝合，缝合方法同会阴侧斜切开术。正中切开具有出血少，易缝合，愈合好的优点。但因切口距肛门括约肌很近，一旦切口延长有可能造成肛门括约肌裂伤，易导致会阴Ⅲ度裂伤。故会阴体过短、胎儿偏大、手术助产或接产技术不熟练者不主张应用。

五、手术护理

1. 向产妇及家属讲解会阴切开缝合术的目的、意义及方法，以取得产妇的配合。
2. 给医生准备好会阴切开所需的各种用物，密切观察产程进展，协助医生在最佳时机切开会阴。
3. 进行心理安慰，护士或丈夫应陪伴在产妇身边，给予安慰和关怀，消除其紧张情绪。
4. 指导产妇正确屏气用力，利用宫缩间歇时休息，以保持体力。
5. 手术后为产妇更衣，垫好卫生巾。注意保暖，提供易消化、营养丰富的食物和饮料。注意观察阴道流血情况，观察 2 小时无异常送回休养室。
6. 术后保持外阴部清洁、干燥，及时更换会阴垫。

考点：会阴侧切术的护理

六、注意事项

1. 会阴切开一般取左侧切口，故产妇以右侧卧位为佳，以免恶露浸渍切口，影响愈合。
2. 每天进行外阴擦洗、消毒 2 次，并观察外阴伤口有无渗血、红肿等，如发现有感染现象及时报告医生做出相应处理，遵医嘱酌情应用抗生素预防或控制感染。
3. 外阴伤口肿胀疼痛明显或有硬结者，可用 50% 硫酸镁或 95% 的乙醇湿热敷，每天 2 次，每次 15 分钟，或进行理疗。
4. 会阴伤口一般术后 3～5 天拆线。

案例 15-1 分析
1. 会阴侧切术：麻醉、切开、缝合及缝合后处理。
2. 护士应做好知情宣教，给医生准备好会阴切开所需的各种用物，密切观察产程进展，协助医生在最佳时机切开会阴，对产妇进行心理安慰，消除其紧张情绪，手术后为产妇更衣，垫好卫生巾，注意观察阴道流血情况。

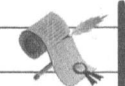

产科学及护理

> **护考链接**
>
> 女性，28岁。孕2产1。会阴侧切阴道分娩后第2天，主诉伤口肿胀、疼痛。查体：伤口红肿、无脓性分泌物、无渗血。
> 1. 应指导采取哪种体位最恰当（ ）
>   A. 平卧位　　　　B. 俯卧位　　　　　　C. 半坐卧位
>   D. 伤口侧卧位　　E. 健侧卧位
> 2. 下列哪项护理措施不正确（ ）
>   A. 会阴擦洗　　B.50%硫酸镁溶液会阴局部湿热敷　　C. 红外线局部照射
>   D. 高锰酸钾溶液坐浴　E. 紫外线局部照射
> 分析：会阴切开术后产妇以健侧卧位为佳，以免恶露浸渍切口，影响愈合，故选E。产后7天内的产妇禁止坐浴，故答案为D。

第2节　胎头吸引术

 案例 15-2

产妇，妊娠38周。规律性子宫收缩12小时，宫口开全2小时，枕先露，胎儿顶骨在坐骨棘水平以下4cm，此时宫缩力量转弱，胎心音120次/分。

问题：对此产妇你认为可以采取哪些助产手术呢？怎么做好护理配合？

胎头吸引术是利用负压吸引的原理，将胎头吸引器置于胎头上，形成负压后吸住胎头，通过牵引协助胎儿娩出的手术。该操作简单易行，损伤小，但应避免时间过长，负压过大。

一、种　　类

常用胎头吸引器的种类有直筒形、牛角形或扁圆形（图15-8，图15-9）。

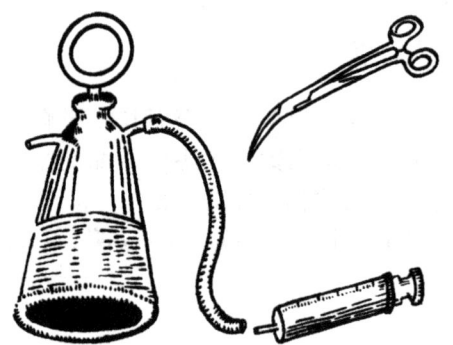
图15-8　直筒形胎头吸引器

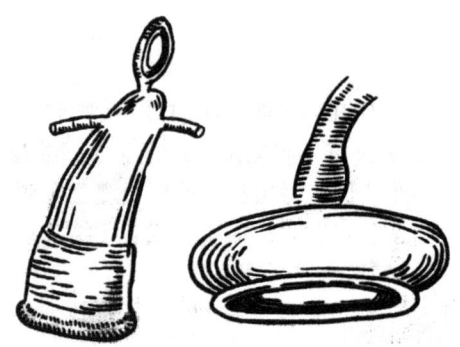
图15-9　牛角形和扁圆形胎头吸引器

二、适　应　证

1. 宫缩乏力，第二产程延长者。
2. 需要缩短第二产程者，如妊娠期高血压疾病、妊娠合并心脏病、胎儿宫内窘迫、子宫壁有瘢痕者。

3. 持续性枕横位或枕后位需协助胎头娩出或做胎头旋转并行产钳术者。

三、手术所需条件

1. 顶先露或枕先露、活胎。
2. 头盆必须相称。
3. 宫口开全，胎膜已破。
4. 胎头双顶径在坐骨棘水平以下，先露部已达到阴道口者。
5. 子宫收缩协调，有一定的强度。

四、手术步骤

1. 术前准备

（1）产妇准备：产妇取膀胱截石位，导尿排空膀胱，常规消毒铺巾。并做阴道检查，了解宫口大小、胎头方位、先露高度、头盆情况，胎膜未破者，先进行破膜。初产妇或会阴较紧张者应做会阴切开术。

（2）用物准备：胎头吸引器1个、50ml注射器1个、无菌纱布数块、止血钳2把、导尿包1个、氧气、新生儿吸引器1台、一次性吸引管1根、吸氧面罩1个、抢救药品、会阴切开缝合术所需物品等。

2. 手术步骤

（1）放置胎头吸引器：术者左手示、中指下压并撑开阴道后壁，右手持已涂消毒润滑油的吸引器，将其下缘沿阴道后壁放入，左手示、中指撑开阴道左侧壁，使开口端侧缘滑入阴道内；依次撑开阴道右侧壁和前壁，使整个胎头吸引器全部滑入阴道内。右手示指检查吸引器与胎头之间是否夹有阴道壁及宫颈组织，同时调整吸引器的方向，使其弯度向上，牵引柄与胎头矢状缝方向一致，以便作为旋转胎头的标记。

（2）抽吸负压：用50ml注射器接在吸引器的橡皮管上，缓慢抽吸吸引器内空气150～200ml，使吸引器内形成负压。抽吸后用止血钳夹住橡皮管，使吸引器与胎头吸牢，等待2～3分钟，待胎头产瘤形成即可牵引（图15-10）。

（3）牵引吸引器：如为枕前位，宫缩时指导产妇向下屏气用力，术者手持牵引柄沿骨盆轴的方向，按分娩机制进行牵引，宫缩间歇期暂停牵引。牵引时先稍向下，保持胎头俯屈，当胎头枕部到达耻骨联合下缘时，逐渐上提吸引器使胎头渐渐仰伸娩出（图15-11）。牵引时注意牵引角度、用力大小、保持吸引器与胎头紧密接触，并注意保护会阴。如果是枕横位或枕后位时，则可先转成枕前位，然后再进行牵引。

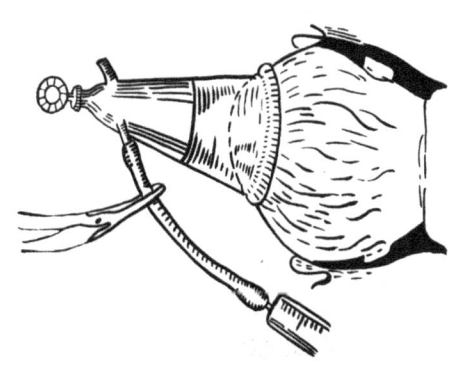

图15-10　负压抽吸空气形成

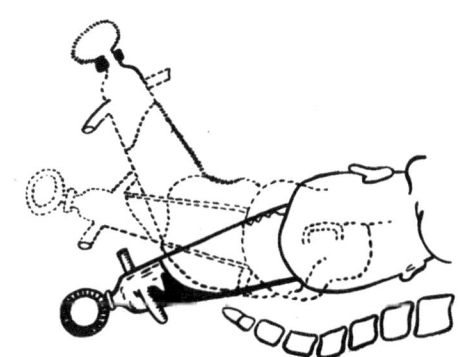

图15-11　胎头吸引器的牵引

(4) 取下吸引器：胎头娩出后，即可松开橡皮管上的止血钳，解除吸引器负压，取下吸引器，协助胎体娩出。

五、手术护理

1. 进行知情宣教，向产妇介绍胎头吸引术的目的、方法、意义，使产妇了解相关知识，解除思想顾虑，鼓励产妇积极配合。

2. 准备好胎头吸引术所需的物品，密切观察产程进展情况，协助医生在恰当的时机进行胎头吸引术。

3. 给予关怀帮助，指导产妇配合医生完成分娩。

4. 注意增加营养，补充体力。产后给予高蛋白、高热量、易消化吸收、富含维生素的食物。注意卧床休息，以消除疲劳。

5. 术后注意观察宫缩和阴道流血情况，以免发生产后出血。

6. 做好会阴护理，每天清洁外阴，观察切口愈合情况，遵医嘱给予抗生素预防感染。

7. 新生儿护理

(1) 注意检查新生儿有无产伤，以便及时处理。

(2) 注意观察新生儿的精神状态、面色、反应、肌张力等，如新生儿窒息，协助医生为新生儿清理呼吸道，保持呼吸道通畅。做好抢救新生儿的准备。

(3) 注意保暖，按医嘱给予维生素 K_1 10mg 肌内注射，预防颅内出血。

考点：胎头吸引术的护理

六、注意事项

1. 严格掌握适应证，如早产儿、胎儿窘迫、宫缩乏力等慎用。

2. 吸引器位置必须放置正确，应避开胎儿的囟门。

3. 抽吸达到所需负压后，应等待 2～3 分钟，待胎头形成产瘤后再牵引，以免滑脱。

4. 牵引时用力要均匀，勿过猛过大，忌左右摇晃。

5. 牵引时如有漏气或滑脱，应查找原因，如牵引方向错误或负压不够，可重新放置。放置一般不宜超过 2 次，牵引时间一般主张 10～15 分钟，不宜超过 20 分钟，如滑脱两次应改为产钳术或剖宫产术。

6. 术后要仔细检查宫颈、阴道有无裂伤，如有裂伤应及时缝合。

7. 术后常规给予抗生素预防感染，及时给予缩宫素，加强子宫收缩，防止产后出血。

8. 新生儿应按高危儿护理，严密观察有无头颅损伤和颅内出血，24 小时内避免过度搬动。

案例 15-2 分析

宫口开全，枕先露，胎儿顶骨在坐骨棘水平以下 4cm，此时宫缩力量转弱，胎心音 120 次/分。可做胎头吸引术。护士应做好知情宣教，准备好胎头吸引术所需的物品，密切观察产程进展情况，协助医生在恰当的时机进行胎头吸引术，指导产妇配合医生完成分娩，术后注意观察宫缩和阴道流血情况，做好会阴护理及新生儿护理。

护考链接

用胎头吸引助产时，全部牵引时间不宜超过（　　）

A. 5 分钟　　B. 10 分钟　　C. 15 分钟　　D. 20 分钟　　E. 25 分钟

分析：牵引放置一般不宜超过 2 次，牵引时间一般主张 10～15 分钟，不宜超过 20 分。故答案为 D。

第 3 节 产 钳 术

案例 15-3

女性，妊娠 41 周。宫口已经开全，头先露，先露部已达骨盆底，胎头矢状缝在骨盆出口前后径上，胎心 170 次 / 分。医生考虑行产钳术。

问题： 如果实施产钳术，有哪些注意事项？

产钳术是应用产钳牵拉胎头协助胎儿娩出的一种手术。其特点是娩出胎头快，对胎儿窘迫需要紧急娩出胎儿者为首选。但产钳的技术要求高，须谨慎使用。

一、常用产钳构造及产钳术的分类

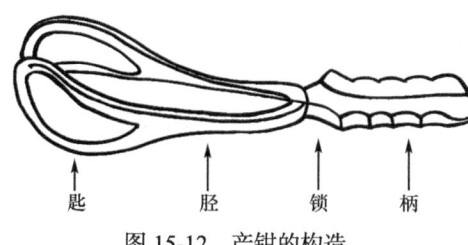

图 15-12　产钳的构造

产钳的种类有数种，目前常用的产钳为短弯型，由左右两叶组成，每叶产钳分为钳匙、钳胫、钳锁、钳柄四部分（图 15-12）。为适应产道的弯度和胎头的弧度，设计了两个弯曲，即骨盆弯曲和胎头弯曲。

手术时根据胎头位置的高低可将产钳术分为低位、中位和高位。临床常用低位产钳术，即胎头双顶径已达坐骨棘水平以下，先露部已达骨盆底，胎头矢状缝在骨盆出口前后径上。中位、高位产钳术因胎头位置较高，手术操作难度大，对母儿危害很大，现已基本不用，而被剖宫产术替代。

二、适 应 证

1. 同胎头吸引术。
2. 估计胎头吸引术因阻力大会失败者。
3. 臀位后出头娩出困难者。
4. 产妇昏迷不能运用腹压需用产钳协助娩出胎儿者。

三、手术所需条件

1. 宫口开全。
2. 无头盆不称，胎头双顶径已经达到坐骨棘水平以下。
3. 胎先露明确，应为枕先露，臀位产钳只能用于娩出胎头。
4. 胎儿存活。
5. 胎膜已破。

四、麻 醉 方 法

产妇取膀胱截石位，常规消毒、铺巾、导尿。通常采用阴部神经阻滞麻醉或局部浸润麻醉。

五、手术步骤

（一）术前准备

1. 产妇准备 产妇取膀胱截石位，常规消毒、铺巾、导尿。进行阴道检查，确定宫口的大小，了解胎方位、头盆关系、先露部的高低以及其他条件是否具备。初产妇或会阴体坚韧者应进行会阴侧斜切开。向产妇介绍产钳术的方法、意义，解除产妇的思想顾虑，积极配合助产者。

2. 用物准备 会阴切开缝合包1个，产钳1副。检查产钳是否完好，分清左、右钳叶，检查钳锁扣合是否紧密，然后用润滑油涂钳匙。

（二）手术步骤

1. 放置左叶产钳 术者右手四指伸入阴道左侧壁与胎头之间触摸胎耳，左手以执笔式握持产钳柄，使钳叶垂直，弯度朝前；将左钳叶沿右手掌与胎头之间慢慢滑入（图15-13），然后用右手拇指沿钳匙下缘用力下滑，使钳叶徐徐向胎头左侧滑行，置于胎头左侧面，同时将钳柄下移，最后钳叶与钳柄在同一水平位上，由助手持钳柄固定。

2. 放置右叶产钳 术者右手持右侧钳柄，左手四指伸入阴道右后壁与胎头之间，以同样的方法放置右叶产钳（图15-14）。右钳锁扣部应在左钳的上面。

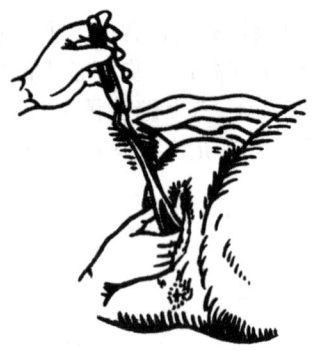 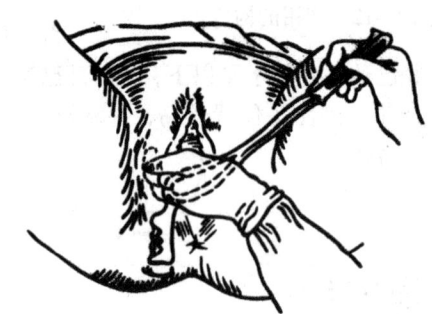

图15-13 放置左叶产钳　　　　图15-14 放置右叶产钳

3. 扣合钳锁 如果两钳叶放置正确时，两叶钳锁平行交叉则锁扣恰好吻合，钳柄也自然对合（图15-15）。如钳叶稍有错位时，应调整后放置的右叶；轻轻前后移动钳柄使之扣合。调整后仍不能扣合时，应重新放置产钳。

4. 检查产钳位置 伸手入阴道内，检查产钳是否放置于胎耳前，钳叶与胎头之间有无软组织及脐带夹入，胎头矢状缝是否位于两钳叶的中间。

5. 牵引 宫缩时将合拢的产钳先向外稍向下然后再平行牵拉，助手注意保护会阴。宫缩间歇时，将钳锁稍放松，以缓解产钳对胎头的压力，待下次宫缩时再合拢钳柄牵拉。牵引的方向应沿产轴方向进行（图15-16）。当枕部到达耻骨联合下缘时，逐渐将钳柄向上提，使胎头仰伸娩出。如遇紧急情况上好产钳后可立即牵拉，不必等待宫缩。

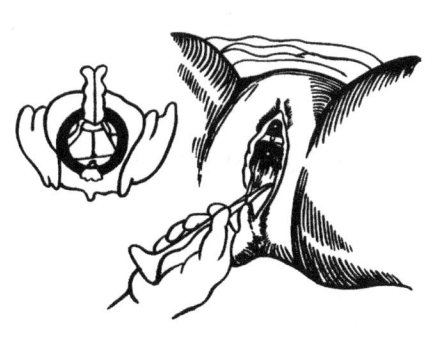
图 15-15 合拢产钳

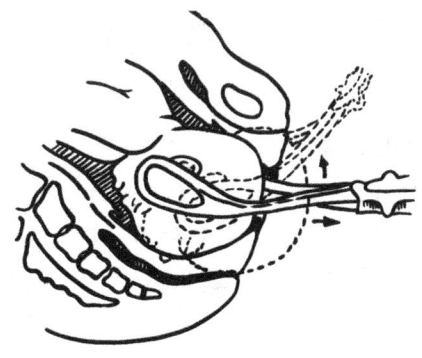
图 15-16 牵引方向

6. 取出产钳 当胎头娩出后，即可松开产钳（图 15-17），先取下右叶，再取下左叶（图 15-18），取钳时顺应胎头缓慢滑出，按分娩机转娩出胎体。

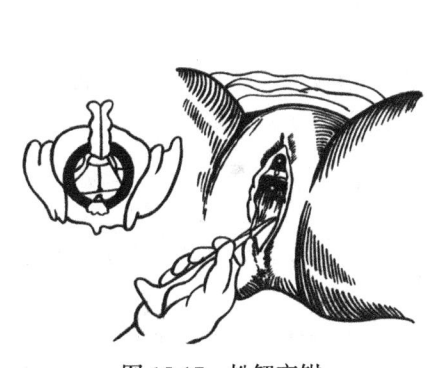
图 15-17 松解产钳

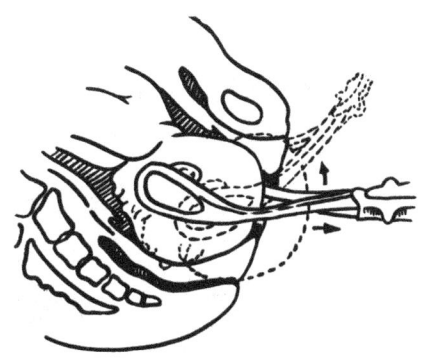
图 15-18 取下产钳

六、手术护理

同胎头吸引术。

七、注意事项

1. 操作应准确、谨慎，如果在胎位检查不清、头盆不称、产钳位置不正确等情况下放置产钳，可能引起胎儿颅内出血、头面部软组织损伤、面神经麻痹、眼球压伤和母体软产道损伤等并发症。

2. 正确判断胎头入盆情况，防止因胎头变形或水肿、产瘤所造成的假象，应注意胎头颅骨最低点所在的位置，如胎头双顶径在坐骨棘水平以上，不应进行产钳助产。

3. 牵引时，用力要缓慢均匀，不可过大过猛，勿将钳柄左右摇摆，牵拉有困难时应及时查明原因。

4. 胎头娩出时注意保护会阴，防止侧切伤口延长。

5. 术后常规检查软产道有无裂伤，有裂伤者应及时缝合。

> **案例 15-3 分析**
> 对该产妇实施产钳术时，注意操作应准确、谨慎，正确判断胎头入盆情况，牵引时，用力要缓慢均匀，不可过大过猛，勿将钳柄左右摇摆，牵拉有困难时应及时查明原因。胎头娩出时注意保护会阴，防止侧切伤口延长。术后常规检查软产道有无裂伤，有裂伤者应及时缝合。

第4节 人工剥离胎盘术

案例 15-4

产妇自然分娩一女婴，胎儿娩出后 30 分钟胎盘尚未娩出，阴道流血较多。
问题：此时应该采取什么方法娩出胎盘？如何做好护理配合？

一、适应证

1. 胎盘娩出前有大量阴道出血者。
2. 胎儿娩出后 30 分钟，胎盘尚未娩出者。

二、麻醉

术者手能顺利通过子宫颈口时，无需麻醉。如子宫颈内口较紧者，可以肌内注射哌替啶 50～100mg 及阿托品 0.5mg，也可选用其他药物或进行全身麻醉。

三、手术步骤

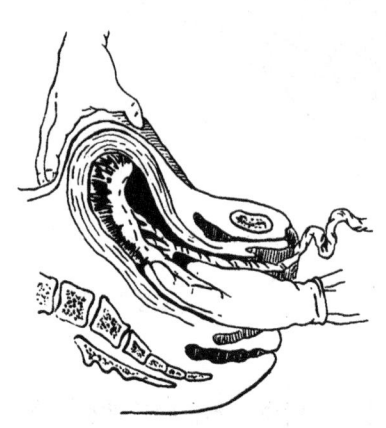

图 15-19　人工剥离胎盘术

1. 产妇取膀胱截石位，导尿后，依次消毒外阴部，术者更换手术衣及手套。
2. 术者一手在产妇腹部紧握并向下推压子宫底，另一手手指并拢呈圆锥形沿脐带缓慢伸入宫腔。摸到胎盘边缘，手背贴子宫壁，手掌面向胎盘的母体面，手指并拢，以手掌的尺侧缘慢慢将胎盘从宫壁分离（图 15-19），待胎盘全部剥离后，将胎盘握于手中，另一手牵拉脐带，胎盘即可娩出。取出后立即检查胎盘胎膜是否完整，如有不完整，应再探查子宫腔，寻找残留部分。
3. 胎盘娩出后，可立即肌内注射缩宫素，并经腹部按摩子宫，刺激子宫收缩，减少出血，术中注意观察产妇的一般情况。

四、手术护理

1. 进行知情宣教，向产妇解释人工剥离胎盘术的目的、方法、意义，使产妇了解相关知识，解除思想顾虑。
2. 人工剥离胎盘之前要重新消毒外阴，更换无菌手套。
3. 密切观察产妇的面色、脉搏、血压等一般情况，做好输血、输液的准备，以防发生意外。
4. 术后仔细检查胎盘胎膜是否完整，如有残留及时取出。
5. 术后给予产妇高蛋白、高维生素饮食，增加营养，以利于尽快恢复。
6. 术后注意观察恶露的量、颜色、气味，以便及早发现异常征象。
7. 术后遵医嘱常规应用抗生素。

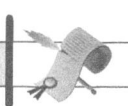

五、注意事项

1. 术前应备血，若失血多，一般情况较差者，应在输液、输血的情况下进行，密切观察产妇的生命体征变化。

2. 操作必须轻柔，切忌用暴力强行剥离或用手指抓挖子宫壁，以免损伤子宫壁。

3. 剥离时如发现胎盘与子宫壁之间无明显界限，剥离确实困难，应考虑胎盘植入，停止操作，改行子宫切除术。

4. 取出胎盘后立即检查胎盘是否完整，如有少量胎盘胎膜缺损时，可用大号刮匙轻刮1周。

5. 术后常规使用缩宫素及抗生素。

> **案例 15-4 分析**
> 胎儿娩出后30分钟胎盘尚未娩出，需进行人工剥离胎盘术，护士需对病人进行知情宣教，密切观察产妇的面色、脉搏、血压等一般情况，做好输血、输液的准备，以防发生意外。术后注意观察恶露的量、颜色、气味，以便及早发现异常征象。遵医嘱常规应用抗生素。

第5节　剖宫产术

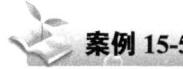

案例 15-5

初产妇，妊娠39周，臀位，骨盆狭窄入院待产。

问题： 该产妇应采取什么方式结束分娩？如何进行护理配合？

剖宫产术是指妊娠28周以后，经腹切开子宫取出胎儿及胎盘的手术。手术应用恰当能使母婴转危为安。但是轻率进行手术也会造成各种严重并发症，如术中大出血、产后晚期出血、感染、瘢痕子宫再次妊娠可能发生破裂的危险等，因此，作为产科工作者应严格掌握适应证、无菌操作和规范操作，切勿盲目进行手术。

一、适应证

1. 产道异常：骨盆狭窄、头盆不称、软产道异常、盆腔肿瘤阻碍胎先露下降等。

2. 产力异常：经纠正无效的各种产力异常，伴有胎儿窘迫及疑有子宫先兆破裂者。

3. 胎儿异常：初产妇臀位、面先露、横位、巨大胎儿等。

4. 出血性疾病：前置胎盘、胎盘早剥。

5. 子宫异常：前次有剖宫产史、子宫瘢痕、有子宫先兆破裂征象者。

6. 妊娠合并症及并发症：妊娠合并心力衰竭、妊娠合并重症肝炎、妊娠合并重症糖尿病、重度妊娠期高血压疾病等。

7. 珍贵儿，高龄初产妇、多年不孕不育及以往有难产史无子女者。

8. 胎盘脐带因素：中央性前置胎盘，胎盘早剥出血严重，短时间内不能经阴道分娩者，脐带脱垂估计短时间内不能结束分娩者。

9. 引产失败者。

10. 过期妊娠合并羊水过少、胎儿宫内窘迫以及胎盘功能不良者。

二、麻醉方法

一般采用连续硬膜外麻醉，也可选用腰麻，对于胎儿急需娩出或无麻醉条件时也可采用局麻。取仰卧位或左侧倾斜15°～20°卧位,对于心脏病、呼吸功能不全者可采用半卧位。

三、术前准备

1. 腹部准备，术前腹部皮肤准备同一般开腹手术。
2. 放置并留置导尿管。
3. 前4小时禁止使用吗啡等呼吸抑制药，避免发生新生儿窒息。
4. 择期剖宫产术者，手术前晚可进流食，手术当日早晨禁食，急诊剖宫产者立即禁饮食。
5. 术前备血，贫血者酌情输血。
6. 胎膜早破者，术前应用抗生素预防感染。
7. 备好抢救新生儿窒息的物品和药品，如氧气、新生儿吸氧面罩等。
8. 助产士携带新生儿的衣被等到手术室候产。
9. 向产妇解释剖宫产术必要性和手术过程以及相关知识，耐心解答产妇的疑问，解除产妇的思想顾虑，取得产妇的配合。
10. 药物过敏试验，如普鲁卡因、青霉素药物进行试敏。
11. 产妇去手术室前听一次胎心并做好记录。

四、手术方式

剖宫产术有三种手术方式。

1. 子宫下段剖宫产 切口在子宫下段，其特点是盆腔组织粘连少，切口处子宫壁薄，出血少，易缝合，术后并发症少，切口容易愈合，被临床上广泛采用。

2. 腹膜外剖宫产 子宫下段剖宫产术各步骤均在腹膜外进行，不进入腹腔，需要分离推开膀胱子宫反折腹膜暴露子宫下段。其特点是手术避免对腹腔脏器功能干扰及感染的扩散，术后恢复快。

3. 子宫体部剖宫产 切口在子宫体部，其特点是操作简单，但是切口处子宫壁厚，出血多，术后与腹腔脏器容易粘连，感染机会增加，切口愈合不如子宫下段剖宫产术，再次妊娠时瘢痕裂开的可能性大，因此已很少用。仅用于为抢救产妇和胎儿需要紧急剖宫产者。

五、手术步骤

1. 切口准备 腹部常规消毒、铺无菌巾。

2. 切开腹壁 取下腹正中纵切口（图15-20），也可做耻骨联合上缘的横切口（图15-21），长10～12cm，逐层切开腹壁，进入腹腔。切口大小应以充分暴露子宫下段及顺利娩出胎儿为原则。

3. 切开子宫 常规取子宫下段横切口，切口高度根据胎头位置高低而定，一般以胎头最大径线所在水平即下段最膨隆处为宜。

4. 娩出胎儿 用血管钳刺破羊膜，并扩大破口，吸净羊水后，娩出胎儿，结扎脐带。宫体注射缩宫素10～20U，娩出胎盘。

5. 缝合子宫切口 用0号或1号铬制肠线分两层缝合，第一层全层连续缝合，不穿透子宫内膜层。第二层连续缝合子宫下段浅肌层。

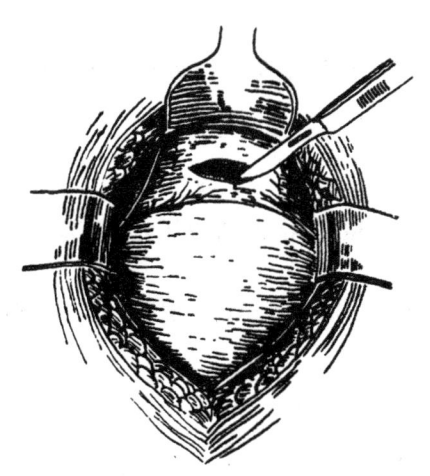

图 15-20　子宫体部横切口　　　图 15-21　子宫体部纵切口

6. 缝合腹壁　检查盆腔内有无出血，探查子宫及双侧附件有无异常，清洗腹腔。清点器械、敷料无误后分层缝合腹壁各层。

六、手术护理

1. 术前备好手术所需的物品，熟悉手术步骤。术中及时递送各种器械及敷料，配合医生完成手术。

2. 核查手术室内术中所用物品的数量，术前、术中、术后清点器械、敷料，确保清楚无误。

3. 胎儿娩出后协助处理新生儿、抢救新生儿。

4. 术后一般护理同其他开腹手术。腹部伤口处压沙袋预防伤口渗血。

5. 注意观察：产妇被送回病室时，病房责任护士应向手术室护士了解手术过程、麻醉类型、术中情况及用药情况；测量血压、脉搏、呼吸；检查输液管，了解切口、阴道流血和引流情况；检查导尿管的通畅情况，并认真做好记录。每日观察腹部切口有无渗血、红肿、硬结、感染等，注意观察子宫收缩情况和阴道流血情况，阴道流血多者遵医嘱给予缩宫素。注意观察尿量及尿色，若发现血尿及时报告医生。

6. 一般护理：全麻者应有专人护理，去枕平卧，头偏向一侧，及时清除呕吐物及呼吸道分泌物，避免发生吸入性肺炎。硬膜外麻醉者，术后 6～8 小时去枕平卧位，术后第二天改半卧位，情况良好者鼓励下床活动，有利于恶露排出和术后恢复。术后 6～12 小时可进流质饮食，但禁食牛奶、糖水、甜果汁等。1～2 天后改为半流质饮食，肛门排气后改为普食。

考点：剖宫产术后产妇的护理措施

7. 减轻切口疼痛：术后麻醉作用消失后，产妇会感到切口疼痛。应耐心解释疼痛的原因，教会产妇分散注意力的方法，指导产妇翻身、咳嗽时轻按腹部两侧以减轻疼痛，也可运用腹带减轻切口张力。协助产妇取舒适的体位，减少不良刺激，促进睡眠。按医嘱给予止痛药物。

8. 剖宫产术后常规留置导尿管，24 小时后拔出导尿管，拔管后注意产妇排尿情况。

9. 每日两次擦洗外阴，避免引起局部感染或泌尿道的上行感染。术后 5～7 天拆线。

10. 健康教育：教会产妇出院后床上做产褥期保健操；注意补充高热量、高蛋白、高纤维素的食物和蔬菜；产后 6 周禁止性生活；术后避孕两年。

七、注意事项

1. 切开皮肤及皮下脂肪时不要用力过大，要逐层切开，以防误切子宫损伤胎儿。
2. 打开腹膜时，注意避免损伤肠管和膀胱。
3. 切开子宫壁时不可用力下压，以免伤及胎体。
4. 刺破胎膜后要及时吸尽羊水，夹住开放血窦，以防羊水栓塞。
5. 臀位或横位自子宫切口牵出胎头时，不可过猛，以防因外界压力骤减造成胎儿脑血管突然扩张、破裂、出血。
6. 缝合子宫切口时，不可过密或过稀，仔细辨别解剖关系，不要将宫体后壁与下段交界处皱褶误认为子宫切缘而错误缝合关闭宫腔。

案例 15-5 分析

初产妇，妊娠39周，臀位，骨盆狭窄，需进行剖宫产手术。护士应做好术前准备，备好手术所需的物品，术中及时递送各种器械及敷料，配合医生完成手术。术前、术中、术后清点器械、敷料，确保清楚无误。胎儿娩出后协助处理新生儿、抢救新生儿。术后注意测量血压、脉搏、呼吸；检查输液管，了解切口、阴道流血和引流情况；检查导尿管的通畅情况，并认真做好记录。观察子宫收缩情况、阴道流血情况、尿量、尿色，擦洗外阴，并做好健康教育。

小结

会阴切开缝合术是产科常用手术之一。其主要目的是减少胎儿经阴道娩出的阻力，缩短第二产程以及减少产妇会阴裂伤的发生。胎头吸引术是利用负压吸引的原理，将胎头吸引器置于胎头上，形成负压后吸住胎头，通过牵引协助娩出胎儿的手术。该操作简单易行，损伤小，但应避免时间过长，负压过大。产钳术是应用产钳牵拉胎头协助胎儿娩出的一种手术。其特点是娩出胎头快，对胎儿宫内窘迫需要紧急娩出胎儿者应为首选，但产钳的技术要求高，须谨慎使用。剖宫产术是指妊娠28周以后，经腹切开子宫取出胎儿及胎盘的手术。主要用于不能经阴道分娩或是若经阴道分娩会给母儿带来危害的产妇，是解决异常分娩的主要措施之一，广泛应用于临床实际。但是轻率进行手术也会造成各种严重并发症，如术中大出血、产后晚期出血、感染、瘢痕子宫再次妊娠可能发生破裂的危险等，因此，作为产科工作者应严格掌握适应证、无菌操作和规范操作，切勿盲目进行手术。

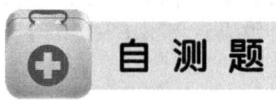

选择题

A_1 型题

1. 会阴侧切足月产后2天，下列对会阴部的护理措施中最恰当的是（　　）
   A. 提前拆线　　　　B. 温水坐浴
   C. 外用消炎药膏　　D. 50%硫酸镁湿敷伤口
   E. 0.2%苯扎溴铵冲洗会阴

2. 产钳助产的适应证应除外（　　）
   A. 宫缩乏力，第二产程延长者
   B. 胎儿宫内窘迫
   C. 估计胎头吸引术因阻力大会失败者
   D. 早产
   E. 臀位后出头或颏前位娩出困难者

3. 剖宫产的适应证不包括（　　）

A. 妊娠合并糖尿病　　B. 巨大儿
C. 骨盆狭窄　　　　　D. 前置胎盘
E. 妊娠合并心脏病

A₂型题

4. 经产妇,35岁。因胎儿宫内窘迫行低位产钳术娩出一活婴。产后3天诉会阴部疼痛难忍。查体:会阴部肿胀,左侧切口红肿、有触痛,以下处理不正确的是(　　)
   A. 红外线照射　　　B. 50%硫酸镁湿敷切口
   C. 每日冲洗外阴　　D. 取健侧卧位
   E. 1∶5000高锰酸钾液坐浴

5. 女性,28岁,孕1产0,孕38周。胎膜早破3天,原发性宫缩乏力,宫口扩张缓慢,体温连续2次超过38℃,宫缩间歇宫底压痛明显,疑有宫内感染,拟行剖宫产术。适宜的剖宫产手术方式是(　　)
   A. 子宫下段剖宫产术　　B. 子宫体剖宫产术
   C. 子宫底部剖宫产术　　D. 腹膜外剖宫产术
   E. 经典式剖宫产术

A₃/A₄型题

(6～7题共用题干)

女性,32岁。剖宫产术后第7天,今日出院,现为其进行出院前健康指导。

6. 常规产后到医院进行健康检查的时间为(　　)
   A. 产后1个月　　B. 产后6周
   C. 产后3个月　　D. 产后4个月
   E. 产后6个月

7. 告知其避孕时间至少为(　　)
   A. 6周　　　　　B. 3个月
   C. 6个月　　　　D. 1年
   E. 2年

(陈亚萍)

实训指导

实训1 骨盆结构

女性骨盆是胎儿娩出时必经的骨性产道,其大小、形状直接影响分娩过程。

[实训目的]
1. 了解女性骨盆的组成和分界。
2. 熟悉女性骨盆的骨性标志。
3. 掌握女性骨盆各平面的形态及径线。
4. 掌握骨盆轴、骨盆倾斜度的概念。

[实训准备]
用物准备女性骨盆模型。

[实训步骤]
首先由带教老师对照骨盆模型统一讲解,然后学生分组在骨盆模型上进行理解和识别,最后对学习效果进行评价。各环节具体步骤如下:

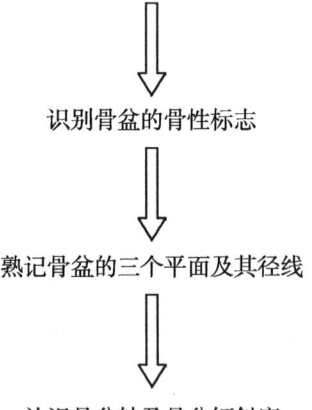

学习骨盆的组成与分界

↓

识别骨盆的骨性标志

↓

熟记骨盆的三个平面及其径线

↓

认识骨盆轴及骨盆倾斜度

[实训评价]
评价方式分为学生自评、小组互评及教师评价三种方式。评价内容有:
1. 学习态度是否认真、全员参与、小组合作。
2. 是否明确实训目的,并能准确描述。
3. 能否准确从骨盆模型上指出组成、分界、各平面及其径线。
4. 能否准确从骨盆模型上指认骨盆的各骨性标志。

[注意事项]

1. 学习骨盆各骨性标志时,注意部位的准确性。
2. 注意对比骨盆各平面的大小及形状。

[实训作业]

1. 书写实训报告。
2. 请绘制骨盆的三个平面及各平面径线图。
3. 请同学们在自己的骨盆上找出至少 5 种骨盆的骨性标志。

(颜丽青)

实训 2　绘制月经周期调节示意图

本实训通过学习绘制月经周期调节示意图,了解正常女性月经周期及其调节的机制。

[案例设计]

19 岁女性患者,12 岁月经初潮,周期不定,最短 15 天,最长达半年,每次持续时间不定,最长 1 月余。这次因月经持续不尽近 1 个月晕倒在课堂上来院就诊。

讨论:

1. 该女性的月经周期是否正常?
2. 联系月经周期,分析女性排卵前后下丘脑 - 垂体(前叶)- 卵巢轴是如何调节的?

[实训目的]

熟悉下丘脑 - 垂体 - 卵巢轴之间的调节和反馈并学会月经周期调节示意图的绘制。

[实训准备]

用物准备白纸,HB 铅笔。

[操作流程及护理配合]

教师示教简要复习月经周期调节机制,重点为下丘脑 - 垂体 - 卵巢轴之间的调节和反馈作用。同时在黑板上演示绘制月经周期调节示意图。

学生根据实践目标和教师的要求绘制月经周期调节示意图

课后上交绘制的月经周期调节示意图并写出实践报告

教师总结,强调此实践的临床意义

[实训评价]

评价方式为自评、他评、师评。评价内容如下：

1. 学生绘制好图后小组成员间进行学习、讨论和互评，力求全体学生掌握月经周期的调节机制。

2. 是否明确实训目的，并能准确描述。

3. 实训用物是否准备完整。

[注意事项]

1. 排卵前后卵巢分泌的激素不同。

2. 排卵前后子宫内膜的变化不同。

3. 雌、孕激素对腺垂体和下丘脑的反馈不同。

[实训作业]

通过学习绘制月经周期调节示意图，试分析妊娠期女性、更年期女性月经周期的调节与正常女性的不同。

实训3　胎儿及胎儿发育、胎儿附属物

一、胎儿及胎儿发育

受精后8周（妊娠10周）内称为胚胎，从受精后第9周（妊娠11周）起称为胎儿，医学上以4周为一个孕龄单位，认知胚胎及胎儿的发育特点有重要的意义。

[案例设计]

新生儿，男，出生30分钟呻吟入院。身长43cm，体重2200g，头发细软，前囟门大，胎脂少，毳毛不多，指（趾）甲未达指端，足底纹理较少，睾丸尚未降至阴囊。

讨论：

1. 新生儿可能的胎龄范围。

2. 该阶段新生儿最可能出现的问题。

[实训目的]

1. 熟悉各阶段胎儿发育特点。

2. 能够从外观推断新生儿的胎龄，熟练应用身长判断胎儿月份。

3. 利用胎儿模型，熟记胎头结构以及胎头各径线。

[实训准备]

1. 用物准备　案例PPT，各期胎儿标本、胎儿模型。

2. 教师准备　向学生说明本次实训课的目的、意义。

3. 学生准备　纸、笔。

[操作流程及护理配合]

胎儿各期发育特点

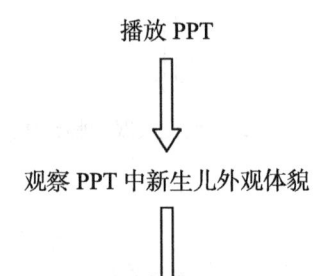

播放PPT

观察PPT中新生儿外观体貌

利用身长推算胎儿月份，公式推算该新生儿胎龄

⇩

总结该阶段胎儿发育特点
胎头结构及径线
展示胎儿模型

⇩

利用模型指出胎头组成、颅缝、囟门

⇩

说出胎头各径线的形成、正常值

⇩

总结胎头颅骨可塑性，利于其以最小径线适应并通过骨产道

[实训评价]

评价方式为自评、互评、师评。评价内容如下：

每组派1名学生代表汇报小组讨论结果，组间互评，教师进一步点评，并将结果作为小组考核成绩。

1. 学生在观察讨论过程中态度是否认真，是否全员参与，小组合作情况。
2. 学生是否明确实训目的，是否学会利用身长推算胎龄，是否能指出胎头结构及径线构成，是否能说出胎头径线的正常值。

[注意事项]

1. 进入实训室要求着装整洁、符合要求，态度端正，遵守实训室的规章制度。
2. 实训过程中态度严肃认真、爱护模型，轻拿轻放。

[实训作业]

1. 写出胎龄28周、36周、40周胎儿发育特点。
2. 写出胎头结构、囟门组成、径线正常值。

二、胎儿附属物

胎儿附属物是指妊娠过程中形成的胎儿以外的组织，包括胎盘、胎膜、脐带和羊水。它们对维持胎儿宫内生命及生长发育起着重要作用。

[案例设计]

录像播放：正常分娩时胎儿及胎盘的娩出。

讨论：

1. 正常胎盘的结构。
2. 脐带与胎盘、胎儿的连接。

[实训目的]

1. 熟悉胎盘的结构:胎儿面、胎盘小叶、母体面。
2. 熟悉脐带是如何通过脐带血循环与母体进行营养和代谢物质的交换。
3. 牢记胎儿附属物有哪些?各有何功能。

[实训准备]

1. 用物准备　正常分娩教学录像片,胎盘、脐带模型。
2. 教师准备　向学生说明本次实训课的目的、意义。
3. 学生准备　纸、笔。

[操作流程及护理配合]

胎盘结构、脐带

播放录像

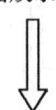

观察录像中胎盘的胎儿面、母体面、胎盘小叶
观察脐带与胎盘、胎儿的连接

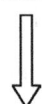

教师指出以上结构同时讲授胎盘、脐带血液循环
引导分析胎盘以及脐带血运受阻引发胎儿缺氧

总结胎盘、脐带功能

[实训评价]

评价方式为自评、互评、师评。评价内容如下:

每组派 1 名学生代表汇报小组讨论结果,组间互评,教师进一步点评,并将结果作为小组考核成绩。

1. 学生在观察讨论过程中态度是否认真,是否全员参与,小组合作情况。
2. 学生是否明确实训目的,能否说出胎儿附属物有哪些?各自主要功能有哪些?

[注意事项]

1. 进入实训室要求着装整洁、符合要求,态度端正,遵守实训室的规章制度。
2. 实训过程中态度严肃认真、爱护模型,轻拿轻放。

[实训作业]

1. 写出胎儿附属物有哪些?
2. 写出胎盘功能。
3. 写出脐带的长度范围。

(张虹芸)

实训 4　胎产式、胎先露、胎方位

正解识别胎产式、胎先露和胎方位,能及时发现和纠正异常胎位,为决定分娩方式提供重要依据。

[案例设计]

女性，26岁。G2P0，妊娠32周。产科检查：宫底脐与剑突之间，耻骨联合上触及圆且硬的浮球感物，胎心音130次/分，在脐左下方最清晰。

讨论：

1. 根据宫底高度估计胎儿大小与孕周是否相符合。
2. 判断胎产式、胎先露以及可能胎方位是什么？
3. 告知该孕妇产科情况，胎方位是否正常，以便决定分娩方式。

[实训目的]

1. 培养实践工作的团结协作精神。
2. 学会关心体贴孕妇，具有良好沟通能力。
3. 通过实训操作，加深对理论知识的认识和理解。
4. 掌握胎产式、胎先露、胎方位的概念和分类。

[实训准备]

1. 用物准备　产科检查床、孕妇骨盆模型、胎儿模型、正常分娩模型及相关多媒体教学资料。
2. 操作者准备　着装整洁规范，态度和蔼，剪指甲、洗手。
3. 患者准备　孕妇排空膀胱后仰卧于检查床上，解衣松带，暴露腹部。

[操作流程及护理配合]

操作内容	操作步骤	注意事项
	实训准备工作	助产士着装规范；室内清洁、温湿度适宜；用物齐全，设备完好
介绍实训内容、方法及目的。教师在仿真模型上规范操作示教：讲解胎产式、胎先露、胎方位的概念及分类		讲解层次清楚，突出重点、难点，师生互动
	学生每4~6人一组，利用模型进行操作练习；教师巡视指导	学习态度端正，严格规范操作。教师认真巡视，学生互相配合
	学生分组考核	考核过程有序；学会与孕妇沟通并能解答问题
	教师点评、归纳、总结；布置实训作业	强调重点、难点；解答学生中普遍存在的问题

[实训评价]

评价方式为自评、互评、师评。评价内容如下：

1. 学生是否明确实训目的，是否学会分析问题、解决问题的方法。
2. 实训用物是否准备齐全，用物处置是否正确。
3. 操作过程中是否规范、熟练，体现人文关怀。
4. 操作结束是否将结果及注意事项告知孕妇。

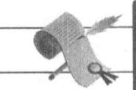

【注意事项】

1. 学习认真，态度端正，操作轻柔，体贴关爱孕妇。
2. 着装规范，态度和蔼可亲，与孕妇友好沟通。
3. 严格按实训要求操作，同学相互配合完成。
4. 保持室内安静、整洁，爱护模型，用物完好齐全。

【实训作业】

结合案例认真完成胎产式、胎先露、胎方位实训报告。

（张秀梅）

实训5　腹部四步触诊

腹部四步触诊是助产士的基本技能；通过四步触诊可了解子宫大小、胎产式、胎先露、胎方位及胎先露是否衔接。

【案例设计】

女性，26岁。初孕妇，妊娠38+5周。自觉下腹部有下坠感，担心胎儿状况不良，来院检查。请用四步触诊了解子宫大小、胎产式、胎先露、胎方位及胎先露是否衔接。并查胎心。

讨论：

1. 如何对该病人进行病史询问、推算预产期？
2. 入院后如何对病人进行四步触诊？
3. 制定以后的产前检查时间及内容。

【实训目的】

1. 熟练掌握腹部四步触诊的检查方法、目的及意义。
2. 了解孕妇在妊娠晚期的心理状况。
3. 具有严谨求实的工作作风。

【实训准备】

1. 用物准备　检查床、软尺、孕妇人体模型、记录纸、笔。
2. 操作者准备　向产妇说明检查的目的、意义、操作过程及有关配合的方法，以消除患者紧张情绪，取得合作。戴帽子、口罩、洗手、检查者站在孕妇右侧。
3. 患者准备　嘱（孕妇）放松心情，排尿后仰卧于检查床上，头部稍抬高，充分暴露腹部，双腿屈曲略分开，放松腹肌。

【操作流程及护理配合】

体位：孕妇排尿后仰卧于检查床上

视诊：观察腹部的形状及大小，有无手术瘢痕、妊娠纹及水肿等

测宫高和腹围：用软尺测量耻骨联合上子宫长度及腹围值

四步触诊第一步：检查者双手置于宫底部，了解子宫外形并测得宫底高度，估计胎儿大小与妊娠周数是否相符

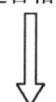

第二步：检查者双手分别置于孕妇腹部左右侧，一手固定，另一手轻轻深按检查，两手交替，仔细分辨胎背及胎儿四肢的位置

第三步：检查者右手拇指与其余四指分开，置于耻骨联合上方握住胎儿先露部，进一步查清是否已经衔接

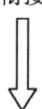

第四步：检查者左右手分别置于胎先露的两侧，向骨盆入口方向向下深按，再次核对胎先露部的诊断是否正确，并确定胎先露部入盆的程度

[实训评价]

评价方式为组内自评、组间互评、教师总结评价，评价内容如下：

分别在每个实训小组抽出两位学生进行演示，由学生评价。老师进行总结点评，结果作为小组成绩。

[注意事项]

1. 做前三步触诊时，检查者面对孕妇头端；做第四步时，检查者面向孕妇足端。
2. 学生分组在孕妇人体模型上操作练习。教师巡回矫正反馈。
3. 注意保护隐私，检查者若为男医师，则应有女医护人员陪同。

[实训作业]

能独立完成四步触诊的检查，课后写出实训报告。

（王彩霞）

实训6　骨盆测量

骨盆测量是助产士应该掌握的基本技能之一；通过骨盆测量可了解骨盆形态、大小，了解产道情况，骨盆测量能评估分娩时胎儿是否顺利通过产道。分为骨盆外测量和骨盆内测量两种。

[案例设计]

26岁，初孕妇。妊娠18+5周，自觉胎动，担心不能正常分娩，来院检查。请通过骨盆测量判断胎儿能否经阴道分娩。

讨论：

1. 熟悉产前检查的程序，如何对该病人进行产前检查？
2. 入院后怎样对病人进行骨盆测量？

[实训目的]

1. 了解孕妇的心理状况。
2. 熟悉产前检查的程序。

3. 掌握骨盆外测量及内测量的方法及其各径线的正常值。
4. 具有严谨求实的工作作风。

[实训准备]
1. 用物准备　检查床、孕妇人体模型、骨盆模型、骨盆外测量器、记录纸、笔。
2. 操作者准备　向产妇说明检查的目的、意义、操作过程及有关配合的方法，戴帽子、口罩、洗手、检查者站在孕妇右侧。
3. 患者准备　嘱孕妇放松心情，排尿后仰卧于检查床上，头部稍抬高，充分暴露腹部，双腿伸直，放松腹肌。

[操作流程及护理配合]

体位：孕妇排尿后仰卧于检查床上（骨盆外测量）

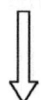

①髂棘间径（IS）：孕妇取伸腿仰卧位，测量两侧髂前上棘外缘间的距离，正常值为 23～26cm
②髂嵴间径（IC）：孕妇取伸腿仰卧位，测量两侧髂嵴外缘间最宽的距离，正常值为 25～28cm
③骶耻外径（EC）：孕妇取左侧卧位，左腿屈曲，右腿伸直。测量耻骨联合上缘中点至第5腰椎棘突下（相当于米氏菱形窝的上角，或相当于髂嵴最高点与脊柱交点下 1.5cm 处）的距离，正常值 18～20cm
④坐骨结节间径：又称出口横径（TO）。孕妇取仰卧位，两腿屈曲、双手抱双膝，使髋关节和膝关节屈曲外展。测量两坐骨结节内侧缘间的距离，正常值为 8.5～9.5cm。若此径线值小于 8cm 时，应加测出口后矢状径
⑤耻骨弓角度：正常值为 90°

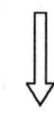

（骨盆内测量）

①骶耻内径：也称对角径（DC）。为耻骨联合下缘至骶岬上缘中点的距离，正常值为 12.5～13cm，此值减去 1.5～2cm，即为骨盆入口前后径的长度
②坐骨棘间径：为两侧坐骨棘间的距离。检查者一手的示指、中指伸入阴道内，分别触及两侧坐骨棘，估计期间距离正常值约 10cm
③坐骨切迹宽度：为坐骨棘与骶骨下部间的距离，即骶棘韧带的宽度。检查者将示指伸入阴道内并置于韧带上移动，若能容纳 3 横指（5.5～6cm）为正常，否则属中骨盆狭窄
内测量除了测量以上径线外，还需了解骶骨的弯曲度和骶尾关节的活动度

[实训评价]
每项实训，分别在每个实训小组抽出两位学生进行演示，由学生评价。老师进行总结点评，结果作为小组成绩。

[注意事项]
1. 注意保护隐私。
2. 检查者若为男医师，则应有女医护人员陪同。
3. 学生分组在孕妇人体模型上操作练习。教师巡回矫正反馈。

[实训作业]
能独立完成骨盆外测量的检查，课后写出实训报告。

（王彩霞）

实训7　产前检查

胎动计数、胎心观察及胎儿电子监护仪使用是助产士的基本技能之一；通过胎动计数、

胎心观察及胎儿电子监护仪的动态变化，可评估胎儿在宫内情况的安危。

[案例设计]

初孕妇，妊娠35+6周，自觉胎动不如以前活跃，担心胎儿状况不良，来院检查。请用胎动计数、胎心观察及胎儿电子监护仪评估胎儿在宫内情况的安危。

讨论：

1. 如何对该病人进行病史询问？
2. 入院后如何对病人进行胎动计数、胎心观察及胎儿电子监护仪监护？
3. 制定以后的护理计划。

[实训目的]

1. 熟练掌握产妇入院病史的询问、胎动计数、胎心观察方法及胎儿电子监护仪的使用方法。
2. 了解孕妇在妊娠晚期的心理状况。了解产科病区的设备与管理。
3. 通过病例讨论和临产见习，培养学生团结协作精神及分析问题、解决问题的能力。具有严谨求实的工作作风。

[实训准备]

1. 确定临床见习指导老师和病例；或多媒体教室演示视频。
2. 操作者准备：着装整洁、规范，态度和蔼可亲，洗手、戴口罩，携带笔、记录本和实训报告。课前熟悉相关知识。向产妇说明检查的目的、意义、操作过程及有关配合的方法，以消除患者紧张情绪，取得合作。
3. 病案资料：临床见习可直接采集病例资料或教师选择典型病例。

[操作流程及护理配合]

多媒体展示病例（或到医院妇产科病房见习典型病例）

对产妇进行病史询问，胎动计数可通过自测或B超下监测。指导产妇学会自测胎动计数

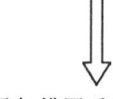

体位：孕妇排尿后仰卧于检查床上

听诊：在孕妇腹壁听到胎心音，胎心音在胎儿背侧靠近胎头一侧的孕妇腹壁上听得最清楚

指导老师操作，同学观察胎儿电子监护仪的使用方法：将宫缩描绘探头和胎心率探头直接放在孕妇的腹壁上。胎儿电子监测可以连续观察并记录胎心率（FHR）的动态变化，也可以了解胎心与胎动及宫缩间的关系

[实训评价]

评价方式为学生分组讨论、教师总结评价。

指导老师操作演示，由学生评价复述操作方法。老师进行总结点评，结果作为小组成绩。

[注意事项]

1. 指导产妇学会自测胎动计数；学会听胎心。

2. 认真观察胎儿电子监护仪的使用方法。
3. 注意保护隐私,检查者若为男医师,则应有女医护人员陪同。
[实训作业]
课后写出实训报告。

(王彩霞)

实训 8　产程观察及护理

各产程的正确观察及护理是助产士必须掌握的基本技能之一。
[案例设计]
　　女性,28 岁。孕 1 产 0,孕 39+6 周。于昨天早晨 6 点发现内衣有褐色分泌物,近一天有不规律宫缩,下腹部发紧,晚上 9 点多产妇入院检查,宫缩间隔 10～15 分钟,持续时间 25～30 秒,检查生命体征正常,胎心、胎位正常。宫口未开,胎膜完整。
讨论:
1. 如何对该病人进行病史询问?
2. 入院后如何对病人进行产程观察?
3. 如何对产妇进行各产程的护理?
[实训目的]
1. 熟练掌握正常产妇入院病史的询问、产程的观察、处理和护理。
2. 了解产科病区的设备与管理。
3. 具有严谨求实的工作作风。
[实训准备]
1. 确定临床见习带教指导老师和临床见习病例。
2. 操作者准备:向产妇说明检查的目的、意义、操作过程及有关配合的方法,以消除患者紧张情绪,取得合作。
[操作流程及护理配合]

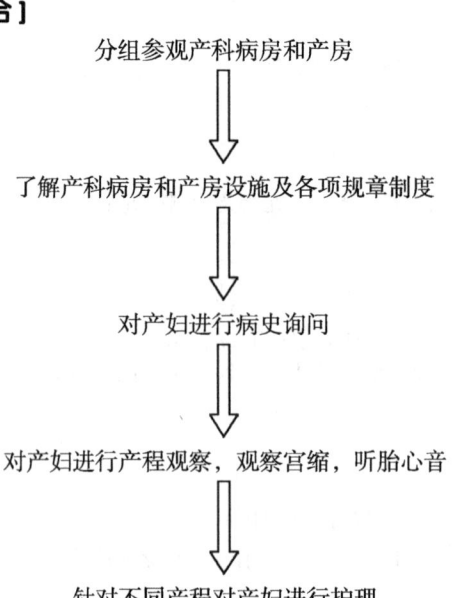

[实训评价]

评价方式为自评、他评、师评。评价内容如下：

1. 案例讨论过程是否认真、全员参与、小组合作，讨论结果是否有价值、具有创新性与开拓性。

2. 是否明确实训目的，并能准确描述。

3. 去医院见习用物是否准备好，患者是否准备好配合检查，操作者是否已经完成准备工作。

4. 操作过程中护理配合是否遵循产科的操作护理程序，能否进行正确的病史询问及产科基本检查及技能操作。

5. 操作结束是否将注意事项告知病人。

[注意事项]

1. 见习前要求学生预习。

2. 重视产妇主诉，尊重产妇隐私，给予产妇个性化、人性化的关怀及护理。

3. 初步学会与患者的沟通，要关心爱护患者，特别是检查时态度严肃、认真。天气较冷时要注意保暖等。学会操作时观察患者反应等内容。

4. 严格按照临床产科要求进行操作学习，遵守医院规章制度。

5. 着工作服，仪表端庄，态度认真，操作轻巧，动作准确到位。

[实训作业]

课后写出见习报告。

实训9　正常接生及护理

正常接生及护理是助产士必须掌握的基本技能操作。

[案例设计]

产妇，26岁，孕1产0，妊娠38+6周。已临产12小时，宫口开全，枕左前位，先露"0"，胎心140次/分。

讨论：

1. 请问此时对该产妇如何处理？

2. 如准备接生，接生前应如何清洁消毒外阴？

3. 助产士应如何助产？

[实训目的]

1. 熟练掌握接生前的准备工作和平安接生。

2. 熟练掌握新生儿的处理，协助胎盘娩出和检查。

[实训准备]

高级分娩模型、灭菌产包一个、手术衣一件、产单一套、大浴巾一条、聚血器或弯盘一个、血管钳两把、组织剪一把、粗丝线二段与脐带布一块或气门芯两个、吸痰管一根。

[操作流程及护理配合]

产妇外阴清洁与消毒

⇩

助产人员准备（洗手、铺巾、戴无菌手套、穿接生衣）

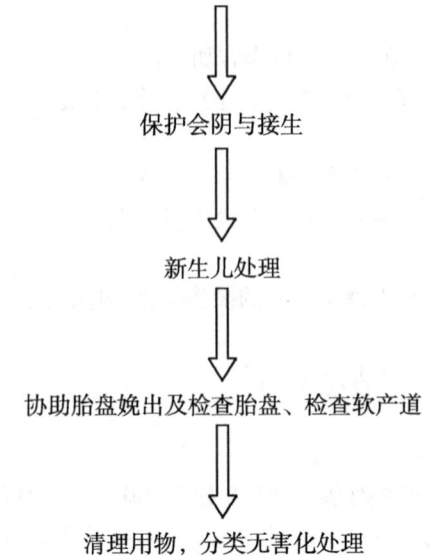

⬇

保护会阴与接生

⬇

新生儿处理

⬇

协助胎盘娩出及检查胎盘、检查软产道

⬇

清理用物，分类无害化处理

[实训评价]

评价方式为自评、他评、师评。评价内容如下：

1. 案例讨论过程是否认真、全员参与、小组合作，讨论结果是否有价值、具有创新性与开拓性。
2. 是否明确实训目的，并能准确描述。
3. 实训用物是否准备完整，患者是否准备好进行操作，操作者是否已经完成准备工作。
4. 操作过程中护理配合是否遵循无菌性原则、是否按产科操作常规进行操作护理。
5. 操作结束是否将注意事项告知病人。

[注意事项]

1. 穿戴要符合手术要求。
2. 关心体贴产妇，指导产妇正确使用腹压，手法正确，动作轻柔（忌粗暴）。
3. 符合会阴切开术指征的产妇，应行会阴切开术，注意止血。
4. 如遇宫缩乏力可能导致产后出血的产妇，在胎儿前肩娩出前配合使用肌内注射缩宫素。

[实训作业]

书写实践报告。

实训10　填写入院和分娩记录单、绘制产程图

填写入院和分娩记录单、绘制产程图是助产士必须掌握的基本技能之一。

[实训目的]

1. 学会正确填写产妇入院记录。
2. 学会正确填写分娩记录单。
3. 熟悉掌握产程图的绘制方法，正确区别正常及异常产程图。

[实训准备]

1. 确定临床见习带教指导老师和临床见习病例。
2. 操作者准备：向产妇说明检查的目的、意义、操作过程及有关配合的方法，以消除患者紧张情绪，取得合作。

[操作流程及护理配合]

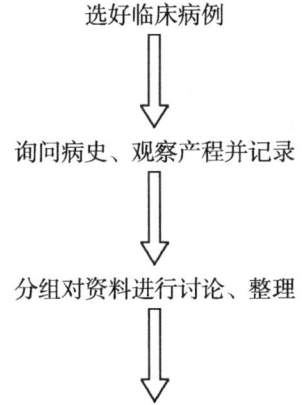

选好临床病例

↓

询问病史、观察产程并记录

↓

分组对资料进行讨论、整理

↓

分别填写入院记录单、分娩记录单、绘制产程图

[实训评价]

评价方式为自评、他评、师评。评价内容如下：

1. 案例讨论过程是否认真、全员参与、小组合作，讨论结果是否有价值、具有创新性与开拓性。

2. 是否明确实训目的，并能准确描述。

3. 临床病例是否准备好，实训者是否已经完成准备工作。

4. 操作过程中是否遵循临床上的规定和要求。

5. 操作结束是否将注意事项告知病人。

[注意事项]

1. 见习前要求学生预习。

2. 重视产妇主诉，尊重产妇隐私，给予产妇个性化、人性化的关怀及护理。

3. 初步学会与患者的沟通，要关心爱护患者，特别是检查时态度严肃、认真。天气较冷时要注意保暖等。学会操作时观察患者反应等内容。

4. 严格按照临床产科要求进行操作学习，遵守医院规章制度。

5. 着工作服，仪表端庄，态度认真，操作轻巧，动作准确到位。

[实训作业]

填写入院记录单、分娩记录单、绘制产程图。

书写实践报告单。

实训 11　产褥期观察及护理

一、产褥期观察及会阴护理实训

产褥期是指从胎盘娩出至产妇各器官除乳腺外恢复至正常未孕状态所需的一段时间，通常为 6 周。

[案例设计]

女性，28 岁，G1P0。因"停经 39 周，见红半天"入院，经阴道分娩一男婴，重 3500g，会阴 I 度裂伤，予以常规缝合。今产后第 1 天，自述下腹阵发性疼痛，哺乳时尤著。

口渴，排尿明显增多，易出汗。体格检查：体温在 37.4～37.8℃ 波动，脉搏 68 次/分，血压 100/70mmHg，宫底平脐无压痛，恶露色红、无臭味，会阴伤口水肿，无脓性分泌物。

讨论：

1. 请对该产妇进行护理评估，明确护理诊断。
2. 产褥期产妇都有哪些生理变化？
3. 对产后产妇身体各系统变化，应怎样进行有效护理？

[实训目的]

1. 能够准确评估产后母体的生理变化。
2. 熟悉产褥期母体的临床表现。
3. 掌握产褥期常见症状的护理方法。

[实训准备]

1. 用物准备　会阴护理模型、治疗车及治疗盘、无菌治疗碗、0.5% 碘伏大棉球、治疗巾和一次性臀垫、小镊子 2 把、无菌持物钳。
2. 操作者准备　戴帽子、口罩，穿工作衣，戴无菌手套。
3. 患者准备　嘱产妇排尿，初步清洁外阴。

[操作流程及护理配合]

操作者面带微笑，表情亲切，问候产妇并做自我介绍

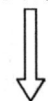

核对床号、姓名及一般资料、记录单，了解产妇分娩方式及过程。评估产后一般情况：体温、脉搏、呼吸、血压、休息、饮食、排泄、活动等，语速适中，语言通俗易懂

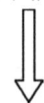

向患者及家属讲解观察产后子宫复旧及恶露的目的、方法，会阴护理的操作过程

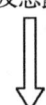

协助产妇取膀胱截石位，暴露外阴，先按摩子宫，了解子宫底高度，子宫收缩恶露的色、质、量、气味

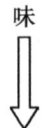

会阴及会阴伤口擦洗，操作者戴一次性手套，将会阴擦洗盘放置床边，臀下垫无菌治疗巾，两手各持一把镊子，其中一把用于夹取无菌的消毒棉球，另一把接过棉球进行擦洗。擦洗顺序：第 1 遍：阴阜、大腿内侧 1/3、大阴唇、小阴唇、阴道前庭、会阴、肛门，由外向内、自上而下；第 2 遍顺序为自内向外，或以伤口为中心向外擦洗，每擦洗一个部位更换一个棉球；第 3 遍顺序同第 2 遍，最后擦洗肛门，防止伤口、尿道口、阴道口被污染

会阴伤口异常护理：会阴伤口水肿者可用 50% 硫酸镁湿热敷；会阴伤口红肿者，可采用远红外线灯或微波照射；会阴伤口有硬结者，可用 95% 乙醇湿热敷或芒硝外敷；会阴伤口感染者，应提前拆线引流，或行扩创处理，并及时换药

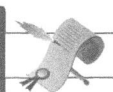

整理用物,帮产妇穿好裤子,整理床单,污物处理,保持病室通风。告知产妇保持会阴清洁,勤更换会阴垫,大小便后清洗会阴部,取伤口对侧卧位休息

[实训评价]

评价方式为自评、他评、师评。评价内容如下:

1. 案例讨论过程是否认真、全员参与、小组合作,讨论结果是否有价值、具有创新性与开拓性。

2. 是否明确实训目的,并能准确描述。

3. 实训用物是否准备完整,患者是否准备好进行操作,操作者是否已经完成准备工作。

4. 操作过程中是否遵循无菌原则,是否正确进行操作护理。

5. 操作结束是否将注意事项告诉产妇。

[注意事项]

1. 注意与产妇交流,态度和蔼,操作动作轻柔。

2. 注意保暖,避免过度暴露,注意保护产妇隐私。

3. 严格遵循无菌操作原则,注意擦洗顺序,防止伤口、尿道口、阴道口被污染。

[实训作业]

练习会阴清洁护理。

二、母乳喂养实训

母乳喂养对母婴健康均有益,可对新生儿提供丰富营养、促进发育、提高免疫能力,增进母子感情;又有利于母亲子宫收缩,减少产后出血。

[案例设计]

女性,30岁。妊娠40周入院,经阴道分娩一男婴。今日产后第3天,自述在母乳喂养中,乳房胀痛不适,乳汁少,且排出不畅,无法满足新生儿需求。查体:体温37.2℃,血压100/70mmHg,双侧乳房胀满,子宫复旧可,阴道恶露色红、量可、无臭味。

讨论:

1. 请对产妇所遇问题进行护理评估,明确护理诊断。

2. 产后如何指导产妇正确哺乳方法?

3. 产后乳房胀痛、乳头平坦及凹陷、乳腺炎、乳头皲裂等哺乳异常时,应如何护理?

[实训目的]

1. 能够准确评估产后乳房情况。

2. 指导产妇正确哺乳方法,进行有效的乳房护理及母乳喂养指导。

3. 掌握哺乳方法及哺乳异常时的护理措施。

[实训准备]

1. 用物准备 乳母模型、新生儿模型、治疗车、洗手液、面盆、毛巾、热水、吸奶器和广口容器。

2. 操作者准备 戴帽子、口罩,穿工作衣,戴无菌手套。

3. 患者准备 哺乳前应洗手,并用温开水清洁乳房及乳头。

[操作流程及护理配合]

向患者及家属讲解母乳喂养的优点,哺乳的时间及频率取决于新生儿的需要及母亲感到奶胀的情况

↓

母亲及新生儿选择最舒适体位(如坐位或卧位),使婴儿头与身体呈一直线,婴儿的脸朝向母亲乳房,母亲抱起婴儿贴近自己,使胸贴胸、腹贴腹

↓

一手拇指放在乳房上方,余四指放在乳房下方,用手托扶乳房,将乳头及大部分乳晕放入新生儿口中,让新生儿吸空一侧乳房后,再吸吮另一侧乳房

↓

哺乳完毕,用示指轻压婴儿下颌取出乳头,并挤出少量乳汁涂于乳头及乳晕上,以防乳头皲裂

↓

哺乳结束,将新生儿竖立抱起并趴于肩上,轻拍背部,排出胃内空气,以防溢乳

↓

乳房胀痛及硬结护理:指导产妇尽早哺乳,按需哺乳,增加哺乳次数,使乳房排空。哺乳前按摩乳房(由乳房根部向乳头方向按摩)或湿热敷乳房。有明显硬结时可用散结通乳的中药煎服。

乳头平坦及凹陷的护理:①乳头伸展法:将两拇指平行地放在乳头两侧,慢慢地由乳头向两侧外方在皮肤表面滑动,可通过牵拉乳晕及皮肤使乳头突起,再将拇指放在乳房上、下方,用同样方法滑动手指使乳头突起,如此反复15分钟,每天2次。②牵拉乳头法:即产妇用一手托住乳房,另一手拇指和中、示指抓住乳头向外牵拉,重复10～20次,每天2次。

乳头皲裂的护理:乳头皲裂轻者可继续哺乳,哺乳前可先湿热敷乳房3～5分钟,挤出少许乳汁使乳晕变软,哺乳时先吸吮皲裂轻的一侧,让乳头和大部分乳晕含在婴儿口中。哺乳后再挤出少量乳汁涂于乳头上,短暂暴露使其干燥(乳汁有一定的抑菌作用,同时蛋白丰富利于损伤组织修复)。皲裂严重者可间接哺乳,将乳汁挤出或用吸奶器吸出后喂给新生儿。

乳腺炎的护理:轻度乳腺炎可继续哺乳,哺乳前可湿热敷3～5分钟,并按摩乳房。每次哺乳应排空乳汁,增加哺乳次数,每次哺乳至少20分钟。重症者应停止哺乳,配合全身抗感染治疗。若局部已形成脓肿,要切开引流,并及时换药。

催乳的护理:若产后乳汁分泌不足,应鼓励产妇树立哺乳信心,保证产妇充足的休息、睡眠,给予高热量、高蛋白、高维生素的食物,多食汤类,保持精神愉快,纠正哺乳方法,按需哺乳,夜间哺乳,以促进乳汁的分泌。

退乳的护理:产妇因病或其他原因不能哺乳者,应尽早退乳。最简单的方法为停止哺乳,不排空乳房,少食汤类食物。可用生麦芽60～90g水煎服,每日1剂,连服3～5日,或芒硝250g外敷双侧乳房退乳。

[实训评价]

评价方式为自评、他评、师评。评价内容如下：

1. 案例讨论过程是否认真、全员参与、小组合作，讨论结果是否有价值、具有创新性与开拓性。
2. 是否明确实训目的，并能准确描述。
3. 实训用物是否准备完整，患者是否准备好进行操作，操作者是否已经完成准备工作。
4. 指导产妇进行有效的乳房护理及母乳喂养方法。
5. 乳房胀痛消失，乳汁充足，哺乳顺利。

[注意事项]

1. 哺乳环境清洁、安静，室内空气流通，温度适宜。
2. 产妇应该保证足够的睡眠和休息，并保持情绪稳定，以利于乳汁的分泌。
3. 哺乳时产妇面对婴儿，保持目光的交流。
4. 指导产妇识别有效的母乳喂养和婴儿吃饱的表现。

[实训作业]

练习母乳喂养指导及异常哺乳的护理。

实训 12　妊娠期并发症的护理

一、输卵管妊娠破裂患者的术前护理

由于输卵管肌层血运丰富，输卵管妊娠破裂造成迅速、大量出血，在盆腔或腹腔内形成血肿，处理不及时可发生休克。如并发失血性休克，应在积极纠正休克的同时行患侧输卵管切除术。一旦决定手术，立即做好术前准备。

[案例设计]

女性，30岁。停经6周，阴道少量出血5天，左下腹剧痛2小时。腹痛呈撕裂样，向肛门放射，伴头晕、恶心。检查：面色苍白，脉搏细弱，血压80/50mmHg，心率90次/分，左下腹明显压痛及反跳痛，移动性浊音阳性，后穹窿饱满，宫颈举痛。5周前行输卵管结扎术。

讨论：
1. 请对该病人进行护理评估、明确护理诊断。
2. 病人的治疗原则是什么？
3. 若进行剖腹探查术，你将如何护理？

[实训目的]

1. 对停经、腹痛、晕厥休克进行护理评估、明确护理诊断。
2. 掌握疾病的治疗原则。
3. 对急诊手术病人做术前护理。

[实训准备]

1. 用物准备　吸氧装置、生理盐水、输液器、注射器、试管、导尿管、地西泮、心电监护仪、病历夹等。
2. 操作者准备　向患者及家属说明病情及有关配合的方法，以消除患者及家属紧张情绪，取得合作。

[操作流程及护理配合]

多媒体展示病例（或到医院妇科病房见习典型病例）

⇩

学生分组讨论，提炼病例提供的信息，讨论病例提出的问题

⇩

提出护理诊断，制订并实施护理计划

⇩

角色扮演、情景模拟演示护理过程

⇩

患者取平卧位，监测生命体征

⇩

根据病情选择经面罩或鼻导管吸氧

⇩

遵医嘱静脉滴注生理盐水

⇩

上导尿管，观察尿量

⇩

按需要配合医师做好抽血化验血常规、出凝血时间，交叉配血，与血库取得联系，保证术中血源供给

⇩

认真核对医嘱，取得病人或家属签字的手术同意书

⇩

腹部备皮

⇩

遵医嘱给予地西泮

与手术室护士核对病人姓名、住院号、床号,当面点交病历资料,核对无误后签字

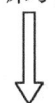

回病房铺好麻醉床,准备好术后监护用具及急救用物等

抽查评价讨论结果

[实训评价]

评价方式为自评、他评、师评。评价内容如下:

1. 案例讨论过程是否认真、全员参与、小组合作,讨论结果是否有价值、具有创新性与开拓性。
2. 是否明确实训目的,并能准确描述。
3. 实训用物是否准备完整,患者是否准备好进行操作,操作者是否已经完成准备工作。
4. 操作过程中护理配合是否遵循无菌性原则、正确配合操作者进行操作护理。
5. 操作结束是否将注意事项告知病人家属。

[注意事项]

1. 密切观察患者血压、心率、腹痛情况,是否有继续腹腔内出血的倾向等。
2. 出血量多时应及时通知医师,发生休克时及时抢救。
3. 操作中有条不紊。

[实训作业]

1. 总结学习体会,提交针对上述病例的护理诊断,制定的护理计划。
2. 分析病例后,能为患者提供恰当的护理,并做好出院后的健康指导工作。

二、子痫患者的护理

子痫是妊娠期高血压疾病最严重的阶段,直接关系到母儿安危。处理原则为:控制抽搐,纠正缺氧和酸中毒,控制血压,一般抽搐控制后2小时终止妊娠。护士应做好治疗配合及护理。

[案例设计]

女性,21岁,已婚。孕3产0,孕37周,视物不清4天,抽搐1小时入院。1个月前出现双下肢水肿,抬高下肢休息后有所缓解,4天前无明显诱因出现左眼视物不清,即卧床休息,未予特殊治疗。1小时前突然出现眼球固定,牙关紧闭,口角及面部肌肉抽动,随后四肢强直、双手紧握,抽动,呼吸暂停,面色青紫,持续约1分钟后深长吸气,恢复呼吸,昏睡。查体:血压160/110mmHg,心率80次/分,腹部隆起,子宫底高度于剑突下,枕左前位,先露未入盆,胎心120次/分,率齐,无宫缩。

讨论:

1. 请对该病人进行护理评估、明确护理诊断。
2. 病人的治疗原则是什么?
3. 若进行剖腹探查术,你将如何护理?

[实训目的]

1. 对停经、腹痛、晕厥休克进行护理评估、明确护理诊断。
2. 掌握疾病的治疗原则。
3. 对急诊手术病人做术前护理。

[实训准备]

1. 用物准备 压舌板、开口器、舌钳、吸引器、注射器、输液器、25%硫酸镁10ml 8支，25%葡萄糖20ml，20%甘露醇100ml，5%葡萄糖500ml 2瓶，心电监护仪，氧气装置，血压计、病历夹等。

2. 操作者准备 向家属说明病情及有关配合的方法，以消除患者及家属紧张情绪，取得合作。

[操作流程及护理配合]

多媒体展示病例（或到医院妇科病房见习典型病例）

⇩

学生分组讨论，提炼病例提供的信息，讨论病例提出的问题

⇩

提出护理诊断，制订并实施护理计划

⇩

角色扮演、情景模拟演示护理过程

⇩

病人置于单人暗室，保持绝对安静，取头低侧卧位

⇩

如发生抽搐，立即给予缠好纱布的压舌板或上开口器置于上下磨牙间，舌钳固定舌

⇩

必要时以吸引器吸出喉部黏液或呕吐物

⇩

面罩给氧

⇩

遵医嘱25%硫酸镁20ml加于25%葡萄糖液20ml静脉推注，25%硫酸镁60ml加入5%葡萄糖1000静脉滴注，每小时1～2g，20%甘露醇250ml快速静脉滴注

上导尿管，观察尿量，上心电监护，注意观察血压

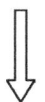

经治疗病情得以控制，配合医生做好剖宫产准备

[实训评价]

评价方式为自评、他评、师评。评价内容如下：

1. 案例讨论过程是否认真、全员参与、小组合作，讨论结果是否有价值、具有创新性与开拓性。
2. 是否明确实训目的，并能准确描述。
3. 实训用物是否准备完整，患者是否准备好进行操作，操作者是否已经完成准备工作。
4. 操作过程中护理配合是否遵循无菌性原则、正确配合操作者进行操作护理。
5. 操作结束是否将注意事项告知病人家属。

[注意事项]

1. 密切观察患者血压、心率、腹痛情况，是否有继续抽搐的倾向等。
2. 发生抽搐时应及时通知医师，及时抢救。
3. 操作中尽量轻柔且相对集中，避免干扰病人。

[实训作业]

1. 总结学习体会，提交针对上述病例的护理问题，制定护理计划。
2. 分析病例后，能为患者提供恰当的护理，并做好出院后的健康指导工作。

三、前置胎盘期待疗法的护理

前置胎盘典型症状妊娠晚期或临产时，突然发生无诱因无痛性阴道流血。对妊娠不足34周，估计胎儿体重小于2000g，胎儿存活，阴道流血量不多，一般情况良好的孕妇，适用期待疗法。

[案例设计]

女性，24岁，已婚。因宫内妊娠32周，反复无痛性阴道出血2周加重半小时入院。2周出现无诱因突发阴道点滴状流血，色暗红，B超提示胎盘低置，收入当地妇幼保健院保胎治疗后好转，半小时前出现无诱因无痛性阴道出血，量多于月经，急诊入院。

查体：血压100/70mmHg，心率70次/分。

产科检查：腹部膨隆，宫高36cm，腹围98cm，先露头，浮，胎心152次/分，不规律宫缩，张力弱。

辅助检查：B超：单活胎头位，双顶径8.0cm，腹围8.3×8.6cm，股骨长度5.6cm，胎盘I度，羊水5.2cm，胎盘下缘达宫颈内口。讨论：

1. 请对该病人进行护理评估、明确护理诊断。
2. 病人的治疗原则是什么？
3. 若进行期待疗法，你将如何护理？

[实训目的]

1. 对孕晚期无痛性阴道流血患者进行护理评估、明确护理诊断。

2. 掌握疾病的治疗原则。

3. 对期待疗法孕妇做护理。

[实训准备]

1. 用物准备　吸氧装置、地西泮 10mg、利托君 100mg、5% 葡萄糖液 500ml，地塞米松 10mg，5ml 注射器、输液器、血压计、听诊器、病历夹等。

2. 操作者准备　向患者及家属说明病情及有关配合的方法，以消除患者及家属紧张情绪，取得合作。

[操作流程及护理配合]

多媒体展示病例（或到医院妇科病房见习典型病例）

学生分组讨论，提炼病例提供的信息，讨论病例提出的问题

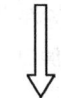

提出护理诊断，制订并实施护理计划

角色扮演、情景模拟演示护理过程

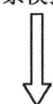

安置孕妇于安静舒适环境，嘱病人绝对卧床休息，以左侧卧位为宜。监测生命体征

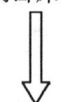

鼻导管吸氧，每日 2 次，每次 1 小时

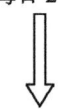

遵医嘱给地西泮 10mg 静脉缓慢推注

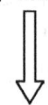

遵医嘱利托君 100mg 加于 5% 葡萄糖液 500ml 静脉滴注，5 滴 / 分，根据宫缩情况进行调节，每 10 分钟增加 5 滴，不超过 35 滴 / 分

遵医嘱给予地塞米松 6mg 肌内注射

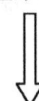

严密监测血压、脉搏、呼吸、面色及神志变化，观察阴道出血的时间、次数、性状及量，指导孕妇监测胎动，定时监护胎心，是否有腹痛，有异常者及时报告医生并配合做好各项处理

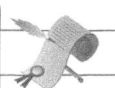

[实训评价]

评价方式为自评、他评、师评。评价内容如下：

1. 案例讨论过程是否认真、全员参与、小组合作，讨论结果是否有价值、具有创新性与开拓性。
2. 是否明确实训目的，并能准确描述。
3. 实训用物是否准备完整，患者是否准备好进行操作，操作者是否已经完成准备工作。
4. 操作过程中护理配合是否遵循无菌性原则、正确配合操作者进行操作护理。
5. 操作结束是否将注意事项告知病人家属。

[注意事项]

1. 严密监测血压、脉搏、呼吸、面色及神志变化，观察阴道出血的时间、次数、性状及量，是否有腹痛及胎心情况，有异常者及时报告医生并配合做好各项处理。
2. 出血量多时应及时通知医师，发生休克时及时抢救。
3. 操作中有条不紊。

[实训作业]

1. 总结学习体会，提交针对上述病例的护理诊断，制定护理计划。
2. 分析病例后，能为患者提供恰当的护理，并做好出院后的健康指导工作。

实训 13　妊娠合并症的护理

妊娠合并心脏病、肝炎、糖尿病和贫血的护理

妊娠期合并症严重威胁母婴生命安全，妊娠与疾病相互影响，会给母儿带来不同程度的危害甚至生命危险。通过病例讨论、小组合作学习培养学生分析问题、解决问题的能力及团队合作精神。

[案例设计]

[案例一]　初孕妇，28岁。妊娠25周，孕1产0，胸闷、气短，活动后加剧，睡眠饮食尚可，大小便正常。患者5个半月时出现心慌、气短，心率90次/分，心电图示心肌缺血。随后给予治疗，症状未缓解。四维超声提示宫内孕单活胎，目前胎儿发育正常。产科检查未发现异常。既往体健。

讨论：

1. 是否可以继续妊娠？
2. 针对该病人进行护理评估，明确护理诊断。
3. 如果终止妊娠采取什么方法？针对该患者制定护理计划。

[案例二]　初孕妇，27岁。孕17周，孕1产0，因恶心、呕吐、乏力、食欲缺乏入院。体温37.3℃，脉搏76次/分，呼吸19次/分，血压128/72mmHg。肝大，肝区压痛和叩击痛。血清学检查：HBsAg(+)，HBeAg(+)，抗HBc(+)。产科检查未见异常。

讨论：

1. 请对该病人进行护理评估、明确护理诊断。
2. 是否可以继续妊娠？
3. 采取何种处理措施？

[案例三]　女性，30岁。初孕妇，停经34周。因外阴瘙痒、白带增多3天入院。追问病史：患者母亲有糖尿病病史。全身检查正常，白带检查：假丝酵母菌阳性。24周产科检查：体

重增加 15kg，空腹血糖和餐后血糖明显超过正常范围。

讨论：

1. 可能的疾病是什么？

2. 为明确诊断还应做什么检查？

3. 采取何种处理措施？

[案例四] 女性，30 岁。G2P1，孕 33 周，感头晕、乏力、食欲缺乏半个月。查体：胎位、胎心及骨盆测量正常，血红蛋白 80g/L，血细胞比容 0.25。既往体健。

讨论：

1. 可能的疾病是什么？

2. 请对该病人进行护理评估、明确护理诊断。

3. 最适宜的护理措施是什么？

[实训目的]

1. 了解妊娠合并心脏病、妊娠合并病毒性肝炎、妊娠合并糖尿病和妊娠合并贫血的护理诊断。

2. 熟悉上述 4 种疾病的临床表现、治疗原则、护理评估和护理措施。

3. 掌握妊娠合并症的病因、护理评估、护理诊断及护理措施。

4. 通过病例讨论和临产见习，培养学生团结协作、科学严谨的学习态度及分析问题、解决问题的能力。

[实训准备]

1. 环境准备　多媒体示教室或教学医院妇产科病房。

2. 学生准备　着装整洁、规范，态度和蔼可亲，剪指甲、洗手、戴口罩，携带笔、记录本和实训报告本。课前熟悉妊娠期合并症相关知识。

3. 病案资料　教师选择典型病例，或联系教学医院妇产科病房组织学生临床见习，临床见习可直接采集病例资料。

[操作流程及护理配合]

多媒体展示病例（或到医院妇产科病房见习典型病例）

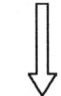

学生分组讨论，提炼病例提供的信息，讨论病例提出的问题

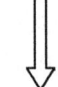

提出护理诊断，制订并实施护理计划

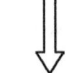

角色扮演、情景模拟演示护理过程

抽查评价讨论结果

[实训评价]

评价方式为组内自评、组间互评、教师总结评价，每组派 1 名学生代表汇报小组讨论结果，组间互评，教师进一步点评，并将结果作为小组考核成绩。

1. 学生在病案讨论过程中态度是否认真，是否全员参与，小组合作情况。
2. 学生是否明确实训目的，是否学会了分析问题、解决问题的临床思维方法。
3. 学生是否掌握了妊娠期合并症的护理评估、护理诊断和护理措施。
4. 每组派学生代表汇报小组讨论结果，组间互评，教师进一步点评，并将结果作为小组考核成绩。

[注意事项]

1. 认真阅读、理解并提炼病例所反应的信息，针对病例完成相关问题。讨论要结合教材内容，作答内容应准确精炼。
2. 进入模拟病房和医院病房，要求衣帽整洁，遵守实训室和医院的规章制度。
3. 见习过程中态度严肃认真，尊重、关爱病人，不随意在病人面前讨论。

[实训作业]

1. 总结学习体会，提交针对上述病例制定的护理计划。
2. 分析病例后，能为患者提供恰当的护理，并做好出院后的健康指导工作。

（吕 霞）

实训 14　异常分娩的护理

异常分娩是临床常见的病例之一，通过妇产医院见习或模拟病人演习，掌握异常分娩的主要护理诊断、护理措施，并初步制定异常分娩产妇的护理计划，能为其提供整体护理，完成相关护理病例的书写是助产专业学生的必备内容。

[案例设计]

[案例一]　女性，25 岁。G1P0，宫内妊娠 38+6 周。阵发性腹痛 18 小时入院。该孕妇近 2 日来一直睡眠差，进食少。查体：血压 124/86mmHg，心率 86 次 / 分，心肺正常。产科检查：宫缩 20～30 秒 /5～6 分，胎心率 140 次 / 分，先露 S-1，宫口开大 1cm，胎位 LOA，胎膜未破。

讨论：

1. 该女士出现什么类型的产程延长？治疗原则如何？
2. 请对该病人进行护理评估、明确护理诊断。
3. 针对该患者制定护理计划。

[案例二]　女性，G1P0。孕 37 周。骨盆外测量：骶耻外径 18.5cm，髂前上棘间径 23cm，坐骨结节间径 7.5cm，坐骨结节间径与出口后矢状径之和 14cm。肛门检查：骶骨板弯曲好，骨盆内聚，坐骨棘间径约 9cm，胎儿估计 3000g，头浮，胎心率 140 次 / 分。

讨论：

1. 该女士是哪种狭窄骨盆？治疗原则如何？
2. 请对该病人进行护理评估、明确护理诊断。
3. 针对该患者制定护理计划。

[案例三]　初产妇，孕足月，规律宫缩 16 小时，肛门检查宫口开大 6cm，宫缩转弱，每 25～30 秒 /5～6 分，2 小时后，宫口仍开大 6cm，S-0.5。

讨论：
1. 该女士是哪种狭窄骨盆？治疗原则如何？
2. 请对该病人进行护理评估、明确护理诊断。
3. 针对该患者制定护理计划。

[案例四] 初产妇，35岁。妊娠40周。规律宫缩18小时，宫口开大3cm，胎头S-1，胎头大囟门位于骨盆右前方，胎心率108次/分。

讨论：
1. 该女士是什么异常胎位？治疗原则如何？
2. 请对该病人进行护理评估、明确护理诊断。
3. 针对该患者制定护理计划。

[实训目的]
1. 了解产力异常、产道异常、胎儿异常的护理诊断。
2. 熟悉上述3种疾病的临床表现、治疗原则、护理评估和护理措施。
3. 掌握产力异常的病因、护理评估、护理诊断及护理措施。
4. 通过病例讨论和临产见习，培养学生团结协作、科学严谨的学习态度及分析问题、解决问题的能力。

[实训准备]
1. 环境准备 多媒体示教室或教学医院产科病房。
2. 学生准备 着装整洁、规范，态度和蔼可亲，剪指甲、洗手、戴口罩，携带笔、记录本和实训报告本。课前熟悉分娩期并发症相关知识。
3. 病案资料 教师选择典型病例，或联系教学医院妇科病房组织学生临床见习，临床见习可直接采集病例资料。

[操作流程及护理配合]

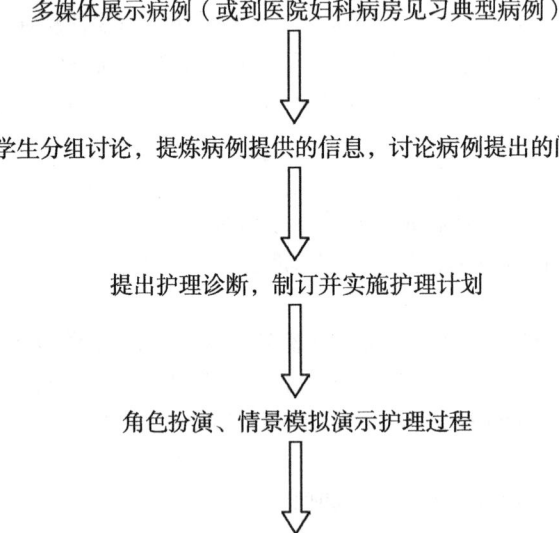

[实训评价]
评价方式为组内自评、组间互评、教师总结评价，每组派1名学生代表汇报小组讨论

结果，组间互评，教师进一步点评，并将结果作为小组考核成绩。

1. 学生在病案讨论过程中态度是否认真，是否全员参加，小组合作情况。

2. 学生是否明确实训目的，是否学会了分析问题、解决问题的临床思维方法。

3. 学生是否掌握了分娩期并发症的护理评估、护理诊断和护理措施。

4. 每组派学生代表汇报小组讨论结果，组间互评，教师进一步点评，并将结果作为小组考核成绩。

[注意事项]

1. 认真阅读、理解并提炼病例所反应的信息，针对病例完成相关问题。讨论要结合教材内容，作答内容应准确精炼。

2. 进入模拟病房和医院病房，要求衣帽整洁，遵守实训室和医院的规章制度。

3. 见习过程中态度严肃认真，尊重、关爱病人，不随意在病人面前讨论。

[实训作业]

1. 总结学习体会，提交针对上述病例制定的护理计划。

2. 分析病例后，能为患者提供恰当的护理，并做好出院后的健康指导工作。

实训15 产后出血的止血方法

产后出血是分娩期严重并发症，居我国产妇死亡原因的首位，发生率占分娩总数的2%～3%，应重视其防治与护理，降低其发生率及产妇的死亡率。

[案例设计]

25岁，妊娠38周。G2P1，规律宫缩1小时。入院查体：宫口扩张4cm，宫缩强，半小时后，宫口开全，第二产程经10分钟，即顺利娩出一女婴，胎儿娩出后，阴道即有鲜红血液流出，5分钟后胎盘自然完整娩出，阴道流血量仍多，有血块。产后2小时，阴道流血量多伴血块，产妇心慌、头晕、出冷汗。查体：体温37.2℃，血压90/60mmHg，脉搏110次/分，呼吸20次/分，面色苍白，检查宫底脐上一指，子宫轮廓不清，阴道流血约850ml。

讨论：

1. 产妇出血的原因分别是什么？

2. 采取何种处理措施？如何操作？

[实训目的]

1. 熟练掌握按摩子宫手法。

2. 熟悉软产道损伤修补缝合方法。

3. 学会宫腔纱条填塞术。

4. 培养学生关爱生命、尊重生命的职业素养，具有临产应急处理能力。

[实训准备]

1. 环境准备 温湿度适宜，必要时放置屏风遮挡。

2. 用物准备 无菌器械包（卵圆钳、血管钳、鼠齿钳、持针器、圆针、三角针、组织剪、有齿镊、无齿镊、弯盘）；分娩床、分娩操作模型；多媒体教学资料和设备；常用其他物品（无菌手套、纱条、纱布、棉球、肠线、丝线、消毒液）。

3. 操作者准备 剪指甲，戴帽子、口罩，带无菌手套，穿无菌手术衣。

4. 患者准备 导尿排空膀胱。

[操作流程及护理配合]

1. 按摩子宫。

操作内容	操作步骤	注意事项
	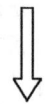	助产士着装规范；室内清洁、温湿度适宜；用物齐全，设备完好
核对评估，谈话沟通		
核对姓名、床号及一般资料；产妇一般情况的评估；与产妇及家属沟通，解释操作目的并取得配合		注意评估产妇的生命体征，面向产妇和家属做好病情和操作的沟通
(1) 腹部子宫按摩法：单手法（最常用）、双手法 (2) 腹部-阴道子宫按摩法		按摩应均匀有节律；按压时间以子宫恢复正常收缩并保持收缩为止
子宫恢复正常收缩，质硬、轮廓清楚，阴道流血减少		注意评估产妇的生命体征
操作后处理		
填写相关记录并签名；观察宫缩、阴道出血量、血压并记录；使用缩宫素；做好宣教		注意评估产妇的一般情况和生命体征，记录调理清晰，宣教通俗易懂

操作内容

操作内容	操作步骤	注意事项
产妇取膀胱截石位，常规消毒外阴阴道，铺无菌巾；术中穿无菌手术衣，带无菌手套		助产士着装规范；室内清洁、温湿度适宜；用物齐全，设备完好
核对评估，谈话沟通		
核对姓名、床号及一般资料；产妇一般情况的评估；与产妇及家属沟通，解释操作目的并取得配合		注意评估产妇的生命体征，面向产妇和家属做好病情和操作的沟通

2. 宫腔纱条填塞

操作内容	操作步骤	注意事项
(1) 手填塞法：术者一手置于腹壁固定宫底并向下压，另一手示中指夹住无菌纱条送至宫底，填满整个宫腔、宫颈和阴道 (2) 器械填塞法：助手腹部固定子宫并下压，术者左手入宫腔做引导，右手持卵圆钳夹住无菌纱条送至宫底，有序填紧整个宫腔、宫颈和阴道		自宫底由内向外填塞；要填紧宫腔，不留空隙；动作轻柔；外阴覆盖无菌纱布垫
操作后护理		
使用抗生素、放置导尿管；术后24小时取出纱条和导尿管		监测生命体征和阴道流血情况；取出纱条前使用缩宫素；腹带加压包扎腹部
操作后处理		
填写相关记录并签名；观察宫缩、阴道出血量、血压并记录；使用缩宫素；做好宣教；整理用物		注意评估产妇的一般情况和生命体征，记录调理清晰，宣教通俗易懂

3. 软产道损伤修补术

操作内容	操作步骤	注意事项
实训准备工作 产妇取膀胱截石位，常规消毒外阴阴道，铺无菌巾；术者穿无菌手术衣，带无菌手套		助产士着装规范；室内清洁、温湿度适宜；用物齐全，设备完好
核对评估，谈话沟通 核对姓名、床号及一般资料；产妇一般情况的评估；与产妇及家属沟通，解释操作目的并取得配合		注意评估产妇的生命体征，面向产妇和家属做好病情和操作的沟通
检查软产道 助手腹部向下按压宫底，阴道拉钩一次充分暴露宫颈、阴道前后壁、两侧壁、前壁及穹窿，并检查，最后检查会阴		操作轻柔；注意伤口深度、长度及出血情况；干纱布压迫会阴及阴道壁伤口止血
缝合宫颈 暴露宫颈，缝合		注意观察产妇一般情况；操作轻柔
缝合阴道黏膜及阴唇系带 (1) 缝合阴道黏膜 (2) 缝合阴唇系带	 	注意评估产妇的生命体征 注意产妇生命体征；操作轻柔；对位准确，不留死腔，避免缝线穿透直肠；缝合不可过密或过疏
缝合会阴肌层及皮下组织 (1) 缝合肌层 (2) 间断缝合皮下组织		不留死腔，两侧组织对称 注意评估产妇的一般情况和生命体征，记录调理清晰，宣教通俗易懂
缝合会阴皮肤 (1) 外缝合法 (2) 内缝合法		皮外缝合5天拆线；皮内缝合无需拆线
检查 (1) 对合皮肤 (2) 阴道检查和肛门检查		常规行阴道检查和肛门检查；必须取出阴道内纱布卷
术后护理 (1) 清点器械及纱布 (2) 产房留观2小时		注意观察生命体征、宫缩、阴道流血量、有无肛门坠胀感
操作后处理 填写相关记录并签名；整理用物；做好宣教		注意评估产妇的一般情况和生命体征，记录调理清晰，宣教通俗易懂

[实训评价]

评价方式为组内自评、组间互评、教师总结评价、矫正。

1. 学生分组练习教师巡回指导,评价操作态度、方法,操作中是否严格无菌。
2. 分组抽查按摩子宫法和阴道、会阴Ⅰ度、Ⅱ度裂伤缝合术。
3. 每组派1名学生代表操作汇报,组间互评,教师进一步点评,并将结果作为小组考核成绩。

[注意事项]

1. 充分暴露宫颈,寻找裂伤顶端,看清裂伤部位,缝合的第一针必须在裂伤的顶端上方。
2. 当宫颈裂伤上延达子宫下段者,应按子宫破裂行剖腹探查。
3. 术后感染是手术失败的主要原因,因此在修补缝合之前,应用消毒液重新彻底清洗伤口,强调严格无菌操作,术后应给予广谱抗生素。
4. 仔细检查软产道,先用无菌带尾纱布卷填入阴道顶端,以阻止来自子宫的出血影响手术术野。检查时应有良好的照明,用阴道拉钩牵开阴道壁,在直视下自上而下依次仔细检查阴道前后壁及左右两侧壁,以免遗漏。需注意有时裂伤可能被阴道拉钩遮住,应移动拉钩全面检查。
5. 辨清解剖关系是手术成功的关键,因此,一定要分清各层组织,尤其要准确辨识肛门括约肌断端,然后进行正确的8字缝合。
6. 如果阴道裂伤上延较深,不能暴露裂伤顶端时,可在肉眼所及之处先缝一牵引线,向下牵拉此线即可将裂伤的顶端充分暴露,再自顶端向下缝合即可。
7. 如果会阴裂伤较深,为避免缝线穿透直肠,将左手示指深抵裂伤的基底,靠指尖感觉,体会缝合深度,使缝针紧贴该手指通过,以达到既不穿透直肠壁,又能确实缝到裂伤的基底而不留死腔。缝合后应常规行肛查以确认无缝线穿透直肠壁,若有缝线穿透,应当立即拆除,重新缝合。
8. 前庭球、阴道海绵条或尿道口旁的裂伤有时会引起较多的出血,可用小圆针细线间断缝合,或再辅以兜吊丁字带压迫止血。

[实训作业]

1. 叙述按摩子宫的各种方法、宫腔填塞纱布法的操作步骤和护理配合方法。
2. 叙述软产道损伤的缝合步骤、注意事项和护理配合方法。

(马星丽)

实训16 分娩期并发症的护理

分娩期并发症严重威胁母婴生命安全,是导致孕产妇死亡的主要原因,通过病例讨论、小组合作学习培养学生分析问题、解决问题的能力及团队合作精神。

[案例设计]

[案例一] 产妇产后2小时,阴道流血量多伴血块,产妇心慌、头晕、出冷汗。查体:体温37.2℃,血压90/60mmHg,脉搏110次/分,呼吸20次/分,面色苍白,检查宫底脐上一指,子宫轮廓不清,阴道流血约850ml,胎盘胎膜完整娩出,妇检:阴道及宫颈无裂伤。

讨论:

1. 产妇出血的原因是什么?出血是否可以避免?
2. 请对该病人进行护理评估、明确护理诊断。
3. 针对该患者制定护理计划。

[案例二] 初产妇，因第二产程延长，行会阴侧切＋低位产钳助产，分娩一活男婴，体重4300g，产后2小时，主诉伤口疼痛，肛门坠胀并有便意，查体：贫血貌，血压90/60mmHg，会阴切口处肿胀，阴道出血不多，子宫收缩好。

讨论：

1. 请对该病人进行护理评估、明确护理诊断。
2. 产妇出血的原因是什么？
3. 采取何种处理措施？

[案例三] 患者25岁，妊娠28周。初产妇，规律宫缩1小时，入院查体：宫口扩张4cm，宫缩强，半小时后，宫口开全，第二产程经10分钟即顺利娩出一女婴，胎儿娩出后，阴道即有鲜红血液流出，5分钟后胎盘自然完整娩出，阴道出血量仍多，有血块。

讨论：

1. 请对该病人进行护理评估、明确护理诊断。
2. 产妇出血的原因是什么？
3. 针对患者目前情况，你将如何护理？

[案例四] 初产妇，妊娠足月，临产14小时，宫口开大7cm，产程进展缓慢，胎心150次/分，胎头矢状缝于坐骨棘间径一致，枕骨在9点处，S+1。临产30小时检查：腹部平脐处有环状凹陷，子宫呈葫芦状，子宫下段压痛明显，导尿有血尿，胎心听不清，已破膜，羊水浑浊，宫口近开全，先露头，S+1。

讨论：

1. 该产妇恰当的诊断是什么？
2. 请对该病人进行护理评估、明确护理诊断。
3. 应该如何处理？

[案例五] 26岁，初产妇。因妊娠39周，头盆不称，在硬膜外麻醉下行剖宫产术，胎儿取出后，产妇突感寒战、呼吸困难，血压100/50mmHg，心率快而弱，肺部听诊有湿啰音，子宫出血不止。

讨论：

1. 可能的疾病是什么？
2. 为明确诊断还应做什么检查？

[案例六] 孕妇，35岁。孕2产0，平素月经规律，LMP2015-1-10，于2015-9-15腹部受到撞击后突感有一股液体自阴道流出，来医院检查发现仍有阴道流液，液体pH为7.0，阴道液涂片检查可见羊齿状结晶。孕妇及其丈夫异常慌张，不知到底发生了什么事情，孕妇说单位还有许多工作没有安排。

讨论：

1. 请对该病人进行护理评估、明确护理诊断。
2. 可能的疾病是什么？请制定处理措施。

[实训目的]

1. 了解子宫破裂、胎膜早破、羊水栓塞、脐带脱垂的护理诊断。
2. 熟悉上述4种疾病的临床表现、治疗原则、护理评估和护理措施。
3. 掌握产后出血的病因、护理评估、护理诊断及护理措施。
4. 通过病例讨论和临产见习，培养学生团结协作、科学严谨的学习态度及分析问题、解决问题的能力。

[实训准备]

1. 环境准备 多媒体示教室或教学医院产科病房。

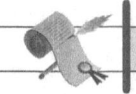

2. 学生准备　着装整洁、规范，态度和蔼可亲，剪指甲、洗手、戴口罩，携带笔、记录本和实训报告本。课前熟悉分娩期并发症相关知识。

3. 病案资料　教师选择典型病例，或联系教学医院妇科病房组织学生临床见习，临床见习可直接采集病例资料。

[操作流程及护理配合]

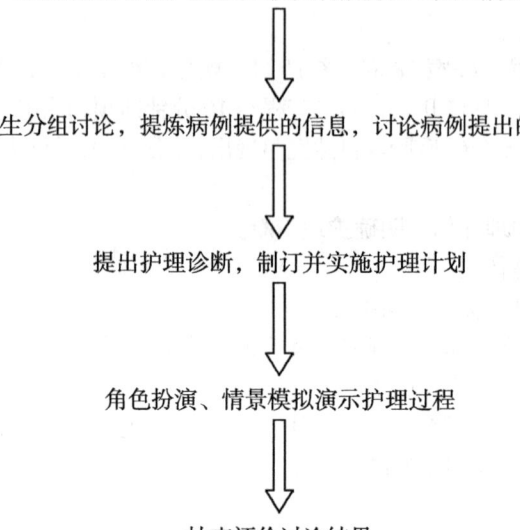

[实训评价]

评价方式为组内自评、组间互评、教师总结评价，每组派 1 名学生代表汇报小组讨论结果，组间互评，教师进一步点评，并将结果作为小组考核成绩。

1. 学生在病案讨论过程中态度是否认真，是否全员参与，小组合作情况。
2. 学生是否明确实训目的，是否学会了分析问题、解决问题的临床思维方法。
3. 学生是否掌握了分娩期并发症的护理评估、护理诊断和护理措施。
4. 每组派学生代表汇报小组讨论结果，组间互评，教师进一步点评，并将结果作为小组考核成绩。

[注意事项]

1. 认真阅读、理解并提炼病例所反应的信息，针对病例完成相关问题。讨论要结合教材内容，作答内容应准确精炼。
2. 进入模拟病房和医院病房，要求衣帽整洁，遵守实训室和医院的规章制度。
3. 见习过程中态度严肃认真，尊重、关爱病人，不随意在病人面前讨论。

[实训作业]

1. 总结学习体会，提交针对上述病例制定的护理计划。
2. 分析病例后，能为患者提供恰当的护理，并做好出院后的健康指导工作。

实训 17　异常产褥的护理

一、产褥感染患者的护理

由于分娩的损伤和出血，细菌容易侵入生殖道而引起产褥感染，影响产后恢复，应注意配合医生积极控制感染并纠正全身状况。

[案例设计]

初产妇,孕39+2周。臀位行会阴切开,后臀位助产术后第2天,产妇出现发热,偶有寒战,会阴部疼痛。查体:体温39.5℃,脉搏98次/分,血压115/85mmHg。急性病容,面部潮红,呼吸急促,腹软,有压病及反跳痛;宫底平脐,血性恶露,量多,有臭味。白细胞$15×10^9$/L。

讨论:

1. 请说出最可能的临床诊断。
2. 请对该病人进行护理评估,列出可能的护理诊断/问题。
3. 请制订相应的护理措施。

[实训目的]

1. 对产后发热、伤口疼痛、异常恶露进行护理评估、明确护理诊断。
2. 掌握疾病的治疗原则。
3. 会为患者制定相应护理措施。

[实训准备]

1. 用物准备 体温计、血压计、会阴护理用物(中单橡胶布、一次性垫巾、一次性治疗巾各1块,一次性手套1副,冲洗壶1个,消毒弯盘2个,无菌镊子2把,消毒棉球若干,无菌干纱布2块,消毒液500ml,便盆1个)、输液器、注射器、冰枕、50%乙醇溶液、病历夹等。

2. 操作者准备 向患者及家属说明病情及有关配合的方法,以消除患者及家属紧张情绪,取得合作。

[操作流程及护理配合]

多媒体展示病例(或到医院妇科病房见习典型病例)

学生分组讨论,提炼病例提供的信息,讨论病例提出的问题

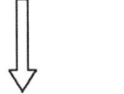

提出护理诊断,制订并实施护理计划

角色扮演、情景模拟演示护理过程

保持室内的安静、清洁、空气新鲜,每日通风2次,每次15~30分钟

给予高蛋白、高热量、富含维生素、易消化饮食,增加机体抵抗力

加强无菌操作，严格消毒隔离，防止院内感染。0.5%碘伏外阴护理，每日2次

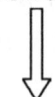

患者取健侧卧位，监测生命体征、宫缩、会阴伤口及恶露情况

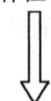

遵医嘱给予物理降温（冰枕、冰冻输液、50%乙醇擦浴）或药物降温

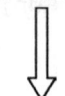

遵医嘱使用抗生素，观察疗效

给予电解质及水分补充（每天>2000ml）

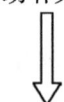

如需手术遵医嘱进行术前准备

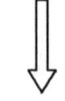

加强产褥期健康指导

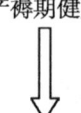

抽查评价讨论结果

[实训评价]

评价方式为自评、他评、师评。评价内容如下：

1. 案例讨论过程是否认真、全员参与、小组合作，讨论结果是否有价值、具有创新性与开拓性。
2. 是否明确实训目的，并能准确描述。
3. 实训用物是否准备完整，患者是否准备好进行操作，操作者是否已经完成准备工作。
4. 操作过程中护理配合是否遵循无菌性原则、正确配合操作者进行操作护理。
5. 操作结束是否将注意事项告知病人家属。

[注意事项]

1. 密切观察患者血压、心率、腹痛情况。
2. 操作中有条不紊。

[实训作业]

1. 总结学习体会，提交针对上述病例的护理诊断，制定护理计划。

2. 分析病例后，能为患者提供恰当的护理，并做好出院后的健康指导工作。

二、晚期产后出血患者的护理

晚期产后出血是产褥期较严重的并发症，常因持续或间断阴道流血和突然大量出血致患者严重贫血甚至失血性休克，如不能及时得到正确有效的处理可致产妇死亡。处理原则：少量中量失血时给予药物治疗；药物治疗疗效差或疑有附属物残留时在抗炎、止血治疗同时行刮宫术，刮出物送病理检查以明确诊断；疑剖宫产子宫切口裂开者大量出血者，应剖腹探查，行相应手术治疗。护士应做好治疗配合及护理。

【案例设计】

初产妇，28岁。10日前在家中分娩，产后出现持续血性恶露，无异味，1日前出现阴道流血增多，约500ml，无寒战高热，查体子宫如妊娠4个月大，质软，压痛不明显，宫口容2指。

讨论：

1. 该患者最可能发生了什么？
2. 请对该病人进行护理评估，列出可能的护理诊断/问题。
3. 若经药物治疗无效，医生考虑妊娠附属物残留，拟行刮宫术你会如何护理。

【实训目的】

1. 对恶露情况、阴道流血及排出物情况进行护理评估、明确护理诊断。
2. 掌握疾病的治疗原则。
3. 对刮宫术病人做术前及术后护理。

【实训准备】

1. 用物准备 血压计、体温计、注射器、输液器、氧气装置，会阴护理用物（中单橡胶布、一次性垫巾、一次性治疗巾各1块，一次性手套1副，冲洗壶1个，消毒弯盘2个，无菌镊子2把，消毒棉球若干，无菌干纱布2块，消毒液500ml，便盆1个），刮宫包，标本瓶，固定液（95%乙醇或10%甲醛），病历夹等。

2. 操作者准备 向家属说明病情及有关配合的方法，以消除患者及家属紧张情绪，取得合作。

【操作流程及护理配合】

多媒体展示病例（或到医院妇科病房见习典型病例）

学生分组讨论，提炼病例提供的信息，讨论病例提出的问题

提出护理诊断，制订并实施护理计划

角色扮演、情景模拟演示护理过程

⇩

保持室内的安静、清洁、空气新鲜，每日通风 2 次，每次 15～30 分钟

⇩

给予高蛋白、高热量、富含维生素、易消化饮食，增加机体抵抗力

⇩

加强无菌操作，严格消毒隔离，防止院内感染，0.5% 碘伏外阴护理，每日 2 次

⇩

患者取半卧位，监测生命体征、宫缩、会阴伤口及恶露情况

⇩

遵医嘱协助医生止血：按摩子宫，使用子宫收缩药：0.9% 氯化钠注射液 500ml+ 缩宫素注射液 20U 静脉滴注

⇩

遵医嘱使用抗生素静脉滴注

⇩

（经药物治疗无效者配合医生做好手术准备）认真核对医嘱，取得病人或家属签字的手术同意书

⇩

向患者及家属讲解手术目的、过程，指导术中放松技巧

⇩

患者排空膀胱后取膀胱截石位，消毒外阴

⇩

协助医生暴露宫颈，刮取子宫内容物，观察受术者有无腹痛及其他不适

⇩

手术结束后送病人回病房，说明术后注意事项，刮出物送病检

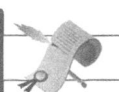
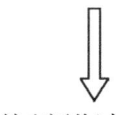

抽查评价讨论结果

[实训评价]

评价方式为自评、他评、师评。评价内容如下：

1. 案例讨论过程是否认真、全员参与、小组合作，讨论结果是否有价值、具有创新性与开拓性。
2. 是否明确实训目的，并能准确描述。
3. 实训用物是否准备完整，患者是否准备好进行操作，操作者是否已经完成准备工作。
4. 操作过程中护理配合是否遵循无菌性原则、正确配合操作者进行操作护理。
5. 操作结束是否将注意事项告知病人家属。

[注意事项]

1. 密切观察患者血压、心率、腹痛等情况。
2. 出血量多时应及时通知医师、发生休克时应及时通知医师，及时抢救。
3. 术后告知病人保持外阴清洁，2周内禁止盆浴。

[实训作业]

1. 总结学习体会，提交针对上述病例的护理问题，制定护理计划。
2. 分析病例后，能为患者提供恰当的护理，并做好出院后的健康指导工作。

实训18　新生儿窒息复苏及护理

新生儿窒息是引起新生儿死亡和伤残的重要原因，对有窒息发生的新生儿应及时进行评估及复苏，以抢救生命，减少因窒息导致的新生儿死亡和伤残。

[案例设计]

孕妇，33岁。因"停经9个月，阵发性腹痛4小时"入院。入院诊断为宫内妊娠40周，孕1产0，头位，脐带绕颈1周。产程进展顺利，于入院后8小时宫口开全，胎心率加快达175～185次/分，立刻给予胎头吸引助娩。新生儿出生后全身皮肤青紫，心率50次/分，无呼吸，四肢松弛，喉反射存在，Apgar评分3分。

讨论：该患儿分娩前有脐带绕颈一周，分娩过程曾出现胎儿宫内窘迫，胎头吸引助娩后，缺氧状态依然延续，导致新生儿窒息的发生。Apgar评分3分，属于重度窒息，应立刻进行新生儿复苏，抢救生命。

[实训目的]

1. 了解新生儿窒息复苏的目的。
2. 熟悉新生儿窒息的评估方法。
3. 掌握新生儿窒息复苏的步骤和程序。

[实训准备]

1. 用物准备　新生儿急救模型、新生儿复苏器械箱、辐射保暖台。
2. 操作者准备　洗手、穿工作衣、戴帽子及口罩。

[操作流程及护理配合]

新生儿窒息复苏步骤及操作流程详见第14章第2节

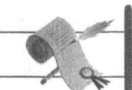

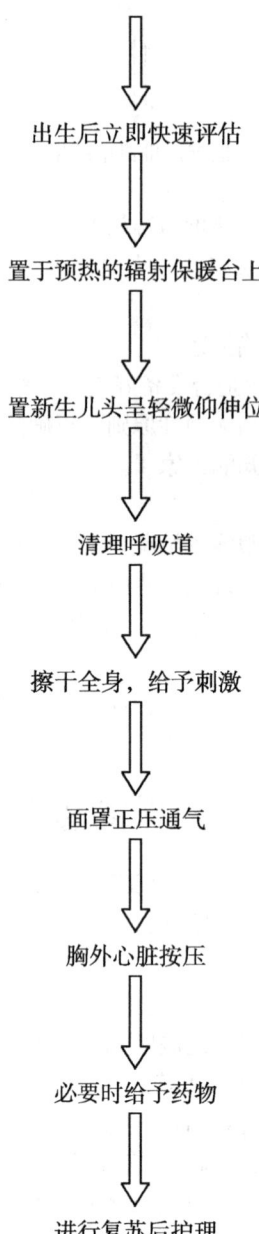

[实训评价]

评价方式分为学生自评、小组互评及教师评价三种方式。评价内容有：

1. 学习态度是否认真、全员参与、小组合作。
2. 能否准确进行新生儿窒息程度的评估。
3. 能否熟练掌握新生儿窒息复苏步骤。
4. 复苏操作过程是否流程正确，动作规范。

[注意事项]

1. 选择合适大小的面罩，操作时面罩应密闭遮盖口鼻，不超出下巴尖端，不能遮盖住眼睛。
2. 置新生儿头呈轻微仰伸位，不能弯曲及过度仰伸。

3. 正压通气均要在氧饱和度仪的监测指导下进行。
4. 注意胸外心脏按压的部位和频率。
5. 评价应贯穿于复苏全过程。
6. 复苏过程应操作熟练，动作规范。

[实训作业]
1. 书写实训报告，写出新生儿窒息复苏的目的和步骤。
2. 规范填写新生儿抢救记录表。

实训 19　会阴切开缝合术

会阴切开缝合术是产科常用手术之一。其主要目的是减少胎儿经阴道娩出的阻力，缩短第二产程以及减少产妇会阴裂伤的发生。

[案例设计]

初产妇，妊娠 39 周。因会阴体坚韧，行会阴左侧切开术分娩，术后第三天切口发红、肿胀，有少许渗出。

讨论：
1. 对该产妇所出现的情况，你会采取什么护理措施？
2. 你认为该产妇术后应注意哪些问题才能避免上述情况的发生？
3. 你分析哪些情况适合做会阴切开缝合术？
4. 如果此产妇采用会阴正中切开术，是否会避免上述情况的发生？试比较会阴正中切开术和侧斜切开术的优缺点。

[实训目的]
1. 掌握会阴切开缝合术的适应证。
2. 学会会阴切开缝合术的操作方法。
3. 掌握会阴切开缝合术的术后护理。
4. 通过本次实践，提高学生的动手能力。

[实训准备]
1. 会阴切开缝合术多媒体资料。
2. 会阴侧切模型。
3. 会阴切开缝合包：会阴侧切剪刀 1 把，弯止血钳 4 把，巾钳 4 把，持针器 1 把，有齿小镊子 1 把，20ml 注射器 1 个，长穿刺针头 1 个，三角缝合针 1 枚，圆缝合针 1 枚，纱布数块，1 号丝线包，0 号或 1 号铬制肠线或可吸收线 1 包，0.5%～1% 普鲁卡因 20ml 等。另备无菌手套、常规消毒溶液及其他消毒用物。

[操作流程及护理配合]

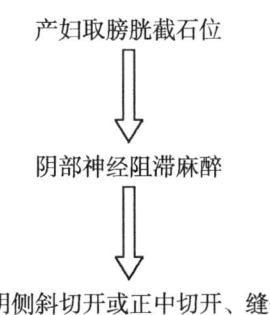

产妇取膀胱截石位
↓
阴部神经阻滞麻醉
↓
会阴侧斜切开或正中切开、缝合

按需要配合医师做好外阴部清洁、干燥、治疗等措施

[实训评价]

评价方式为自评、他评、师评。评价内容如下：

1. 案例讨论过程是否认真、全员参与、小组合作，讨论结果是否有价值、具有创新性与开拓性。
2. 是否明确实训目的，并能准确描述。
3. 实训用物是否准备完整，患者是否准备好进行操作，操作者是否已经完成准备工作。
4. 操作过程中护理配合是否遵循无菌性原则，正确配合操作者进行操作护理。
5. 操作结束是否将注意事项告知病人。

[注意事项]

1. 每天进行外阴擦洗、消毒2次，并观察外阴伤口有无渗血、红肿等，如发现有感染现象及时报告医生做出相应处理。遵医嘱酌情应用抗生素预防或控制感染。
2. 外阴伤口肿胀疼痛明显或有硬结者，可用50%硫酸镁或95%的乙醇湿热敷，每日2次，每次15分钟，或进行理疗。
3. 会阴伤口一般术后3～5天拆线。

[实训作业]

1. 书写实训报告。
2. 叙述术后护理要点及注意事项。

实训20　胎头吸引术

胎头吸引术是利用负压吸引的原理，将胎头吸引器置于胎头上，形成负压后吸住胎头，通过牵引协助娩出胎儿的手术。该操作简单易行，损伤小，但应避免时间过长，负压过大。

[实训目的]

1. 认识胎头吸引器的种类。
2. 掌握胎头吸引术的适应证及手术所需条件。
3. 初步学会胎头吸引术的操作方法。
4. 掌握胎头吸引术的术后护理及注意事项。
5. 通过本次实训，提高学生的动手能力。

[实训准备]

分娩模型及各种胎头吸引器、50ml注射器，止血钳2把，导尿包1个，无菌纱布数块，氧气、新生儿吸引器1台，一次性吸引管1根，吸氧面罩1个，抢救药品，会阴切开缝合术所需物品，无菌手套、常规消毒溶液及其他消毒用物等。

[操作流程及护理配合]

产妇取膀胱截石位

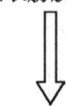

导尿，会阴消毒，阴道检查

```
        ↓
   放置胎头吸引器
        ↓
按需要配合医师做好外阴部清洁、干燥、治疗等措施
        ↓
     抽吸负压
        ↓
     牵引吸引器
        ↓
     取下吸引器
        ↓
按需要指导产妇配合医师完成分娩
```

[实训评价]

评价方式为自评、他评、师评。评价内容如下:
1. 是否明确实训目的,并能准确描述。
2. 实训用物是否准备完整,患者是否准备好进行操作,操作者是否已经完成准备工作。
3. 操作过程中护理配合是否遵循无菌性原则、正确配合操作者进行操作护理。
4. 操作结束是否将注意事项告知病人。

[注意事项]

1. 注意增加营养,补充体力。产后给予高蛋白、高热量、易消化吸收、富含维生素的食物。注意卧床休息,以消除疲劳。
2. 术后注意观察宫缩和阴道流血情况,以免发生产后出血。
3. 做好会阴护理,每天清洁外阴,观察切口愈合情况,遵医嘱给予抗生素预防感染。

[实训作业]

1. 书写实训报告。
2. 叙述术后护理要点及注意事项。

实训 21　人工剥离胎盘术

[实训目的]

1. 掌握人工剥离胎盘术的适应证。
2. 学会人工剥离胎盘术的操作方法。
3. 掌握人工剥离胎盘术的术后护理。

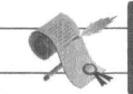

[实训准备]

1. 人工剥离胎盘模型。
2. 无菌手套、常规消毒溶液及其他消毒用物。

[操作流程及护理配合]

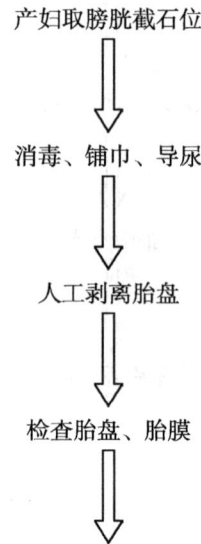

产妇取膀胱截石位
↓
消毒、铺巾、导尿
↓
人工剥离胎盘
↓
检查胎盘、胎膜
↓
按需要配合医师做好外阴部清洁、治疗等措施

[实训评价]

评价方式为自评、他评、师评。评价内容如下：

1. 是否明确实训目的，并能准确描述。
2. 实训用物是否准备完整，患者是否准备好进行操作，操作者是否已经完成准备工作。
3. 操作过程中护理配合是否遵循无菌性原则、正确配合操作者进行操作护理。
4. 操作结束是否将注意事项告知病人。

[注意事项]

1. 术后给予产妇高蛋白、高维生素饮食，增加营养，以利于尽快恢复。
2. 术后注意观察恶露的量、颜色、气味，以便及早发现异常征象。
3. 术后遵医嘱常规应用抗生素。

[实训作业]

1. 书写实训报告。
2. 叙述术后护理要点及注意事项。

（陈亚萍）

参考文献

黎梅.2015.妇产科护理.第3版.北京:科学出版社
罗琼.2015.妇产科护理.第2版.北京:科学出版社
南桂英.2015.妇产科护理.北京:科学出版社
秦浩.2008.产科学.山东:科学技术出版社
谢幸,苟文丽.2013.妇产科学.第8版.北京:人民卫生出版社
薛花,程瑞峰.2008.产科学及护理.第2版.北京:人民卫生出版社
颜丽青,李耀军.2012.产科学及护理.北京:科学出版社
尹毅,贺国强.2012.妇产科护理学.湖南:湖南科学技术出版社
郑修霞.2013.妇产科护理学.第2版.北京:人民卫生出版社
周昌菊,丁娟.2010.现代妇产科护理模式.北京:人民卫生出版社
周惠珍.2013.妇产科护理.第2版.北京:科学出版社
朱梦照.2012.妇产科护理学.北京:科学出版社

教学大纲

（156课时）

一、课程性质和课程任务

产科学及护理是研究妇女在妊娠、分娩、产褥期的生理、病理变化以及胎儿、新生儿生理和病理情况的一门专业课程，是助产专业的重要临床课。本课程的任务是使学生能运用产科学基本知识，进行妊娠诊断、产程观察、接生，能进行妊娠、分娩和产褥各期的护理，能对难产进行初步处理，了解孕产妇和胎儿常见病和多发病的诊治原则并能实施相应的护理措施，并初步具备在各基层或社区开展妇女保健工作的能力，培养学生严谨的学习、工作态度和良好的职业素质。

二、课程教学目标

（一）职业素养目标

1. 具有良好的职业道德和伦理观念，自觉尊重服务对象的人格，保护其隐私。
2. 具有良好的医疗安全与法律意识，自觉遵守医疗卫生、计划生育相关法律法规，依法实施妇产科护理措施。
3. 具有健康的心理和认真负责的职业态度，能予服务对象以人文关怀。
4. 具有勤学善思的学习习惯、细心严谨的工作作风、较强的适应能力，团队合作的职业意识及好的沟通能力，关心尊重爱护病人。
5. 具有终身学习的理念，在学习和实践中不断地思考问题、研究问题、解决问题。
6. 形成良好的职业素质和行为习惯，关爱病人，具备团队合作精神和能力。

（二）专业知识和技能

1. 掌握各期妊娠诊断的基本知识及护理。
2. 熟悉并掌握正常分娩临床经过、区别正常产程和异常产程。
3. 掌握正常分娩产程处理、护理和接生技术知识。
4. 了解异常分娩、分娩期并发症的原因、临床表现及处理原则。掌握相应的护理措施。
5. 了解产科常见病、高危妊娠的病因、临床表现、处理原则。掌握相应的护理知识。
6. 掌握胎儿监护基本知识，能进行胎儿监护并作出诊断和护理。
7. 能规范地对孕妇进行孕期检查、健康指导和心理护理。
8. 能熟练进行正常分娩的产程观察、接生及护理。
9. 运用所学知识对产科手术病人进行术前准备和术后护理；能配合医生进行产科常用手术。
10. 具有在基层医疗机构、社区开展妊娠保健、优生优育咨询服务的能力。

11. 掌握产科评估方法，能进行观察评估，并能进行安全给药。

12. 具有助产的基本知识和技能，能在老师的指导下完成产前评估、产程观察、产后观察及新生儿处理。

三、教学内容和要求

教学内容	教学要求			教学活动参考	教学内容	教学要求			教学活动参考
	了解	熟悉	掌握			了解	熟悉	掌握	
一、绪论				理论讲授 多媒体演示 讨论	四、妊娠生理				理论讲授 多媒体 情趣教学 案例教学 示教
（一）产科学及护理的范畴与特点	√	√			（一）受精、受精卵的植入和发育	√			
（二）工作要点			√		（二）胚胎、胎儿发育特征及生理特点		√		
（三）学习目的与方法			√		（三）胎儿附属物的形成与功能				
（四）发展趋势					1. 胎盘			√	
二、女性生殖系统解剖				理论讲授 多媒体 示教 技能实践	2. 胎膜			√	
（一）骨盆					3. 脐带			√	
1. 骨盆的组成与分界		√			4. 羊水			√	
2. 骨盆底		√			（四）妊娠期母体的变化			√	
（二）外生殖器		√			实训3：胎儿及胎儿发育、胎儿附属物		√		示教、实物练习
（三）内生殖器					五、妊娠诊断				理论讲授 多媒体 情趣教学 案例教学 示教
1. 阴道			√		（一）早期妊娠的诊断				
2. 子宫			√		1. 症状与体征			√	
3. 输卵管		√			2. 辅助检查			√	
4. 卵巢		√			（二）中、晚期妊娠的诊断				
（四）邻近器官	√				1. 症状与体征			√	
（五）血管、神经和淋巴	√				2. 辅助检查		√		
附：乳房	√				（三）胎姿势、胎产式、胎先露、胎方位			√	
实训1：骨盆结构	学会			实践操作	实训4：胎产式、胎先露、胎方位	学会			示教、技能操作
三、女性生殖系统生理				理论讲授 多媒体 情趣教学 示教	六、产前检查与孕期保健				理论讲授 多媒体 情趣教学 案例教学 示教
（一）女性一生各阶段的生理特点	√				（一）产前检查与管理				
（二）卵巢的功能及周期性变化			√		1. 产前检查			√	
（三）生殖器官的周期性变化和月经			√		2. 孕妇的管理		√		
（四）月经周期的调节			√		（二）胎儿健康状况的评估				
实训2：绘制月经周期调节示意图	学会			实践操作					

续表

教学内容	教学要求			教学活动参考	教学内容	教学要求			教学活动参考
	了解	熟悉	掌握			了解	熟悉	掌握	
1.胎儿宫内情况的监护			√	教学录像	（二）产褥期临床表现		√		案例教学
2.胎盘功能检查		√			（三）产褥期处理及护理				角色扮演
3.胎儿成熟度检查		√			1.产褥期处理		√		示教
4.胎儿先天畸形及遗传性疾病的宫内诊断	√				2.产褥期护理			√	教学录像
（三）产科合理用药	√				实训11：产褥期观察及护理	学会			见习、录像
（四）孕期常见症状及处理		√			九、妊娠期并发症及护理				理论讲授
实训5：腹部四步触诊	学会			见习、实践操作	（一）自然流产				多媒体
实训6：骨盆测量	学会				1.疾病概要				情趣教学
实训7：产前检查	学会				1) 病因		√		案例教学
七、正常分娩及护理				理论讲授	2) 病理		√		角色扮演
（一）影响分娩的因素			√	多媒体	3) 临床表现及诊断		√		示教
（二）枕先露的分娩机制			√	情趣教学	4) 治疗原则		√		教学录像
（三）先兆临产、临产诊断与产程分期			√	案例教学 角色扮演	2.护理				
1.先兆临产			√	示教	1) 护理评估		√		
2.临产诊断			√	教学录像	2) 护理诊断/问题		√		
3.总产程与产程分期			√		3) 护理目标		√		
（四）分娩的临床经过、处理及护理					4) 护理措施			√	
1.第一产程的临床经过、处理及护理			√		5) 护理评价		√		
2.第二产程的临床经过、处理及护理			√		（二）异位妊娠				
3.第三产程的临床经过、处理及护理			√		1.疾病概要				
（五）产时服务					1) 病因			√	
1.无痛分娩	√				2) 病理及转归		√		
2.导乐分娩	√				3) 临床表现及诊断		√		
实训8：产程观察及护理	学会			见习、实践操作	4) 治疗原则		√		
实训9：正常接生及护理	学会				2.护理				
实训10：填写入院和分娩记录单、绘制产程图	学会				1) 护理评估			√	
八、正常产褥期护理				理论讲授	2) 护理诊断/问题		√		
（一）产褥期母体的生理变化		√		多媒体 情趣教学	3) 护理目标		√		
					4) 护理措施			√	
					5) 护理评价		√		
					（三）早产				
					1.疾病概要				
					1) 病因		√		
					2) 临床表现及诊断		√		

续表

教学内容	教学要求			教学活动参考	教学内容	教学要求			教学活动参考
	了解	熟悉	掌握			了解	熟悉	掌握	
3）治疗原则		√			4）治疗原则		√		
2.护理					2.护理				
1）护理评估		√			1）护理评估		√		
2）护理诊断/问题		√			2）护理诊断/问题		√		
3）护理目标	√				3）护理目标	√			
4）护理措施		√			4）护理措施			√	
5）护理评价	√				5）护理评价		√		
（四）过期妊娠					（七）前置胎盘				
1.疾病概要					1.疾病概要				
1）病因	√				1）病因		√		
2）病理	√				2）分类		√		
3）诊断		√			3）临床表现及诊断		√		
4）治疗原则		√			4）治疗原则		√		
2.护理					2.护理				
1）护理评估		√			1）护理评估		√		
2）护理诊断/问题	√				2）护理诊断/问题		√		
3）护理目标	√				3）护理目标	√			
4）护理措施		√			4）护理措施			√	
5）护理评价	√				5）护理评价	√			
（五）妊娠剧吐					（八）胎盘早剥				
1.疾病概要					1.疾病概要				
1）病因	√				1）病因		√		
2）临床表现及诊断		√			2）病理类型		√		
3）治疗原则	√				3）临床表现及诊断		√		
2.护理					4）治疗原则		√		
1）护理评估		√			2.护理				
2）护理诊断/问题	√				1）护理评估		√		
3）护理目标	√				2）护理诊断/问题		√		
4）护理措施		√			3）护理目标	√			
5）护理评价	√				4）护理措施			√	
（六）妊娠期高血压疾病					5）护理评价		√		
1.疾病概要					（九）多胎妊娠				
1）高危因素		√			1.疾病概要				
2）病理		√			1）病因		√		
3）分类、临床表现及诊断		√			2）分类		√		

续表

教学内容	教学要求 了解	教学要求 熟悉	教学要求 掌握	教学活动参考	教学内容	教学要求 了解	教学要求 熟悉	教学要求 掌握	教学活动参考
3）临床表现及诊断		√			4）护理措施		√		
4）治疗原则	√				5）护理评价	√			
2.护理					实训12：妊娠并发症的护理	学会			见习、案例分析
1）护理评估		√			十、妊娠合并症及护理				理论讲授
2）护理诊断/问题	√				（一）妊娠合并心脏病				多媒体
3）护理目标	√				1.疾病概要				情趣教学
4）护理措施		√			1）妊娠、分娩及产褥各期对心脏病的影响		√		案例教学 角色扮演
5）护理评价	√				2）心脏病对妊娠的影响		√		示教
（十）羊水量异常					3）临床表现及诊断	√			教学录像
1.疾病概要					4）治疗原则	√			
1）病因		√			2.护理				
2）临床表现及诊断		√			1）护理评估		√		
3）治疗原则	√				2）护理诊断/问题		√		
2.护理					3）护理目标	√			
1）护理评估		√			4）护理措施			√	
2）护理诊断/问题	√				5）护理评价	√			
3）护理目标	√				（二）妊娠合并病毒性肝炎				
4）护理措施		√			1.疾病概要				
5）护理评价	√				1）妊娠、分娩对肝炎的影响		√		
（十一）死胎					2）肝炎对妊娠的影响		√		
1.疾病概要					3）临床表现及诊断	√			
1）病因	√				4）治疗原则	√			
2）临床表现及诊断		√			2.护理				
3）治疗原则	√				1）护理评估		√		
2.护理					2）护理诊断/问题	√			
1）护理评估		√			3）护理目标	√			
2）护理诊断/问题	√				4）护理措施		√		
3）护理目标	√				5）护理评价	√			
4）护理措施		√			（三）妊娠合并糖尿病				
5）护理评价	√								
（十二）高危妊娠									
1.疾病概要	√								
2.护理									
1）护理评估		√							
2）护理诊断/问题	√								
3）护理目标	√								

续表

教学内容	教学要求			教学活动参考	教学内容	教学要求			教学活动参考
	了解	熟悉	掌握			了解	熟悉	掌握	
1. 疾病概要					3）护理目标	√			
1）妊娠对糖尿病的影响		√			4）护理措施			√	
2）糖尿病对妊娠的影响		√			5）护理评价	√			
3）临床表现及诊断	√				（二）产道异常				
4）治疗原则	√				1. 疾病概要				
2. 护理					1）分类	√			
1）护理评估		√			2）临床表现及诊断		√		
2）护理诊断/问题	√				3）对母儿的影响		√		
3）护理目标	√				4）治疗原则	√			
4）护理措施		√			2. 护理				
5）护理评价	√				1）护理评估		√		
（四）妊娠合并贫血					2）护理诊断/问题	√			
1. 疾病概要					3）护理目标	√			
1）妊娠、分娩对贫血的影响		√			4）护理措施		√		
2）贫血对妊娠的影响		√			5）护理评价	√			
3）临床表现及诊断	√				（三）胎儿异常				
4）治疗原则	√				1. 疾病概要				
2. 护理					1）分类	√			
1）护理评估		√			2）临床表现及诊断		√		
2）护理诊断/问题	√				3）对母儿的影响	√			
3）护理目标	√				4）治疗原则	√			
4）护理措施		√			2. 护理				
5）护理评价	√				1）护理评估		√		
实训13：妊娠合并症的护理		学会		见习、案例分析	2）护理诊断/问题	√			
十一、异常分娩及护理				理论讲授 多媒体 情趣教学 案例教学 角色扮演 示教 教学录像	3）护理目标	√			
（一）产力异常					4）护理措施		√		
1. 疾病概要					5）护理评价	√			
1）病因			√		实训14：异常分娩的护理		学会		见习、案例分析
2）临床表现及诊断		√			十二、分娩期并发症及护理				理论讲授 多媒体 情趣教学 案例教学 角色扮演示教学录像
3）对母儿的影响		√			（一）产后出血				
4）预防	√				1. 疾病概要				
5）治疗原则	√				1）病因			√	
2. 护理					2）临床表现及诊断		√		
1）护理评估		√			3）治疗原则		√		
2）护理诊断/问题	√								

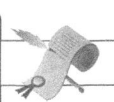

307

续表

教学内容	教学要求			教学活动参考	教学内容	教学要求			教学活动参考
	了解	熟悉	掌握			了解	熟悉	掌握	
2.护理					1)护理评估		√		
1)护理评估			√		2)护理诊断/问题	√			
2)护理诊断/问题			√		3)护理目标	√			
3)护理目标		√			4)护理措施		√		
4)护理措施			√		5)护理评价	√			
5)护理评价		√			（五）脐带脱垂				
（二）子宫破裂					1.疾病概要				
1.疾病概要					1)病因		√		
1)病因		√			2)临床表现及诊断		√		
2)临床表现及诊断		√			3)治疗原则	√			
3)治疗原则		√			2.护理				
2.护理					1)护理评估		√		
1)护理评估		√			2)护理诊断/问题	√			
2)护理诊断/问题	√				3)护理目标	√			
3)护理目标	√				4)护理措施		√		
4)护理措施		√			5)护理评价	√			
5)护理评价	√				实训15：产后出血的止血方法		学会		技能操作
（三）胎膜早破					实训16：分娩期并发症的护理		学会		见习、案例分析
1.疾病概要					十三、异常产褥期护理				理论讲授多媒体情趣教学案例教学角色扮演示教教学录像
1)病因		√			（一）产褥感染				
2)临床表现及诊断	√				1.疾病概要				
3)治疗原则	√				1)病因		√		
2.护理					2)病理及临床表现		√		
1)护理评估		√			3)治疗原则	√			
2)护理诊断/问题		√			2.护理				
3)护理目标	√				1)护理评估		√		
4)护理措施		√			2)护理诊断/问题	√			
5)护理评价	√				3)护理目标	√			
（四）羊水栓塞					4)护理措施		√		
1.疾病概要					5)护理评价	√			
1)病因		√			（二）晚期产后出血				
2)病理生理	√				1.疾病概要				
3)临床表现及诊断		√			1)病因、病理		√		
4)治疗原则		√							
2.护理									

续表

教学内容	了解	熟悉	掌握	教学活动参考
2）临床表现及诊断		√		
3）治疗原则	√			
2. 护理				
1）护理评估		√		
2）护理诊断/问题	√			
3）护理目标	√			
4）护理措施		√		
5）护理评价	√			
（三）产后抑郁症				
1. 疾病概要				
1）病因	√			
2）临床表现及诊断	√			
3）治疗原则	√			
2. 护理				
1）护理评估		√		
2）护理诊断/问题	√			
3）护理目标	√			
4）护理措施		√		
5）护理评价	√			
（四）产褥中暑				
1. 疾病概要				
1）病因		√		
2）临床表现及诊断	√			
3）治疗原则	√			
2. 护理				
1）护理评估		√		
2）护理诊断/问题	√			
3）护理目标	√			
4）护理措施		√		
5）护理评价	√			
实训17：异常产褥的护理	学会			见习、案例分析
十四、围产儿缺氧性疾病及护理				理论讲授 多媒体 案例教学 示教 教学录像
（一）胎儿窘迫				
1. 疾病概要				

教学内容	了解	熟悉	掌握	教学活动参考
1）病因		√		
2）病理生理	√			
3）临床表现及诊断			√	
4）治疗原则		√		
2. 护理			√	
1）护理评估		√		
2）护理诊断/问题		√		
3）护理目标		√		
4）护理措施			√	
5）护理评价		√		
（二）新生儿窒息				
1. 疾病概要				
1）病因		√		
2）病理生理	√			
3）临床表现及诊断		√		
4）治疗原则		√		
2. 护理				
1）护理评估		√		
2）护理诊断/问题		√		
3）护理目标	√			
4）护理措施			√	
5）护理评价		√		
实训18：新生儿窒息复苏及护理	熟练掌握			见习、技能操作
十五、常用产科手术				理论讲授 多媒体 示教 教学录像
（一）会阴切开缝合术			√	
（二）胎头吸引术		√		
（三）产钳术		√		
（四）人工剥离胎盘术		√		
（五）剖宫产术				
实训19：会阴切开缝合术	熟练掌握			
实训20：胎头吸引术	学会			技能操作
实训21：人工剥离胎盘术	熟练掌握			

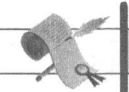

产科学及护理

四、学时分配建议（156学时）

教学内容	学时数		
	理论	实践	小计
一、绪论	2		2
二、女性生殖系统解剖	4	2	6
三、女性生殖系统生理	4	2	6
四、妊娠生理	6	2	8
五、妊娠诊断	4	2	6
六、产前检查与孕期保健	6	6	12
七、正常分娩及护理	12	10	22
八、正常产褥期护理	4	2	6
九、妊娠期并发症及护理	12	4	16
十、妊娠合并症及护理	6	4	10
十一、异常分娩及护理	10	4	14
十二、分娩期并发症及护理	10	6	16
十三、异常产褥期护理	6	2	8
十四、围产儿缺氧性疾病及护理	4	4	8
十五、常用产科手术	8	6	14
机动	2		2
合计	100	56	156

五、教学大纲说明

（一）适用对象与参考学时

本大纲主要供中职卫校助产专业教学使用，总共156学时，其中理论教学100学时，实践教学56学时。每个学校可根据助产专业发展及不同地区的实际情况及时调整和更新教学内容。

（二）教学要求

本大纲教学内容分为了解、熟悉和掌握三个层次，在选择内容时应注意基本理论、基本知识、基本技能等方面的培养训练。同时充分利用现代化教学手段，加强学生的实际操作能力、分析问题和解决问题能力方面的培养，全面提高学生综合职业素质，促进教学质量的提高。

（三）教学建议

要积极改进教学方法，按照现代医学及护理模式，在教学中体现以学生为主体，老师为主导的教学双边活动，注重联系临床实际，教师可通过教具、模型、实物、现代仿真设备，尤其是现代化教学技术提高教学效果，学生通过模拟病房、角色扮演、医院见习、临床实习等方法提高动手能力，同时不断强化职业道德的渗透，培养出高素质的助产方面人才。

自测题参考答案

第2章
1.B 2.E 3.E 4.D 5.D 6..A 7.A 8.B 9D 10.B 11.B 12.B

第3章
1.E 2.B 3.B 4.B 5.B 6.A 7.A 8.C 9.C 10.E 11.A 12.E

第4章
1.B 2.C 3.E 4.E 5.E 6.D

第5章
1.C 2.A 3.E 4.A 5.D 6.A 7.D 8.A 9.C 10.A 11.A 12.D

第6章
1.C 2.A 3.B 4.A 5.A 6.B 7.D 8.A 9.C 10.A

第7章
1.E 2.C 3.E 4.A 5.C 6.B 7.E 8.C 9.A 10.A 11.B 12.C 13.D 14.C 15.B 16.A 17.C 18.C 19.C 20.D 21.B 22.C 23.D 24.E 25.E 26.B 27.E 28.E 29.A 30.C 31.A 32.D 33.B

第8章
1.C 2.A 3.E 4.C 5.B 6.B 7.C 8.A 9.B 10.A 11.C

第9章
1.C 2.A 3.C 4.C 5.D 6.C 7.B 8.E 9.B 10.C 11.C 12.B 13.B 14.D 15.E 16.C 17.C 18.C 19.A 20.D 21.C 22.C 23.C 24.E 25.E 26.B 27.D 28.B 29.C 30.B 31.E 32.D 33.A 34.E 35.C 36.E 37.C 38.D 39.C 40.D 41.A 42.E

第10章
1.D 2.C 3.A 4.A 5.E 6.A 7.A 8.E 9.D 10.A 11.D

第11章
1.D 2.B 3.B 4.B 5.B 6.C 7.B 8.A 9.A 10.C 11.B

第12章
1.B 2.E 3.B 4.E 5.D 6.D 7.E 8.C 9.B 10.B 11.A 12.A 13.E 14.E

第13章
1.E 2.B 3.B 4.E 5.B 6.A 7.D 8.C 9.E 10.A 11.E 12.D 13.C 14.A 15.E 16.E 17.C 18.E 19.E 20.B 21.C 22.D 23.D 24.B 25.C 26.C

第14章
1.D 2.D 3.B 4.B 5.E 6.E 7.C 8.E 9.E 10.D 11.C 12.C 13.C 14.A 15.E

第15章
1.E 2.D 3.D 4.A 5.B 6.B 7.E